全国高职高专卫生部规划教材
供医疗美容技术专业用

美容外科学概论

主　　编　黎　冻

副主编　顾劲松　吕金陵

编　　者（以姓氏笔画为序）

王诗晗（辽宁中医药大学职业技术学院）
吕金陵（上海港华医院）
李　祥（山西大同大学医学院）
肖敏勤（昆明医学院）
顾劲松（大连医科大学美容医学院）
殷国前（广西医科大学）
黎　冻（广西医科大学）

学术秘书　周　翔（广西医科大学）

人民卫生出版社

图书在版编目（CIP）数据

美容外科学概论/黎冻主编．—北京：人民卫生出版社，2010．7
ISBN 978-7-117-12962-6

Ⅰ．①美… Ⅱ．①黎… Ⅲ．①美容术-高等学校：技术学校-教材 Ⅳ．①R622

中国版本图书馆 CIP 数据核字(2010)第 081536 号

人卫智网	www.ipmph.com	医学教育、学术、考试、健康，购书智慧智能综合服务平台
人卫官网	www.pmph.com	人卫官方资讯发布平台

美容外科学概论

主　　编：黎冻
出版发行：人民卫生出版社（中继线 010-59780011）
地　　址：北京市朝阳区潘家园南里 19 号
邮　　编：100021
E - mail：pmph @ pmph.com
购书热线：010-59787592　010-59787584　010-65264830
印　　刷：三河市君旺印务有限公司
经　　销：新华书店
开　　本：787×1092　1/16　　印张：17
字　　数：413 千字
版　　次：2010 年 7 月第 1 版　　2024年 9 月第 1 版第10次印刷
标准书号：ISBN 978-7-117-12962-6
定　　价：27.00 元
打击盗版举报电话：010-59787491　E-mail：WQ @pmph.com
质量问题联系电话：010-59787234　E-mail：zhiliang @pmph.com

出版说明

全国高职高专医疗美容技术专业卫生部规划教材于2009年3月启动编写，主干教材共13种。编写原则是以专业培养目标为导向，以职业技能培养为根本，力求体现高职高专教育的特色，内容以“必需，实用”为度，特别强调基本技能的培养，力求将相关内容写细、写透，使学生毕业后能独立、正确处理与专业相关的临床常见实际问题。

依据目前高职院校实际开设的课程以及课时数情况确定教材的种类及字数。为了增强学习效果，《美容人体解剖学》、《美容皮肤治疗技术》、《美容牙科技术》、《医疗美容技术》、《美容中医技术》、《美容医学造型艺术设计》教材配了视听内容丰富的光盘；《医学美学概论》、《美容人体解剖学》、《美容皮肤治疗技术》、《美容中医技术》、《美容化妆品》、《美容医学造型艺术设计》教材配有实训教程；《医疗美容技术》、《美容医学伦理学》教材配有学习指导及习题集。

教材的主编和编者是来自全国各地教学一线的专家学者。在卫生部教材办公室和全国高职高专相关医学类教材评审委员会的组织和指导下，对编写内容的科学性、适用性进行了反复的修改，对教材的体例和形式也进行了规范，以便于师生在教学中参考。

教材目录

医学美学概论	主　编	欧阳学平	副主编	段　渠　王诗晗
美容人体解剖学	主　编	王向义	副主编	章培军　王　岩
美容心理学	主　编	张渝成	副主编	李丽华　兰小彬
美容药物学	主　编	秦红兵	副主编	吴正平　张景云
美容外科学概论	主　编	黎　冻	副主编	顾劲松　吕金陵
美容皮肤治疗技术	主　编	边二堂	副主编	温树田　胡晓军
美容牙科技术	主　编	张秀华	副主编	张　蓉　于　江
医疗美容技术	主　编	裘名宜	副主编	陈嬝嬝　孙林潮
美容中医技术	主　编	刘　宁　聂　莉	副主编	江　琼　王德敬
美容化妆品	主　编	黄丽娃	副主编	李发胜　张春娜
美容医学造型艺术设计	主　编	于　江	副主编	张秀丽　奚晶晶
美容医学伦理学	主　编	奚　红	副主编	李春巧　刘月岩
美容营养学	主　编	晏志勇	副主编	柴茂山　徐　凤　李雪飞

前　　言

美容外科20世纪80年代在我国生根发芽，90年代初具规模，21世纪已得到了蓬勃的发展。如何培养好我国后续的医疗美容工作者，如何能打下坚实的美容外科基础，如何能引导市场中的美容外科向规范、健康的方向发展，如何能把住美容外科飞速发展的脉搏，这已经成为了现在我们每一位医疗美容工作者的课题。这也正是我们编写本书的初衷。

全书由7个医学院校的8名美容整形专家共同编写。本教材约有30万字，图文并茂，共计十三章。本书在简明介绍国内外美容外科发展历史的同时，突出了从事美容外科的医疗美容工作者应具备的素质和美容外科心理学的重要性，同时一反常规，不是按部就班地沿各解剖部位来编写，而是依循个性的需求，按板块一一展现，如面部轮廓美容手术、面部年轻化的美容手术、形体雕塑美容手术、外生殖器美容手术等，为美容外科的编写做了一个新的尝试。内容突出了美容外科基础理论、基本知识、基本技能及常见美容外科手术。美容手术各章节还综合归纳了各手术优缺点，简单明了，通俗易懂。此书是卫生部规划教材，主要供全国高职院校医疗美容技术专业的学生使用，对美容咨询师、美容医师助手以及新入门的美容外科医师都有较好的参考价值。

本书经人民卫生出版社筹备、组织编写人员按编写的标准化、规范化要求，坚持了三基（基础理论、基本知识、基本技能）和五性（思想性、科学性、先进性、启发性、实用性）的原则，在个人分工初稿及互审完成后，在广西南宁集体审定书稿，最后由主编黎冻教授、副主编顾劲松教授及吕金陵主任医师等专家进行通审，学术秘书周翔副教授进行技术性整理工作。本教材编写过程中，广泛汲取了各方专家、学者的最新研究成果，本书在编写过程中得到了人民卫生出版社对本教材的高度重视以及广西医科大学美容整形中心和大连医科大学美容医学院等单位的大力支持及众多同行们的关怀，在此一并表示衷心感谢。

限于我们编写人员的能力、水平，本教材的疏漏与错误在所难免，恳请关注美容医学的广大学者和同道们不吝指教，也请广大师生在使用过程中多提宝贵意见，以便再版时能进一步完善、充实和提高。

黎冻

2010年3月

目　录

第一章　绪论 …… 1
　第一节　美容外科概述 …… 1
　第二节　美容外科发展史 …… 4
第二章　医疗美容工作者应具备的素质和能力 …… 7
　第一节　医疗美容工作者应具备的素质 …… 7
　第二节　医疗美容工作者应具备的基础知识、基本技能和职业能力 …… 9
第三章　美容外科心理学基本知识 …… 13
　第一节　美容外科学与心理学之间的关系 …… 13
　第二节　美容外科心理学的心理学基础 …… 15
　第三节　美容外科就医者的心理 …… 18
　第四节　美容外科就医者的心理评估 …… 24
　第五节　美容外科心理咨询的原则及方法 …… 26
第四章　美容手术的麻醉 …… 30
　第一节　美容手术麻醉的特点 …… 30
　第二节　麻醉前的估计和准备 …… 30
　第三节　麻醉的方法和选择 …… 32
　第四节　麻醉的并发症及其处理 …… 38
第五章　美容外科基本知识和基本技术 …… 41
　第一节　医学人体美学 …… 41
　第二节　美容外科手术器械和设备 …… 43
　第三节　无菌技术 …… 52
　第四节　美容外科的基本原则和手术方法 …… 56

第五节　术前准备、术后处理 …… 60
第六节　美容外科摄影及资料收集 …… 61
第七节　皮肤组织移植术在美容外科的应用 …… 65
第八节　皮肤组织扩张术在美容外科的应用 …… 70
第九节　皮肤磨削术在美容外科的应用 …… 72
第十节　显微外科技术在美容外科的应用 …… 73
第十一节　组织代用品及其临床应用 …… 75

第六章　瘢痕 …… 79

第一节　瘢痕形成的机制 …… 79
第二节　影响瘢痕增生的因素 …… 82
第三节　瘢痕的转归 …… 84
第四节　瘢痕的分类及治疗 …… 84
第五节　瘢痕疙瘩 …… 87

第七章　面部轮廓的美容手术 …… 90

第一节　头面部应用解剖 …… 90
第二节　下颌角缩小整形术 …… 94
第三节　颧骨复合体整形术 …… 98
第四节　颏整形术 …… 103
第五节　面部脂肪抽吸瘦脸 …… 106
第六节　颊脂垫部分摘除瘦脸术 …… 107
第七节　颞部凹陷填充术 …… 108
第八节　肉毒毒素注射瘦脸术 …… 110
第九节　酒窝成形术 …… 111
第十节　面瘫矫正术 …… 113
第十一节　半侧颜面萎缩的手术治疗 …… 115

第八章　五官美容术 …… 117

第一节　眼部美容手术 …… 117
第二节　眉部美容手术 …… 137
第三节　鼻部美容手术 …… 140
第四节　口唇部美容手术 …… 153
第五节　耳部美容手术 …… 160

第九章　面部年轻化美容术 …… 168

第一节　面部年轻化的历史和现状 …… 168
第二节　面部年轻化手术的应用解剖 …… 168
第三节　皮肤老化的原因与皮肤皱纹分类 …… 173

第四节　面部除皱术…………………………………………………………174
第五节　内镜直视下除皱术……………………………………………………181
第六节　骨膜下除皱术…………………………………………………………182
第七节　肉毒毒素注射除皱术…………………………………………………184
第八节　胶原蛋白注射除皱术…………………………………………………186

第十章　乳房美容术 ……………………………………………………188

第一节　概述……………………………………………………………………188
第二节　隆乳术…………………………………………………………………191
第三节　巨乳缩小术……………………………………………………………198
第四节　下垂乳房上提术………………………………………………………205
第五节　乳头凹陷整形术………………………………………………………206
第六节　乳头乳晕缩小整形术…………………………………………………209
第七节　乳房再造术……………………………………………………………210
第八节　男性乳房女性化整形术………………………………………………216

第十一章　形体雕塑术 …………………………………………………219

第一节　脂肪抽吸术……………………………………………………………219
第二节　腹壁整形术……………………………………………………………227
第三节　美臀术…………………………………………………………………233
第四节　小腿美容术……………………………………………………………236

第十二章　会阴部的美容手术……………………………………………240

第一节　男性外生殖器美容术…………………………………………………240
第二节　女性外生殖器美容术…………………………………………………248
第三节　性别畸形的治疗………………………………………………………254
第四节　易性癖与变性术………………………………………………………256

第十三章　毛发移植整形术 ……………………………………………257

第一节　毛发概述………………………………………………………………257
第二节　头皮整形术……………………………………………………………259
第三节　秃发及毛发移植术……………………………………………………262

参考文献 ……………………………………………………………………264

1 第一章 绪　论

第一节　美容外科概述

美容外科学常被称之为美容整形外科学、整形美容外科学、美容成形外科学、整容外科学等。自 20 世纪 80 年代后期开始，美容外科学这一学科名词，逐渐被大多数学者所认同，并对其学科概念达成共识。

一、美容外科学概念

美容外科学是一门以人体美学理论为基础，运用审美、心理与外科技术相结合的手段，对人体美加以修复和再塑，或对一些损容性疾病给予美容手术治疗，在保持功能完好的基础上，以增进其形态之美感为目的的医学分支学科。其历史发展进程为外科学到整形外科学，再到美容外科学。美容外科源于整形外科，是整形外科的一个分支，故其常被称为美容整形外科。随着当代医学美学理论的发展和美容医学整体学科的形成，美容外科的实施范围有所扩大，逐步从整形外科中独立出来。有人将整形外科分为修复重建外科和美容外科两大方面，也有人提出成形外科学的概念，认为其含有两部分内容，一为整形外科，另一为美容外科。目前，得到我国大多数学者公认的是美容外科学是整形外科学的一部分，结合医学美学而形成的新兴学科，是美容医学的组成部分。

二、美容外科学的范畴

（一）美容外科与整形外科的关系

学科的定义是对某一学科研究的对象、技术手段和目的的概括。从美容外科学和整形外科学的定义看，美容外科学是以人体形态美学理论为基础，运用医学审美、心理与外科技术，对人体形态美与功能及心理所存在的缺陷及障碍所进行的外科手术治疗及修整，达到对容貌及形体美化、年轻化目的的医学学科。整形外科学是以外科手术或组织移植为主要治疗手段，对人体浅表组织器官的缺损、畸形和美学缺陷进行修复、再造和矫正，以达到改善形态和恢复功能的目的的医学学科。可以看出两者的差异在于：第一，两者的理论基础不同，美容外科学除以医学理论为基础，重点以人体美学理论为基础，整形外科学多以医学理论为基础；第二，两者的技术手段不同，前者运用医学审美、心理和外科技术来达到目的，后者主要以外科手术或组织移植为治疗手段；第三，两者研究的对象不同，前者服务对象多为解剖结构、生理功能处于正常范围内，存在人体某个部位审美不够完美或心理上存在审美障碍的健康与亚健康人群。后者服务对象多为患有先天性畸形或后天性缺损与畸形，需要对其畸形部位或缺损的器官进行修复、重建的人群；第四，两者所要达到的目的不同，前者目的是使就医者达到容貌及形体美化、年轻化，使受术部位形态或容貌更为完美，就医者在心理上得到美感的满足和自信心的增强。后者则以改善形态和恢复功能为目的，重点在于恢复功能，使就医者能最大程度地恢复正常的生活。第五，两者的业务重点不同，前者以弥补美学上的不足为主，包括面部轮廓修改术、面部年轻化手术、五官美容手术、美体塑身手术等。后者以创伤性、先天性、感染性、体表肿瘤切除术后组织缺损与畸形修复手术、瘢痕修复等为主。因而，美容外科学是一个"锦上添花"的学科，而整形外科则是一个"雪中送炭"的学科。两者又不能完全割裂开，美容外科在注重美的同时，要充分考虑维护人的正常生理功能，遵循医学科学的规律；而整形外科在实践中也越来越多地借鉴人体美学理论知识，让就医者恢复形态及功能的同时，能高品质地生活。两者在很多方面存在交叉、渗透情况，因此两者也很难划清界限。

正如著名整形外科教授、中国工程院院士张涤生所说："过去我认为，美容外科和整形外科的关系就好比是小手指与大拇指的关系，美容外科是整形外科的一个较小的组成部分。""如今美容外科由于社会进步而得到飞速发展，异军突起，锦上添花，形成了一门新兴的医学学科——美容外科学。这是一门崭新的、与时尚结合的、以美学和人体艺术为基础的医学专业，也是一门新的综合性专业，它是和生活美容、化妆技术、美容化妆品、新技术、新药物、生物制品、材料学等科技新发展，及体疗、理疗等相结合的综合性医疗工程。""美容外科是整形外科与美学、艺术的结合，美容外科是整形外科的发展……"

（二）美容外科的诊疗范围

随着当代医学美学理论的发展和美容医学整体学科的形成，美容外科这一多学科渗透、新技术、新材料支撑的新兴学科，正逐步成为美容医学整体学科中的一朵艳丽夺目的奇葩。它大大拓展了整形外科的实施范围，它将原分属于整形外科、口腔颌面外科、五官科、眼科、皮肤科等学科中的美容手术吸纳进来，并结合了许多近年来开发的新科技项目，如超声吸脂、微晶磨皮、内镜除皱等。简而言之，凡是以外科技术手段为主，增进人体外在美的项目均为美容外科的诊疗范围。

目前，我国常开展的美容外科项目主要有以下方面：

1. 面部轮廓的美容手术　颌面骨美容术，包括颧骨增高术及降低术、颏成形术、下颌角肥大矫正术等；颌面软组织美容术，包括面部填充、瘦脸术、酒窝成形术等。其中瘦脸术包括颊脂垫祛除术、面部脂肪抽吸术、微小切口咬肌部分切除术及咬肌的肉毒毒素注射治疗等。

2. 五官美容手术　①眉眼部手术：重睑术、上睑松弛矫正术、内眦赘皮矫正术、上睑下垂矫正术、下睑袋修复术、睑裂开大术、眦角移位术等；眉毛睫毛移植术、提眉术、修眉术及切眉术等。②鼻部手术：隆鼻术、驼峰鼻矫正术、鹰钩鼻矫正术、鼻尖美容术、鼻翼缺损修复术、鼻小柱及鼻孔美容术、唇裂术后鼻畸形修复术等。③耳部手术：隐耳矫正术、招风耳矫正术、杯状耳矫正术、外耳再造术、耳垂穿孔术、耳垂畸形修复术等。④口唇部手术：唇裂的术后上唇畸形修复术、厚唇重唇美容术、唇峰及薄唇增厚美容术、唇珠美容术、口角成形术、唇外翻矫治术、唇缺损修复术、人中沟及人中嵴成形术等。

3. 头面部其他手术　毛发移植术、面部年轻化手术及头面部畸形、肿瘤、瘢痕、色素痣和其他碍容性皮损的手术治疗。其中面部年轻化手术，包括常规除皱术、内镜除皱术及脂肪移植充填术及肉毒毒素注射治疗等新材料、新技术应用。

4. 乳房美容术　隆乳术、巨乳缩小术、乳房下垂矫正术、男性乳房肥大矫正术、乳头内陷矫正术、乳头乳晕缩小术、乳头乳晕重建术、乳房再造术等。

5. 形体雕塑术　负压脂肪抽吸术、超声脂肪抽吸术、腹壁整形术、美臀术、小腿美容术、腋臭微小切口根治术等。

6. 会阴部的美容手术　女性：处女膜修补术、阴蒂肥大缩小术、小阴唇肥大缩小术、阴道松弛缩紧术、阴道再造术等；男性：阴茎延长术、阴茎增粗术、阴茎大部分缺损的修复、先天性尿道下裂的修复、阴茎再造术等。

另外，还有组织移植，如皮肤、脂肪、毛发、软骨、筋膜等组织移植；皮肤磨削、利用手术切除、激光、高频电刀等法治疗皮肤痣、疣、血管瘤等体表肿瘤、瘢痕、色素沉着、毛发等，以美容为主旨的项目也包括在美容外科的诊疗范围之内。

三、美容外科的特点

（一）以医学人体美学理论为基础，以审美、心理与外科技术相结合为手段

医学人体美理论是医学美学的重要组成部分，在现代医学模式（生物-心理-社会）下，对于人体美的审美与塑造，强调健与美高度融合。人体美一方面要力求使人体外部形态、结构符合对称与均衡、比例与匀称、调和与对比、节奏与韵律、多样统一等形式美法则；一方面要呈现人体在心理、生理和社会适应性的完好状态。因此，美容外科的临床实践要遵循人体形式美法则，来维护、修复和塑造人的外在形式美，美容外科医生还要以美学理论去影响就医者，帮助其树立正确的审美观，并且结合心理分析能力正确判断就医者的求术动机，给予就医者适当的心理指导，这样才能真正塑造人体美，美容外科手术的效果也容易使就医者满意。因此，美容外科要以医学人体美学理论为基础，利用审美、心理和外科技术三者相结合的手段来维护、修复和塑造人体美，力求达到外科医学审美的更高境界。

（二）美容外科学的研究和实施对象是具有生命活力的人的形体美

美容外科学的研究对象不同于一般的临床医学学科，一般的临床医学学科的研究对象是人的疾病。美容外科学的研究对象多数属于没有疾病的，仅在外形上存在审美不足或心理上存在体像障碍的人群。这就决定了一方面，美容外科的治疗没有统一的方案，必须根据每个就医者的具体情况来确定治疗方案，治疗方案的设计及术式的选择不但要考虑就医者的身体客观条件，还是考虑其性格、职业、民族、生活环境及手术必要性、是否需要心理指导等诸多方面。另一方面，美容外科必须以保障生命健康及器官功能正常为前提。美容外科对人体进行维护、修复、塑造属于锦上添花，因此，美容外科比任何医学学科需要更精湛的技术、更严谨的作风和更准确精细的操作，在追求和塑造美的过程中，确保手术的安全，真正做到健与美的高度融合。

（三）美容外科学是与艺术高度融合的医学学科

医学是科学，是技术，更是一门高超的艺术，而美容外科更是技术与艺术以及美的高度融合体。美容外科医疗实践过程主要体现了三方面的艺术元素：实践结果的人体外形艺术；实践过程中的行为艺术；实践过程中的沟通艺术。辩证地运用、认知人体形式美规律的，才能创造出具有生命力的艺术作品。美容外科医生经过反复的临床实践，不断地探索新术式，锤炼出精巧细致、轻柔准确的技艺。美容外科的实施对象是人，人既是审美客体，又是审美主体，这就决定了在美的塑造过程中必须始终贯穿着富有艺术性的交流与沟通，为塑造出人体的外形艺术打下良好基础。美容外科中的口语交流，涉及相关医学知识的交流，更重要的是思想、情感的交流，语言准确、精练、观点鲜明，语气、语调、节奏和韵律配合具有亲和力，同时注重其他非语言的表达形式：耐心倾听、赞赏、幽默否定、微笑、关爱等体势语言，体现严

谨、文明、高雅、诚信的艺术风格。用艺术的标准指导美容外科医疗流程设计，使之做到和谐、有序、流畅。以艺术的观点优化美容外科操作规程：使就医者坦然面对，在柔光、梦幻的环境中，伴着优雅的音乐，无痛地度过。用艺术的眼光审视每一个手术创作：微创、对称、曲线、质感、韵律、和谐、自然等。

（四）美容外科实施过程中的沟通与心理指导效果直接影响治疗效果

美容外科就医者不同于其他临床学科，有调查资料显示，半数以上的就医者存在体像心理问题或（和）心理障碍，这都容易导致术后效果不佳而引发医疗纠纷。所以美容外科医师在实施美容手术之前，要注重与美容就医者的心理沟通，能够对其心理状态作出初步评估，认识、理解和控制受术者心理问题的发生，医生或咨询人员应在沟通过程中给予美容就医者较多的信息（包括手术本身的事项、人体美学标准、正常的审美观等），使其对美的标准有较清晰的认识，对医生有信心，能积极配合医生的治疗，以求达到理想的手术效果。

第二节　美容外科发展史

美容外科是在整形外科的基础上逐渐发展壮大起来的，美容外科的发展离不开整形外科的发展。

一、国外美容外科发展简史

美容外科发展史大致可以分为三个阶段：古代美容术的萌芽与发展，近代美容外科技术的发展，现代美容外科技术的发展。

（一）古代美容外科技术的萌芽与发展（公元前 6 世纪—公元 14 世纪文艺复兴前期）

在古代文明的发源地中，除了古代中国在早期就有关于美容外科技术萌芽的记载，在古代埃及和古代印度也产生了美容外科的萌芽。根据历史文稿记载，古代埃及人没有施行过以活体组织移植为手段的整形外科手术。不过，为了显示男人的高贵身份而进行的文身和为了戴耳饰而做的穿耳孔等最原始的“美容术”，则已经出现。最早有文字记载的整形美容手术，是公元前 6 世纪奴隶制社会的印度，古代印度有割鼻之风。丈夫可将其认为不贞的妻子的鼻子割掉；战争胜利者可将其战俘的鼻子割去；政府也可对罪犯施以割鼻酷刑，以示惩戒。因此，在这个时期产生了不少的缺鼻之人，而鼻的位置在颜面的正中心，最为突出，它的畸形十分显著，所以缺鼻之人非常渴望再获一个新鼻。为了满足这种需要，当时印度社会最下层的制瓦工人就发明了额部正中皮瓣造鼻术。公元前 6 世纪，此项技术在印度人闻妙(Sushruta)的医学专著里曾有过较为详细的记载，而这项技术在当时尚属对器官缺损进行的再造外科，还未曾对正常人进行此项手术，后人称之为“印度法鼻再造术”。另外，在其医学专著里还有耳垂再造术的相关记载。古罗马的著名医学家 Celsus（公元前 25 年—公元 50 年）用滑行和皮下蒂皮瓣进行美容术。Paulus Aeginele（公元 625 年—690 年）行尿道下裂修复术。

（二）近代美容外科技术的发展（15 世纪文艺复兴时期—19 世纪）

在文艺复兴时期，意大利巴罗纳大学有位著名解剖学家、外科教授塔利亚考奇（Gaspar Tagliacozzi，1546—1599 年）。他的技巧极为高超，可以用上臂单蒂皮瓣为缺鼻者再造新鼻（意大利法鼻再造术），并将这项技术详细地写进了他的外科手术学专著《颜面成形术》（1599 年）中。西方医学家因此称之为“整形外科之父”。塔利亚考奇的工作仍是再造外科，不是美容整形外科。17、18世纪美容成形术开展较少。

19世纪中后期，随着解剖学的发展，麻醉技术和无菌技术的发明，外科技术得到迅速发展，并成为一门医学的独立学科。整形外科技术的应用也逐渐向鼻以外部位扩展。随着英国占领印度，印度法造鼻术传入英国。著名外科医师卡皮欧(Carpue)用此法再造一个新鼻，此事迅速传到欧洲大陆。柏林大学外科教授获芬巴赫(Dieffenbach，1792—1847年)及继承人、外科教授朗金柏克(Von Langenbeck，1810—1887年)都不仅对造鼻术发生兴趣，对眼睑、口唇和颊部的再造外科也做出了极具价值的贡献。但这些著名的外科大师所从事的工作仍然是对缺损器官的再造，不是对正常器官的美容整形。

19世纪形成了整形外科最基本技术之一——植皮术。Basronio(1804年)报道了用羊进行植皮的动物实验，Cooper(1817年)首次用截肢的皮肤覆盖断指残端，Bünger(1823年)将大腿皮肤植于鼻部，Reverdin(1869年)首次应用皮肤碎片治疗了前臂皮肤缺损区肉芽创面等。19世纪整形外科技术应用范围的扩展和植皮术的形成与发展，为现代整形外科的学科形成奠定了良好的基础。

(三) 现代美容外科技术的发展(第一次世界大战—第二次世界大战后)

在现代的两次世界大战中都有大量的伤员，他们的面容被毁，肢体残疾，最重要的器官(包括生殖器官)发生缺损，整形手术需求极大。大量的医务工作者竭尽全力为他们修整畸形、恢复功能。此时整形外科发展出现了四个有利的条件：第一，大量技艺精湛的外科医生参加了整形外科工作。第二，麻醉学家发明了气管内麻醉方法，便于外科医师在头面部施行长时间的整形工作。第三，各种抗生素相继出现，使整形外科手术的感染率降低到最低程度，提高了手术的成功率。第四，派杰特(Padgett)和侯德(Hood)发明了鼓式取皮机，使稍有训练的外科医生都能取得厚度准确的大张皮片，对于烧伤的治疗极为有利。于是整形外科技术就获得了迅猛发展，治疗范围扩大，由其分化出手外科、烧伤外科和颌面外科等专业学科。第二次世界大战结束后，经济快速复苏，人民生活富裕起来，生活水平普遍提高，人们开始关注自己的容貌，希望更具魅力，美容外科应运而生，并且得到了前所未有的快速发展。1955年，国际整形外科医生协会成立，目前国际上最有影响的整形外科杂志《Plastic and Reconstructive Surgery》创刊于1946年。

二、中国美容外科发展简史

追溯我国医学发展史，可以看出，美容医学和美容外科技术的萌芽是非常早的，几乎是随着人类审美意识的萌芽而萌芽的。然而，无论中外，虽然美容外科技术操作的萌芽早于整形外科，但作为一个学科存在的美容外科却是在整形外科的基础上逐渐孕育分化而成的。

(一) 古代美容外科技术的萌芽

早在汉代以前就有用于装饰的穿孔吊环术的记载。东晋名医葛洪(公元284—364年)所著《肘后备急方》中记载了关于治疗面部瘢痕的手术。《晋书》记载魏咏之其人，生而缺唇，18岁时，荆州名医为其做了兔唇修补术，后来其官居晋朝宰相之职，可以想象，当时唇裂修复术的水平是比较高的。公元992年的《圣济总录》中所载的"玉磨"治疗面部瘢痕的技术，可谓是现代皮肤磨削的先导。还有许多手术的记载，如唐代的酒窝成形术、南宋时的义眼术、北宋时的面部磨削术、元代的鼻梁修补术、清代的缺唇修复等。但是，受"身体发肤受之父母，不敢损伤"的传统思想影响，古代和近代的中国人，都不曾要求施行整形美容手术。三国时期的名医华佗，虽有极高的外科技巧，但他施行的也都是促使创伤愈合、消除化脓感染和治疗脏腑疾病的外科手术。

（二）我国现代美容外科的形成与发展

我国现代美容外科学的形成与发展可分为三个阶段：孕育阶段、初创阶段和形成阶段。

1. 孕育阶段　我国现代美容外科起步较晚，宋儒耀教授是国内第一位早年（1942 年）去美国学习整形外科的医生，同期赴美的还有张涤生教授、朱洪荫教授和汪良能教授，他们是我国整形外科的创始人，美容外科的奠基人和开拓者。大约在 20 世纪 30～40 年代，国内少数医师开展了美容外科手术，如用象牙材料隆鼻、液体石蜡注射填充及重睑术等，但由于历史的原因，受社会条件的限制，美容外科专业未能得到较快的发展。

2. 初创阶段　20 世纪 70 年代末期，显微外科技术的出现，促进了整形外科的大发展，同时也推动了美容外科的发展。我国美容外科工作者主编出版了大量的著作，1985 年查元坤主编出版了《擦皮美容术》；1988 年高景恒和王大枚分别主编出版了《实用美容手术》和《美容外科简明手术学》；1989 年汪良能、高学书主编出版了《整形外科学》；1990 年宋儒耀主编出版了《美容整形外科学》；张涤生和赵萍萍于 1990 年主编出版了《实用美容外科学》。1982 年以来国内学者发表的医学美学的文章及邱琳枝、彭庆星主编出版的《医学美学》（1988 年），为美容外科学科体系的发展与完善起到了理论指导作用。

在此期间，有四个自发的学术团体，即医学美学、美容皮肤科、美容牙科、美容外科活跃在我国美容医学学术界，为美容医学体系的形成及发展起到了不可磨灭的促进作用。中华医学会于 1990 年批准成立了“中华医学美学与美容分会”，下设四个学组和四个工作组，标志着当代美容外科发展阶段的形成。

3. 形成阶段　1990 年，在沈阳创办了我国第一部美容外科杂志《实用美容整形外科》杂志，其后在西安创办了《中国医学美学美容学杂志》，中华医学会医学美容与美容分会创办了《中华医学美容杂志》，在安徽创办了《临床医学美容学杂志》，为广大美容外科及美容医学工作者开辟了学习交流的园地，提高了美容医学的学术水平。众多学者主编并出版了大量的美容外科及美容医学的专著，标志着我国美容医学已开始向纵深发展，美容外科进入了崭新的发展阶段。

在美容外科临床快速发展，新技术、新方法不断涌现的同时，其基础研究也在不断深入，研究成果层出不穷，如李建宁等人发现了鼻背深筋膜的存在，并证实隆鼻假体植入层次是该筋膜的深层；乔群等人证实了乳房深部供血系统和乳头乳晕深动脉的存在，提出在巨乳缩小术中，保留该动脉可保证和增加乳头乳晕供血及其成活率；王志军证实了中国人群的六对皮肤韧带，颞区的解剖层次，SMAS 的概念以及与面神经腮腺外分支的关系，面部的安全分离平面和安全线的标定，促进了除皱术和面部手术水平的发展与提高等。

随着美容外科技术的发展，我国研究和生产了各种组织移植人工代用品，并研制了各种美容外科手术器械、材料和各种美容手术设备等，促进了美容外科技术水平的提高。

近年来，国内一些有远见的高等院校创办了美容医学专业和医疗美容技术专业，全国医学高等院校培养了一批又一批美容医学专业和医疗美容技术专业的本、专科生，研究生，甚至博士生，提高了美容外科从业人员的整体素质，推动了美容外科学的发展、壮大。

（王诗晗）

2 第二章　医疗美容工作者应具备的素质和能力

第一节　医疗美容工作者应具备的素质

随着科学技术飞速发展，社会经济水平不断提高，美容外科得到了空前的发展与壮大。从美容外科的学科特点来看，美容外科以人体美学为理论基础，研究和实施对象是具有生命活力的人的形体美，与艺术高度融合，其治疗效果与美容就医者的心理状态密切相关。这就决定了从事美容外科的医疗美容工作者，必须具备不同于其他医学学科工作者的综合素质，必须是一个“举止高雅、语言优美、道德高尚、富于个人魅力；知识广博，技术精湛，医学基础扎实，具有较强的心理指导能力、审美能力和艺术修养，善于沟通，抽象思维与逻辑思维敏捷的高级复合型医学人才”。

从事美容外科的医疗美容工作者应具备的素质如下：

一、塑造自身内在、外在美

人既是审美主体，又是审美客体。美容外科实施过程中，大多数时间是医疗美容工作者对美容就医者的审美，此时前者是主体，后者是客体；同时，美容就医者也可以作为审美的主体，对医疗美容工作者进行审美。人的美包括外在美和内在美两部分。

外在美素质，指医疗美容工作者本人的容貌、形体、风度、气质、举止和语言等。这些也是对人的内在美素质的外化与体现。如果医疗美容工作者不注重外在美的塑造，不修边幅，就会破坏其职业形象，使就医者对其产生不信任感和不安全感，美容外科手术则难以实施，或者术后效果难以满意。

内在美素质，在医疗美容工作者身上主要表现为高度负责的工作态度、忘我的献身精神和精益求精的医疗作风。从医学伦理学的角度看，就是具有高尚的医学道德，实事求是，不对术后效果做夸大其实的宣传和假设。正直、坦荡，不嘲笑就医者容貌、形体的不足或缺陷。真心地关心、爱护美容就医者，保守其个人隐私。

医疗美容工作者须内外兼修，使自身富于魅力，令美容就医者对其产生信任感，有利于美容外科实施及术后效果评价。

二、具备较强的审美能力及艺术修养

美容外科是以人体美学理论为理论基础的，目的是增进人的生命活力美感。因此审美能力是所有医疗美容工作者所必须具备的基本素质。将美的理论、美的法则辩证地应用到美容外科实践当中去。能够用较为教条的人体整体及各部位的美学标准灵活地去评价美容就医者，根据每个就医者的具体特征，充分考虑每个就医者的性格、年龄、职业、生活环境、民

族、种族等问题，综合性地、有针对性地为其介绍、设计美容外科手术。能够塑造出千姿百态、富有个性又符合人体美标准的人体形态美；反对“千人一面”、“似曾相识”的美容效果。同时，还要用自身的美学素养去影响美容就医者，帮助其纠正不符合实际的从众心理，为其传授正确的美学知识，从而树立较为理性的审美观。

美容外科是与艺术高度融合的医学学科，从事美容外科的医疗美容工作者就是塑造人体美的艺术家。美容外科实践过程就是运用医学审美和外科技术对人体进行艺术加工和创作的过程；维护、修复和塑造出的人体之美就是一件件艺术作品。素描与雕刻有助于医疗美容工作者提高艺术修养。素描中线条的黑白、疏密、虚实，色调的明暗等有助于美容外科医师进行手术设计，培养其空间知觉能力；素描训练有助于医疗美容工作者培养其视觉记忆力。雕刻有着与素描相近的功能，又可锻炼医疗美容工作者立体视力，建立空间概念。

三、具有心理分析及指导能力

从事美容外科的医疗美容工作者应掌握一定的医学心理学知识，通过与美容就医者交谈和观察，能够对其心理状态作出初步评估，并且能够运用心理学手段，进一步对就医者进行心理治疗。虽然美容外科三个不同岗位的工作性质不同，但三者均需要具有心理分析及适当的指导能力。尤其是美容外科咨询师更应具备这种能力，咨询师第一时间接触到就医者，要通过分析、判断、早期鉴别和筛选适合手术的就医者，了解就医者来诊的真正动机及其期望，判断其是否可以接受美容外科手术，并为美容外科医师进行手术设计、术式选择提供参考意见。护理人员也要根据美容就医者不同的心理类型，相应的采取心理护理措施。

四、具有良好的沟通能力

美容外科医疗活动也是一种服务，美容就医者也是美容服务的消费者，在此过程中如果双方没有良好的沟通，美容外科操作难以实施，即使勉强实施最终效果也常不尽如人意，医疗纠纷随之产生。美容外科医生要针对手术的具体设计、术式选择及并发症等情况，如实地交代给美容就医者，而手术能否进行取决于美容就医者是否同意手术如此进行，这就体现了医学伦理的知情同意原则，不经沟通贸然行事，不但会产生纠纷，还属违规行为。美容外科咨询师更需要具备沟通能力。咨询师具有亲和力的形象、诚恳的态度、富有艺术性、清晰准确的语言是建立良好沟通关系的基础。护理人员也需要与就医者经常沟通以便有针对性地开展护理工作。

五、具有较强的业务能力和扎实的基本功

从事美容外科的医疗美容工作者因分工不同，而显示出不同的业务能力。美容外科医师具有精湛的美容外科手术操作技能、手术的设计能力、新技术、新材料、新器械的创新、研发能力等，具有深厚的医学基础知识，熟悉内、外、妇、儿等各临床学科知识；美容外科咨询师具有良好的沟通能力、心理分析能力、营销能力等，能够保证较高的美容外科手术量，创造丰厚的社会效益和经济效益。医学基础知识面广，深度适度，能够以科普的方式向美容就医者做手术相关的医学知识介绍。护理人员具有精准的美容外科护理操作能力，促进手术部位切口愈合与外形塑造，使就医者身心愉快。

六、具有敏捷的逻辑思维和形象思维能力

逻辑思维和形象思维能力主要应用在对美容就医者的审美、美容外科手术术后效果预期、美容外科手术设计及术式选择中。美容外科咨询师和美容外科医生尤其要具备这种能力。虽然当今科技很发达了，许多美容设计可以通过电脑对人体的扫描，对人体的美学数据进行分析判断，但初次接触就医者时，咨询师还是应以目测对方，用头脑中的美学参数以形象思维的方式快速对其进行“测量”，经过敏捷、精准的逻辑思维判断后，对美容就医者做出初步美学评价，并对其呈现的特点，初步给出整改方案，并预期术后效果，很重要的环节还有把头脑中形象化的术后效果，以生动的语言表达给就医者，使其在头脑中也建立起一个同样的形象，为其是否可能进一步接受美容外科医生的手术专业设计打好基础。

第二节 医疗美容工作者应具备的基础知识、基本技能和职业能力

随着美容外科发展不断深化，从事美容外科的医疗美容工作者出现了不同的分工。他们分别是美容外科医生主要负责手术的设计与实施；咨询师主要负责对美容就医者的接待，对手术做简要介绍和初步的心理分析及引导；护士主要负责美容外科实施全过程的相关护理工作。虽然他们的分工不同，但他们所要达到的目的是一样的，就是在美容外科领域内，在各自的岗位上维护、修复、塑造人的形体美。高职的医疗美容技术专业学生毕业后在美容外科领域内主要从事的工作是美容外科咨询服务。因此，本节着重介绍美容外科咨询师的基础知识、基本技能和职业能力。

一、美容外科医生应具有的基础知识、基本技能和职业能力

根据我国《医疗美容服务管理办法》相关规定，负责实施美容外科项目的医师应具有执业医师资格，经执业医师注册机关注册；具有 6 年以上从事美容外科或整形外科等相关专业临床工作经历；经过医疗美容专业培训或进修并合格，或已从事医疗美容临床工作 1 年以上的条件。

美容外科手术没有限定在特定的解剖区域，手术范围涉及全身各个部位，学科内容与外科的其他分支学科及专科有着广泛的交叉，美容外科医生应具备外科手术基本技术、麻醉、水电解质和酸碱平衡、休克、感染等广泛的外科基本知识，与之相关联的学科，如神经外科、颌面外科、头颈外科、胸外科、普通外科、血管外科、烧伤科、骨科、泌尿外科、妇产科、五官科、眼科等有关解剖、生理知识及医疗技术常规。

临床工作中能以美学及医学理论指导美容外科实践，将基础知识与临床实践相结合，能以轻柔、细致、微创、高超精湛的外科技术与医学审美相结合，以高尚的职业道德为保证，塑造人体形态美，以达到增进人体生命活力美感的目的。同时，能够在临床工作中对图像资料进行收集和管理，能够掌握一整套科学研究方法，具有临床科研能力和创新能力。能够对美容就医者给予适当的心理指导。

二、美容外科护士应具有的基础知识、基本技能和职业能力

美容外科护士首先要同其他各科护士一样须掌握基础护理学基本技能，如无菌技术基本操作、青霉素皮内试验法、周围静脉密闭式输液法、口腔护理、鼻导管吸氧法、导尿术、灌肠、电动吸痰器吸痰法等。美容外科护士还应掌握外科护理学基本技术，如清创术、换药等。

临床工作中能够以熟练的护理技术减轻受术者的不适；能够营造一个满足美容就医者生理、心理及治疗需要的室内外环境；能够在工作中塑造职业形象美，在护理实施中体现护理用语美、护理操作美。术前，能够做好手术区皮肤及进手术室前的护理，并给予就医者适当的心理疏导；术中，能够完成手术室常规护理工作；术后，能够根据医嘱为不同手术就医者提供特殊护理，如隆乳术后乳房按摩，腹部减肥术后观察受术者呼吸情况、为上睑下垂矫治术后患者戴眼罩等。

三、美容外科咨询师应具备的基础知识、基本技能和职业能力

（一）出现美容外科咨询师岗位的背景

美容外科如同其他学科一样，有着不断向纵深发展，并随着历史发展的需要逐渐分化的趋势。传统的美容外科的诊疗过程是美容外科医生像其他科医生一样出门诊，像接待普通患者一样接待美容就医者，经过简短的交流，作出是否需要手术的诊断，最后由美容就医者决定要不要做手术。这个诊疗过程忽视了美容外科的特点，她是一项“锦上添花”的医疗服务，其重点在于服务，而不是单纯的诊疗。在这样一个如同“看病”的过程中，美容就医者很难体验沐浴在美的怀抱，享受塑造美的服务。这样的诊疗过程常常导致医生跟美容就医者交流结束后，美容外科手术未能实施。这样的结果，不仅美容就医者不满意，美容外科医生也很难满意。一个人最大的成就感、满足感，来自于其自身价值得以体现，术业有专攻，美容外科医生的主要精力在于对美容外科手术本身的研究、术式的创新、操作技能的提高上等。虽然，美容外科医生完全有能力经过培训、学习在沟通技巧、营销策略、心理指导等方面有所提高，但人的精力是有限的，这样做分散了医生业务本领提高的时间、精力，也未必能达到预期的效果。目前，仍有很多医疗美容机构沿用此种诊疗模式。还有一些医疗美容机构让护士承担美容就医者的接待工作，但同样存在弊端，护士的主要工作是对美容就医者实施术前、术后的护理工作，其医学知识结构体系、美容医学专业知识、医学人体美学基本知识与技能欠缺，使其难以胜任此项工作。

基于这一背景，很多有远见的医疗美容机构已经增设了美容外科咨询师的岗位，在美容就医者与美容外科医生之间架起一座桥梁。咨询师用通俗易懂的语言向美容就医者做美容外科手术科普化的介绍，咨询师用掌握的美容医学、人体美学、美容外科学、心理学等基础知识、运用沟通技巧、营销策略，对美容就医者做具有亲和力、可信度、诚实守信的服务。同时，也收集了美容就医者的基本信息，对其进行了美学评价，对美容手术动机和预期有所了解，可以为美容外科医生下一步实施手术等后续过程做好准备。这种分工合作使美容外科诊疗过程如流水线般，顺畅、有序、高效。行业内的一些医疗美容机构已经率先采取了这种模式，并证实这种模式下的美容外科服务进程，确实可以提高手术的实施量，实现社会效益和经济效益双丰收。

（二）美容外科咨询师的主要工作内容

以医学人体美学理论知识为基础，用人体美学标准对美容就医者进行客观的美学评价；通过沟通交流，获取其性格、职业、年龄、民族等自然情况及既往病史、健康情况等背景资料；运用心理学知识，分析其就医的动机及预期；结合手术的适应证及禁忌证，筛选出适合进行美容外科手术的美容就医者，为其简要介绍该项美容外科手术，回答美容就医者提出的相关问题，并对所在医学美容机构的资质、手术价格、是否有优惠等情况进行介绍，还可为其推荐本机构具有此项手术特长的医师。咨询过程中注意帮助美容就医者树立正确的审美观，对其心理障碍进行适当的引导，促成美容外科手术的实施。对于不符合手术条件的美容就医者，为其细致说明不能实施美容外科手术的原因，结合自身医学美容知识，可适当为其推荐其他非美容外科美容方法。对于存在体像障碍，缺乏自信、不能正确评价自己的美容就医者，予以心理疏导，纠正其不良审美观。

（三）美容外科咨询师应具备的基础知识、基本技能和职业能力

美容外科咨询师岗位一般应由具有正规医学高等院校医疗美容技术专业、医学美容专业或相关专业，专科及专科以上学历。有一年以上于美容外科见习，且经过美容医学各科轮转实习经历的，具有良好沟通能力、语言表达能力、心理分析指导能力、懂得营销策略的专业人士来担当。美容外科咨询师是高职医疗美容技术专业毕业生的就业岗位之一。高职医疗美容技术专业学生的美容医学基础知识涉及面广，深度适度够用。具有医学人体美学的基础知识，掌握医疗美容基础技能，具有美容心理学方面和人际交流与沟通等方面的学习和训练，经过一年的临床见习与实习，完全可以胜任岗位工作。

美容外科咨询师应具备广阔、适度的美容医学基础知识，其中包括人体美容解剖学、组织学、生理学、病理学、免疫与微生物学、美容药物学等医学基础知识，美容牙科、美容皮肤科、美容营养、美容中医、美容心理学、美容医学伦理学、美容化妆品学等其他医学美容学科基本知识与技能，以及医疗美容技术；具有医学人体美学、形象设计的基础知识与基本技能，具有艺术鉴赏能力和艺术修养；掌握各种常见美容外科手术适应证、禁忌证、术式类型及选择、手术操作过程及并发症等；具有良好的语言表达、人际交往、营销、管理等方面的能力。

美容外科咨询师能够彬彬有礼地接待美容就医者并获取其基本信息；能够运用医学人体美学基本理论和基本技能对美容就医者做出准确的美学评价；能够运用心理学知识分析、判断美容就医者的动机及预期；能够结合手术适应证等筛选适宜手术者；能够用准确而通俗易懂的语言对手术情况进行介绍；能够对心理障碍者给予适度的调节；能够促进美容外科手术的顺利实施。

（四）美容外科咨询师的基本工作流程

1. 美容外科机构现场咨询　美容外科机构现场咨询主要包括两个方面内容，一是美容外科手术及技术的咨询与介绍，二是对美容就医者的心理咨询。

（1）微笑迎宾：要了解美容就医者的来意，同时对其进行美学目测，为美学评价做准备。注意服务礼仪，热情接待，关爱亲切，以自然的目光，不为人所察觉地进行美学目测。

（2）收集资料：包括三方面的资料，一是就医者的自然情况，包括其性格、爱好、年龄、职业、生活环境等，要尽量完备；二是就医者的健康状况；三是心理咨询的必要资料。

（3）分析判断：根据收集的资料及目测的结果，对美容就医者有一个初步印象。结合美容外科手术的适应证与禁忌证、美学评价及心理初步诊断结果，判断其是否可以进行美容外

科手术。对于存在重大疾病、慢性病活动期、传染病等疾病状态下的美容就医者，建议其先进行现病的系统治疗，待病情好转可以进行手术再择期进行美容外科手术；对于审美观不正确或者轻微心理异常的就医者，可给予适当的引导及调节，如符合手术适应证可进行下一步的咨询；如其存在较严重的心理障碍应建议其接受心理系统性治疗。

(4) 初步设计：对符合美容外科手术在生理、心理等方面条件的美容就医者进行进一步的美学测量，为其介绍手术的术式，帮助其进行术式初选，并为其描述术后预期效果。为美容就医者提供资料图片等，为其树立信心，对美容机构产生信任感，忌夸大手术效果，术后引起纠纷。

(5) 手术介绍：为美容就医者介绍手术的基本操作流程、材料及可能的术后并发症。考虑到美容就医者大多无医学背景，故在讲解手术流程时应注意以通俗易懂的、科学的语言讲解，少用或不用术语；忌"大白话"，否则容易使就医者产生不专业的感觉以至于对美容机构失去信任。如手术涉及医用生物材料，需要对该美容外科机构所使用的相关医用生物材料的样品、质量合格证明等资料予以出示，对医用生物材料的性能、特点及价格等进行介绍，供就医者选择。

(6) 其他：如为美容就医者介绍手术的价格、优惠活动、解答就医者提出的各相关问题，达成手术意向，为其介绍该美容外科机构具有该项手术特长的医生，并促成美容外科手术的实施。

2. 电话语音咨询　由于电话语音咨询的双方，只能互相听见而看不见，不能为美容就医者提供有针对性的咨询，其作用在于对某项美容外科手术常识的介绍，美容外科机构的介绍和促成其到美容外科机构进行现场咨询，以便达成手术意向并实施手术。电话咨询要注意服务礼仪，讲究文明礼貌，态度诚恳，语音优美，语气、语调合适，语言科学、严谨，使美容就医者产生亲切感与信任感。电话咨询的内容一般包括手术术式的介绍，不同术式的适应人群，手术的价格，是否有优惠活动，美容外科机构的资质等，由于不能面见美容就医者，无法对其进行美学测量及评价，不能准确判断其是否有心理问题，也不能为其准确选择术式等。

3. 网络在线咨询　在科技高度发达的今天，网络使远程在线咨询成为可能。美容就医者可以通过网络实现与咨询师的在线语音、视频沟通交流。其可通过美容外科机构的网页了解美容外科手术相关的医学、美学知识，手术注意事项、机构的资质、手术术前后对比图片等内容。美容就医者的隐私相对安全，一些有自卑心理、胆怯的就医者可对某项美容外科手术有初步的了解，有助于消除其恐惧心理。视频技术的应用可以使咨询更加有针对性，咨询师可以以网络视频的方式了解美容外科就医者的容貌及形体现状及特征，对其进行有针对性的咨询介绍；对于距离美容外科机构较远的美容就医者，也可先对美容外科项目有所了解，进而决定是否去该美容外科机构就医；美容就医者还可以通过网络传输个人照片，美容咨询师可将其影像资料导入手术设计软件，为其模拟手术术后效果，提出术式选择建议等。网络在线咨询兼具现场咨询和电话咨询的优点，目前已成为美容外科咨询的主要咨询方式，已开展网络在线咨询的美容外科机构的手术案例中，有半数以上的美容就医者是经过网络咨询后决定实施美容外科手术的。随着科技的不断发展，网络在线咨询必将会越来越便捷、高效。

（王诗晗）

3 第三章 美容外科心理学基本知识

美容外科心理学是医学心理学的重要研究方向，是以心理学、美学、医学为基础，研究在美容外科医疗实践过程中所涉及的一系列医学心理学问题，其主要研究对象及内容包括：①正常美容外科就医者的审美心理，主要以人格心理学理论为基础，研究自我体像、美容外科对人格形成的影响。以审美心理学为基础，研究医务人员和美容就医者的审美需要、求美动机以及美容外科医疗实践中所涉及的审美心理学问题等；②有心理障碍个体的缺陷心理：主要以缺陷心理学和病理心理学为基础，研究体像缺陷对人的心理影响及体像问题导致的心理障碍。以临床心理学为基础，研究由体像所导致心理问题的心理咨询、心理诊断和心理治疗；③研究心理问题导致的损容性心身疾病的诊断与治疗。

第一节　美容外科学与心理学之间的关系

美容外科的根本目的在于通过修复、塑造人体形态美，增进美容就医者的生命活力美感，落脚点在于美容就医者对自身形态美的感受与体验，也就是要在心理上取悦美容就医者，使其具有自信心。

一、美容外科学与心理学关系密切

（一）心理学是美容外科学的学科基础之一

对美容就医者进行审美心理分析、疏导是美容外科诊疗活动中的重要组成部分，必要的心理学知识为心理诊疗活动提供了理论支撑和有力保障。美容心理学同人体美学一样是美容医学的重要组成部分，是其基础学科之一，而美容外科学也是美容医学的组成部分，是临床学科之一，因此，心理学也同样是美容外科学的基础学科之一。

（二）心理治疗是美容外科实践的必要手段

美容外科学的概念明确指出："……运用审美、心理与外科技术相结合的手段，对人体美加以修复和再塑……"，美容外科不是单纯用手术刀去解决美容就医者的求美问题。美容就医者的状态各不相同，一些心理正常仅存在某个部位外形缺陷者，可能用手术的方法很容易就解决了问题；而有研究表明，美容就医者存在的心理问题，单纯靠外科技术不可能完全达到其要求，更何况美或丑是一种感受，这时最佳的治疗手段不是外科手术，而是心理疏导。

（三）美容外科的特殊对象决定了心理治疗必不可少

大量的研究资料表明，美容就医者或多或少存在不同程度的心理问题。对美容就医者心理及人格的把握，远比对其缺陷的把握重要得多；而对于其心理认识偏差的纠正，心理障碍的疏导，有时也要比对其形态上的矫正、塑造及美化更难。因此，心理方面的治疗是美容外科诊疗环节的重要组成部分。

二、心理学在美容外科诊疗中的作用

心理学参与美容外科实践主要从两方面入手，一方面是心理诊断，另一方面是心理治疗。在许多西方国家，美容外科手术受术者在手术前要进行常规的心理测量，以排除心理疾病；有许多美容外科就医者与心理医生有过会面，并且回顾此经历时，大多数人认为会面具有积极作用，通过交谈使其获得了必要的知识，有利于克服其对手术的恐惧和罪恶感，给人以安慰，增强自信，达到比较平和的心理状态，而单纯的美容外科手术却不能立即纠正心理上的缺陷。由于美容外科就医者具有相当高的心理障碍发生率，有许多美容就医者从根本上说其对于美的需求属于病态的动机。因此，心理学配合美容外科手术治疗或单独运用于对美容外科就医者的治疗均是必要的。

（一）心理诊断有助于鉴定与筛选适宜进行美容外科手术者

由于容貌的缺陷，美容就医者或多或少存在不同程度的心理问题，较轻的经过美容外科手术，可能会自行解决；但倘若存在较严重的心理障碍，手术是不可能根本解决问题的，有时反而会带来更多麻烦。因此，在美容手术实施前，进行有效的心理诊断，以排除严重的心理障碍十分必要。如确属以下精神症状、心理问题严重的美容就医者，倾向于不手术而实施心理治疗：①主诉动机模糊者，对美容外科手术要求表述不清；②寻求完美、过分挑剔的极端苛求态度者；③手术非本人的意愿，是经别人劝说或是为了取悦他人者；④变态心理者，如以明星照片为标准要求改头换面者；⑤冲动者，因为情绪或生活一时受挫，将自己的不良境遇归咎于容貌、形体的缺陷，突然决定手术者；⑥无充分思想准备、缺乏信心，拒绝术前照相者；⑦把解决生活中的困难希望完全寄托于美容外科手术，对手术缺乏足够认识者；⑧有精神症状、神经症、癔症等严重精神、心理疾病者。因为美容外科手术均为择期手术，如美容就医者心理健康水平正常，就医目的清晰、正确，自我认识明确，可在经过审美、医学理性评估，就医者情绪平稳，施术、受术双方意见达成一致的情况下，实施美容外科手术，这样才有可能在术后获得最佳的美容效果。

（二）心理诊断有助于有针对性的心理指导与护理

美容外科学的特点决定了不能单纯地依靠手术治疗来完成对人体美的维护、修复、塑造以增进生命活力美感，必须结合对美容就医者的心理指导与护理才可以做好美容外科医疗工作。心理护理与治疗的有效性关键在于对美容就医者的心理状态、动机、需要、人格特征等心理要素的把握，因此，收集资料、分析资料进而进行心理诊断，对于确定心理指导方案、是否可以实施美容外科手术甚至手术术式等是非常必要的。美容外科手术前后是心理问题较容易发生的时刻，特别是手术后结果不理想时，美容外科受术者会有强烈的情绪反应，所以对美容外科就医者应一方面做好术前的心理护理和心理准备；另一方面还要做好心理疏导工作，解除美容外科手术对就医者心理的不良影响，帮助其做出合理选择。对于不适合手术的美容外科就医者，要对其实施心理疗法，以非手术的方法解除其心理负担。有研究资料表明，不适宜手术的美容就医者，经过心理治疗后，同样可以重树自信，体验美感，从而避免不必要的美容外科手术及手术所带来的新烦恼。

（三）心理治疗有助于提升美容外科就医者的合理认知

因个体受认知因素的影响，在对自我容貌体像的认知过程中往往会出现一些偏差，并且会导致心理障碍。正确的自我意识，良好的自我体像的认知是心理健康的重要标志。因此，在美容外科医疗活动中，利用心理学诊断和治疗手段的干预，启发美容就医者正确看待自己、评价自己，并且能够积极欣赏自己，完成从心理到生理上的一个自我美化的过程。

（四）心理治疗可对美容外科治疗起到协同作用

心理治疗可以帮助美容外科就医者克服体像问题。大量的研究数据表明，半数以上美容外科就医者存在一定的体像问题或障碍。部分就医者，即使在外表缺陷得到纠正后，消极体像仍不会迅速随之消除，还需要适当的心理调适才能够真正接受自己。换句话说，用美容外科手术的方法使容貌发生改变是迅速的，但使体像发生改变却不那么容易。美容外科医疗工作者应该充分理解这一点，在进行美容外科手术的同时，应该注重发挥心理治疗的协同效应。

三、美容外科治疗是有效的心理疗法之一

从心理学角度分析，美容外科手术可以纠正美容外科受术者主观认为不美与客观上存在不美的心理感受，并使两者达到平衡，从而产生美感的愉悦心理。在目的上与心理治疗相似，因而美容外科手术可以作为改善心理状态的有效手段之一。**美容外科手术存在的意义在于美容外科手术可以解除受术者容貌的美学缺陷，从而解除了因此造成的心理障碍，使之获得真正意义上的健康状态。也就是说，对于因容貌美学缺陷造成心理障碍的受术者来说，美容外科手术是一种解除这种心理障碍的有效方法，甚至是唯一的心理治疗方法。**

美容外科治疗作为一种心理治疗方法，其特点反映在对术后效果的评价上。受心理因素的影响，术后效果评价具有显著的双向性，疗效好与不好取决于受术者和他人（包括从事美容外科的医疗美容工作者）的赞许与否，且两者可以互相影响。鉴于美容外科手术术后疗效评价上的双向性，术前对手术对象的选择显得尤为重要。从心理角度出发，应考虑受术者期待的现实性和接受不完善结果的可能性；要确定经过美容外科手术后，受术者的心理向有益健康的方向发展，否则应采取其他手段的心理治疗。从美容外科手术角度出发，要充分考虑美学缺陷的存在和解剖学上矫正的可能性。

第二节　美容外科心理学的心理学基础

一、认知过程

人的认知活动是一个复杂的过程。认知是指人们获得知识或应用知识、认识外界事物的过程。即对作用于人感觉器官的外界事物进行信息加工的过程，是人最基本的心理过程，它包括感觉、知觉、记忆、想象、思维和语言等，是一个人的思想观点、阐释事物的思维模式、评价是非的标准、对人或事的基本信念等的总和。在追求美的行为中，个体的社会认知是影响美容外科行为的重要心理条件之一。

作为生活在社会中的人，其外在特征包括容貌、体态等总是被显露在他人面前，更要接受别人的评价。在这一认知过程中，受主观经验、情绪情感、审美观念、动机和需要等因素影响，使人们对自己或他人的容貌和体像认知产生了偏见，如认为自己鼻子不够高、眼睛不够大、身材不够苗条等，甚至对自身体像产生不满，严重者会出现体像障碍；自身外形存在缺陷

者更易走入认知误区，对自身的不足之处过分夸大其严重程度等。

二、情绪情感

人们在心情愉快的时候，精神饱满，气血运行通畅，容貌就会显得富有光泽与弹性，同时会对自我产生一种良性的暗示效应，增强人的自信心。相反，人们的心情不好，情绪低落时会导致中枢神经系统受到抑制，对机体某些器官和腺体的调节功能失灵，引起代谢紊乱，导致疾病发生，亦损害容貌与姿色，同时则会对自我产生一种负面影响。资料显示，当人长期焦虑、紧张，可导致早衰、须发早白、皱纹增加、色素沉着等情况，即心身医学中的心理社会因素导致的不良情绪对身心健康的影响。当个体情绪不好又合并一些精神疾病，如抑郁症、焦虑症等时，则容易影响到美容就医者在整个诊疗过程中的心理，导致手术选择失误，术后效果不佳，恢复不良，甚至导致不必要的医疗纠纷。

三、心理防御机制

心理防御机制是指个体面临挫折或冲突的紧张情境时，在其内部心理活动中具有的自觉或不自觉地解脱烦恼，减轻内心不安，以恢复心理平衡与稳定的一种适应性倾向，是一种精神上的自我保护方式。心理防御的意义包括积极和消极两方面，积极的意义在于能够使主体在遭受困难与挫折后减轻或免除精神压力，恢复心理平衡，甚至激发主体的主观能动性，激励主体以顽强的毅力克服困难，战胜挫折。消极的意义在于使主体可能因压力的缓解而自足，或试图回避矛盾以摆脱困境，出现退缩甚至恐惧而导致自我欺骗。

我们可以把防御机制的类型分为十六种，属五大类。

（一）逃避性防御机制

这是一种消极性的防御，以逃避性和消极性的方法去减轻自己在挫折或冲突时感受的痛苦。这就像鸵鸟把头埋在沙堆里，当作看不见一样。这类防御机制有以下四种形式：①压抑，指个体将一些自我所不能接受或具有威胁性、痛苦的经验及冲动，不知不觉有目的地遗忘。②否定，是借着扭曲个体在创伤情境下的想法、情感及感觉来逃避心理上的痛苦，或将不愉快的事件“否定”，当作它根本没有发生，来获取心理上暂时的安慰。③退回，是指个体在遭遇到挫折时，表现出其年龄所不应有之幼稚行为反应。④潜抑，在特殊情况下，遇事做出压抑真正感受的反常表现。如容貌有缺陷的人拒绝照镜子，就是一种否定，对自我形象的否定。

（二）自骗性防御机制

这也是一种消极性的行为反应，是人们常运用的防御方法。有以下四种形式：①反向，当个体的欲望和动机，不为自己的意识或社会所接受时，走向另一极端，去瞒过自己和别人；②合理化，就是制造“合理”的理由来解释并遮掩自我的伤害。③抵消作用，用象征式的事情和行动来尝试抵消已经发生的不愉快事件，以减轻心理上的罪恶感。④隔离、理想化及分裂等作用也是运用技巧来欺骗自己或别人。如容貌一般的女性特别相信“自古红颜多薄命”，认为美貌的人多灾难，以遮掩自己对容貌的不满；没娶到美貌妻子的男性相信“丑妻家中宝”，“丑人有福气”均属于合理化的防御。

（三）攻击性防御机制

这类防御机制有两种方式——转移和投射。转移，在人心里产生不愉快时，但又不能向对象直接发泄，便会利用转移作用，向其他对象以直接或间接的攻击方式发泄；如果把自己的不是转嫁到别人身上，并判断他人的对错，就是投射。如胸部平坦的女性，把自己伪装好后，去取笑其他胸部平坦的女性，以把自己对胸部平坦的不满转移到其他人身上去。

（四）代替性防御机制

代替性防御机制是用另一样事物去代替自己的缺陷，以减轻缺陷的痛苦。这类防御机制分幻想型和补偿型两种。幻想，因为现实上得不到实体的满足，便以幻想在想象世界中得到满足；补偿，用另一种物件去补偿他因缺陷而受到的挫折。相貌平平的人积极努力学习，以才智与学识赢得人们的赏识以弥补因相貌带来的挫折感。

（五）建设性防御机制

在防御机制中较好的一类，是向好的方面去做补偿，是属于建设性的，它可分为认同和升华两种类型。认同，指个体向比自己地位或成就高的人的认同，以消除个体在现实生活中因无法获得成功或满足时，而产生的挫折所带来的焦虑。将一些本能的行动，如饥饿、性欲或攻击的内驱力转移到一些自己或社会所接纳的范围时，就是“升华”。

具有消极或否定体像的美容外科就医者，通过心理自我防御机制，可出现三种情形：第一，经过有效的、积极的防御机制调节，解决了心理矛盾；第二，防御机制调节无效，导致心理失衡而出现心理疾病；第三，经消极的、不恰当的防御机制调节，导致病态心理行为。

四、需要、动机

需要是有机体感到某种缺乏而力求获得满足的心理倾向，它是有机体自身和外部生活条件的要求在头脑中的反映。它常以一种“缺乏感”体验着，以意向、愿望的形式表现出来，最终导致为推动人进行活动的动机。需要总是指向某种东西、条件或活动的结果等，并随着满足需要的具体内容和方式的改变而不断变化和发展。美国心理学家马斯洛提出了层次需要理论，并把需求分成生理需求、安全需求、社交需求、尊重需求和自我实现需求五类，依次由较低层次到较高层次。已经满足的需求，不再是激励因素。人们总是在力图满足某种需求，一旦一种需求得到满足，就会有另一种需要取而代之。大多数人的需要结构很复杂，无论何时都有许多需求影响行为。一般来说，只有在较低层次的需求得到满足之后，较高层次的需求才会有足够的活力驱动行为。满足较高层次需求的途径多于满足较低层次需求的途径。人们对美的追求显然是属于丰衣足食后的高层次需求。

具备对美的需要还不能构成追求美的行为，必须有求美动机的介入，才能发动、维持或抑制追求美的行为。美容外科就医者往往有着不同的动机，有的人单纯为了变漂亮，有的人是为了满足其他心理需要或达到某种目的，如职业需要、维持婚姻等。显然人的动机是以自我需要为基础，是需要以意向、愿望的形式表现出来而形成的；同时，它又受理想、信念、人体特征等因素的制约及外界环境的影响，因此追求美的动机表现出层次性、多样性。

五、人格特征

人格也称个性，是在遗传与环境的交互作用下逐渐形成并发展的。所谓人格，是指一个人在社会化过程中形成和发展的思想、情感及行为的特有统合模式，这个模式包括了个体独具的、有别于他人的、稳定而统一的各种特质或特点的总体。人一出生就具有生理机制决定的某种气质，具有某种气质类型的人，可以在内容不同的活动中表现出同样性质的心理活动动力特点。心理活动动力特点是指心理过程的强度、心理过程的速度和稳定性，以及心理活动的指向性特点等在行为上的表现，使个人的全部心理活动具有独特的色彩。气质是由生理尤其是神经结构和功能决定的心理活动的动力属性，以行为的能量和时间方面的特点为表现。有学者认为，气质是人格形成的基础，是人格发展的自然基础和内在原因。古希腊的希波克拉底提出了体液学说，将人的气质分为四种类型：多血质、胆汁质、抑郁质和黏液质。性格是指人的一贯的和稳定的心理特征、思维和行为方式。在心理学上，它的定义几乎与人格是相同的，但其实它们是有区别的。性格是人格的重要的组成部分，它是人格中涉及社会评价的那一部分，可以说，性格是人格的社会属性的体现。

人格心理学家奥尔波特认为，具有健康人格的人是成熟的人，健康人格一般具有以下特征：专注于某些活动，并在活动中是一个真正的参与者；对父母、朋友等具有显示爱的能力；有安全感；能够客观地看待世界；能够胜任自己所承担的工作；客观地认识自己；有坚定的价值观和道德心。具有健康人格可以增强个体对社会的适应能力，促进疾病好转并影响其预后。

第三节　美容外科就医者的心理

一、美容外科就医者的常见心理

（一）美容外科就医者术前心理状态

美容外科就医者的心理状态、特征要比一般患者复杂得多，会因就医者的年龄、性别、职业、性格、家庭环境等因素影响，在美容外科就医动机和期待上存在较大差异。由于美容外科就医者心理状态和动机不同，常会在术后出现，一些受术者感到满意或较满意，享受到了美而快乐；另一些受术者却不满意、失望，甚至引起医疗纠纷。美容外科就医者常见的心理状态有以下几种：

1. 合理美容型　此型美容就医者多具有较好的自身条件，五官端正，仅在局部存在一些不足，希望通过美容外科手术达到“锦上添花”的目的。术前所提的要求较切合实际，术后一般能获得满意的效果。

2. 过高要求型　此型美容就医者自身条件较好，无明显缺陷，但其常夸大自己容貌的“不足”，并把现实生活中的不如意归咎于这些“不足”，视美容外科手术是“神术”，可轻易地为人改头换面，就医时常携带并出示明星照片甚至塑像，要求医生以此为模型施行手术。此型又可分为理智型和固执型，其中理智型美容就医者经美容外科咨询师、医生解释后，能改变原来的过高要求，能认清自身的客观条件和美容外科手术的局限性及术后可能发生的并发症，并与医师对手术问题达成共识，术后效果多较满意。固执型美容就医者虽经美容外科咨询师、医生认真解释和介绍，仍坚持原来的过高要求，不能理解美容手术的局限性和可能发生的并发症，术后效果不佳，易引起医疗纠纷。

3. 适应环境型　此型美容就医者主要从事服务、文艺、公关等行业。为适应工作环境、职业要求、社会活动等而就医，希望通过美容外科手术获得俊美、年轻的容貌和形体。此型就医者多数文化素养较高，对自己的美容需要较明确。此型又可分为主动型和被动型两种亚型，主动型美容就医者，主动要求接受美容手术，对手术的局限性和可能发生的并发症有较充分思想准备，对手术问题能提出自己的看法，但又很重视医生的意见，能与医生达成共识，术后效果较满意；被动型美容就医者对美容手术的效果显得过分担心，是否实施手术显得犹豫不决，最后因耐不住别人的议论和劝说，抱着豁出去的态度接受手术。如手术效果稍与术前想法有差异，会感到十分后悔而出现情绪低落。

4. 取悦他人型　此型美容就医者本身对自己形体和容貌的“不足”不以为然，因想取悦恋人、爱人等而要求实施美容外科手术，术后如未能达到取悦目的，即使手术本身很成功，他们也会十分后悔，甚至纠缠手术医师以发泄自己的失望情绪。

5. 畸形自卑型　因先天性或后天性容貌畸形而产生自卑感和情绪低落，非常渴望得到美容外科手术治疗。先天性畸形者，虽然术前被告知手术只能部分或大部分矫正畸形，一般不可能达到与正常人完全一样的效果，仍主动要求手术，并常取得令人满意的手术效果。后天性畸形者，虽术前也被告知手术的局限性，但总有人认为是医师术前说话留有余地，并不切实际地期望手术能使自己恢复到伤前的外貌。因此术前应对手术详细介绍并给予心理指导，使之做好心理准备。

6. 思维波动型　美容就医者主要是一些青少年，他们对自己的形体和容貌特点认识不甚清楚，受从众心理影响，认为做美容外科手术是一种时尚，对自己应接受哪项美容外科手术毫无主见，手术后一旦被人评头论足，常会出现悲喜无常的情绪。

研究表明，美容外科手术术前期待与术后满意度呈反比，术前期待越高，术后满意度越低。因此，从事美容外科的医疗美容工作者应了解就医者的期待，客观、科学地向其告知什么是技术可能实现的，什么是不可能实现的，消除其不切实际的想象，把期待值调整到合理的水平。同时，医疗美容工作者还应针对美容就医者的情绪做好心理疏导，取得其信任，善于解释，让就医者消除顾虑和不良心理，以积极的心态来面对美容外科手术。

（二）美容外科就医者的术后心理

一般情况下，美容外科手术术后常经历以下情绪反应过程：不安阶段、恍惚阶段、稳定阶段。

不安阶段，大多出现在美容外科手术后一周内。一般外科疾病手术后，患者心理上会产生轻松感，而美容外科手术术后的就医者会表现出疼痛、不适和担心手术效果等的不安心理，常伴有忧郁、焦虑等不稳定情绪，当术区因肿胀等原因表现出术后比术前更难看时，就医者会更加担心、烦恼。此时，医护人员应给予心理上的疏导，对术后常出现的症状表现做认真细致的解释说明，使就医者耐心等待术区的恢复。

恍惚阶段，部分美容外科就医者可能因为体像的改变而产生情绪恍惚的特殊心理过程，即丧失反应。人的行为心理与社会存在有着一个相适应的环境定势，当体像突然改变，将以崭新的面目公之于众时，常难以适应。此时，医护人员应帮助美容就医者顺利度过这个时期，调整心态，尽快适应自身体像的改变，重新建立心理平衡。

稳定阶段，当美容就医者经历了以上两个心路历程后，渐渐对环境有了重新的适应和协调，长期被压抑的情绪障碍得到解除，并为达到美的满足而感到欣慰，自信心增强，对自己的容貌满意，并能积极投身于工作与学习之中，对生活充满热爱，身心健康地回到社会。

（三）美容外科就医者手术失败后的心理

美容外科手术的失败有两种情况：一是客观性美容外科手术失败，即美容外科医护人员和就医者双方均感到未达到预期效果，或出现术后并发症等；二是主观性美容外科手术失败，即医护人员、他人皆认为手术成功，仅就医者本人不认可。在术后处理上，应针对具体问题具体分析。对于客观性美容外科手术失败的解决方式应以再次手术为主，辅以心理护理；对于主观性美容外科手术的失败则应以心理干预为主。

美容外科手术失败对美容就医者的心理伤害是巨大的。美容外科手术应是为就医者“锦上添花”，如果手术失败，使其求美不成反变丑，或者耗费了大量的时间、精力、财力在手术上，如果没能达到预期效果，一切的付出白白浪费。无论是客观性的还是主观性的手术失败，都会给美容就医者带来十分消极的心理反应，有的甚至出现极端现象。

美容外科就医者手术失败后的常见心理有：

1. 自卑心理加重　美容外科就医者因其容貌、体型等先天或后天因素造成的体像缺陷，使其长期以来心情被压抑，多数人有自卑心理，对美容外科手术能够矫正其体像缺陷寄予厚望。一旦手术失败，必然使其希望破灭，心灰意冷，自卑心理越发严重。

2. 心理闭锁　美容外科就医者往往会受到自身体像缺陷的影响，自卑心理作祟，心理上将自己与他人分隔开来，行为上表现退缩、不合群。美容外科手术是其敞开心扉的唯一途径，一旦手术失败，就医者将更加悲观、失望，封闭自己的大门将更加紧闭。

3. 抑郁　美容外科手术失败会使美容就医者产生悲观情绪，自我谴责，对生活失去信心，甚至于失败的手术会成为严重的应激事件，导致反应性抑郁的发生，就医者情绪极端消沉、沮丧，终日沉浸在自我创伤体验中。

4. 愤怒　美容就医者在术前对手术效果期望值过高，或者认为此手术是“神术”，可以随意改变自己的容貌，一旦手术效果与其预期不一致，则产生极端愤怒的心理，轻者抱怨手术不佳，医生技术不好，重者会反复纠缠，无理取闹，给就医者及医生都带来巨大的伤害。

二、美容外科就医者异常心理

异常心理亦称变态心理或病理心理，它是指人们的心理活动，包括思想、情感、行为、态度、个性心理特征等方面偏离正常人心理活动规律而产生变态或接近变态，从而出现各种各样的心理活动异常（精神活动异常）。人的异常心理可以通过求助于美容外科手术的客观行为表现出来。在美容外科医疗过程中，因某些因素的介入或情况的发生，也可使美容就医者出现异常心理。异常心理的分类很复杂，我们就在美容外科就医者中常见的异常心理种类加以介绍。

（一）神经症

神经官能症又称神经症、精神症，是一组有一定人格基础，起病常受心理社会（环境）因素影响的非精神病功能性障碍，主要表现为焦虑、抑郁、恐惧、强迫、疑病症状，或神经衰弱症状。神经症是可逆的，外因压力大时加重，反之症状减轻或消失；社会功能相对良好，自制力充分。在《中国精神障碍分类与诊断标准（第三版）》（CCMD-Ⅲ）中将神经症分为六个亚型：焦虑症、恐惧症、神经衰弱、躯体形式障碍、强迫症、其他或待分类的神经症。其共同点是：①起病常与素质和心理社会因素有关；②存在一定的人格基础，常常自感难以控制本应可以控制的意识或行为；③症状没有相应的器质性基础；④社会功能相对完好，一般意识清楚，与现实接触良好，人格完整，无严重的行为紊乱；⑤一般没有明显或较长的精神症状。病程较长，自知力完整，要求治疗。

1. 恐惧性障碍　是一种以过分地、不合理地惧怕外界客体或处境为主的神经症。患者明知没有必要，但仍不能防止恐惧发作，恐惧发作时往往伴有显著的焦虑和自主神经症状。患者极力回避所害怕的客体或处境，或是带着畏惧去忍受恐惧。

2. 焦虑性障碍　是一种以焦虑情绪为主的神经症。主要分为惊恐障碍和广泛性焦虑两种，并且焦虑性障碍的焦虑症状是原发的。

3. 强迫性障碍　指一种以强迫症状为主的神经症，其特点是有意识的自我强迫和反强迫并存，两者强烈冲突使患者感到焦虑和痛苦；患者体验到观念或冲动系来源于自我，但违反自己意愿，虽极力抵抗，却无法控制；患者也意识到强迫症状的异常性，但无法摆脱。

4. 躯体形式障碍　是一种以持久地担心或相信各种躯体症状的优势观念为特征的神经症。患者因这些症状反复就医，各种医学检查阴性和医生的解释，均不能打消其疑虑。即使有时存在某种躯体障碍也不能解释所诉症状的性质、程度，或其痛苦与优势观念。经常伴有焦虑或抑郁情绪。对身体畸形（虽然根据不足）的疑虑或优势观念也属于本症。尽管症状的发生和持续与不愉快的生活事件、困难或冲突密切相关，但患者常否认心理因素的存在。躯体形式障碍包括躯体化障碍、未分化的躯体形式障碍、疑病障碍、躯体形式的自主功能紊乱、躯体形式的疼痛障碍等多种形式。本障碍男女均有，为慢性波动性病程。被归纳到疑病症的躯体变形障碍因与美容外科关系密切，在后面专门介绍。

5. 神经衰弱　指一种以脑和躯体功能衰弱为主的神经症，以精神易兴奋却又易疲劳为特征，表现为紧张、烦恼、易激惹等情感症状，及肌肉紧张性疼痛和睡眠障碍等生理功能紊乱症状。

在美容外科实践中，会遇到感觉自己丑陋或有畸形幻觉的美容就医者，尽管事实明显与其想象不符，但他们却坚持己见。这类美容就医者的生活常常被他们自以为是的、不断要求“治疗”的经历所占据，但对待其他问题却很理智。他们有一定的神经症，主要表现为焦虑、高度紧张并伴有严重失眠。虽然没有妄想狂似的恼怒，但却有沮丧感和羞耻感。有的美容就医者认为自己的外貌不但不能为社会接受，反而会引起他人的反感，从而避免接触人群。这种感觉既可能是慢慢产生的，也可能是突然出现的，一旦产生，就会长期存在且很难消除。这种人在生活中常常会感到严重的烦闷感，甚至想自杀。畸形恐惧症患者往往对病情估计过重，但可以比较理智地对这种想法进行讨论。常伴有沮丧、强迫性行为和人群恐惧感。

（二）人格障碍

人格障碍，又称人格疾病、人格异常、人格违常、人格异常疾病。是变态心理学范围中一种介乎精神疾病及正常人格之间的行为特征。人格障碍是指人格特征显著偏离正常，使患者形成了特有的行为模式，对环境适应不良，常影响其社会功能，甚至与社会发生冲突，给自己或社会造成恶果。人格障碍常开始于幼年，青年期定型，持续至成年期或者终生。

1. 偏执型人格障碍　以猜疑和偏执为主要特点。猜疑，不信任或者怀疑他人忠诚，过分警惕与防卫；强烈地意识到自己的重要性，有将周围发生的事件解释为“阴谋”、不符合现实的先占观念；偏执，自认为自己正确，将挫折和失败归咎于他人，容易产生病理性嫉妒，对挫折和拒绝特别敏感，不能谅解别人，长期耿耿于怀，常与人发生争执或沉湎于诉讼，人际关系不良。

2. 分裂型人格障碍　观念、外貌和行为奇特，人际关系有明显缺陷和情感冷淡为主要特点。对喜事缺乏愉快感，对人冷淡，对生活缺乏热情和兴趣，孤独怪僻，缺少知音，我行我素，很少与人来往，因此也较少与人发生冲突。

3. 边缘型人格障碍 又称暴发型或攻击型的人格障碍。以行为和情绪具有明显的冲动性为主要特点。发作无先兆,不计后果,难以自控,易与他人发生冲突。发作之后能认识不对,间歇期一般表现正常。

4. 强迫型人格障碍 以要求严格和完美为主要特点。刻板固执、循规蹈矩、墨守成规,缺乏应变,不会利用时机,犹豫不决,优柔寡断;要求十全十美,缺乏自信,事先反复计划,事后反复检查,不厌其烦。

5. 癔症型人格障碍 以自我为中心,感情用事,自我放纵,不为他人着想。用夸张的言语和行为吸引他人注意,好炫耀,渴望受人赞赏,感情易受伤害,追求刺激,富于幻想,操纵他人为自己的需要服务。

6. 悖德型人格障碍 又称反社会型人格障碍,以漠视他人权利和侵犯他人权利(即行为不符合社会规范)为主要特点。这种人感情冷淡,对人缺乏同情,漠不关心,缺乏正常的爱;易激惹,常发生冲动性行为;即使给别人造成痛苦,也很少感到内疚,缺乏罪恶感;因此常发生不负责任的行为,甚至是违法乱纪的行为,虽屡受惩罚,也不易接受教训,屡教不改。临床表现的核心是缺乏自我控制能力。

7. 焦虑(回避)型人格障碍 懦弱、胆怯,易惊恐。有自卑感,追求受人欢迎和被人接受,对批评和排斥过分敏感。具有持续而广泛的紧张、忧虑感觉。敏感、羞涩,对任何事情表现出惴惴不安。以社交抑制、情感不适当和对负面评价过分敏感为主要表现的一种人格障碍,显著特征是社会退缩。

8. 依赖型人格障碍 以过分需要照顾,缺乏独立性为主要特征,感到无助、无能和精力缺乏,害怕被遗弃。服从和依附他人,要求和容忍他人安排自己的生活,而亲密关系终结时,有被毁灭和无助的体验。有将责任推给他人来对付逆境的倾向。

9. 不成熟型人格障碍 情绪幼稚,依赖性强;以自我为中心,稍不如意,则暴怒;缺乏道德感、义务感、同情心;不遵守社会公德,不讲道理,甚至胡作非为;不善于交往,不珍惜友谊;自我欣赏,自以为是;适应能力差,遇到挫折易自暴自弃或暴怒发狂、残忍伤害他人。多见于青少年。

(三) 性心理障碍

性心理障碍,又称性变态、性欲倒错、性歪曲,是以异常行为作为满足个人性冲动主要方式的一种心理障碍,其共同特征是患者对常人不引起性兴奋的某物、某人或情境,具有强烈的性兴奋作用,而在不同程度上干扰了正常的性行为方式。性心理障碍主要分为性身份障碍、性偏好障碍及性取向障碍。①性身份障碍,是患者强烈而持久地为自己的性别而痛苦,渴望成为异性或坚持自己是异性,固执地表明厌恶自身性别的装束,坚持穿着异性服饰,固执地否定自身的解剖结构,此种表现至少持续 6 个月。美容外科临床实践中可以遇见此类型人要求实施改变性别的手术。②性偏好障碍,是采用与常人不同的异常性行为满足性欲,常见有恋物癖、窥阴癖、露阴癖、性施虐、性受虐癖等。③性取向障碍:主要有同性恋、双性恋。

(四) 体像障碍与躯体变形障碍

体像是人们对自己身体的心理感受,是对自己身体的姿态和感觉的总和,是个体对自己身体所给予以美丑、强弱等主观评价。体像是美容外科实践不可回避的心理学问题。美容外科的本质就是解决美容就医者的体像问题。

从个体心理发展及结果看，体像可以分为积极体像和消极体像；从自我概念出发，前者是有利于自我肯定、自我接受的体像，故又称为肯定性的体像；后者不利于自我肯定、自我接受，则称之为否定性的体像。对于消极体像，根据对个体影响的程度，可将其分为体像困扰和病态体像两大类。体像困扰主要是指体像蔑视；病态体像是一些与体像有关的心理障碍，包括神经症或精神病症。

1. 体像蔑视　是一种慢性的心理困难或失调，是对自身容貌形体持否定的评价，主要表现是自我否定、自我蔑视，自己不接受自己，常常伴随着自卑感、自我封闭、自我放弃等行为。容貌形体缺陷者往往会有体像蔑视。

2. 体像变形　人在照哈哈镜时，看到的是一个变了形的自身面孔或形体。人们在认识自我形象，确立体像的过程中，也要借助类似镜子一样的媒体，以及复杂的内心活动，也会形成一个变了形的自我体像，这个过程被称为“哈哈镜效应”。

3. 体像障碍　是一个精神或病态心理的症状。体像障碍是对自身躯体形态的歪曲认知或错觉，是个体想象出客观上并不存在的体貌缺陷，并因此而痛苦的一种心理症状。在欧洲和美国，体像障碍就被看作一个独立的病症，被命名为“丑形恐惧”和“躯体变形障碍”。在我国精神病学和医学心理学中，体像障碍还仅仅作为一个精神或病态心理的症状，用来描述不同性质的神经症、精神病症。体像障碍应与一般的消极体像，如体像蔑视相区别。体像蔑视是以客观存在的缺陷为基础，而体像障碍则相反，并不存在明显的身体外表缺陷，或即使有一定缺陷，程度也与其表述不符；体像障碍者可能也会有体像贬低的表现。

4. 躯体变形障碍　是指个体想象出客观身体外表并不存在缺陷，或将轻微的缺陷夸大，并由此产生心理痛苦的心理病症。躯体变形障碍患者对自己的外表某些部位持有想象的或严重夸大缺陷的先占观念，表现为对这些缺陷的厌恶、反感、羞辱，因深受这些观念的折磨，而不能思考任何事情。美国《精神疾病诊断与统计手册》DSM-Ⅳ将 BDD 作为独立的疾病单元归入躯体形式障碍；在我国的 CCMD-2-R 中，将其列入了疑病症。躯体变形障碍（body dysmorphic disorder，BDD）的临床表现主要有：

（1）抱怨“缺陷”：大多数 BDD 患者抱怨自身可能存在的瑕疵，如皱纹、斑点、痤疮、肿胀、面形不对称或比例失调等。

（2）关注部位：身体的任何一个部位都可以成为 BDD 患者的关注点，如生殖器、乳房、臀部、腹部、臂、手、足、腿、髋、肩、脊柱、皮肤等。BDD 患者可以在不同的时间内，或在不同的刺激激发下对身体不同的部位产生先占观念。

（3）表达含混：虽然患者的主诉通常是特殊的，但往往是非常含糊或很难让人理解的。如“我的鼻子是滑稽和卷曲的“或者”我的眼睛和鼻子间的皮肤的连接很滑稽”。

（4）频繁观察自己：BDD 患者最突出的症状就是频繁地对镜观察自己，每天几乎要花上几个小时来进行，而且很难控制自己这种行为。但是，有些患者常常因为无法减轻痛苦和对某些缺陷的先占观念，而尽力回避照镜子。

（5）关注别人评价：BDD 患者十分关注别人如何看待、谈论和嘲笑他们的“缺陷”。他们常会用自己身体“丑陋”的部分与他人比较，或者不断地询问他人关于某个部位是否正常的问题，以期得到这些部位是正常的保证。

（6）掩饰自身“缺陷”：BDD 患者会使用一切手段伪装他们的“缺陷”，如利用化妆、用自己的手、帽子、头发或其他的东西掩饰“缺陷”。如自认为脸庞宽的女性 BDD 患者，留着长发且遮挡住大半边脸，其目的就是遮盖她的脸颊。

与BDD相关的病理人格是强迫型人格、分离型人格和自我型人格。BDD患者病前人格上具有一些特征，如过分完美的要求、自责、不稳定、敏感、胆怯或沉默寡言，以及精神虚弱或亢进。

躯体变形障碍可以导致多方面的痛苦和伤害，如导致社会交往、婚姻、工作等困难，甚至使患者生活彻底崩溃，逃避社会交往；其最大危害在于，当患者十分痛苦时，可以引起自杀意念、自杀企图和自杀；有些患者还会有自残行为，如一个患者认为自己的乳房太丑陋，而用刀乱砍一气。躯体变形障碍可以并发多种精神障碍。其中最多见的是情绪障碍、焦虑症等。

根据躯体变形障碍患者自知力的好坏，DSM-Ⅳ将躯体变形障碍分为妄想性躯体变形障碍和非妄想性躯体变形障碍。完全无自知力的BDD，称为妄想性躯体变形障碍，分类为精神病性障碍；完全有自知力的BDD，称为非妄想性躯体变形障碍，分类为躯体形式障碍。前者比后者重，既往应激水平高，功能损害广泛，生活质量差。

第四节　美容外科就医者的心理评估

一、常用的美容外科心理评估方法

美容外科心理评估是从事美容外科的医疗美容工作者应用多种方法对美容就医者的心理活动进行描述，对其在美容外科诊疗过程中的心理活动进行评估，以便了解其认知水平、情绪状态、体像观念等方面问题，提供心理帮助。常用心理评估方法有以下几种：

（一）观察法

在美容外科心理评估中，对求美者动作行为、表情语言等进行观察，是评估者获得相关信息的有效途径。主要观察目标包括：仪表、形体、言谈举止、注意力、各种情景的应对行为等。观察目标应根据观察目的和所处不同阶段来选择。对于每种观察应给予明确的操作定义，以便能准确地观察和记录。需要确定观察次数、间隔时间和持续时间，一般持续时间为10～30分钟。

（二）会谈法

又称为晤谈、访谈。在美容外科心理评估中，通过访谈，可以得到美容就医者的“第一印象”，建立相互协调的合作关系，可以收集到其他方法难以获得的信息。

一切与美容就医者参与美容外科手术相关的信息都应纳入到访谈的范围之内。访谈可以依其方法不同分为结构式访谈和非结构式访谈。结构式访谈是指访谈问题及其回答方式均在事先予以明确规定，其特点是整个访谈过程是标准化的，访谈结果可量化，具有可控性。非结构式访谈是一种无控制或半控制的访谈，事先无统一问卷，只有一个题目、范围或问题大纲，由访谈者与访谈对象在这一范围内自由交谈，具体的问题可以在访谈过程中提出。这种访谈又称为非标准化访谈、自由访谈或深度访谈。其最主要特点为弹性与自由度大，可能充分发挥访谈双方的积极性、主动性、创造性与灵活性；访谈结果不宜用于定量分析。具体访谈方法可根据实际工作需要来选择。

（三）测验法

心理测验法是指根据心理学原理和技术，对行为样本进行客观分析和描述的标准化测量手段。其使用方法将在《常用的美容外科心理测验量表》的内容中予以介绍。

二、常用的美容外科心理测验量表

（一）心理卫生与情绪评定量表

1. 90项症状自评量表（symptom check list 90，SCL-90）　SCL-90是由Derogatis L. R于1975年编制。该量表采用5级评分法，由受检者根据自身“现在”或“最近一星期”的情况和体会对各条目进行评分；含有90个项目、10个因子，反映了广泛的精神症状，如躯体感觉不适、情绪、情感、思维、人际关系等。10个因子为躯体化、强迫症状、人际关系敏感、抑郁、焦虑、敌对、恐怖、偏执、精神病性及其他。

2. 抑郁自评量表（self-rating depression scale，SDS）　该表由William W. K. Zung于1965年编制，主要适用于具有抑郁症状的成年人，此评定量表可以帮助诊断抑郁症状，还可以判定抑郁程度，反映精神性情感症状、躯体性障碍、精神运动性障碍、抑郁的心理障碍四组特异性症状。该表含有20个项目，分为4级评分。将20个项目的各个得分相加，即得粗分。标准分等于粗分乘以1.25后的整数部分。总粗分的正常上限为41分，标准总分为53分。中国常模分界值为53，53～62为轻度抑郁，63～72为中度抑郁，72以上为重度抑郁。

3. 焦虑自评量表（self-rating anxiety scale，SAS）　该表是William W. K. Zung于1971年编制，用于评出具有焦虑症状的个体焦虑状态的轻重程度及其在治疗中的变化。其评分及计分方法与SDS相同。

（二）人格测验

人格测验，也称个性测验。测量个体行为独特性和倾向性等特征。最常用的方法有问卷和投射技术。问卷法又称自陈量表，一种自我评定问卷。由许多涉及个人心理特征的问题组成，进一步分出多个维度或分量表，反映不同人格特征。常用人格问卷有艾森克人格问卷（EPQ）、明尼苏达多相人格测验（MMPI）和卡特尔16因素人格测验（16PF）。投射技术是指个人把自己的思想、态度、愿望、情绪或特征等，不自觉地反映于外界的事物或他人的一种心理作用。包括罗夏克墨迹测验、逆境对话测验、语句完成测验等具体方法。

1. 艾森克人格测验（Eysenck personality questionnaire，EPQ）　该表是英国心理学家艾森克（H. J. Eysenck）等人于1975年编制的一种有效的人格测量工具，对分析人格的特质或结构具有重要作用。中国的艾森克测验由陈仲庚等于1981年修订。通过因素分析归纳出三个互相成正交的维度，从而提出决定人格的三个基本因素。它是一种自陈量表，有成人和少年两种形式，各包括4个量表：E—内外向；N—神经质，又称情绪性；P—精神质，又称倔强、讲求实际；L—谎造或自身隐蔽。经艾森克等人的因素分析计算，前3个量表代表人格结构的3种维度，它们是彼此独立的，L则是效度量表，代表假托的人格特质，也表现社会性朴实、幼稚的水平。L虽与其他量表有某些相关，但它本身却代表一种稳定的人格功能。

2. 明尼苏达多相人格测验（minnesota multiphasic personality inventory，MMPI）　明尼苏达多相人格测验是20世纪40年代初由美国明尼苏达大学教授哈撒韦（S. R. Hathaway）和麦金利（J. C. Mckinley）编制的。中国科学院心理研究所宋维真同志在有关单位的协作下于80年代将MMPI引进我国，称作明尼苏达多相个性调查表。

MMPI是由566个自我描述人格项目构成的调查表。MMPI适用于16岁以上的成人，有10个临床量表和4个效度量表。10个临床量表包括：疑病（HS）、抑郁（D）、癔病（HY）、心理变态(Pd)、男性化/女性化(Mf)、偏执(Pa)、精神衰弱(Pt)、精神分裂(SC)、轻躁狂(Ma)、社会内向(Si)等。MMPI有4个效度量表,包括:掩饰量表、诈病量表、校正量表、不能回答量表。

3. 卡特尔十六项人格因素问卷(16 personality factor questionnaire,16PF) 该问卷是美国伊利诺州立大学人格及能力测验研究所卡特尔(R. B Cattell)教授根据人格特质学说,应用因素分析统计法确定和编制而成的一种精确的测验。16PF有187个条目,包含15个人格因素和1个一般智力因素。其主要目的是从乐群、聪慧、自律、独立、敏感、冒险、怀疑等16个相对独立的人格特点对人进行描绘,并可以了解应试者在环境适应、专业成就和心理健康等方面的表现。在人事管理中,16PF能够预测应试者的工作稳定性、工作效率和压力承受能力等。因其所包含的十六种人格因素各自独立,相关度极小,每一种因素的测量都能使被试者对某一方面的人格特征有清晰而独特的认识,还可进一步评估某些次级人格因素,从而全面评价其整个人格。

(三) 自我体像与容貌相关量表

1. 躯体变形障碍自评量表(body dysmorphic disorder examination self-report,BDD-2-SR) 此量表是研究躯体形象不满意和躯体变形障碍的工具,包含26个项目。以受测者的外貌在自我评价上的重视程度、与外貌有关的行为改变等为依据设计问题,高分者表示其对外貌极为不满意。该量表具有较高的信度和效度。

2. 多相躯体自我关系量表(multidimensional body self relations questionnaire,MB-SRQ) 此量表包含10个分量表,分别估计体重、健康、疾病、外貌等的满意度,高分反映对上述几方面的满意。此表被广泛应用到躯体形象的自我评估中。

3. 田纳西自我观念量表(Tennessee self-concept scale) 此量表为自我观念的自评量表,由美国心理学家费茨(W. H. Fitts)于1965年编制,1988年进行了修订。该量表基于自我概念的多维观点而编制,适用于12岁及12岁以上被试者。其含有100个自我描述的句子,其中90题描述自我概念,另外10题选自我(ME)、个人自我(PER)、家庭自我(FA)、社会自我(SO)以及总体自我。量表具有良好的信度、效度,是应用广泛的人格量表之一。

第五节 美容外科心理咨询的原则及方法

一、美容外科心理咨询的原则

(一) 尊重性原则

美容外科就医者,一般都具有独立的人格,为了使自己的容貌更加美丽达到"锦上添花",或者为了使自身容貌或形体的某些缺陷得到修复、再塑,或者具有较完美的外形,仅是在心理上出现了问题。无论她(他)是什么类型的就医者,作为从事美容外科的医疗美容工作者,都应对其一视同仁,微笑面对,热情接待,认真倾听、耐心解答;绝对禁止嘲笑、讥讽、猎奇、冷眼对待美容外科就医者。满足美容外科就医者的心理需要,让其感到人格的尊严,同时,对医疗美容工作者产生亲近感与信任感,建立起良好的咨询与治疗关系。

(二) 保密性原则

美容外科咨询人员要妥善保管美容外科就医者的个人信息、资料等,保守其隐私及秘密。即使因特殊工作原因需要引用咨询事例，应对材料进行适当处理，不得公开美容外科就医者的真实姓名、住址、就医信息与资料。此原则要在不损害他人及社会利益的前提下遵照执行。

（三）支持性原则

对于缺乏自信，心理受到困扰，又确实存在容貌及形体某方面缺陷的美容外科就医者，咨询人员应根据其实际情况，为其提供支持性信息，用科学的分析、美学的判断、技术的可行性来向就医者证实其缺陷是可以得到修复、再塑。让其树立信心，鼓足勇气。咨询人员要坚定、客观、科学、充满信心，不能夸大手术效果，使美容就医者抱有不切实际的幻想，以免引起不必要的纠纷。

（四）异同性原则

异同性是指在美容外科心理咨询过程中，咨询人员既要关照到就医者的共同表现和一般规律，还不能忽视其年龄、性别和个体需求等的差异，应在同中求异，异中求同，使两者有机结合，灵活制定不同的心理咨询方案。

（五）整体性原则

美容外科咨询人员要有整体观念，对美容外科就医者的动机、可能的心理问题、是否存在美的缺陷等进行全面考察与系统分析，要重视心理活动诸要素间的内在联系，还要考虑生理、心理及社会因素的相互制约和影响，使美容外科心理咨询工作准确、全面。

（六）自愿原则

美容外科就医者在完全自愿的前提下确立咨询与治疗的关系。虽然在美容外科咨询过程中会有部分心理方面的咨询内容，可以初步判断就医者的心理状态，但经初步接触觉得其心理问题严重，需要进一步进行专业心理咨询或治疗，要向就医者提出建议，在其认同的前提下，由心理专业医生对其进行心理咨询与治疗。

二、美容外科心理咨询的方法

心理治疗一般由心理专科医师来实施，高职医疗美容技术专业毕业生在美容外科领域主要是从事美容外科咨询工作，而美容外科咨询过程中涉及了部分心理咨询的内容，也会使用到一些心理咨询的方法，因此，在这里仅对心理咨询及治疗的方法进行简要介绍。

美容外科心理咨询包含初步心理咨询的内容，目前我国美容外科医院或机构主要采取以下方式进行美容外科心理咨询：美容机构的现场咨询、电话语音咨询、网络在线咨询、专题媒体咨询、书信咨询。

美容外科心理咨询的主要程序为收集资料、分析资料、初步拟订方案和实施阶段。①收集资料，收集美容就医者的社会环境、体像容貌认知、身心状态、人际关系、自我评价等情况。常用的方法有观察法、个案法、问卷法、会谈法和测验法。②分析资料，根据收集到的美容就医者各方面资料，总结归纳出美容就医者是否存在心理问题及存在心理问题的原因，并与就医者讨论，得到其肯定和证实，以便令其做出是否接受进一步治疗的决定。③初步拟订方案，目的是改变美容就医者原有的认知结构和行为模式，初步建立积极、健康的认知行为模式。对于心理问题较轻的就医者给予适当的疏导，使其认识到解决有关容貌体像问题的主体应是其本身，充分调动其积极性与主动性；对于存在较严重的就医者，在其本人认同下，应请心理专科医师对其进行系统而专业的咨询和治疗。④实施阶段，由心理专科医师对美容就医者进行系统的诊断与治疗。

美容外科心理治疗的常用方法种类繁多，方法各异，据不完全统计目前采用的具体方法多达200余种。概括起来可以分为3大类，即精神分析治疗、行为主义疗法和人本主义疗法，其他的心理治疗方法可以看作是这些疗法的派生物或结合物。

（一）行为疗法

行为治疗将人的各种心理病态和各种心理导致的躯体症状，当作是在过去生活经历中，患者经过学习过程获得并固定下来的适应不良或异常行为，坚持习得行为可以产生也可以消除的观点，通过特殊的治疗程序及条件反射，来消除异常行为，塑造正常行为。行为疗法主要方法有系统脱敏法、冲击疗法、示范法、厌恶法、行为塑造法、放松疗法、生物反馈疗法等。

1. 系统脱敏法　系统脱敏疗法是将原来可以引起微弱焦虑的刺激，在就医者面前反复暴露，同时让就医者放松并与之对抗，从而使这一刺激逐渐失去引起焦虑的作用系统脱敏。大体可分3个方面：①渐进刺激；②放松训练；③脱敏训练。

2. 冲击疗法　冲击疗法是通过直接使患者处于他所恐惧的情景之中，以收物极必反之效，从而消除恐惧。其强调快速地、长时间地暴露于患者感到恐惧的刺激物，此时常伴有强烈的情绪反应；而系统脱敏法则强调依照事先拟定的焦虑层次逐级暴露，与此同时使心身完全放松。

3. 厌恶疗法　厌恶疗法是一种较常用的行为治疗技术，其做法为将欲戒除的目标行为（或症状）与某种不愉快的或惩罚性的刺激结合起来，通过厌恶性条件作用，达到使患者最终因感到厌恶而戒除或减少目标行为的目的。

4. 行为塑造法　行为塑造法是采用有规律的、循序渐进的方式引导出所需要的行为并使之固化的过程，是实现管理目标的重要手段，是根据斯金纳的操作条件反射研究结果而设计的培育和养成新反应或行为型式的一项行为治疗技术。行为塑造有四种方法，即积极强化、消极强化、惩罚和忽视。

5. 放松疗法　放松疗法，又称为松弛疗法、放松训练，它是按一定的练习程序，学习有意识地控制或调节自身的心理生理活动，以达到降低机体唤醒水平，调整那些因紧张刺激而紊乱了的功能。

6. 生物反馈疗法　生物反馈疗法是利用现代生理科学仪器，通过人体内生理或病理信息的自身反馈，使患者经过特殊训练后，进行有意识的“意念”控制和心理训练，从而消除病理过程、恢复身心健康的新型心理治疗方法。

7. 示范法　示范法是通过观察、学习产生共鸣，从而增加良好行为的获得或减少、削弱不良行为的方法。

（二）精神分析疗法

精神分析疗法的目的是经过对患者的心理分析，将其压抑在内心深处的冲突和痛苦释放出来，使其彻底领悟自己以往行为之所以异于别人的原因。具体运用的技巧有以下5个方面内容：

1. 自由联想　是用来探索潜意识并释放出所压抑的资料的主要方法。

2. 梦的分析　梦境是精神分析一个重要的资料来源，对梦的分析就是解释梦的涵义。

3. 移情分析　是指分析治疗过程中，患者将其以往对别人（父母或情人等）的情感关系，以扭曲现实的形式，转移到分析医生的身上，使本来单纯的医生与患者的关系，转变成为“亲子间”或“情人间”的感情关系。

4. 阻抗分析　在自由联想过程中，患者可能对其痛苦或隐藏于内心的感情、欲望等不愿意全部表述出来，致使心理分析无法顺利进行。这种患者不合作的态度称为阻抗。根据弗洛伊德分析，阻抗是一种心理防御机制，防御潜意识中的不合理欲念浮现到意识层面时会感到羞怯而焦虑。化解患者的阻抗，让其说出心中任何隐私，是精神分析成功的一个关键。

5. 阐释　在精神分析治疗中，阐释是最重要的一个步骤。只要心理分析的阐释使得患者信服，单凭阐释不需药物，也能解除患者心理上的痛苦。

（三）人本主义疗法

人本主义疗法以人本主义心理学理论为基础，通过为就医者创造无条件支持与鼓励的氛围使其能够深化自我认识、发现自我潜能并回归本我，患者通过改善“自知”或自我意识来充分发挥积极向上的、自我肯定的、无限成长的和自我实现的潜力，以改变自我的适应不良行为，矫正自身的心理问题。人本主义治疗的实质就是重塑真实的自我，达到自我概念与经验的协调统一。治疗的目的是帮助患者去除那些为了适应社会、他人的需要而偏离自我经验的思想及行为，使人找回真实的自我。能够为自我的价值而活，而不再为迎合他人而生。人本主义疗法无固定的技术模式，但应把握以下三个原则：

1. 理解　是治疗成功与否的基础。要设身处地的从患者角度去思考问题，真实地理解他们的想法，这样可使患者感到温暖和尊重。

2. 沟通　坦诚的交流是深入探究问题，使患者自由表达感受的前提。医患应处于平等的地位，以朋友的方式进行无设防的交谈。

3. 关注　治疗师对患者的关注应是无条件的。对于患者的心理问题应表达无限的关爱与准确的共情，不应以批评的态度来对待。

（四）认知疗法

认知疗法是根据人的认知过程，影响其情绪和行为的理论假设，通过认知和行为技术来改变就医者的不良认知，从而矫正不良行为的心理治疗方法。其主要着眼点，放在患者非功能性的认知问题上，试图通过改变患者对己、对人或对事的看法与态度来改变所呈现的心理问题。由于文化、知识水平及环境背景的差异，人们对问题往往有不同的理解和认知。认知疗法常采用认知重建、心理应付、问题解决等技术进行心理辅导和治疗，其中认知重建最为关键。

这一理论可以用来分析容貌缺陷带来的心理困惑：①容貌缺陷这一客观存在可以看作是一个事实。对这样一个事实的反应源于人们的态度，而不是事实本身。②由于社会文化背景的影响，社会普遍将美貌看作人具有价值的条件，所以，个体也会有这样的信念，美对于幸福和愉快很重要，自己的容貌不好，便有理由为之苦恼。③由于对美的重视，而自身缺乏或自认为缺乏美貌，便产生自卑、痛苦等情绪反应。④心理治疗的焦点在于纠正就医者有关美的不合适的信念。

（王诗晗）

4 第四章 美容手术的麻醉

求美者在美容手术前常常对手术麻醉存有疑虑甚至恐惧。这就要求美容外科医生和麻醉医生对求美者进行解释和沟通，为其制定安全有效的个性化麻醉服务方案。由于在很多美容手术中，麻醉是由术者来实施的，这就要求美容外科医生对局部麻醉技术熟练掌握。安全、完善是美容手术麻醉应遵循的原则。

第一节　美容手术麻醉的特点

美容外科手术麻醉和其他外科手术麻醉有一定的共同之处，但也有自己的一些专业特点。

1. 年龄特点　受术者年龄分布范围广，从小儿到老人，其特点是以中青年居多数。大多数身体条件良好，没有严重的器质性病变，对麻药的耐受性较好。

2. 性别特点　美容手术者男女均有，但以女性居多。女性对疼痛的耐受性较高，常规的面部美容手术在局麻下就可以完成。强化麻醉后实施局部麻醉更能达到“无痛”的效果，更能为求美者所接受。

3. 体质特点　求美者以体质健康人群为主，对麻醉药物的耐受性较好，在一般安全剂量范围内异常反应较少。但对于老人和小儿局麻药的剂量应严格控制。

4. 心理特点　受术者术前均有不同程度的焦虑，其强度因受术者的年龄不同、文化背景不同、社会背景不同、宗教信仰不同而不同。术前美容外科医生和麻醉医生应尽可能详细地告知受术者有关麻醉、围术期治疗及疼痛处理的事项，增加对麻醉和手术的信心，减轻焦虑，缓解紧张情绪。对于有明显心理障碍者应提前予以心理治疗。

5. 手术特点　美容外科手术范围涉及范围较广，但多以体表为主，深部位手术较少，要求麻醉有完善的镇痛效果，但对肌肉松弛效果要求较低。门诊日间手术一般都采用清醒镇痛麻醉或局部麻醉完成。

6. 局部麻醉可以完成大多数美容外科手术。这就要求美容外科医生熟悉各种局麻药的特性、剂量及副作用等；熟练掌握神经阻滞麻醉相关解剖知识，这样才能“打得准”，起到良好的麻醉效果。

第二节　麻醉前的估计和准备

尽管大多数整形美容受术者的身体健康，而且中青年居多，他们常无器官、系统的严重疾病。但正规、系统的麻醉前评估和准备是降低麻醉风险，安全、成功实施手术的前提和必要的保证。

一、麻醉前访视

麻醉前对美容受术者的访视是实施麻醉前的一个重要环节。通过询问病史、系统的体格检查、分析各项化验资料和相关检查，对麻醉的风险做出评估，对麻醉方式做出选择。同时通过访视和受术者进行沟通与交流，消除受术者对麻醉的疑虑。

1. 收集相关病历的信息　包括阅读病历资料，辅助检查结果数据，对各个主要器官脏器功能有清楚的了解，如肝肾功能、心肺功能。

2. 询问病史　了解受术者以往的身体状况；对运动及体力劳动的胜任情况；有无出血倾向；有无烟、酒嗜好；有无药物依赖或成瘾；有无糖尿病病史；有无手术史和麻醉史。

3. 体格检查　除了常规的体检程序步骤外，应重点检查以下部位：口、鼻、咽喉、牙齿、扁桃体，有无义齿；脖子是否短粗，气管是否异位；胸廓有无畸形，呼吸动度是否正常；心音是否正常；四肢静脉情况，有无穿刺困难。

4. 辅助检查　常规辅助检查应包括血常规、出血时间、凝血时间；较大手术还应做胸部X线透视、心电图、肝肾功能、血电解质、HbsAg、HIV、HCV等检查。

5. 沟通与交流　麻醉师在访视时应告知受术者手术所采用的麻醉方式、基本过程，以消除受术者对麻醉的焦虑与恐惧，赢得受术者的信任与配合。同时，耐心听取受术者对麻醉的需求与意见，共同制定一套人性化、个体化的麻醉方案。

6. 签署麻醉同意书　签署麻醉同意书的意义和签署手术同意书的意义是同等重要的。

二、危险性评估

美国麻醉医师协会(ASA)将病情分为5级：

Ⅰ级：体格健康，发育营养良好，各器官功能正常。

Ⅱ级：除有轻度或中度疾病外，无功能障碍，如轻度糖尿病、贫血、<6岁小儿或>80岁老人。

Ⅲ级：有较严重的并存病，体力活动受限，但尚能应付日常生活。

Ⅳ级：并存严重疾病，丧失工作能力，经常面对生命危险。

Ⅴ级：无论手术与否，生命难以维持24小时的濒死者。

美容受术者多为Ⅰ～Ⅱ级者，也有对麻醉有一定风险的Ⅲ级者。对于后者，如求美者要求实施较小的美容手术是可以的，但术前应做全身调理，待各项指标基本正常方能手术。对手术麻醉评估风险较大者应劝说其放弃手术。

三、麻醉前准备

麻醉前准备是手术前的总结与细节的补充。包括：

1. 常规准备　成人术前禁食12小时，禁饮4小时；小儿禁食4～8小时，禁饮3小时。
2. 称体重。
3. 去除义齿及其他饰物。
4. 排大小便。
5. 较大手术前需留置尿管。

此外，需再次核实受术者 Hb＞80g/L，出凝血时间正常，心电图基本正常，患有糖尿病者血糖需＜8.3～11.0mmol/L，尿糖(－)～(＋＋)，尿酮(－)，高血压者用药后血压应降至140/90mmHg，术前一周内禁烟是有必要的。对于手术大可能失血较多的手术应备血。

四、麻醉前用药

（一）麻醉前用药的目的

麻醉前用药的目的是减少和缓解受术者的紧张和焦虑，减少麻醉药物的不良反应，抑制呼吸道腺体分泌，提高对疼痛和麻醉的耐受力，消除不良神经反射。

（二）常用术前用药

1. 催眠镇静药　具有镇静、催眠和抗惊厥作用，以及对抗和预防局麻药的毒性作用。常用药物苯巴比妥(鲁米那)，在手术前一晚睡前口服 30～60mg 或 0.1～0.2g 术前 1 小时肌肉注射。

2. 安定镇静药　具有镇静、催眠、抗焦虑和抗惊厥作用，用后以利于顺利诱导和进入麻醉状态，对抗局麻药的毒性作用。常用药物为地西泮(安定)，在手术前一晚睡前口服 2.5～5mg。

3. 抗胆碱药　M 型胆碱能受体阻断剂，能减少口腔、气道分泌物及呕吐反应。常用药物为阿托品，成人剂量为 0.5mg，术前 30 分钟肌肉注射。

4. 镇痛药　具有镇痛、镇静与协同全麻药的作用，可以提高痛阈，减少麻醉药用量。常用药物有：吗啡，成人剂量为 5～10mg，术前 30 分钟肌肉注射。哌替啶，成人剂量为 25～100mg，术前 30 分钟肌肉注射。

第三节　麻醉的方法和选择

美容手术常用的方法有局部麻醉、肿胀麻醉、强化麻醉、椎管内麻醉、全身麻醉以及复合麻醉。

一、常用麻醉方法介绍

（一）局部麻醉

局部麻醉是在保持意识、神志清楚的情况下，将局麻药注射于手术部位，产生麻醉作用，达到局部痛觉消失的效果，从而完成手术。其特点是：受术者神志清楚能与手术医生配合，不产生组织损害，并发症少，是美容手术最常用的麻醉方法。实施局部麻醉时应熟悉局部解剖和局麻药的药理作用，使用规范的操作技术。局部麻醉药常常和肾上腺素配合使用。局部麻醉药里加入肾上腺素后可以使局部的血管收缩，使局麻药吸收缓慢，延长麻醉作用时间，减少局麻药的用量，减少局麻药物全身中毒危险。通常按 1/20 万的比例配制。局部浸润麻醉时推注加有肾上腺素的局麻药可以减少切口的出血，有利于美容外科的精细解剖操作。需要注意的是：一般不要在做完浸润麻醉后马上下刀手术，等待 7 分钟左右止血效果最佳。

1. 表面麻醉　表面麻醉是指利用穿透性强的局部麻醉剂与黏膜或皮肤直接接触产生局部麻醉作用。近年来，随着新型运载系统的发展，表面麻醉药较前有了更广泛的使用。目前的产品使用更方便，效果更好。常用的表面麻醉方法有：滴入法、涂抹法、棉条贴敷法、填充法和喷雾法等。常用的表面麻醉药有：0.5%～1%丁卡因，2%～4%利多卡因。

2. 局部浸润麻醉　局部浸润麻醉是将麻醉药注入局部组织内，以麻醉神经末梢，使局部神经末梢失去传导痛觉的功能，从而产生局部麻醉效果。局部浸润麻醉是美容手术中最常用的麻醉方法。常用的方法有以下几种。

(1) 点式浸润：做 1.0cm 以内的微小良性病灶切除，从病灶旁进针，直接到达病灶中央下方真皮下层，缓慢推药，使皮丘形成。范围应稍超过病灶边缘，拔针后轻轻按摩局部，使药液扩散后产生麻醉效果。

(2) 线形浸润：做皮丘后沿切口线进针，均匀推注麻药，形成线形皮肤隆起，推注完后轻轻按摩皮肤。线形浸润也可直接进针到真皮下切口线的顶端，边推麻药边退针。

(3) 深部浸润麻醉：在皮下浸润麻醉的基础上，切开皮肤后边做浸润麻醉边切开深部组织。

(4) 肿胀麻醉：1987 年由 Klein 发明，并将肿胀麻醉技术应用于吸脂术。肿胀麻醉技术是将超低浓度、大剂量、大容积的局麻药(利多卡因)注入皮下组织中，使组织水肿、发硬，便于脂肪抽吸等手术的操作。

3. 区域阻滞　区域阻滞是局部区域阻滞麻醉的简称，是美容手术常用的麻醉方法之一。其原理是注射局麻药包围手术区域，在其四周和底部注射局麻药，阻滞进入手术区的神经纤维，从而达到麻醉的作用。具体来说有以下几种操作方法。

(1) 环形浸润：操作时先采用局部浸润麻醉的方法形成多个条形皮丘，然后将条形皮丘包围所需麻醉区域，可形成三角形、四边形或圆形的麻醉区域。

(2) 间接式浸润：操作时先做皮下环形浸润，然后在已做好的条形皮丘上进针，向深部注射麻药，形成完整的麻醉阻隔。

4. 神经阻滞麻醉　神经阻滞麻醉是将局麻药注射在神经干、神经丛、神经节的周围，阻滞神经冲动传导，使相应神经所支配的区域产生麻醉作用。其麻醉区域比局部浸润麻醉大，麻醉效果较好。操作者在实施神经阻滞麻醉前，应熟悉神经的局部解剖、体表标志点以及神经的支配区域。

【美容手术常用的神经阻滞麻醉方法介绍】

1. 眶上神经和滑车神经阻滞

(1) 解剖标志：眶上神经从眶上切迹(或眶上孔)穿出支配前额部的感觉，眶上切迹(或眶上孔)位于眶缘中内 1/3 交界处。滑车上神经在眼眶上鼻角处出眶，协同支配前额部感觉。

(2) 操作方法：于眶缘的中内 1/3 处扪及眶上切迹，垂直进针至额骨表面，有异感或感觉进入眶上孔时，回抽无血后推注局麻药 1～1.5ml 阻滞眶上神经，随后退针至皮下，转向内侧至眶上鼻角处，同样回抽无血后推注局麻药 1ml 阻滞滑车上神经。

(3) 麻醉范围及适用手术：单侧阻滞可麻醉单侧前额部，双侧可麻醉大部分额部。适用于额部包块切除、瘢痕切除改形、额部皮瓣转移等手术。

2. 眶下神经阻滞

(1) 解剖标志：眶下神经经眶下管由眶下孔出眶，眶下神经孔位于眶下缘中点下 0.6～0.8cm 处。

（2）操作方法：左手置于眶下缘中点，右手持注射器于鼻翼缘外侧 0.5～1cm 处进针，刺向眶下孔，感觉进入眶下孔，回抽无血后推注局麻药 1ml。

（3）麻醉范围及适用手术：单侧眶下神经阻滞后可使一侧上唇和鼻部产生麻醉作用。双侧眶下神经阻滞可以满足唇裂修补手术及其他唇部美容手术的麻醉需要。

3. 鼻旁神经和滑车下神经阻滞

（1）解剖标志：鼻旁神经在鼻骨下缘近中线的凹陷部与鼻上软骨交界处穿出至皮下层。滑车下神经在内眦偏上的眶缘处出眼眶至皮下层。

（2）操作方法：扪及鼻骨下缘凹陷处，在鼻侧面鼻翼上方进针，针在皮下上行至鼻旁神经穿出点，回抽无血后推注麻药 0.5ml 阻滞鼻旁神经，稍退针后继续上行至内眦部偏上的眶缘处，回抽无血后推注麻药 0.5ml，阻滞滑车下神经。

（3）麻醉范围及适应手术：麻醉鼻旁神经和滑车下神经可以麻醉鼻背部，满足鼻背手术的需求。

4. 耳颞神经阻滞

（1）解剖标志：在耳轮上脚旁，触及颞浅动脉搏动。耳颞神经由腮腺上缘发出，在颞浅筋膜下层与颞浅动脉伴行。

（2）操作方法：扪及颞浅动脉后进针，于颞浅筋膜层下，回抽无血后推注麻药 1ml。

（3）麻醉范围及适用手术：可阻滞颞区、部分外耳组织感觉。与耳部环形阻滞麻醉配合可完成对整个外耳的麻醉。常用于耳部美容手术，如杯状耳畸形矫正。

5. 颏神经阻滞

（1）解剖标志：颏神经由下颌骨的颏孔穿出，支配下唇的感觉。颏孔位于下颌第一、第二前磨牙牙槽突缘与下颌骨下缘间中点。

（2）操作方法：经口内，于下颌第一、第二前磨牙与下颌下缘中间点进针，刺入颏孔，回抽无血后推注麻药 1ml。

（3）麻醉范围及适应手术：双侧颏神经阻滞可以麻醉颏部及下唇，常用于下唇美容手术及隆颏术。

6. 肋间神经阻滞

（1）解剖标志：肋间神经发自于胸段脊神经的后支与前支，于椎间孔离开进入相应肋骨下的沟内，与肋间动脉和肋间静脉相伴行。支配背侧中线至腹侧中线对应区的感觉。穿刺标志点是腋中线与各肋骨下缘的交点。

（2）操作方法：受术者仰卧或侧卧。双手抱头，以腋中线与各肋骨下缘交点作为穿刺点，用 22～25 号穿刺针垂直进针至肋骨下缘的骨面，并逐步向下移动，直至滑过肋骨下缘。穿刺针在肋骨下方推进 0.3～0.5cm，回抽无血或气体后，推注麻药 3～5ml。

（3）麻醉范围及适应手术：肋间神经支配背侧中线至腹侧中线相应肋间神经对应区的感觉。隆乳术时可做第 3～6 肋间神经阻滞。操作时应防止气胸的发生，防止局麻药的过量。

7. 颈丛神经阻滞

（1）解剖标志：颈神经丛由 C_1～C_4 脊神经组成，分为颈浅丛、颈深丛，支配颈部肌肉组织和皮肤。深丛在斜角肌间与臂丛神经处于同一水平，并同为椎前筋膜所覆盖。浅丛沿胸锁乳突肌后缘从筋膜下浅出至表面，分出多个分支支配皮肤和浅表组织。

(2) 操作方法

1) 颈深丛阻滞:仰卧位,头偏向对侧。由乳突尖至 C_6 横突做连线,于胸锁乳突肌与颈外静脉交叉点处用手摸到 C_4 横突,在此点进针,深度约 3cm,触及横突骨质,回抽无血及脑脊液后缓慢推注麻药 10ml。

2) 颈浅丛阻滞:体位同上,穿刺点位于胸锁乳突肌后缘中点,注射 1%利多卡因 6~8ml。

(3) 麻醉范围及适应手术:麻醉范围为颈部皮肤软组织及甲状腺,适应于颈部手术,如甲状腺手术和瘢痕整形等手术。

8. 臂丛神经阻滞

(1) 解剖标志:臂丛神经主要由 $C_{5\sim8}$ 和 T_1 脊神经的前支组成,支配上肢的感觉和运动。臂丛神经阻滞可在肌间沟、锁骨上和腋窝三处进行。

(2) 操作方法

1) 肌间沟入路:卧位,嘱抬头并偏向对侧,显露胸锁乳突肌肉的锁骨头,于其后缘可扪及前斜角肌。前斜角肌肉与中斜角肌之间的凹陷即位肌间沟。自环状软骨做一水平线与肌间沟的交点即为穿刺点。垂直进针,当有突破感或有异感时,回抽无血或脑脊液后推注麻药 25~30ml。

2) 锁骨上入路:卧位,患侧肩下垫枕,于锁骨中点上 1cm 处进针,寻找异感,当有放射到手指、腕、前臂的异感时停针,回抽无血及空气后推注麻药。

3) 腋窝入路:仰卧位,患肢外展 90°,前臂再向上屈曲 90°。在胸大肌下缘与臂内侧相接处摸到腋动脉搏动,并向腋窝顶部摸到搏动的最高点。用左手示指和中指固定皮肤和动脉,右手持穿刺针紧贴腋动脉垂直刺入,当进入腋鞘时会有突破感。此时,停止穿刺,松开右手,当针头随动脉搏动而跳动时,表示针尖在腋鞘内。接上注射器回抽无血后缓慢推注麻药 25~30ml。

(3) 麻醉范围和适应手术:臂丛神经阻滞麻醉范围为肩、上肢、手。常用于上肢手术麻醉。由于入路不同,麻醉范围也有一定的差异。肌间沟入路可用于肩部手术,腋窝入路对前臂和手的麻醉效果较好。但臂丛神经阻滞麻醉的潜在风险不可忽视。常见的并发症有:局麻药毒性反应、膈神经麻痹、喉返神经麻痹、霍纳综合征(Horner syndrome)。锁骨上入路可能发生气胸,肌间沟入路可引起高位硬膜外阻滞,严重者可能引起全脊椎麻醉。

(二) 椎管内麻醉

椎管内麻醉是通过穿刺针选择性穿透进入不同的椎管内腔隙,注入麻药,使涉及的神经根受到阻滞或暂时麻痹,从而使所支配的区域组织、器官产生麻醉作用。椎管内有两个可用于麻醉的间隙,即蛛网膜下隙和硬脊膜外间隙。蛛网膜下隙阻滞、硬脊膜外间隙阻滞和骶管阻滞统称为"椎管内麻醉"。可以单次给药实施,也可以经导管给药。

1. 脊柱的基本解剖 脊柱是由 33 块脊椎骨头组成的,其中:颈椎 7 块、胸椎 12 块、腰椎 5 块、骶椎 5 块、尾椎 4 块。正常脊柱存在有 4 个生理弯曲,即颈曲、胸曲、腰曲和骶曲。脊柱之间由外向内由 3 层韧带相连接,依次为棘上韧带、棘间韧带、黄韧带。椎管内有 2 层间隙,分别是:蛛网膜下腔和硬膜外腔。脊髓在椎管内由硬脊膜包裹,脊神经根共有 31 对,即 8 对颈神经、12 对胸神经、5 对腰神经、5 对骶神经和 1 对尾神经。

2. 作用机制 椎管内阻滞的主要部位是脊神经根。将局麻药注射到脑脊液(蛛网膜下隙麻醉）或硬脊膜外间隙（硬脊膜外间隙麻醉或骶管麻醉）中，分别麻醉蛛网膜下间隙或硬脊膜外间隙的脊神经根。

3. 蛛网膜下隙阻滞的操作基本要点　将局麻药注到蛛网膜下隙，阻断部分脊神经的传导功能而引起相应的支配区域的麻醉作用称为蛛网膜下隙阻滞，又称为腰麻。其基本操作如下：穿刺时嘱患者侧卧位，屈髋屈膝，头颈向胸部屈曲，腰背尽量后突。这种体位使脊突间隙开大便于穿刺。穿刺点一般选在 $L_{3\sim4}$ 之间，穿刺时先在穿刺点用局麻药做一小皮丘，并垂直皮肤向深部进针，逐层浸润麻醉皮下组织和脊间韧带。换用腰椎穿刺针从原先浸润麻醉时的入路缓慢进针，穿刺针穿过皮下组织时会有轻微的阻力感，继续向前进针，穿刺针将进入棘上韧带和棘间韧带，能感到组织密度明显增加，穿刺针能固定于背部。当穿刺针进入黄韧带时，通常会感到阻力明显加大，继续进针，当刺破黄韧带进入硬脊膜外间隙时会有明显的落空感。再继续进针，当针刺破硬脊膜和蛛网膜时，会出现第二次落空感。嘱患者保持体位，拔出穿刺针针芯可见有脑脊液溢出，然后缓慢推注配好的麻醉药物。拔针后用无菌敷料包封穿刺点，并将体位转换位平卧位。接下来的重要步骤是根据手术对麻醉平面的要求，改变患者的体位使麻醉平面符合手术区域麻醉和安全的要求。

4. 硬脊膜外间隙阻滞的操作基本要点　硬脊膜外间隙阻滞也称硬膜外麻醉。硬脊膜外间隙阻滞是通过穿刺技术将局麻药推注到硬脊膜外间隙，麻醉相应的脊神经根，使其支配的区域产生麻醉效果。硬膜外麻醉技术广泛应用于手术麻醉、产科镇痛、术后疼痛和慢性疼痛治疗。它既可以单次使用，也可以经导管间断注射或连续输注。其基本操作如下：穿刺体位同蛛网膜下隙阻滞。硬膜外穿刺点因手术区域的不同而不同，一般选择手术区域中央的相应棘突间隙穿刺。进针后依次穿过皮肤、皮下组织、棘上韧带、棘间韧带，当刺入黄韧带时阻力明显增大，突破黄韧带时有明显的落空感。当穿刺针尖穿过黄韧带即达硬脊膜外间隙。此时，可以用以下方法来判断穿刺针针尖是否在硬脊膜外间隙：在穿刺针穿透黄韧带前，其针尾端接玻璃接管（其内含有生理盐水），当针尖穿透黄韧带进入硬脊膜外间隙时，玻璃接管内的液体可被吸入。穿刺成功后将专用硬膜外导管经穿刺针置入硬脊膜外间隙 3～4cm，然后一手退针，另一手固定导管，将穿刺针退出，导管置于硬脊膜外间隙。查看导管长度及导管置于体内的长度后包封固定。转换体位于平卧位。随后，先推注实验剂量 3～5ml，观察 5～10 分钟。如确认无腰麻现象则根据实验剂量的效果决定追加剂量，然后根据手术需要调节麻醉平面。硬膜外阻滞的麻醉平面是节段性的，影响平面的主要因素有：麻醉药容积、穿刺间隙、导管方向、注药方式和患者情况等。

5. 椎管内麻醉的并发症

（1）蛛网膜下隙阻滞的并发症：推药后可能引起血压、心率快速下降、呼吸抑制或停止、恶心、呕吐等。麻醉阻滞平面越高，生理扰乱越重，甚至心跳骤停。其次，术后病常出现头痛、尿潴留。

（2）硬脊膜外间隙阻滞的并发症：硬脊膜外间隙阻滞有时会出现阻滞不全或无效的问题，导致患者疼痛，肌肉松弛不足，致使手术无法进行，此种情况则需改换全身麻醉。除了可能出现血压、心率骤降、呼吸抑制外，还有可能出现全脊麻、局麻药中毒、导管折断等风险。如有出现需即时正确处理，否则后果很严重，乃至患者死亡。

（三）全身麻醉

全身麻醉是将麻醉药物经静脉、呼吸道、肌肉等不同途径进入机体，作用于中枢神经系统，产生抑制，使受术者意识和全身痛觉丧失，反射抑制和一定程度的肌肉松弛，以满足手术需求的一种麻醉方式。麻醉的深度与麻醉药物的血药浓度有关，是可以调控的。

1. 静脉全身麻醉　静脉全身麻醉是指将一种或几种药物注入静脉，通过血液循环作用于中枢神经系统而产生全身麻醉的方法。其优点是诱导迅速、对呼吸道无刺激、患者舒适无痛苦、一般苏醒较快，无环境污染，所用药物无燃烧爆炸的危险。但静脉全身麻醉也存在着一些局限，如一些静脉麻醉药物对血管和皮下组织有刺激性，会引起局部疼痛。静脉麻醉药可控性不如吸入麻醉药明显，一旦出现循环及呼吸系统问题，常不能迅速减浅麻醉，以消除不良反应等。对麻醉深度的估计往往依赖患者的临床表现和麻醉医师的用药经验。药物的代谢受到肝、肾功能的影响较大。因此，麻醉医师必须熟悉各种药物的药理特点，才能取得安全、良好的麻醉效果。

2. 吸入麻醉　吸入麻醉将挥发性麻醉药或麻醉气体经呼吸系统吸收入血，抑制中枢神经系统而产生全身麻醉的方法。一般用于全身麻醉的维持，也用于麻醉的诱导。吸入麻醉是应用最早的麻醉方法，也是现在实施全身麻醉的主要方法之一。吸入麻醉药在体内代谢分解少，大部分以原型从肺排出体外，因而有较高的可控性、安全性和有效性。吸入麻醉在静脉通路难以建立的小儿患者非常有用。近年来，常用的吸入麻醉药有氧化亚氮、氟烷、异氟烷、地氟烷和七氟烷。由于毒性和易燃性，氯仿、乙醚、氧氟烷、恩氟烷在美国已不再使用。

3. 静脉-吸入复合全身麻醉　同时或先后实施静脉全麻技术和吸入全麻技术的麻醉方法，称为静脉-吸入复合全身麻醉。该方法是充分利用静脉麻醉药和吸入麻醉药的各自优点，具有减少麻醉药用量，降低不良反应，使麻醉易于控制，促使麻醉更为平稳，术后意识清醒迅速等优点。

（四）麻醉选择的原则

正确适当的麻醉方法是一个美容手术必需和重要的保障，所选择的麻醉方式应当是患者和手术医生都乐于接受的方式。它必须保证患者安全、无痛。同时，对于医生的操作来说也是最为方便、舒适的，以满足美容外科的精细操作要求。作为美容手术大多为门诊日间手术，这就要求麻醉方式有利于受术者从麻醉状态中快速恢复，避免在回家后产生并发症。麻醉选择的应该围绕着患者安全、无痛、适应手术操作的大原则进行。此外，以下因素可作为参考依据。

1. 年龄　美容外科的受术者年龄跨度较大，以中青年居多。对于成年受术者来说，大都能较好地和医护人员配合。门诊美容手术大都可以用局部麻醉来完成。如重睑术、隆鼻术以及一些体表手术。如受术者配合，也可完成一些较大的手术。由于小儿及部分少年对医院环境及手术有较大的恐惧感，手术过程中不易和医护人员配合，常有哭闹，影响手术操作，即便勉强完成手术，术后会遗留较大的恐惧感，对其心理产生不良后果。因此，对于小儿及少年美容受术者应多选择全身麻醉方式。对于部分少年受术者，如在术前与其沟通、鼓励，消除顾虑及恐惧，把麻醉及手术步骤予以讲解，在其表示愿意合作的前提下，可以在局部麻醉下进行一些简单、手术时间不长的手术。对于时间长、手术范围较大、操作复杂的手术应选用全身麻醉或椎管内麻醉。

2. 受术者的意愿及精神状态　麻醉前访视时了解受术者对麻醉方式的意愿也是非常重要的。尊重和配合受术者的意愿，对于术中配合、术后恢复及受术者术后对手术效果满意程度评价都有着积极的影响。有些受术者希望整个麻醉及手术过程如同睡一觉醒来的感觉,则应选择全身麻醉。对于有一定程度焦虑和恐惧的受术者,可以配合镇静剂和镇痛剂的使用,用局部麻醉方式完成手术。对于精神过于紧张、过分恐惧疼痛、不愿意听到手术时的任何声音者应选择全身麻醉。

3. 手术操作的要求　麻醉的方式应满足手术操作的要求,方便手术操作。有些美容手术要求受术者在术中做一些配合性的动作,以利于一些指标的判断,此时就需要采用局部麻醉的方法。如重睑术中需要通过睁闭眼的动作来判断重睑的高度、弧度是否合适,松弛的多余皮肤去除量是否恰当等。在下睑袋修复术时要通过眼睛的向上直视运动来估计去除的皮肤量。在唇裂修复手术时则多使用眶下神经阻滞的方法,因为较多的局部麻醉药使会使局部肿胀,组织移位,解剖标志不明显,不利于精细对合,从而影响手术效果。

4. 手术部位及创伤程度　虽然大多数美容手术可以用局部麻醉的方法来解决,但一些颌面整形美容手术、颈部较大整形手术,可能影响呼吸道的通畅,则必须采用全麻方式,便于管理与控制循环和呼吸道,掌握主动,避免严重并发症的发生。如正颌手术、颈部瘢痕松解植皮手术。此外,对于手术时间较长、手术范围较大、创伤较大的手术也应选用全麻方式。如巨乳缩小术等。

5. 手术区情况　如果手术区有感染灶,则应避免局部浸润麻醉,一则麻醉效果不佳,二则易感染扩散。对于恶性皮肤病变的切除,应避免手术区域直接注射麻药,造成种植和扩散。

6. 医疗机构的条件　不同的医疗机构其设备配置和麻醉师水平差异较大,应根据具体情况区别对待。首先应量力而行,保证患者安全是最高原则。麻醉师和手术医生应选择自己擅长的麻醉方式来实施手术麻醉。如果没有专职麻醉师或必要的呼吸机等设备,应以局部麻醉或神经阻滞麻醉为主。在用局部麻醉方式实施较大手术时应特别注意局麻药物用量,避免局麻药物中毒反应。对于有条件的单位,较大的美容手术以全麻为妥。

第四节　麻醉的并发症及其处理

麻醉过程中需要通过各种操作、使用麻醉药物来获得镇静、催眠、镇痛、肌肉松弛、意识消失等麻醉效果,以满足手术要求,实现治疗目的。麻醉药物和麻醉操作都可能对人体的生理功能产生不同程度的影响,如麻醉药物使用不当或操作失误常引起一些并发症的发生。同时,存在发生药物过敏反应的可能性,也会导致一些并发症的发生。麻醉并发症可分为可预防的麻醉并发症和不可预防的麻醉并发症,可预防的麻醉并发症大多与人为操作失误有关,而不可预防的麻醉并发症大多与患者机体本身或药物有关,如药物过敏反应。不同的麻醉方式有不同的并发症,观察时应重点突出。

一、局部麻醉的并发症及处理

(一)局部麻醉的并发症

1. 局麻药物毒性反应　大多由于局麻药物浓度或剂量过大、注射速度过快、药液直接被注入血管内、患者肝肾功能不全,造成血液中局麻药物浓度过高,超过机体的耐受能力而出现的一系列中毒症状。轻者口唇麻木、头晕、耳鸣、视力模糊,重者精神错乱、惊厥,最严重者呼吸停止、血压下降、心律失常,甚至心跳骤停。

2. 过敏反应　在正常操作、正常剂量使用局麻药物后迅速出现一些异常表现，如荨麻疹、呼吸道黏膜水肿、气管痉挛、呼吸困难、休克等，应考虑为过敏反应。

3. 高敏反应　极少数患者即使应用很少剂量局麻药即出现强烈、迅猛的毒性反应，常危及生命。

（二）并发症处理

1. 发生局麻药中毒反应，首先应控制呼吸道，给予面罩吸氧或呼吸支持；开放静脉通路输液，保证静脉输液的通畅，确保抢救药物能及时输入。

2. 使用拮抗药物　常用的有：地西泮、咪达唑仑，主要对抗惊厥，保护脑功能。

3. 使用皮质激素　地塞米松 5～10mg 静脉推注。

4. 当患者发生严重呼吸困难或呼吸停止，应立刻实施气管插管予以呼吸支持，心脏骤停者应予以快速心肺复苏。

二、蛛网膜下隙阻滞的并发症及处理

（一）术中并发症及处理

1. 血压下降、心率减慢　因脊神经被阻滞后，麻醉区域的血管扩张，回心血量减少，心排量降低所致。麻醉平面越高，阻滞范围越广，血压下降越明显。若麻醉平面控制不好，麻醉平面过高，当麻醉平面超过 T_4 会出现心动过缓。血压明显下降时应加快输液的速度，以补充血容量，或静注麻黄碱 15～30mg，将收缩压维持在 80mmHg 以上。心率过慢时可静注阿托品。

2. 呼吸抑制　常见于麻醉平面过高，因胸段脊神经阻滞、肋间肌麻痹，出现胸闷、吸气无力、发绀等征象，应面罩吸氧或行辅助呼吸，如呼吸停止应立即行气管插管，行人工呼吸及对症处理。

3. 恶心呕吐　常由于麻醉平面过高、迷走神经亢进、牵拉腹腔内脏等原因，可使用阿托品预防治疗。

（二）术后并发症及处理

1. 头痛　与脑脊液漏出有关，多发生在术后 1～3 天，抬头或坐位时加重，平卧时减轻，一般在 4 天左右逐渐自行消失。

2. 尿潴留　因脊神经阻滞，膀胱张力丧失所造成。可行留置尿管导尿处理。一般会逐渐自行缓解。

三、硬脊膜外间隙阻滞的并发症及处理

（一）术中并发症及处理

1. 全脊椎麻醉　是由于在硬脊膜外间隙阻滞操作时误入蛛网膜下隙并使局麻药物进入到蛛网膜下隙，使全部脊神经被阻滞所产生的严重危急的并发症。患者在注药后短时间内发生呼吸困难、血压下降、意识障碍及呼吸停止等危急情况。一旦发生全脊椎麻醉，应果断给予面罩加压吸氧并紧急做气管内插管，进行人工辅助呼吸；加快输液，维持血容量；给予血管加压药维持循环稳定。

2. 局麻药毒性反应　因导管擦破血管或误入血管，局麻药吸收过快所致。操作时应注意回吸，确认无血方可推药。处理同局麻药物毒性反应处理。

3. 血压下降　主要因为交感神经被阻滞，阻力血管和容量血管扩张所导致。多见中、高位硬脊膜外间隙阻滞。处理：补充维持血容量，给予血管加压药物。

4. 呼吸抑制　因麻醉平面过高，影响肋间肌和膈肌运动，导致呼吸功能降低。处理：面罩辅助呼吸。

5. 恶心呕吐　麻醉平面过高、内脏牵拉可导致恶心呕吐。可给予阿托品治疗。

（二）术后并发症及处理

1. 导管拔管困难或折断　拔管时应避免快速用力，适当弯曲脊柱，均匀用力拔管。

2. 神经损伤　可因穿刺过程中穿刺针或导管损伤脊神经或脊髓引起。应给予神经营养药物及对症治疗，密切随访。

3. 硬膜外血肿　麻醉后出现麻醉作用持续不退，或术后肌无力、截瘫等现象，应考虑有硬膜外血肿发生可能。CT 和核磁检查对明确诊断有较大帮助。一旦诊断明确应在 8 小时内行椎板切开减压术，清除血肿，彻底止血，否则预后不佳。

四、全身麻醉的并发症及处理

1. 喉痉挛　喉痉挛是由于喉上神经感受刺激，支配声带或喉腔肌肉发生强烈的反射收缩，导致声门部分或完全关闭，或会厌遮盖声门，出现突发性呼吸困难，严重者可危及患者的生命。导致喉痉挛的原因有很多，主要可能与药物过敏、刺激咽喉有关。主要表现为突发性吸气性呼吸困难，痉挛性喘鸣，“三凹征”，口唇与面部发绀。喉痉挛常见于小儿。出现喉痉挛应紧急处理。在全麻操作时应减少对咽喉的刺激。发生轻度喉痉挛时应托好下颌，防止舌后坠；扣好面罩持续纯氧辅助呼吸。通常短时间可自行缓解。中度喉痉挛时除了面罩吸氧外，还应做好气管插管准备，同时给予静脉注射地塞米松 10mg。发生重度喉痉挛时，应在面罩加压给氧通气的前提下，静脉推注短效肌松剂如琥珀胆碱，消除喉部肌肉收缩。紧急时做环甲膜穿刺或紧急环甲膜切开插管。

2. 全麻术后苏醒延迟　全身麻醉停止使用麻醉药物后，患者一般在 10～30 分钟后可获得清醒，如能做呼之睁眼或按麻醉医师的指令做点头与摇头动作。若超过 30 分钟仍然不能睁眼或神志不清者，可认为全麻苏醒延迟。全麻苏醒延迟现象在临床上并非少见，主要和麻醉药物的残余作用有关。其他还与患者个体差异，代谢功能障碍有关。处理时应根据不同的原因做出相应处理，如使用拮抗药物催醒等方法。

3. 躁动　全身麻醉结束后，患者出现躁动不安等神志障碍，常需强行制动。躁动发生的机制尚未完全清楚。躁动很容易使手术创面出血，使输液管、气管内插管脱出。剧烈的躁动是极其危险的，必须予以制止。患者一旦发生躁动，首先可静脉注射 20～40mg 丙泊酚，然后给予 10～30mg 哌替啶。

4. 气道损伤　麻醉过程中，插入气管内导管、喉罩、口咽通气道都有损伤气道的可能；而紧急情况下建立气道特别容易发生气道损伤。喉部溃疡和吞咽困难是最常见的并发症；牙齿损伤也时有发生。气道损伤特别是在困难插管的情况下发生率更高。在麻醉操作时应避免过度用力，选择管径适当的气管内导管。在困难插管时可用纤维支气管镜辅助插管。

（肖敏勤）

5 第五章 美容外科基本知识和基本技术

第一节 医学人体美学

医学人体美学是医学美学的重要组成部分，是医学美学中形式美学的最集中体现。形式美学认为，任何事物的美都有一定的承载形式，即形式美。对称性、和谐性、均衡性、整体性、多样统一性、节奏性、黄金分割律等特性和法则是形式美的具体表现。凡符合这些特性和法则的事物都具有美感。

一、黄金分割律

把一条直线一分为二，短段与长段的比为 0.618，大致为 4∶6。1 除以 1.618 恰巧等于 0.618，1 与 0.618 之差 0.382 比 0.618 也等于 0.618，而其他任何数字均无此特征，此即“黄金分割律”。按黄金分割比例关系组成的任何事物都表现为有变化的统一，显示出其内部关系的和谐与均衡，充分体现了自然界比例、均衡与和谐的规律，是形式美的典范。

人体结构中有 14 个“黄金点”，如肚脐为头顶-足底之分割点；12 个“黄金矩形”，如以肩宽与臀宽的平均数为宽，肩峰至臀底的高度为长即构成一个黄金矩形；还有 6 个“黄金指数”，如四肢指数，即肩峰至中指尖间距为上肢长，髂嵴至足底间距为下肢长，两者之比近似 0.618。凡符合这些指标的人体结构，都具有极强的美感。

一个身材匀称富有美感的人，其体重与身高、腰围与胸围、腰围与臀围的理想比例，都接近于黄金分割律。国际审美委员会多次强调将胸围 90cm、腰围 60cm、髋围 90cm 作为现代女性体形美的标准，而腰围与胸围、髋围的比值正好都是 0.618 的近似值。

二、面部美学观察

从正面观，面部应有明显的性别特征。男性以方形脸或国字形脸为美，女性以卵圆形脸或甲字形脸为美。面部五官位置对称，大小匀称和谐，各器官的形态均符合各自的美学标准。头部的高(颅顶点至颏下点)与面宽(两颧点间宽)的比例为 1.618∶1。面部比例应符合“三停五眼”标准。“三停”即将人脸的长度区分为三等份，额发际缘至眉之间的距离为一等份；眉至鼻基底的距离为一等份；鼻基底至颏部的距离为一等份。“五眼”是将脸在眼水平线上的面宽分为五等份，每份为一只眼的长度，即除了两眼外，两内眦之间的距离与外眦至同侧耳部的距离也为一只眼的长度(图 5-1-1)。

面部五官是以中线结构为中轴线高度对称分布的。这些中线结构包括鼻根点、鼻尖点、鼻下点、上唇点、下唇点、颏下点。正常人群中线结构偏差平均小于 2mm，即中线结构偏差在 2mm 范围内的不对称现象是可以接受的。睑裂略向上倾斜，外眦较内眦高 2～3mm。内

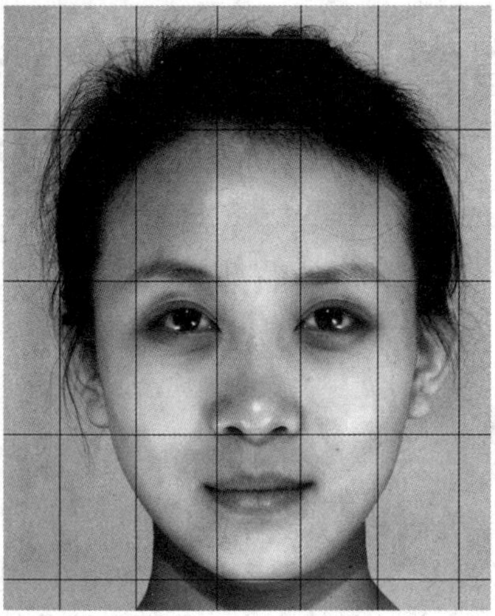

图 5-1-1 “三停五眼”

眦角间距和左右眼裂宽度三者相等。鼻宽(鼻翼两侧间距)略大于内眦间距,为面宽的 1/4。当直立位并且向前凝视时,口角位于虹膜内缘垂线上。口裂宽度为面宽的 1/3。

在各面部特征中,鼻、唇、颏的形态结构对面部轮廓的影响最为突出。鼻位于面部的中心,恰位于面部的中 1/3,解剖位置突出、醒目。中国人颜面较纤巧清秀,鼻梁较为小巧细窄,鼻背挺直(女性略呈弧形),鼻尖圆润(女性微翘),鼻翼呈半球形,鼻孔呈卵圆形,鼻梁线位于正中,鼻两侧对称。两侧鼻基底宽度与鼻高之比约为 0.618,在标准姿势时,两瞳孔与鼻下点围成等边三角或以两瞳孔连线的中点为圆心,圆心至外眦的长度为半径画圆,其圆经过鼻翼及鼻柱点。关于外鼻的角度与鼻、面、唇关系将在本系列教材相关章节中加以叙述。

三、形体美学观察

(一) 健美体形的基本标准

骨骼和肌肉发育匀称,皮下脂肪适量,头部与躯干四肢的比例协调,双肩等宽对称,男的宽厚,女的圆润。脊柱正面观与躯干纵轴平行,侧面观呈现生理弯曲。男性胸廓挺拔,胸大肌发达;女性乳房丰满前突不下垂。男性腹肌明显、分节,腹部平坦,腰部壮实,臀部圆润厚实;女性腰肢细柔,臀部圆润微微上翘,勾画出女性特有的曲线美。男女四肢比例匀称、线条柔和,侧面观小腿腓侧稍突出。从整个身体的比例来看,头长是身高的 1/8,肩宽是身高的 1/4,跪高是身高的 3/4。一侧大腿正面宽等于面宽(图 5-1-2)。

(二) 体重

按照美学原则,身高与体重的比例关系也应符合黄金比,即体重(kg)=身高×(1－0.618)。但在我国由于南北方地理、气候等环境因素造成了个体生长发育的差异,故在衡量体重标准时南北方个体应有所不同。南方人标准体重(kg)=(身高－150)×0.6＋48;北方人标准体重=(身高－150)×0.6＋50。实际体重超过标准体重 10kg 即视为肥胖;超过 10～20kg 为轻度肥胖;超过 20～30kg 为中度肥胖;超过 30kg 以上为重度肥胖。

四、人体美学测量

研究人体美的目的主要在于发现和揭示富有美感容貌的解剖、生理特征,寻找其形态学规律,从而运用各种医学和美学手段来维护、修复和塑造容貌美,以增进人的生命活力美感。

(一) 直观测量法

直观测量法主要是采用各种传统的计量工具、仪器,如直角规、弯角规、圆形直角规、三角平行规、软尺、量角器、坐高椅、体重计等对人体进行直线、弧线、角度、面积、体重的测量。测量时头面部及躯干部分别进行,按照矢状面、冠状面及眼耳平面上分布的骨性标志、皮肤

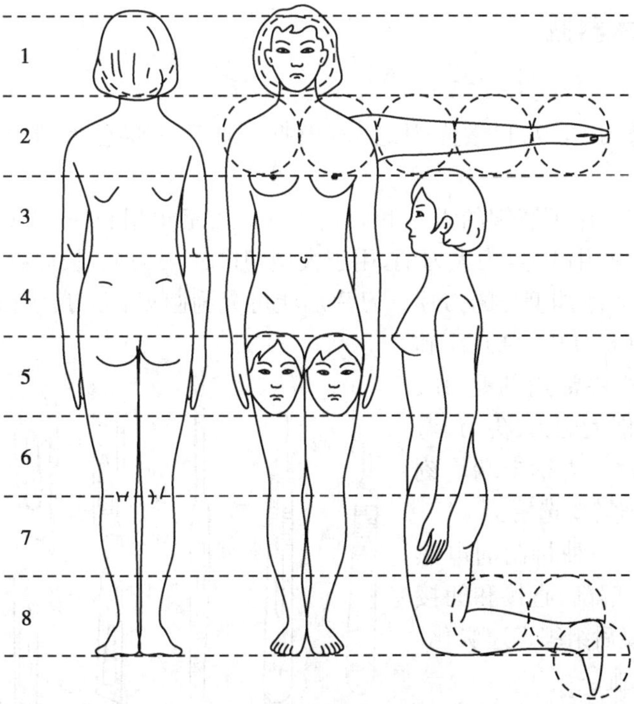

图 5-1-2　健美人体比例

皱褶、皮肤特殊结构或肌性结构作为测量点进行测量。头面部及躯干有数百个测量点和指标，将在本套教材的相关章节中予以叙述。

（二）影像测量法

主要是运用各种影像技术来研究容貌形态学，有照片测量、X 线头影测量、立体摄影等方法。

（三）计算机测算与设计

将通过直观测量和影像测量获得的数据、拍摄的照片、X 线头颅正、侧位片、CT 片、磁共振图像、颅面部云纹影像等数据输入计算机后，可对不同人种、不同民族、不同人群建立强大的人体美学指标及三维立体数据库。运用此数据库可简便、快速计算出理想容貌各器官的形态结构、分布规律、比邻关系等指标。根据这些指标又可建立多种各具特色的面型、眉型、睑型、鼻型、唇型、发型，用于求美者的形象设计或术前设计。

直观的设计和术后形象可消除各自理解上的差异，达到审美认识上的高度统一，有助于减少术后医疗纠纷的发生。

第二节　美容外科手术器械和设备

美容外科是一门精细外科，所用器械也小巧精致，且随着美容手术范围的不断扩大和传统术式的不断改良，新型手术器械也将不断增加。美容外科手术器械分为基本手术器械，即常规手术中必须具备的器械和特殊手术器械。

一、基本手术器械

（一）手术刀

手术刀有普通刀、电刀和激光刀之分，根据不同手术部位和性质用以切开和解剖组织。

1. 普通手术刀　由可装卸的刀片和刀柄组成。刀柄根据长短、大小分型，常用者为3号，为小刀柄，最为常用；4号，为大刀柄，用于大型切口；7号刀柄，长而纤细，用于深部切割。一把刀柄可搭配几种不同型号的刀片。刀片形状可分为圆刃、尖刃、弯刃和球头等（图5-2-1）。按大小可分为大刀片、中刀片和小刀片等。美容外科常用的是10、11、12、15号刀片，即大圆刀、尖刀、弯钩刀、小圆刀。刀片和刀柄末端均刻有号码，术者可根据需要选用。

2. 高频电刀　一种特制的电热装置，可用作切割、解剖、直接和间接的电凝，切割和电凝后组织迅速炭化，可有效减少术中出血。

3. 激光刀　无论国产或进口的二氧化碳激光刀、红宝石激光刀，均可利用组织吸收光线后释放出来的热量破坏或损伤病变组织。激光刀切割时快速、锐利、可控性好、组织损伤小，但操作时务必保护好眼睛等重要器官以免误伤。

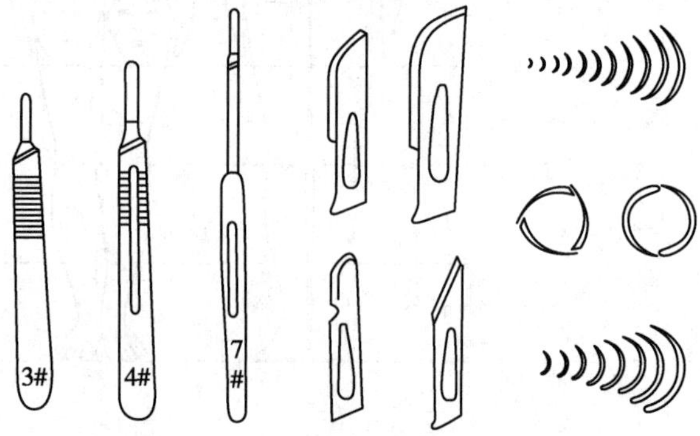

图5-2-1　手术刀柄、刀片、缝针

（二）手术剪

手术剪在手术中用于剪切缝线、组织、敷料及引流物等。根据大小形状有直、弯、长、短和大小之分（图5-2-2）。按其头端形状不同又分为尖头剪、钝头剪、剪线剪和角形剪等。根

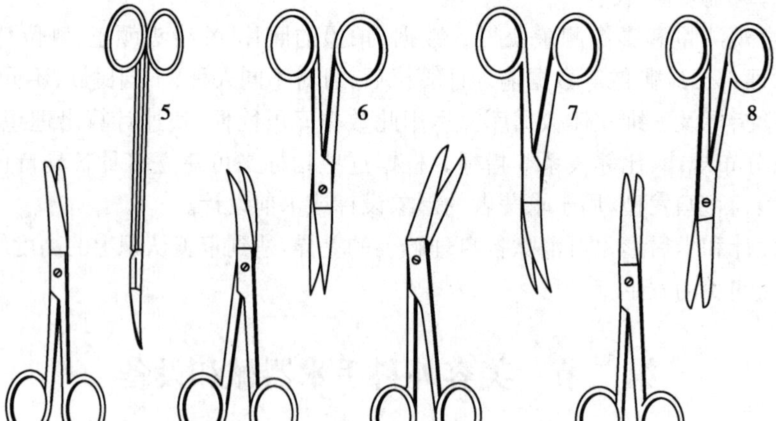

图5-2-2　手术剪

1. 双圆头弯剪；2. 尖圆头弯剪；3. 旁剪；4. 尖圆头直剪；5. 神经节剪；6. 双尖头直剪；7. 双尖头弯剪；8. 双圆头直剪

据作用的不同又可分为普通组织剪、精细组织剪、眼科剪和拆线剪等。美容外科常用直、弯眼科剪做精细手术操作。

（三）血管钳和组织钳

血管钳既可用于钳夹血管止血，也可用于钳夹或分离组织，故也称组织钳。血管钳有直、弯两大类，分别有大、中、小不同规格(图 5-2-3)。

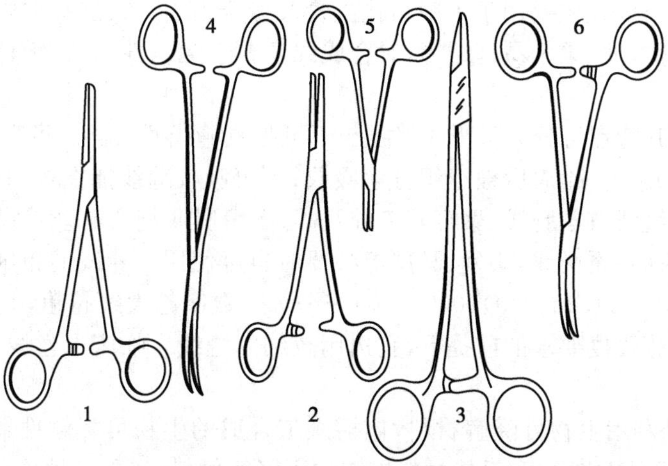

图 5-2-3　血管钳、组织钳、持针器

1. 有钩直血管钳；2. 中号直血管钳；3. 持针器；4. 大号弯血管钳；5. 蚊式直血管钳；6. 中号弯血管钳

（四）手术镊

手术镊是用于夹持敷料、缝针和组织的镊子，有有齿、无齿、大、小、长、短之分。有齿镊用于夹持较坚硬的组织，如筋膜等，夹持较为牢固不易滑脱。无齿镊用于夹持较脆弱、细软的组织。术中可根据部位深浅选用长短不同的手术镊(图 5-2-4)。

（五）持针器

术中用于夹持缝针、缝线或器械打结，结构与血管钳相似，但其轴节前端较粗短(图 5-2-3)。分大、中、小三种规格，据缝针大小按比例搭配使用。夹持缝针时，缝针应夹在靠近钳头端，夹住缝针的中后 1/3 交界处。

（六）缝针

缝针是用于各种组织缝合的器械，由针尖、针体和针眼三部分构成。根据缝针前端形状分为圆形、三角形和铲形三大类(图 5-2-1)。缝针还可分为直针和弧形针两类，除特殊需要外，大多使用弧形针。弧形针又可据其弧度大小分为 3/8 弧度针和 1/2 弧度

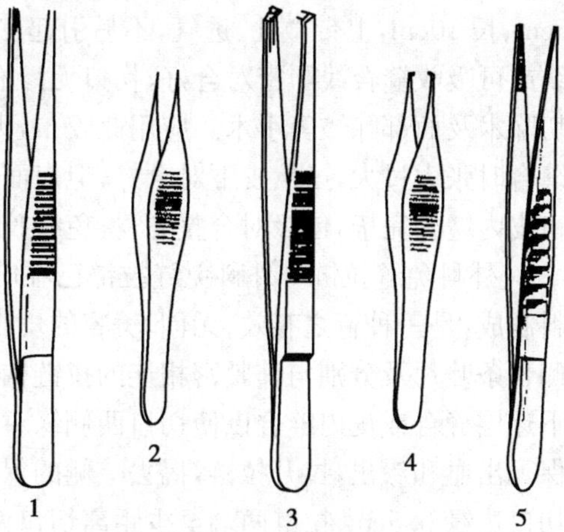

图 5-2-4　手术镊

1、3. 组织镊；2、4. 整形镊；2. 眼科镊；5. 外科镊

针。圆针精细无锐缘,损伤小,用于缝合神经、血管和肌肉等软组织。三角针有三角形锐缘,能穿透坚韧组织,用于缝合皮肤、软骨和瘢痕等软组织,因其损伤性较大,故面部皮肤不宜用大三角针缝合。铲针是尖端为扁刃的缝合针,锋利,组织损伤小,可用于皮肤的缝合。3/8弧度针因弧度大,操作方便,临床应用较多;1/2弧度针弧度小,适合操作空间小的深部组织缝合。

(七) 切口闭合材料

1. 缝线　外科缝线主要用于术中结扎血管及缝合组织。其选择原则为组织反应小,承受拉力大,消毒方便,柔软易打结等,对合成线还要求无毒性、无致敏性、无电解性及致癌性。

外科缝线按其特点可分为可吸收缝线与不可吸收缝线两大类。可吸收缝线在组织内经酶解或水解作用,1～4周后被组织分解吸收;不可吸收缝线能在组织内保存较长时间抗张力。可吸收缝线有羊肠线、聚羟基乙酸线等;不可吸收缝线有丝线、锦纶线、金属线、棉线等,其他如麻线、蚕肠线,头发、马尾等必要时也可使用。缝线的粗细有多种型号,如1、2、3、4……7;0(1/0)、00(2/0)、000(3/0)……等。数字越大线越粗,0越多线越细。在满足组织对于抗张强度要求的前提下,宜选用较细的缝线。临床上丝线、尼龙线、羊肠线使用较多。

目前,国内外利用生物可降解材料,包括人工合成的生物可降解性聚合物,如聚乳酸(PLA)和聚羟基乙酸(PGA)和天然材料提纯的可降解材料,如黏多糖(氨基多糖)、胶原等生产的可吸收缝线技术都很过关,为非蛋白制品,组织相容性好,反应极低,伤口愈合佳,强度远高于丝线及肠线,体内维持时间远远超过重要伤口愈合期所需的5～8天,吸收可靠、完全,不留异物。线质软,缝合打结牢固可靠,分解代谢产物具有抑菌作用,有利于伤口的愈合,出厂时已按不同规格、带针或不带针无菌封装,打开即可使用,深受美容外科医生和受术者欢迎,特别适合美观性要求高的手术部位作皮内缝合。PGA缝线一般植入组织15天后开始被吸收,30天后开始被大量吸收,60～90天完全被吸收。黏多糖、胶原等可吸收缝线也于五六十天或更长时间在人体内被逐渐吸收,转变为人体所需物质。

2. 免缝胶布　免缝胶布实际上是一种已经消毒的、黏合性能较好的胶纸带,一般宽约0.5cm、长10cm,上带微孔、透气,不易引起皮肤过敏和感染。使用前,皮肤组织的皮下应用丝线或可吸收缝合线严密对合好,伤口无渗血,否则伤口可能裂开。可用于切眉术、面部瘢痕切除术及面部除皱等手术。应用此胶布,无需缝合,不必拆线,伤口无线的痕迹。但若伤口缝合时张力过大,虽然皮下对合好,但表面皮肤尚未完全严密对合时,不能应用。使用时,伤口皮内缝合完毕,创缘对合整齐,将免缝胶布剪成1.5～2cm的长短,连续贴于伤口即可。

3. 外科免缝拉链　外科免缝拉链已在临床应用约10余年,由无毒、无刺激、无致敏性材料制成,是一种行之有效、无创、美容的皮肤切口闭合材料。其结构类似普通衣服拉链,由两侧长条叶片及分别与其紧密相连的拉链构成,两侧叶片与皮肤接触面敷有黏合剂。当于皮下逐层缝合或皮内缝合以使切口两侧缘对合整齐后,拭去切口及其周围的血迹及渗出物,确保无出血和渗出,拉开拉链,揭去一侧的保护纸,分别将两侧叶片粘贴在切口两侧,拉链距离切口边缘0.5cm,拉链两端至少距离切口两端各1～2cm。提起拉链锁把,边观察边缓慢拉合拉链,防止切口间夹有皮下组织。术后3～5天观察伤口,如拉链有血迹,可用生理盐水浸软缓慢拉开拉链观察。术后2周拆除拉链。应用外科免缝拉链,可缩短切口闭合时间,有效防止切口感染及瘢痕形成，减轻了受术者痛苦。

4. 皮肤黏合剂　目前临床应用的皮肤黏合剂可分为生物黏合剂和化学黏合剂两类。生物黏合剂是利用生物技术从动物组织中提取的一种高纯度生物酶制剂，主要成分是蛋白质和多肽，经过抗原处理和过滤除菌，具有无毒、无抗原性、无副作用的特性，并且有抗炎、止血作用。化学黏合剂是α-氰基丙烯酸酯的一类衍生物，当与水或人体组织接触后则变成多聚体而形成一层薄膜，使伤口边缘紧密黏合。

皮肤黏合剂的应用，可有效缩短切口愈合时间，避免感染和缝线异物刺激，对健康组织无损伤，与传统的缝合术相比，黏合操作简便，切口对合严密，术后炎症轻，愈合快。患者可免受缝合与拆线之苦。但使用前必须用传统缝合法保证皮下各层的严密对合。目前，无论是生物黏合剂还是化学黏合剂，都广泛应用于临床外科各专业，更受美容外科医生和受术者的欢迎。

（八）牵开器

牵开器在术中用于手术野的暴露。牵开器有不同大小、形状和规格，有头部为单齿、双齿和多齿的皮肤拉钩（图 5-2-6）；有头部为板片状的甲状腺拉钩、静脉拉钩、腹腔平头拉钩和“S”形拉钩等。有齿拉钩多用于美容外科面部手术，操作方便，损伤小。

（九）测量仪与画笔

美容外科术前设计常常要做精确的测量和描记，故常需用到一些测量仪，如不锈钢尺、两脚规、游标卡尺、睑测量仪等（图 5-2-5）。画笔通常用细的吸水笔，以亚甲蓝或甲紫为原料。有时临床医师应急时也用牙签、棉签蘸甲紫或亚甲蓝代替画笔用于术前描记。

（十）负压吸引器

负压吸引器既是外科手术必备的器械，也是美容外科吸脂术必备的仪器。用于术中积血、积液的吸出，便于保持手术野清晰。吸脂术时用于吸出皮下脂肪颗粒。

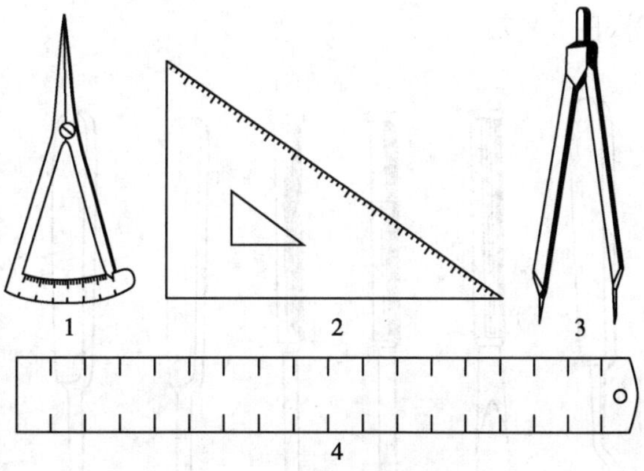

图 5-2-5　测量仪与画笔

1. 睑测量仪；2. 三角尺；3. 两脚规；4. 直尺

（十一）电凝器

和高频电刀一样是一种特殊的电热装置，主要用于术中止血。目前很多电凝器将电凝和电切集于一体，给临床工作带来极大便利。电凝器可分为单极电凝器和双极电凝器两种。双极电凝器止血迅速、可靠。

二、特殊手术器械

美容外科因其手术特殊性，除了要应用一般手术器械外，还要根据特殊手术部位和需要使用一些特殊的手术器械。

（一）眼部美容手术专用器械

常用的眼科美容手术器械有：眼科有齿镊、无齿镊、睫毛镊、固定镊、眼科剪、开睑器、眼睑拉钩、睑板固定夹、角膜保护镜片或保护板等（图 5-2-6）。

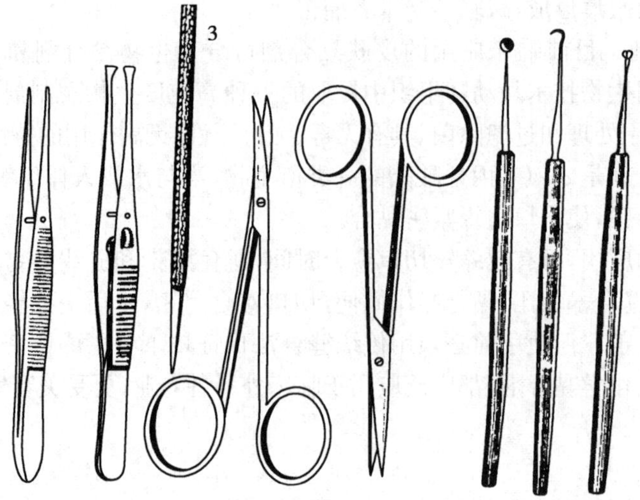

图 5-2-6　眼部美容手术专用器械

1. 眼科镊；2. 固定镊；3. 泪点扩张器；4、5. 眼科剪；
6. 刮匙；7. 斜视钩；8. 固定钩

（二）鼻部美容专用器械

常用器械有：鼻骨锉、鼻中隔剥离子、鼻中隔回旋刀、全鼻整形用的剥离器、鼻骨凿、鼻骨锯等（图 5-2-7）。

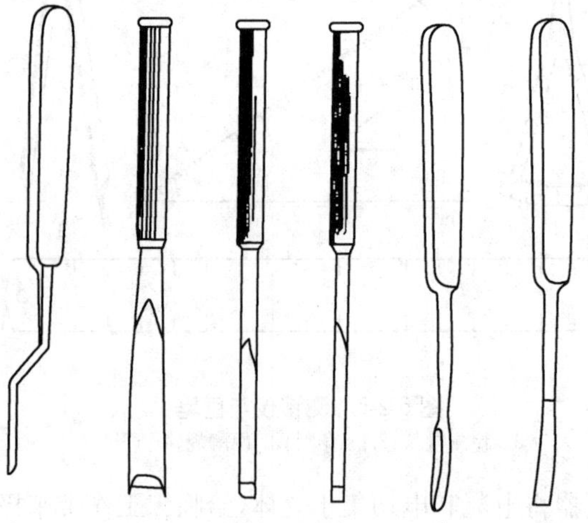

图 5-2-7　鼻部美容手术专用器械

1. 鼻骨锯；2. 双保护头骨凿；3、4. 骨凿；5. 鼻锉；
6. 鼻骨膜剥离器

（三）骨手术专用器械

部分美容手术往往要涉及取骨、截骨、去骨、植骨，所用器械也较为特殊，如骨膜剥离器、骨锉、骨刀、咬骨钳、线锯、骨钻和刮匙等（图 5-2-8）。此外，集切、截、钻、磨于一体的微型电锯及超声骨刀也是目前美容外科的常用器械。

1. 微型电锯　普遍应用于口腔颌面外科及美容外科，进行截骨治疗及美容手术。微型电锯有多种品牌，目前部分产品集电锯、电钻、电动磨削于一体，其结构均由手柄和锯头或钻头或磨头构成，手柄设计一般为手电筒式，手柄内置微型电机，一个手柄可分别接入不同锯头、钻头和磨头。锯头、钻头和磨头内有机械传动装置。通电后，电机转速可达 1000～50000r/min，动力强劲，噪声小，连续运转 2 小时无明显发热。手柄和锯头、钻头、磨头可经受高温高压蒸汽灭菌。锯头上可安置不同型号锯片，锯片有往复式、矢状式、摆动式锯片，往复、摆动速度为 7500～15000r/min，可满足不同情况的需要。美容外科常用其进行去除多余骨骼的面型改造手术。

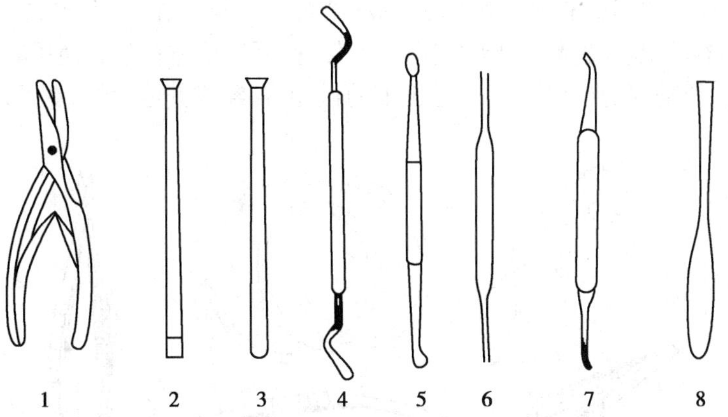

图 5-2-8　骨手术专用器械

1. 咬骨钳；2、3. 平骨锉；4、5. 刮匙；6、7、8. 骨膜剥离器

2. 超声骨刀　超声骨刀手术系统是指使用压电超声频率微振荡刀进行截骨术及骨整形手术的一种创新性的骨外科手术设备，其原理是利用高强度聚焦超声技术，通过特殊转换装置将电能转化为机械能，刀头经高频超声振荡，使所接触的组织细胞内水分汽化、蛋白氢键断裂，从而将需要切割的骨组织彻底破坏。超声骨刀可根据组织的声阻抗高低识别软、硬组织，只切割骨组织，对周围神经束、血管束等软组织几无威胁，同时采用冷切割模式，切割时术区出血少，对周围组织无损伤，视野清晰，无温升，无高速旋转和锯片摆动，切割精确，可实现切割、磨削、钻孔等多种功能，可在狭窄及难到达的角度术区施行手术，适用于各种特殊解剖条件下的截骨术和骨整形术，可显著提高手术精确性、可靠性和安全性，术后肿胀明显减轻，愈合快速。

（四）显微外科专用器械

器官再造、游离肌皮瓣或肌骨皮瓣转移涉及血管、神经的吻合，因此要用到显微外科的手术器械，常用的有：

1. 光学放大设备　有手术显微镜和手术放大镜。手术显微镜有单人双目、双人双目、三人六目及落地式、悬吊式、台式或壁式等类型，以落地式双人双目手术显微镜最为常用。放大倍数在6～40倍之间，工作距离200～300mm，冷光源双光纤同轴照明，脚控自动微动调焦、电动连续变倍，并具有目视、电视及录像、照相等功能。手术放大镜有台式、头盔式、额戴式、镜片式、镜筒式，即眼镜式等，常用者为眼镜式手术放大镜，放大倍数2～8倍，结构简单，轻便灵活，易于佩戴，可单独使用，也可与手术显微镜配合使用（图 5-2-9）。

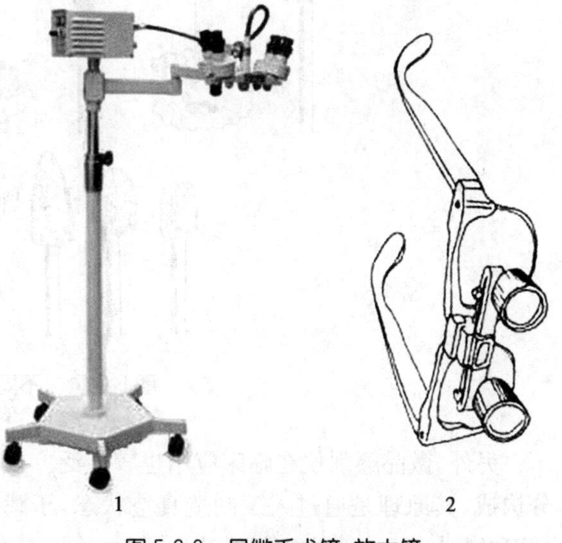

图 5-2-9　显微手术镜、放大镜

1. 落地式手术显微镜；2. 镜筒式手术放大镜

2. 手术器械　常用的有显微组织剪、镊；显微持针器、显微血管夹、合拢器等（图 5-2-10）。显微外科器械很容易受损，平时应由专人保管，固定地方存放。使用时应轻拿轻放，切勿用显微刀、剪、镊剪切、夹持 2mm 以上粗细的血管、神经或其他组织，更不能碰撞、落地。

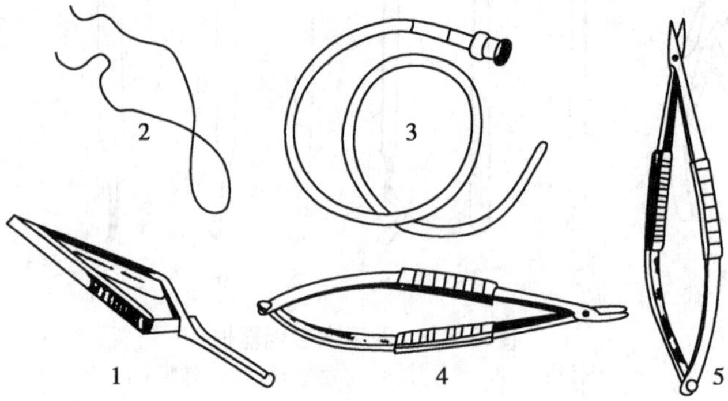

图 5-2-10　显微外科手术器械

1. 血管夹；2. 显微缝针线；3. 冲洗针管；4. 显微组织钳；5. 显微组织剪

（五）皮肤磨削器械

皮肤磨削器械主要包括磨削机和磨头两部分。磨削机功率一般在 300W 左右，有效转速在 1 万～1.5 万 r/min。磨头根据所用材料不同分为碳化硅磨头、金刚石磨头、不锈钢磨头、钨钢磨头、碳钢磨头等。根据不同皮肤病变，设计生产出圆锥形、圆柱形等不同形状和大小、粗细的磨头（图 5-2-11）。圆锥形磨头因其打磨适用范围广，操作方便灵活，易于消毒等优点在临床广为应用。

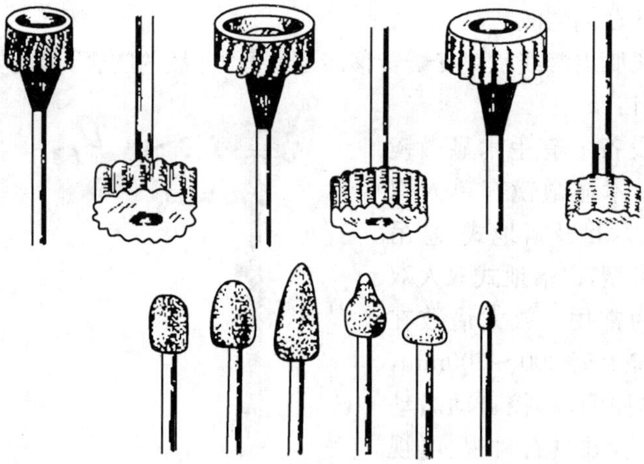

图 5-2-11　不同形状磨头

另外，微晶磨削仪在临床应用也较广泛。该磨削仪主要由电机、真空泵、微晶喷头三部分构成，其原理是通过人工制造真空状态，于瞬间产生数千颗微小的三氧化二铝多棱晶体（简称微晶），经由真空密闭系统导引，高速撞击在凹凸不平的皮肤瘢痕表面，达到摩擦平整瘢痕、使皮肤重现光彩的作用，打磨不会过深，易于控制，效果较好。

随着激光医学的不断发展，过去需要借助机械磨削治疗的一些损容性皮肤疾病，如各种瘢痕、色素痣、部分皮肤肿瘤、各种文身等色素性皮肤疾病，均可通过各种激光治疗仪进行治疗。

激光具有热、光、压力及电磁场四种效应，聚焦于人体某一局限皮肤区域时，可产生高达几百度的高温。这种热效应可使皮肤的细胞与组织膨胀、变形、汽化，同时产生很大的辐射压力及很强的电磁场，这一切都会导致病变区域皮肤细胞与组织死亡。选用适当波长和剂量的激光，即可消除皮肤的病变或瑕疵，不仅不会伤及周围组织，更不会留下瘢痕，而且治疗后无手术切口痕迹，治疗中也不会出现磨削碎屑飞溅，求术者痛苦小，愈合时间短，深受医生及受术者的欢迎。

（六）吸脂专用器械

脂肪抽吸技术在我国已经发展近 30 年，随之，脂肪抽吸器械也在不断发展。目前脂肪抽吸主要分为负压吸脂、超声吸脂、电子吸脂及共振吸脂等类型（详见本教材第十一章形体雕塑术）。

（七）取皮专用器械

美容外科常需取用一定大小和厚度的皮片来修复病变部位的皮肤缺损，故常需使用取皮器械。常用的取皮器械有辊轴式去皮刀、鼓式取皮机、电动取皮刀等（图 5-2-12，图 5-2-13）

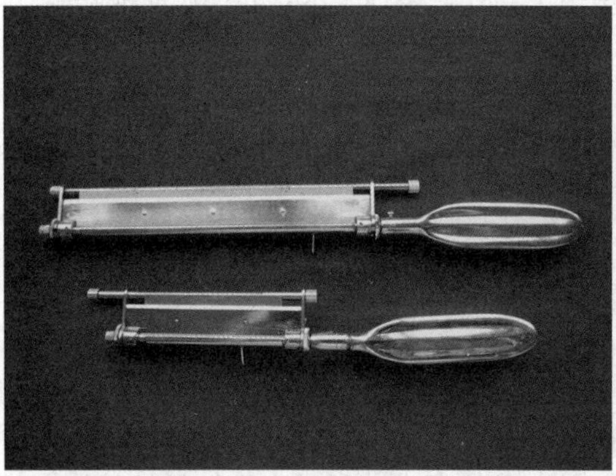

图 5-2-12　辊轴式取皮刀

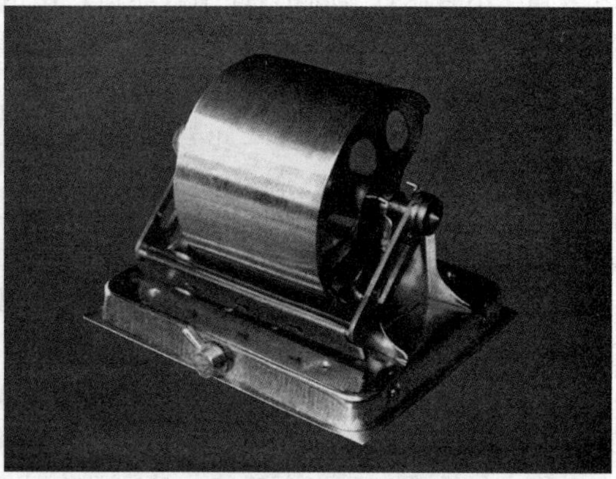

图 5-2-13　鼓式取皮机

（八）美容外科内镜

内镜技术于 20 世纪 80 年代初开始应用于普通外科、骨科及妇科，10 年后美容外科始有应用报道，随着微创、无痕美容手术的要求越来越高，内镜在美容外科的应用也越来越多。内镜系统由前端置有光学镜头的光学视管（图 5-2-14）、传输光学信号的光缆、光电转换器、冷光源系统、控制系统、成像系统及系列内镜器械构成。光学镜头为柱形透镜，直径 4～10mm 不等，光学视管前端分为正面、侧面及斜面，即 0°、30°、45°、90°。美容外科常用 30°、45°光学视管。手术时在手术部位表面做一小切口并放置套管，光学视管经套管进入体内，所摄取的光学信号经光电转换器转换成电信号，进一步再转换成图像显示在显示器上。通过控制系统可调节其焦距及显像倍数。内镜器械包括各种剥离器、电凝器、钩形剪、抓取钳等（图 5-2-15），它们可经前端的光学视管送入手术部位并在直视下进行各种手术操作，完成手术。

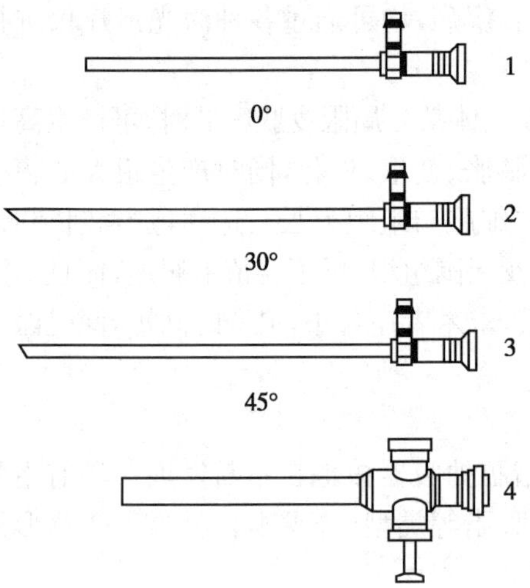

图 5-2-14 内镜光学视管
1、2、3. 不同度数光学视管；4. 套管

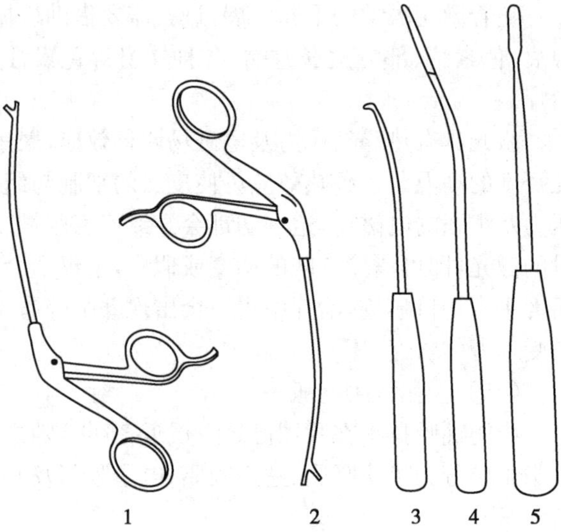

图 5-2-15 内镜器械
1. 钩形剪；2. 抓取钳；3、4、5. 剥离器

借助内镜手术，切口小，手术全程在直视下操作，创伤小，出血少，愈后瘢痕不明显，深受医生和受术者欢迎。目前，此项技术已广泛应用于美容外科多种手术，如隆胸、面部除皱、鼻部美容、皮肤扩张器置入、肌皮瓣切取、吸脂等手术。

（九）其他专用器械

美容外科还使用其他一些专用器械，如各种激光机、液氮冷冻设备、文眉机等，将在本系列教材相关章节详述。

第三节 无菌技术

微生物普遍存在于人体和周围环境，一旦皮肤的完整性遭到破坏，微生物就会侵入体内并繁殖。外科手术前，手术人员和患者身上都携带大量细菌和病原体，如不经特殊处理，手术时将会导致或加重患者感染。为了避免术后感染，必须在术前和术中有针对性地采取一些预防措施，即无菌技术。它是外科手术操作的基本原则，由灭菌法、抗菌法和一定的操作规则及管理制度所组成。

灭菌，是指将传播媒介上所有微生物全部杀灭或消除，使之达到无菌状态。多用物理方法，有时也用化学方法灭菌。

抗菌，又称消毒，是指用化学方法杀灭病原微生物和其他有害微生物，但并不要求杀灭所有微生物（如芽胞等）。

一、手术用品的无菌处理方法

（一）物理灭菌法

包括热力、紫外线、放射线、超声波、高频电场、真空及微波灭菌等。热力灭菌包括干热灭菌及湿热灭菌，前者是通过使蛋白质氧化和近似炭化的形式杀灭细菌，包括火焰焚烧、高热空气。后者通过使蛋白质凝固来杀灭细菌，包括煮沸、流通蒸汽和高压蒸汽。

1. 高压蒸汽灭菌法　是临床应用最普遍的灭菌方法。当温度达121～126℃时，压力在103.4kPa，维持30分钟，即能杀灭包括芽胞在内的一切细菌，达到灭菌目的。

2. 煮沸灭菌法　可用于金属器械、玻璃及橡胶类物品，在水中煮沸100℃以后，维持15～20分钟，一般细菌可被杀灭。应用此法时应注意：①物品需全部浸入水中；②橡胶类和丝线应于水煮沸后放入，15分钟后可取出；③玻璃类物品用纱布包好，放入冷水中煮。

灭菌时间从水煮沸后算起，如中途加入物品则应重新从水煮沸的时间算起。

3. 紫外线灭菌法　紫外线可使细菌发生光解、变性而死亡。常用于手术间、换药室、处置室等消毒灭菌。每10～15m^{2}面积应安装30W紫外线灯管一只，距地面高度2m内。每次照射30～60分钟。

（二）化学灭菌法

皮肤以及不适于热力灭菌的器械，如锐利器械、内镜和腹腔镜等可用化学药液涂擦或浸泡消毒。常用的化学消毒剂有下列几种：

1. 75%乙醇　能使细菌蛋白质变性沉淀，常用于刀片、剪刀、缝针及显微器械的消毒。一般浸泡30分钟。乙醇应每周过滤、核对浓度一次。

2. 碘酊　是碘和碘化钾的乙醇溶液，能氧化细菌原浆蛋白的活性基团，使之失去活力，并与菌体蛋白质的氨基结合而使其变性。碘酊杀菌力强，可杀死菌体芽胞，常用作皮肤消毒剂。常用浓度为2.5%～3%。使用碘酊消毒皮肤时，应待其挥发变干后再以乙醇脱碘，以增加药物的穿透力，加大杀菌作用。

3. 碘伏（聚维酮碘溶液）　是碘与表面活性剂的不定型复合物，常用0.3%～1%的浓度，能迅速杀灭细菌繁殖体、真菌和病毒，但对细菌芽胞、真菌孢子作用较弱。适用于皮肤、器皿、医疗用品的消毒。

4. 2%中性戊二醛水溶液　可使蛋白质变性，浸泡时间为30分钟，用途与75%乙醇相同。药液需每周更换一次。

5. 10%甲醛溶液　能干扰蛋白质代谢和DNA合成，浸泡时间为20～30分钟。适用于树脂类、塑料类以及有机玻璃制品的消毒。

6. 1∶1000苯扎溴铵（新洁尔灭）溶液　浸泡时间为30分钟，亦可用于刀片、剪刀、缝针的消毒，但效果不及戊二醛溶液，常用于持物钳的浸泡。

7. 1∶1000氯己定（洗必泰）溶液　浸泡时间为30分钟，抗菌作用较苯扎溴铵强。

（三）气体熏蒸灭菌

气体熏蒸灭菌适用于室内空气及不能浸泡且不耐高热的器械和物品的消毒，如精密仪器、纤维内镜等。

手术室应用较多的是福尔马林（甲醛）熏蒸法，其作用机制是凝固蛋白质，直接作用于有机物的氨基、巯基、羟基、羧基，生成次甲基衍生物，从而破坏蛋白质和酶，导致微生物死亡。所用熏箱一般是由有机玻璃制成，分2～3层，每层通过孔洞相通，在最底格放一器皿，内盛高锰酸钾和40%甲醛，需消毒的物品放在上面各层。甲醛溶液用量按熏箱体积计算，一般用量为40～80ml/m^3，加入的高锰酸钾(g)与甲醛溶液用量(ml)比为1∶2。此法可消毒丝线、内镜线缆、手术电凝器等，熏蒸1小时即可达到消毒目的。

二、无菌物品的保存

1. 设无菌物品室专放无菌物品，所有物品均应注明消毒灭菌日期、名称以及执行者的姓名。

2. 高压灭菌的物品有效期为 7 天,过期后需重新消毒才能使用。

3. 煮沸消毒和化学消毒有效期为 12 小时,超过有效期限后,必须重新消毒。

4. 已打开的消毒物品只限 24 小时内存放手术间使用。

5. 无菌敷料室应每日擦拭框架和地面 1～2 次,每日紫外线灯照射 1～2 次。专人负责,做到三定:定物、定位、定量。

6. 对待特殊感染患者污染的敷料、器械应做两次消毒后再放回无菌室。

三、手术人员的准备

(一) 一般准备

参加手术的人员进入手术室前应换穿手术室准备的洗手衣、裤、鞋,戴帽、口罩,头发和鼻孔不外露。衣袖要卷至上臂的上 1/3 处,剪短指甲,剔除污物。患有上呼吸道感染或手臂皮肤破损、感染者,不得参加手术,戴眼镜者可用少量肥皂涂擦镜片内面,以防镜片雾化模糊。

(二) 外科洗手法

外科洗手法的目的是尽可能去除和消灭皮肤的常驻细菌。用 75%的乙醇浸泡已刷洗并拭干的手部皮肤 3～5 分钟,可使皮肤上的细菌减少 98%。

最常用的洗手法为肥皂水洗手法,先用普通肥皂和清水将手及臂部清洗一遍,用无菌刷蘸肥皂液顺序刷洗手臂,一般由指尖开始向上至上臂肘上 10cm 处,依次为指尖(甲缘)、手掌面、手背面、各指侧面、前臂、肘上,双手交替。刷手时要适当用力,特别注意甲缘、指间、皮肤皱纹和肘后部,然后用水冲净。冲洗时双手上举,使水自手部流向肘部,不可倒流,冲净肥皂泡沫。刷洗 3 分钟后另换一无菌刷,按上述方法再刷洗两遍,总共刷洗时间约为 10 分钟。刷手完毕用无菌小毛巾从手部向上擦干,注意不可返回再擦,勿使无菌小毛巾接触未刷洗过的皮肤。然后将手臂浸泡于 75%乙醇中 5 分钟。最后用消毒巾按刷洗顺序擦干双手,置于胸前。

也可用碘伏(聚维酮碘溶液)洗手,用肥皂洗净双手及双臂后,取浸泡碘伏的毛刷或海绵块刷洗双手及前臂至肘关节以上,刷洗 3～5 分钟,至少两遍,流水冲净。取无菌巾擦干双手及前臂,再取浸泡好的碘伏纱布块涂擦双手及前臂后,即可穿手术衣、戴手套。

(三) 穿无菌手术衣

手术人员洗手后自手术包内取出折叠的手术衣,双手持衣领的两角,轻轻抖开,使手术衣内面对着自己。将手术衣向上抛起,顺势将两手伸入衣袖内并伸向前方,待巡回护士将背后带子拉紧结好后双手伸出衣袖。交叉双手,提起左右两侧衣带并小心递向后方,由巡回护士接过系好,准备戴无菌手套。穿好手术衣后的腰以上,肩以下,两侧腋中线之前及两手臂的范围应视为无菌区,该范围之外则为有菌区。

(四) 戴无菌手套

穿好手术衣后,选好尺码适合的无菌手套,从灭菌手套袋内取出滑石粉袋,轻轻涂擦双手,使之光滑,尽量减少粉尘飞扬,用左手自手套袋内捏住两只手套反折部将两只手套一并取出,然后将右手伸入手套内,戴好。再用已戴好手套的右手指插入另一只手套的反折部内提持,将左手伸入手套,向上拉好。在戴无菌手套的过程中注意手的皮肤不能触及手套反折部以外的地方,戴好手套的手指也不能触及另一手的皮肤。最后拉开手套的反折部,套在手术衣的袖口上。戴好手套后要用灭菌盐水将手套外面的滑石粉冲洗干净，以免将滑石粉带入手术野和切口内。

四、患者手术区的准备

（一）手术区皮肤的准备

手术前一日，患者应沐浴，以去除皮肤上的污垢及油脂。按护理常规剃除手术区的毛发（美容外科常不需剃除毛发，但清洗后需用消毒药液清洗、浸泡处理），注意勿刮破皮肤，以防细菌侵入伤口。

（二）手术区皮肤的消毒

手术区皮肤的消毒由第一助手在洗手后未戴手套之前进行。先用无菌海绵钳夹住纱布球蘸2.5％～3％碘酊涂擦手术区皮肤，由清洁区向相对不清洁区消毒，待干后再用75％乙醇擦去碘酊。如系清洁手术，一般以拟定的切口区为中心向周围涂擦，范围应超过切口以外15cm。如为污染手术或肛门、会阴处手术，则擦拭顺序相反，由手术区周围向中心擦拭。无论消毒顺序由中心向四周或由四周向中心，已经接触污染部位的纱布球，不可返回清洁处涂擦。婴儿、碘酒过敏者以及面部、会阴和生殖器等处的消毒，可用2％红汞或0.1％硫柳汞酊涂擦，干后再用75％乙醇涂抹。亦可用新洁尔灭溶液或洗必泰溶液擦洗两遍即可。消毒腹部皮肤时，可先将消毒液滴入脐部，待皮肤涂擦完毕后，再将脐部消毒液蘸净。

（三）手术区铺单方法

手术区消毒后，须铺盖无菌单，以遮盖预定手术切口以外的区域。进行小手术时，铺一块小孔巾即可。较大的手术，须先铺四块治疗巾，然后铺中单、大单。四块治疗巾的铺置一般仍由第一助手在手术区皮肤消毒之后，未穿手术衣和戴手套之前进行。铺治疗巾的顺序是先盖好脏侧，后盖净侧，最后铺盖靠近自己的一侧。以腹部手术为例，器械护士将四块治疗巾各自折叠1/4依次递给第一助手，盖于切口部位的四周，顺序是先盖好手术区脏侧（会阴侧），再铺盖净侧（头侧）或对侧，最后铺盖靠自己的一侧。

治疗巾相交的四个角用巾钳固定。两侧治疗巾之间的预定切口约留3cm宽。治疗巾铺好后，应避免移动，如有必要，只许由中心向外移动，不可相反。铺好治疗巾后第一助手再泡手3分钟，然后穿手术衣，戴手套，中单及大单由穿好手术衣的手术人员铺盖。铺中单时先铺下方，后铺上方。铺大单时，先将洞孔对准预定的手术切口部，然后将大单向手术台两侧展开，再向手术台两端展开，使上端遮盖患者头部和麻醉架，下端盖过足部，至少超过手术台边缘30cm。注意双手及无菌单勿与周围的人员或物品接触，以防污染。

五、手术室管理的基本要求

（一）个人卫生和健康

手术室工作人员应严格讲究卫生。手指甲应剪短，有呼吸道疾病、开放伤口、眼、鼻、喉感染者，均不宜进入手术室。

（二）手术室制度

1. 工作人员进入手术室制度　严格遵守无菌原则，穿手术室备好的衣、裤、鞋，戴口罩、帽子，保持清洁安静。禁止吸烟或大声喧哗。有呼吸道感染及化脓性病灶者原则上不进入手术室。

2. 手术室参观制度　参观人员应穿手术室准备的衣、裤、鞋，戴口罩、帽子。每间手术室参观人员不超过3人。参观时严格遵守无菌规则，站在指定的地点。参观者不得距手术台太近或站立过高，不得随意走动。参观感染手术后不得再进其他手术室参观。

3. 消毒隔离制度　每次手术后彻底清扫洗刷，清除污染敷料和杂物，紫外线灯照射消毒。接台手术需照射消毒30分钟后才可再次施行手术。所用物品、器械、敷料、无菌物品应每周消毒一次。打开的无菌物品及器械保留24小时后应重新消毒灭菌。氧气管、各种导管、引流装置等用后浸泡在消毒液内消毒，并每天更换消毒液一次，定期作细菌培养。无菌手术间与有菌手术间相对固定，无条件固定者，应先施行无菌手术，后施行污染或感染手术。

4. 手术室空气消毒　手术室内空气应定期消毒，通常采用乳酸消毒法。$100m^3$空间可用80%乳酸12ml倒入锅内，置于三脚架上，架下酒精灯加热，待蒸发完后将火熄灭，紧闭30分钟后打开门窗通风。现代手术室空气消毒采用空气层流净化，整形美容外科手术室国际标准为千级层流净化。

（三）手术进行中的无菌原则

1. 手术人员穿无菌手术衣后应避免受到污染，手术衣的无菌范围是腋前线颈部以下至腰部以上的前面及手部至肘关节以上5cm。手术台边缘以下的布巾均属有菌区域，不可用手接触。

2. 手术人员及参观人员尽量减少在手术室内走动。

3. 非洗手人员不可接触已消毒灭菌的物品。

4. 洗手人员面对面，面向消毒的手术区域，只能接触已消毒的物品。

5. 如怀疑消毒物品受到污染应重新消毒后再使用。

6. 无菌布单如已被浸湿，应及时更换或盖上新的布单，否则可将细菌从有菌区域带到消毒物的表面。

7. 不可在手术人员的背后传递器械及手术用品。

8. 如手套破损或接触到有菌的地方，应另换无菌手套。前臂或肘部碰触有菌地方，应更换无菌手术衣或加套无菌袖套，污染范围极小的也可贴上无菌胶膜。

9. 在手术过程中，同侧手术人员如需调换位置时，应先退后一步，转过身，背对背地转到另一位置。

10. 作皮肤切口及缝合皮肤之前，需用碘酊、乙醇再消毒皮肤一次。切开空腔脏器之前，应先用纱布垫保护周围组织，以防止或减少污染。

第四节　美容外科的基本原则和手术方法

一、基本原则

美容手术均应遵循以下基本原则：

1. 无菌操作　美容外科手术多是一期手术，加上美容手术的特殊性，绝不容许创面感染发生。因此，医务人员在围术期一切操作都要严格按照医疗技术操作常规进行，严格遵守无菌原则。

2. 微创操作　术中切忌过度的夹持、挤压、牵拉、电凝、干燥，以免导致部分组织、细胞坏死而成为滋生细菌的良好培养基,引起或加重感染,或因感染导致纤维组织过度增生形成瘢痕。

3. 无张力缝合　切口对合时一定要张力适中。张力过松时可适当修剪皮缘,过紧时应行切口两侧缘皮下潜行分离,缓解张力,以免导致皮缘缺血坏死及纤维组织过度增生形成瘢痕,还有可能导致器官移位畸形。

4. 无出血操作　术中一定要严格按照解剖层次进行切开和分离,积极采取电凝、注射止血、止血剂湿敷止血、结扎止血等措施及时止血以减少创面出血,保持创面清洁、视野清晰。

5. 无死腔、无血肿　无论是死腔还是血肿,都可导致积液、细菌感染、压迫周围组织、影响创面愈合,甚至导致切口裂开。因此,术中一定要精心止血,局部加压包扎或用组织移植、转位等方法消除血肿和死腔。

二、基本手术方法

美容外科的基本手术方法和普通外科一样,都包括切开、剥离、止血、缝合、包扎五方面内容,不同之处在于这些基本技术都是融医学美学、人体美学和艺术于一体,紧紧围绕着审美、创造美来进行。

(一)切口部位选择和切开

1. 沿 Langer 线切开　Langer 线(图 5-4-1)是 Langer 通过尸体皮肤张力研究后绘制出来的人体皮纹走向线,人体皮肤弹力纤维的走向大部分与此线走向一致,沿此线切开皮肤,可最大程度地避免弹力纤维的切断量,皮肤的弹性回缩力小,缝合时张力较小,切口愈合快,瘢痕增生不明显。

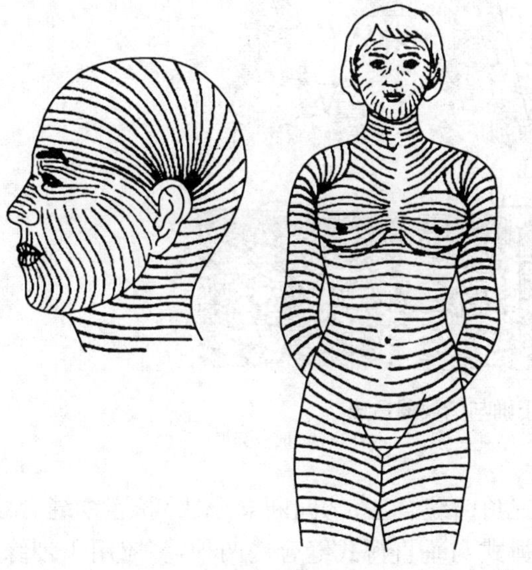

图 5-4-1　人体 Langer 线

2. 沿皱纹线切开　皮肤的皱纹线大部分与 Langer 线一致,于皱纹线做切口,术后瘢痕增生也不明显,故临床面部手术时常常在鼻唇沟、鱼尾纹或额纹上切开。

3. 沿器官的外部轮廓线切开　沿器官的外部轮廓线切开往往切口不明显,临床上常用的轮廓线有发际线、唇线、眉周边、耳根、乳房下皱襞等。

4. 在隐蔽部位切开　为了不影响美观,瘢痕不外露,常把切口选择在隐蔽处,如发际内切口、口内切口、鼻内切口等。

5. 关节部位切口应平行于关节面切开　为避免直线瘢痕挛缩,关节部位的切口应选择在平行于关节面处切开,而不是纵行穿过关节。否则,创面愈合后会出现瘢痕挛缩,影响或限制关节运动。

6. 正确执刀　一般大切口用握持式,小切口用执笔式。切割起始下刀及切割完毕收刀时刀片应与皮肤垂直,中间切割时刀刃应与皮面呈 45°角(图 5-4-2)。切割中应一次切透全

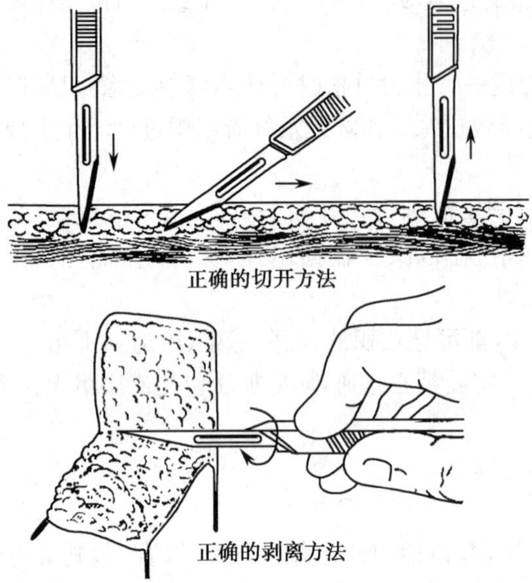

图 5-4-2　正确的皮肤切开、剥离方法

层皮肤，切忌拉锯式切开。

（二）正确剥离

剥离时应尽量做到层次清楚，损伤小。美容外科手术常常采用“锐钝”剥离法进行剥离，剥离时将刀片侧向平推，也称为“推剥”法，刀片在同一层面上平推的同时，刀刃行锐性分离（图 5-4-2）。

（三）止血

在美容外科的基本原则中已经述及无出血操作，术中应采取结扎、压迫、电凝温水湿敷、止血剂湿敷、止血带止血等多种措施积极止血，做到无出血操作。

（四）缝合

美容外科对缝合的要求是切口对合美观、整齐，无张力，无死腔，选择缝针和缝线粗细适宜。缝合时应严格按照组织层次对合，皮肤全层缝合时，进针应与皮面垂直，两侧进针深度一致，打结后皮缘轻度隆起，对合良好，注意皮肤表面缝线不能过度拉紧，以免皮缘内陷，形成明显的缝线瘢痕，保持针距、边距均匀。常见正确与错误缝合法见图 5-4-3。

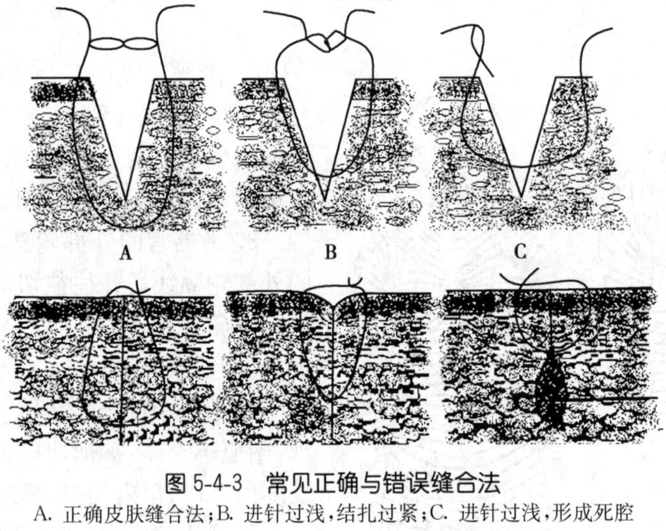

图 5-4-3　常见正确与错误缝合法
A. 正确皮肤缝合法；B. 进针过浅，结扎过紧；C. 进针过浅，形成死腔

常用缝合方法（图 5-4-4，图 5-4-5）有：①三角瓣缝合法；②间断缝合法；③连续缝合法；④连续锁边缝合法；⑤褥式缝合法，包裹水平褥式与垂直褥式缝合法两种，多应用于创缘容易内翻的切口；⑥皮内缝合法，此法为在真皮底层进行缝合，可使创缘更紧密地对合。

（五）包扎固定

包扎材料有纱布、胶布、三角巾、四角巾或五角巾、绷带（普通绷带、弹力绷带）等。美容外科应用最多的是纱布、胶布和绷带。纱布用作敷料，胶布、绷带用作固定材料，取材方便，

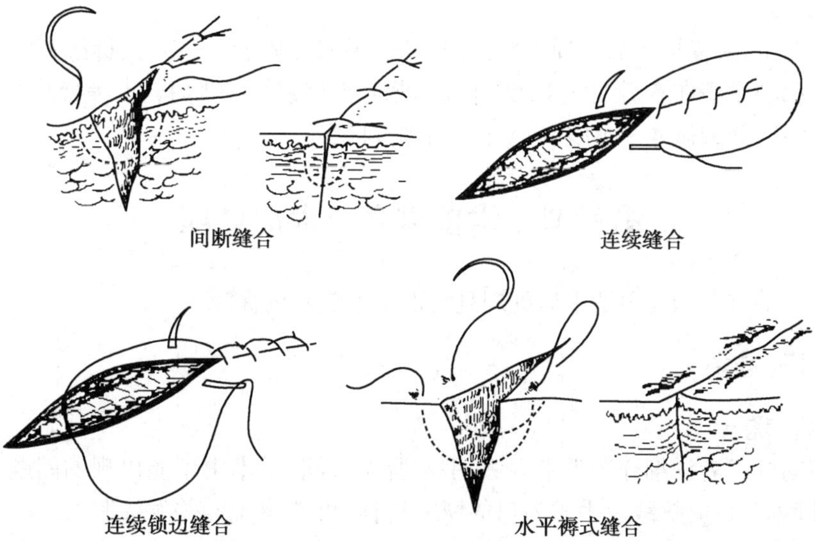

图 5-4-4　常用缝合法 1

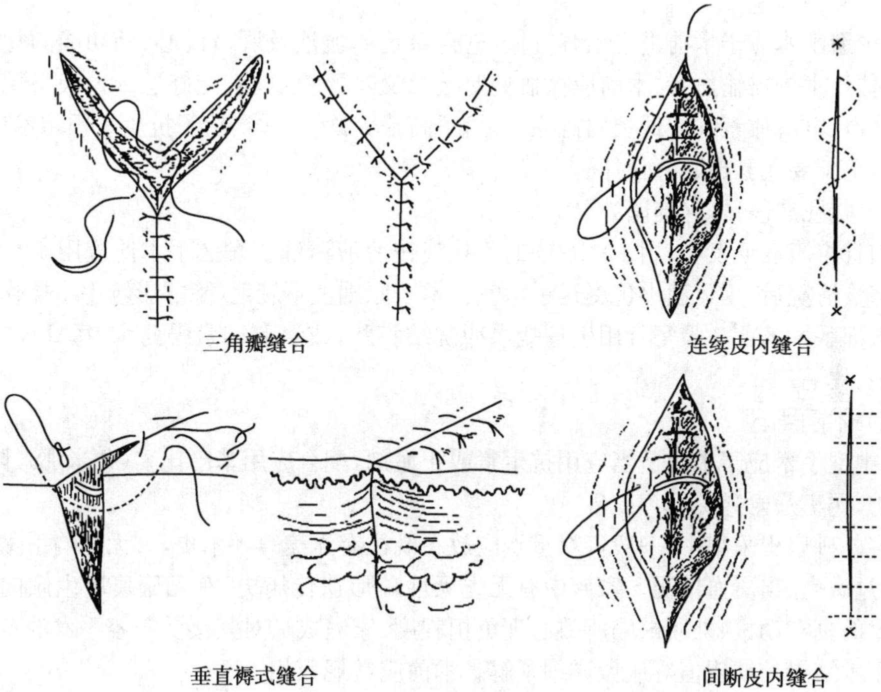

图 5-4-5　常用缝合法 2

应用灵活，主要适用于头面部及肢体、肢体残端的包扎。包扎时应注意：关节部位、骨突起或凹陷处，在包扎前，应先用棉垫铺平予以保护，以免出现压迫症状。包扎四肢时应从远心端向近心端缠绕，指(趾)应尽可能露在外面，以便随时观察血液循环变化情况。包扎时，力度应适宜，太紧会影响血液循环；太松又起不到压迫、止血及固定作用。包扎关节时，应使关节处于功能位。

（六）拆线

一般情况下，头面部术后1周左右拆线；乳房手术在术后7～10天拆线；关节部位及复合组织游离移植术等在术后10～14天拆线。营养不良或切口张力较大等特殊情况，应考虑适当延长拆线时间或做间断拆线，以防拆线后切口裂开。

第五节　术前准备、术后处理

充分的术前准备和完善的术后处理是每次手术成功的保障。

一、术前准备

（一）精神准备

术前应向受术者详细介绍手术方法、手术所需时间、手术中可能出现的问题、术后可能出现的各种反应、何时拆线及手术刀口的恢复过程、可能出现的并发症和发生率等，让受术者做到心中有数，决定是否做手术并愿意承担可能的手术风险，打消受术者的恐惧心理，双方签署手术协议书。

（二）全身准备

大、中型手术应于术前进行系统查体，进行系统的血液及肝、肾、心、肺功能的化验和辅助检查，估计术中需输血者，术前应做血型鉴定及交叉配血试验，配好适量血液备用。术前要纠正贫血、电解质紊乱或低蛋白血症等，给予高营养饮食，适当给予抗生素预防术后感染。小型手术至少要化验出、凝血时间。

（三）局部准备(术区准备)

术前日应清洗毛发，应用1∶1000的苯扎溴铵溶液清洗。发区手术前应用1∶1000苯扎溴铵溶液清洗后，用无菌巾包裹送手术室。术区原则上不剃毛(除非影响手术操作的局部区域)，眼部手术术前3天每日用生理盐水冲洗结膜腔，或滴氯霉素眼药水，每日3次，无需剃除眉毛、睫毛。

（四）术前用药

大、中型手术应于术前适当应用抗生素或止血剂，配合应用苯巴比妥(鲁米那)、阿托品。

（五）病史及影像资料

美容外科病史采集中，一般资料重点应放在既往有无美容手术史，有无影响手术的禁忌证、药物过敏史、出凝血情况。家族中有无先天性畸形遗传病史，有无瘢痕增生倾向等。对本次求术的真实动机、外貌缺陷所致心理负担程度、家庭成员对其接受美容手术的意见和求术者对手术结果的期望值等应做详细了解。术前应常规照相。

二、术后处理

1. 体位　保持舒适体位，术区勿受压，情况允许可适当抬高，必要时需加外固定，如上肢手术后必要时可用夹板固定、悬吊。要适当变换体位防褥疮。全麻受术者术后应保持侧头无枕仰卧位6小时。

2. 止痛　非因血肿压迫或肢位不当等造成的疼痛，可用止痛剂止痛。否则应查明原因，及时予以相应处理。

3. 消炎　抗生素应用不应作为常规，应有针对性使用，对有感染或污染可能及植入性的手术，可应用 3～7 天。

4. 换药　一般情况下美容手术可不换药直至拆线为止，这样可保护切口并防止术后局部污染。术后首次换药必须是术者或手术组成员，不宜让不了解手术过程的人换药。换药时应严格遵守无菌原则。包扎稳固、外形整洁美观。留置引流在引流物已不多时应于术后 24～48 小时撤除。

5. 拆线　拆线的时间应视手术部位和切口的张力而定，头面部张力小者可于 4～5 天拆线，四肢或张力大者应适当延长至 10～14 天拆线。为减轻手术切口瘢痕增生，拆线后局部可继续应用透气透明的医用胶带 2～3 个月及软化瘢痕的综合治疗，如外用瘢痕软化膏、硅胶膜，戴弹力绷带，离子导入等措施。

全麻术后，受术者清醒前应有专人陪护，并在床旁备吸氧设备、吸引器、气管切开包、急救盘和急救药品等，以备应急。

第六节　美容外科摄影及资料收集

美容外科摄影目的是真实、客观、全面、忠实地记录美容就医者就诊前后或术前、术后的状态。长期坚持分门别类地收集整理，可积累下大量珍贵的资料，以期总结经验、汲取教训，为教学、科研及临床工作积累全面、丰富的宝贵资料，同时也为今后一旦产生医疗纠纷提供强有力的法律依据。

一、美容外科摄影

（一）美容外科摄影的重要意义

1. 留存美容就医者宝贵的原始形象资料　美容就医者就诊往往因为面容或形体方面存在某种缺陷、瑕疵或畸形，一旦经过手术矫正，将不复存在。这些缺陷、瑕疵或畸形存在于何部位，大小、形态、程度、范围如何，术后改善效果如何都要在术前、术后通过摄影全面、真实、准确地进行详细记录。

2. 为术后效果评价提供客观依据　美容手术是否成功，术后效果如何，用任何语言表述都难以令人信服。俗话说“耳听为虚，眼见为实”，只要将美容就医者术前、术后的一组照片摆放在一起即可让人一目了然，其手术效果和价值不言而喻。

3. 为教学、科研、远程会诊及学术交流提供直观翔实资料　在教学工作中，利用直观清晰的术前、术后照片，教师容易讲解，学生容易听懂。经常性地回顾和对比分析图像资料，可不断地总结经验，汲取教训，将成功的手术经验总结成完善的新理论，指导今后的教学和临床工作。对于失败的手术，对其术前诊断、术前设计以及手术过程的各个环节、失败的原因应该进行认真总结，警示后人。

还可通过计算机远程会诊系统，将反映美容就医者真实情况的图像资料传给国内或国际上的同行专家进行远程会诊，在他们的指导下现场解决问题或手术。在学术交流中，如果能为大家呈现出一套完整、清晰、规范的术前、术中和术后照片可显著提高报告水平。

4. 有利于提升美容就医者对自我形象的认识　当一套完整、清晰的术前、术后照片呈现在美容就医者眼前，原来的缺陷或瑕疵或畸形不翼而飞，代之以一副崭新、美丽的容貌时，他(她)们会对自我新形象更加自信。

5. 为日后可能发生的医疗纠纷提供法律依据　由于医学摄影真实、全面地记录了术前、中、后的实际情况，作为法律凭证可以客观地反映手术前后的情况，因此，可作为解决美容手术纠纷的重要依据。

(二) 美容外科摄影的要求

1. 确保真实、准确　必须客观、真实、准确地反映拍摄部位的形态。不容任何化妆、修饰，也不允许采用任何艺术夸张手法。

2. 突出主体　拍照部位及其周围必须整洁，去除饰物，皮肤、毛发应事先清洗干净。背景清晰，照明光源、相机与拍照部位应相对固定。主体突出，最大程度显示主体的形象，准确表达畸形、缺陷或瑕疵，清晰显示皮肤表面形态特征。

3. 对比鲜明、协调一致　术前、术中、术后均采用一致的体位、拍摄距离、角度、背景和照明光源、照明强度、拍摄模式或拍摄参数、照片尺寸和横、竖幅选择，确保拍摄效果术前、术后具有鲜明对比，协调一致。

4. 资料齐全　被摄对象术前、术中、术后的照片必须完整成套，绝不能疏忽或放弃每一次拍摄机会，否则将会造成永远无法弥补的遗憾。

另外，对受术者术中切除的骨组织、肿瘤、多余的软组织，脂肪抽吸术中吸出的脂肪均应微距拍摄作为资料留存。如切除物系双侧对称的，应在切除后按一定的大小、形状，双侧对称摆放进行拍摄。

(三) 摄影器材

1. 照相机　选用500万像素以上；3～6倍光学变焦镜头；1/1.8英寸以上CCD(电荷耦合器件)；具有微距模式、多种程序模式、全手动模式、光圈优先、速度优先模式的数码相机或数码单反相机即可满足常规应用。

2. 光源　摄影中一般需要主光、辅光及背景光三种光源。碘钨灯或相机机顶同步闪光灯常用作主光源，其光照亮度强，色温高。白炽灯用作辅光或背景光，当主光、辅光、背景光三者搭配比例和投射角度恰当时，可获得立体感强，层次丰富的高质量照片。

3. 三脚架　为了获得高清晰照片，防止拍摄过程中相机抖动，宜用三脚架进行拍摄。市售各种牢固稳定的折叠式三脚架均可选用。

4. 背景材料　多采用浅灰色或淡蓝色布料作为背景材料，可与拍摄主体形成鲜明对比，突出拍摄主体。

(四) 摄影技术的要求

1. 真实性、科学性和可比性是美容外科摄影的灵魂　为了能将被摄主体的缺陷、瑕疵、畸形或病变客观真实地反映出来，应严格选择最佳角度，细致观察，通过形态、大小、颜色的对比，以及背景、陪衬物的衬托等方法将异常与正常部位的不同真实刻画出来。

2. 建立专用摄影室　日常生活中，进入房间的自然光线受室外天气、早晚、室内装潢、陈设、灯光等影响而变得非常复杂，将对照片质量产生显著影响。因此，应建立专用摄影室，除了术中拍摄，术前、术后都应在统一的条件和参数下摄影，这样方可获得具有真实性、科学性和可比性的照片。

摄影室一般有2.5m×4m大小即可，天花板和墙壁粉刷成白色，窗户用黑色窗帘遮盖，关闭其他杂光源。被摄主体距离背景90cm以上，避免产生阴影。室内配置主光、侧光及背景光三组光源，每组光源的位置、角度、强度均可在一定范围内进行调节。

摄影室应建立严格的登记制度，拍照后立即进行登记，内容涵盖被摄者就诊或住院ID号、姓名、性别、年龄、联系方式、诊断、手术名称、拍摄日期、拍摄部位、拍摄体位、拍摄距离、拍摄张数、拍摄者、记录者、所用相机名称和型号、拍摄参数、保存方式、保存介质及其名称、地址等。

3. 注重光线的运用　通过恰当的光线运用，力求表现出被摄体的真实性、立体感、质感以及色彩还原。侧光、背景光的照明强度应弱于主光2～3挡。

4. 正确使用数码相机的感光度(ISO)　所有数码相机都有感光度指标，通常有50、100、200、400、800、1600。感光度低表示对光的敏感度相对弱，需要的曝光时间相对长；感光度高则相反。高感光度容易增加噪点，即画面上出现很多粗糙的颗粒。故最好将感光度处于最低值上拍摄以获得图质细腻的照片。

5. 灵活选用曝光方式　若对拍摄没有特殊要求时，宜选择程序自动曝光(P)。若对景深有特殊要求时，如拍摄手术、局部特写等画面时，宜选择光圈优先式曝光拍摄。如要表现局部形态特征的细微变化，可选用微距模式拍摄。

6. 正确选择取景方式　目前多数数码相机都配有电子取景和光学取景两种取景方式。电子取景，即通过液晶显示屏取景，这种方式使用方便，应用灵活，但取景姿势必须是双手前伸，与眼睛保持一定距离，此时相机无法获得稳定支撑，用低速快门很难拍出稳定清晰的相片。

光学取景，取景时双手持机紧贴面部，有着较好的稳定性，所见景象画面较为清晰，色彩和对比度也比较真实。唯一的缺点就是取景误差大，通过光学取景器看到的景象约占实际拍摄景象的85%。因此，用光学取景时，取景大小应比所需景象大出约15%方可满足实际需要，否则就会造成部分重要形态特征等重要信息的丢失。

数码单反相机可有效避免以上缺陷，单反式取景是真正没有误差的光学取景方式，取景范围可达实拍画面的95%以上。

7. 正确使用曝光补偿　在复杂的光线及强对比高反差环境下，P挡(程序自动曝光)拍出的照片往往效果不理想。这时就需要拍摄者手工调整曝光补偿EV(expose value)。

数码相机大多具备±2.0～3.0EV调节范围，一般以0.3或0.5为级别渐进调整。当被摄体亮部的区域较多，如逆光、强光下的被摄体，使用EV+；在被摄体暗部的区域较多，如阴影中的被摄体、黑色被摄体的特写时使用EV-。简单通俗地说就是“白加黑减、亮加暗减”。当对EV值进行调整时，相机的光圈/快门参数也会联动，达到最佳曝光。

8. 正确使用白平衡以达到最佳色彩还原　数码相机白平衡的调整通常有3种模式：自动白平衡、分挡设定白平衡、精确设定白平衡(手动设定模式)。自动白平衡由相机自动完成，分挡设定白平衡的分设挡位少，精度不高，这两种模式在一些特殊光照条件下拍摄有色彩还原欠佳现象。这时可选择精确白平衡，在拍摄现场光的条件下，用白纸或白色物体充满镜头视野进行白平衡调节。经过这样的调试再拍摄，色彩还原非常准确。

9. 充分利用包围曝光、连拍和及时反馈功能　包围曝光，即相机能自动以加曝光、正常曝光、减曝光的设置连续拍三张相片。三挡不同的曝光值，总有一张比较理想。有连拍功能的相机能以相同的设置连续拍摄三张甚至五张照片，可不失时机地捕捉到宝贵的拍摄瞬间，这在手术过程中拍摄极为有用。用数码相机拍摄如果拍摄效果不理想，可立即纠正或重新设置后再拍摄，确保拍摄效果。

（五）美容外科摄影体位

目前我国对美容外科手术必须拍摄哪些体位照片尚无统一规定。临床上头面部摄影时常采用正位、正侧位、3/4 前侧位或仰视位等体位以突出被摄部位缺陷、瑕疵、畸形的全部形态特征。为了获得术前、术后对比鲜明，极具说服力的照片，应采用较为通用的标准体位进行拍摄。美容外科常见手术拍照体位可参考以下体位进行选择（表 5-6-1）：

表 5-6-1　常见美容外科手术拍照部分体位选择

手术类型	术前、术后拍照体位、状态
眼睑部手术	眼部正位、侧位睁眼和闭眼像；正位睁眼静态和微笑像
面部轮廓手术及耳部手术	头面正位、侧位像，仰位像
唇部及下颌角手术	头面正、侧位及后位像
	面部正、侧位开口和闭口像、3/4 侧位像
隆颏术	头面正、侧位像
酒窝成形术	头面正、侧位静态和微笑像
面部联合美容术	头面正、侧位、3/4 侧位静态和微笑像
乳房手术	胸部正、侧位、3/4 侧位像及切位像（乳头手术）
腹部手术	腹部正、侧位像
四肢手术（以手部为例）	手掌面、背面像；必要时桡前侧位像、尺前侧位像及各种功能位像
体表肿瘤切除术	肿瘤切除前后正侧位像

二、美容外科摄影资料的收集、整理和保存

美容外科医务工作者都应高度重视摄影资料的收集整理工作。

（一）收集资料及时完整

每个病例或求术者，常常需要收集包括术前、术后和必要的术中以及辅助诊断（如 X 线片、病理组织切片）等照片，方能成为一套完整无缺的影像资料，才有充分的科研和保存价值。随着数码技术的普及和应用，美容外科医务工作者均应掌握常用数码摄影技术，这样即可在不依赖专业摄影师的情况下随时进行拍照，防止遗漏。拍照后立即将所摄照片及时输入专用电脑（防止受病毒或黑客攻击），以拍摄日期和时间为名称建立根文件夹，如 201001060830（2010 年 1 月 6 日 8:30），以被摄对象的住院或就诊 ID 号-姓名-性别或手术名称为名建立子文件夹，并在其中再分别建立二级子文件夹存放术前、术后、术中的照片。需要查找时用电脑的“搜索”功能便可快速查找到所需资料。存放后应如前所述进行详细登记，以便日后能够进行及时准确的查找、筛选、排序等统计工作。

（二）摄影资料的保存

数码照片既可以像传统光学摄影照片一样洗印出来贴附于病志存放于病案室，也可仅把拍摄的图像数据保存下来无须打印或洗印成纸质照片。只要归档、登记准确，需要时可立即调出阅读或打印。但数码图像数据保存应注意以下问题：

1. 选择什么图像格式存储　图像格式即图像文件存放在储存介质上的格式，存储格式

决定着记录下来的图像精度、大小、色彩的保真和输出时图像的质量。现在使用的存储格式比较多，如 JPEG、TIFF、RAW、BMP 等，要想保存高质量的图像数据，应选择 TIFF 和 RAW 图像格式，因为它们是非失真压缩格式和无损压缩格式文件，图像数据损失很少或没有损失，保存下来的照片质量高，缺点就是占用存储空间大。

JPEG 图像格式是一种失真式的压缩格式，其压缩比率通常在 10∶1～40∶1 之间，虽然占用空间极小，但其色彩失真可能性增大。故 JPEG 格式的照片拍摄后应原版、原格式保存。如经编辑后再保存，图像数据将进一步丢失，反复保存次数越多，数据丢失越严重。

2. 选择什么存储介质　数码摄影资料的存储介质主要有以硬盘、软盘为代表的磁性材料；以内存为代表的储存芯片；以 CD-ROM 为代表的光盘。数码相机主要以芯片和磁性材料为存储介质，无论是芯片或磁性材料，数码相机的存储介质容量不宜过大，1G 左右即可，否则如果操作不当将会带来极大损失。

用于长时间存储大量图像数据的介质可选择硬盘，容量大，可达上千 G，速度快，备份上百 G 的数据只需要几十分钟，还可以随机访问，且价格适中，性价比高。DVD 光盘，每张容量是 4.37G，作为长久性存储介质，应选择不可复写光盘，防止操作不当覆盖原数据。为保险起见，同样内容应双备份，两张盘片分开放置。

蓝光光盘，是继 DVD 光盘后的新一代光盘格式。目前单张多层最大容量为 200G。可用以存储高画质的影音以及大容量的资料存储。但蓝光光盘价格较高，目前尚未普及，如非海量数据，选择 DVD 盘片即可。

选择好存储介质后，重要的就是将所有资料分类整理、按照硬盘或光盘大小打包进行转存或刻录，并同时做好保存或刻录详细登记、编号，以备将来能够准确、便捷查找。附于光盘的相关信息不能直接写于或贴附于光盘背面，只能贴于装光盘的外包装盒上。

无论硬盘和光盘均应保存在荫凉、干燥、无放射、无强光、无灰尘、无震动的环境中。要注意跟踪科技的发展，如有新的存储介质诞生，应该及时将原数据转存，否则一段时间后原来的数据就可能无法打开。

第七节　皮肤组织移植术在美容外科的应用

皮肤覆盖在人体表面，是人体最大的器官。不同部位皮肤厚薄不一，一般为 0.5～4mm，眼睑部皮肤最薄，仅 0.5～0.6mm。皮肤由表皮、真皮及皮下组织三部分构成。美容外科常常要用到皮肤组织移植，包括皮片移植和皮瓣移植。皮肤组织移植按组织来源不同可分为自体移植（来源于自身）、同种异体移植（来源于他人）及异种移植（来源于其他动物），但目前主要应用的是自体皮肤组织移植。

一、皮片移植

皮片是指含有表皮加上部分真皮或全层真皮构成的皮肤组织片。由身体某一部位取皮片移植到另一部位，称为皮片移植。供皮的部位称为供皮区，受皮的部位称为受皮区。

（一）皮片分类及特点

临床常用的皮片按切取厚度分为刃厚皮片（表层皮片）、中厚皮片和全厚皮片三类（图 5-7-1）。

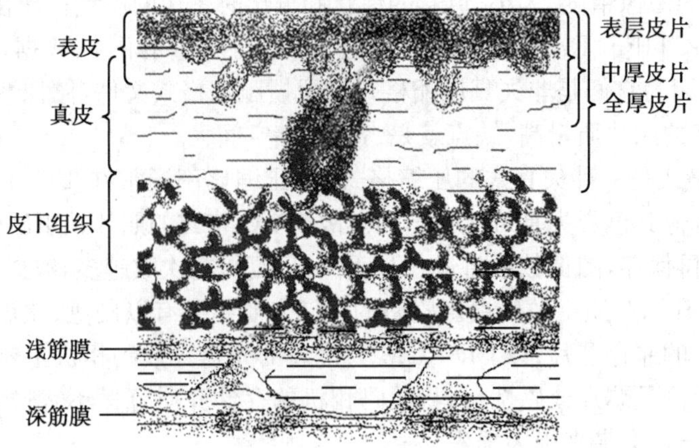

图 5-7-1　皮片分类

1. 刃厚皮片　刃厚皮片包括表皮层和极少的真皮乳头层，是最薄的皮片，厚度一般为 0.2～0.3mm。它的主要优点是生命力强，能依靠血浆渗透维持生存，故在血运不良的创面或有轻度感染的肉芽创面上容易成活，切取容易，供皮区不受限制，且在同一供皮区可以反复切取。供皮区愈合迅速，不遗留瘢痕，以头皮最为理想。但其缺点是质地脆弱，缺乏弹性，不耐磨压。后期常皱缩，色泽深暗，外形不佳。

2. 全厚皮片　全厚皮片为最厚的皮片，包括表皮和真皮全层。全厚皮片富有真皮层内的弹力纤维、腺体和毛细血管等组织结构，其优点为成活后收缩少，色泽好，坚固柔韧，能耐磨压和负重，但成活条件要求较高。

3. 中厚皮片　中厚皮片包括表皮和部分真皮，平均厚度为 0.3～0.6mm。据包含真皮多少不同又分为厚中厚、薄中厚两种，前者约含 1/3 真皮，后者约含 3/4 真皮。中厚皮片的厚度界于全厚和刃厚皮片之间，兼有两者的优点，易于成活，功能较好，应用范围广泛，为临床外科最常用的皮片。缺点是供皮区常遗留瘢痕。

（二）适应证

皮片移植主要用于修复皮肤软组织的浅层缺损，如闭合Ⅲ°烧伤创面、切取全厚皮片或因各种创伤所致的皮肤缺损创面等。也可用于闭合血运极差以及细菌感染的皮肤缺损创面。全厚皮片通常用于颜面、颈部、手掌、足跖及关节等受磨压和负重多的部位。中厚皮片广泛运用在各类新鲜创面和肉芽创面，根据受皮区的部位决定中厚皮片的厚薄。

（三）术前准备

如患者有贫血、血浆蛋白过低、脱水等情况，须先行治疗。供区应尽量选择在不易受污染、隐蔽的区域，且皮面宽阔、平坦，如大腿内侧、后外侧、腹壁及胸壁等处，取皮后不影响日后局部的功能。肢体远端植皮时，尽量不选在同侧的近端，以免绷带压迫，造成远端充血，影响皮片成活。颜面植皮还应注意选用色泽相近的皮片，需要皮片小者可取自耳后部或锁骨上窝，需要皮片大者可取自上臂内侧或侧胸壁。

植皮时，新鲜创面要保证无活动性出血和坏死组织，边缘修剪整齐。肉芽创面要彻底清创至肉芽色泽新鲜红润，有点状出血方能进行植皮。

(四)手术方法

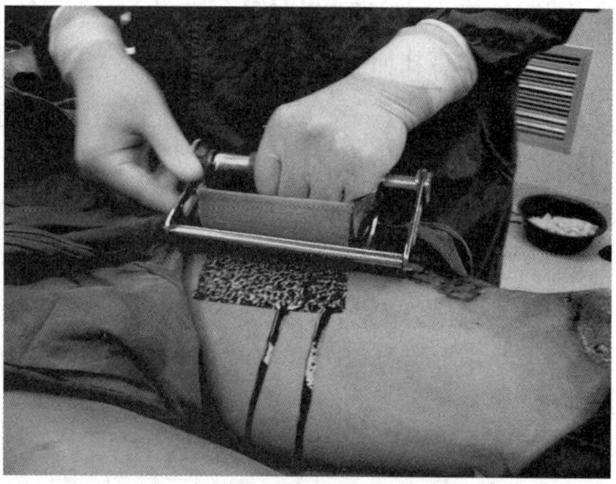

图 5-7-2　鼓式取皮机取皮

一般植皮面积大者,多用全身麻醉;面积较小者,可用局部麻醉、硬膜外或椎管内麻醉,或其他神经阻滞麻醉。患者体位依供皮区和受皮区的部位而定,以便于操作为原则,常取仰卧位。手术人员分为两组,一组负责皮片切取,另一组负责受皮区创面准备,两组同时进行,力争皮片切取后立即进行移植。

1. 皮片切取　既可手法切取,即用直钳夹持剃须刀片切取,也可用器械取皮,即用鼓式取皮机、辊轴式取皮刀或电动取皮机切取(图 5-7-2)。供皮区的创面可直接缝合或植皮覆盖。

2. 皮片移植固定　将切取的皮片植于已做好术前准备的创面上固定包扎。固定方法分为缝合固定和非缝合固定两种。表层皮片一般无需缝合固定,常将皮片切成邮票状或大片皮片,直接贴在创面上,皮片间保持一定间距,便于分泌物的引流。皮片要舒展平坦,紧贴创面。中厚及全厚皮片常常需要打包缝合固定(图 5-7-3)。

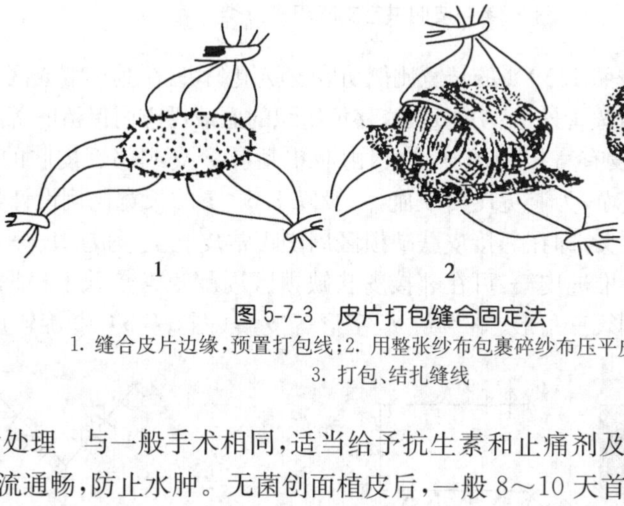

图 5-7-3　皮片打包缝合固定法

1. 缝合皮片边缘,预置打包线;2. 用整张纱布包裹碎纱布压平皮片边缘;3. 打包、结扎缝线

3. 术后处理　与一般手术相同,适当给予抗生素和止痛剂及营养支持。抬高植皮区,保持静脉回流通畅,防止水肿。无菌创面植皮后,一般 8～10 天首次更换敷料,观察皮片生长情况,皮片成活者颜色红润。如有血肿、水疱等,应拆除缝线予以引流,再持续加压包扎 10～14 天。肉芽创面植皮应于术后 3 天更换敷料,如无脓液,可不动接触创面的一层纱布,使皮片不至移动或脱落,待 1 周后皮片生长稳定,方可除去底层纱布。如有脓液,应在泡湿底层纱布后小心轻轻去除,重新更换。供皮区一般可在 2 周后更换敷料,观察愈合情况。切取刃厚皮片者,7～10 天后(中厚皮片者 2 周后)可见上皮重新覆盖创面。如无感染征象,不宜过早更换敷料。

二、皮瓣移植

皮瓣是由表皮和真皮加上部分脂肪或筋膜、肌肉、骨骼构成并借其一端或两端的组织蒂与供体相连或虽游离但带有可供吻合血管网的复合皮肤组织块。

皮瓣可根据其血供方式分为带蒂皮瓣与游离皮瓣两种。带蒂皮瓣，即皮瓣基底虽与供体分离，但其借自身一端或两端的皮肤组织蒂与供体相连，用于相邻部位皮肤缺损修复，或分期转移修复远处皮肤缺损。游离皮瓣是带有可供吻合血管网、与供体完全分离的皮瓣，可立即离断从一个部位转移到远处另一个部位修复皮肤缺损或进行器官再造。根据皮瓣所含组织成分不同又可分为单纯皮瓣、筋膜皮瓣、肌皮瓣、神经肌皮瓣、肌骨皮瓣等类型。

(一) 皮瓣移植分类

皮瓣的分类方法很多，但临床常按其血供方式分类（图 5-7-4）。

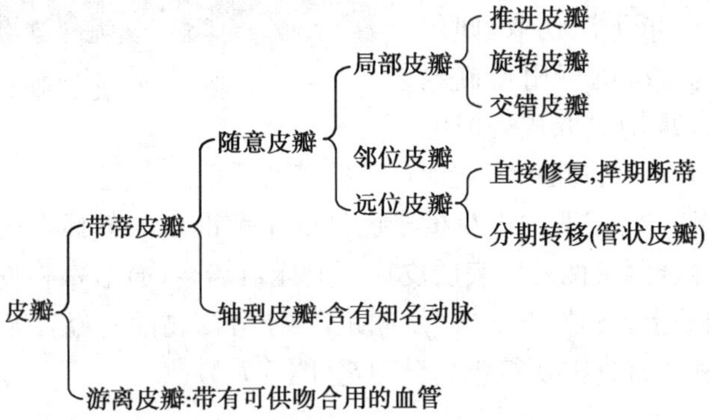

图 5-7-4 按血供方式的皮瓣分类

1. 带蒂皮瓣　通常按照 1.5∶1 的长宽比例切取皮肤组织块，在其一端或两端保留蒂部，移位修复皮肤组织缺损，以改善外形、功能重建，移位组织的血液供应由保留的蒂部组织提供。

(1) 随意皮瓣：皮瓣没有直接皮动脉供血，由肌皮动脉穿支或邻近皮肤的交通血管供血。由于无直接皮动脉供血，为避免皮瓣缺血，一般以 1.5∶1 的长宽比例设计带蒂皮瓣。

1) 局部皮瓣：顾名思义，即在邻接皮肤缺损区周围正常皮肤上形成的皮瓣，皮瓣与缺损区往往有一共同侧缘。①推进皮瓣：可在邻接皮肤缺损区周围正常皮肤上根据需要设计不同形状的推进皮瓣，如矩形、三角形、“V”或“Y”字形等皮瓣（图 5-7-5）；②旋转皮瓣：根据实

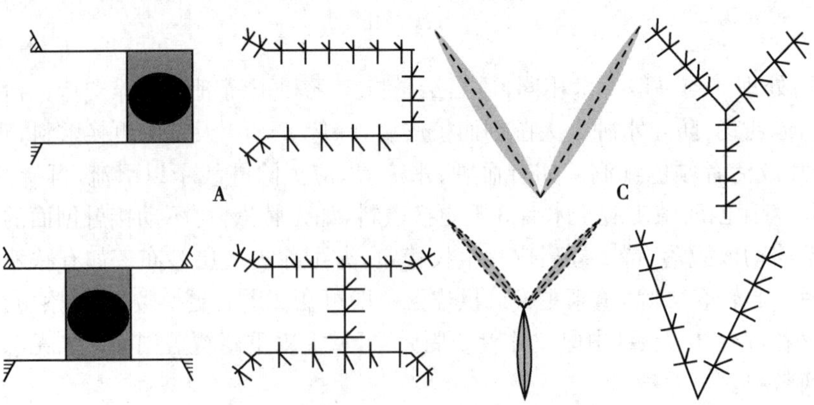

图 5-7-5 局部推进皮瓣

A. 单向推进；B. 双向推进；C. “V”-“Y”成形；D. “Y”-“V”成形

际需要设计不同形状皮瓣并将皮瓣做顺时针或逆时针方向旋转移位，但旋转幅度一般不超过 90°，皮瓣旋转后留下的缺损区可直接拉拢缝合，或用游离皮片移植覆盖(图 5-7-6)；③交错皮瓣：又称对偶三角瓣或称“Z”成形术。常通过相对三角形皮瓣易位的方法，用以松解挛缩性瘢痕。手术时切除条索状瘢痕组织，形成一狭长创面，在此创面两侧各形成一个或多个大小、形状相同的三角形皮瓣，然后将各三角瓣交错互换位置后缝合。松解的长度与皮瓣顶角大小成正比，一般以 60°左右为宜(图 5-7-7)。

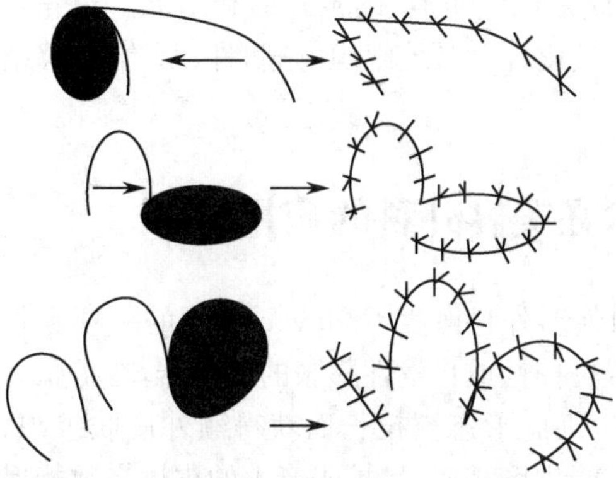

图 5-7-6　局部旋转皮瓣

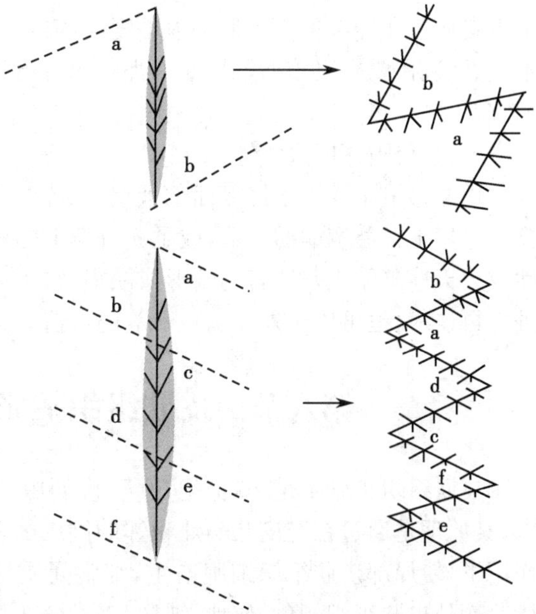

图 5-7-7　“Z”成形术

2）邻位皮瓣：这种皮瓣不同于局部皮瓣，形成的皮瓣与缺损区没有共同的侧缘，中间有正常皮肤间隔。常距缺损区一定距离设计皮瓣，带一个较长的皮下组织蒂部，经隧道移位修复缺损，特别适用于缺损区周围条件较差的病例。

3）远位皮瓣：如果患者情况不允许设计局部或邻位皮瓣，可在腹部、肩胸部设计带蒂皮瓣修复手、前臂皮肤缺损。皮瓣转移有两种方式：①直接移位：可在腹部、肩胸部等部位设计皮瓣，受皮区创面清创后，将供区皮瓣与受皮区创面直接缝合，暂时固定于一定体位，约于 2～3 周后，待供区皮瓣与受皮区建立良好血运后，切断蒂部，解除肢体固定。断蒂后皮瓣可作适当修整。②过渡移位：为了修复头颈部或上肢皮肤缺损或行器官再造，常以前臂或手作为中间站，将胸腹部远位皮瓣经过过渡转移至头、颈、面部。此时，需要转移的皮瓣往往制作成管形皮瓣，即在供皮区设计一定宽度的皮瓣，将皮下层向内卷曲缝制成管状(图 5-7-8)，留下的供区缺损直接拉拢缝合，然后进行带蒂移位。

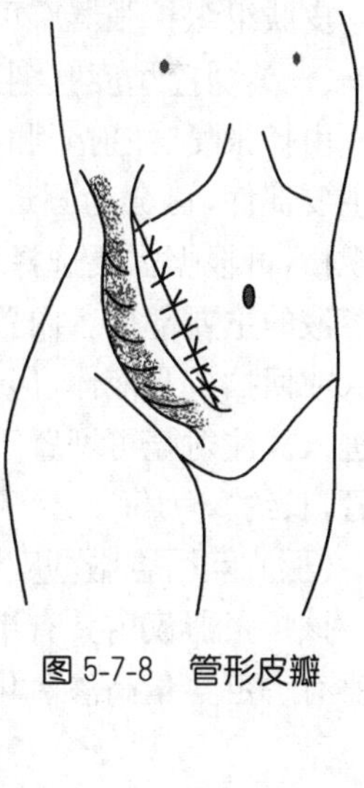

图 5-7-8　管形皮瓣

在皮肤组织扩张术及游离皮瓣广泛应用的今天，远位皮瓣，特别是管形皮瓣已很少应用。

(2) 轴型皮瓣:皮瓣内含有知名营养血管,并以营养血管为轴形成皮瓣。皮瓣不受长宽限制,皮瓣血运只与知名血管的营养范围有关。血供可靠,运用灵活,如带神经吻合,移植后外观好,有一定感觉,成活率高,广泛用于皮肤组织缺损修复和器官再造,如眉再造、阴茎再造等。

2. 游离皮瓣　即皮瓣内含有可供吻合用的血管网,这类皮瓣的移植称为游离皮瓣移植。游离皮瓣移植时,应用显微外科技术将皮瓣内的小血管和受皮区的小血管进行吻合再通,从而使皮瓣的营养立即由受皮区供应,血供可靠,皮瓣切取大小不受长宽比例的限制,可转移到机体任何部位,且可一次性完成手术,大大拓宽了治疗范围,提高了手术成功率,减轻了患者痛苦和经济负担。但手术难度高,需依赖于显微外科设备、器材和娴熟的显微外科技术,供区选择要求也较高,供、受区都必须有可供吻合的血管,供皮区颜色、质地要与受皮区相宜。

(二) 皮瓣移植适应证

皮瓣移植主要用于修复面部及骨、关节、肌腱、神经外露,创基营养极差的皮肤组织缺损。也用于瘢痕挛缩的整形,或是松解挛缩瘢痕,或是取代瘢痕、改善外形和功能。对先天性或后天性泌尿生殖器官的畸形或缺损,常常采用皮瓣加上其他组织(如肋骨、肋软骨)移植进行再造术,也可用于外耳、鼻、舌等的再造。

第八节　皮肤组织扩张术在美容外科的应用

皮肤组织扩张术是 20 世纪 80 年代初由美国整形外科医生 Radovan 首创的一项新技术,其原理是通过在与皮肤病灶相邻的供皮区埋置可控性或自发性膨胀的扩张器,在扩张力作用下,使局部皮肤组织细胞增生,细胞间质增加,细胞形态被拉长而获得额外皮肤组织。所获额外皮肤组织颜色、质地、结构、毛发分布均与受皮区相似,且扩张产生的皮瓣多数能保存感觉神经,治疗后供区外形和功能很少受影响,经过一定时间扩张后,一般可使局部皮肤面积增加 80%～140%。因此,深受医生和受术者欢迎。目前,该技术已成为整形外科和美容外科的常规治疗手段之一。

一、皮肤组织扩张器

皮肤组织扩张器有可控型与自行膨胀型两大类。

(一) 可控型皮肤组织扩张器

由扩张囊、注射壶和导管组成,可根据需要控制扩张量和扩张时间。扩张囊是扩张皮肤的主要部件,可分为圆形、方形、圆柱形、肾形、新月形等不同形状,容量有 20～600ml 等不同规格,可根据需要选择不同形状和容量的扩张器。注射壶是接受穿刺向扩张囊内注射扩张溶液的主要部件。内置注射活瓣式阀门,当注射针头插入阀门时即顶开活瓣,此时可自由注入或回抽扩张液体,但当针头离开后,该阀门不允许囊内液体外流,也不允许外界液体、气体进入。注射壶可埋置于体内,也可置于体外。连接导管是连接注射壶及扩张囊之间的硅胶管,长约 5～15cm 不等,直径一般为 2～3mm,导管不宜过短或太长。

(二) 自行膨胀型皮肤组织扩张器

该扩张器仅由具有半渗透膜性能的硅胶膜制成的扩张囊构成,无注射壶和连接导管,囊内盛有一定容量高渗氯化钠溶液,囊外组织液借囊壁内外渗透压差流向囊内使扩张囊自行扩张。但扩张速度和扩张时间不易控制，如囊壁破损，囊内高渗盐水渗漏到组织间隙，可致组织坏死，故临床应用较少。

二、适应证

1. 头皮部　头皮缺损、瘢痕性秃发、脂溢性秃发、头皮肿瘤和斑痣等。

2. 面颈部　面颈部瘢痕、较大范围色素痣、较大范围血管瘤、文身、神经纤维瘤及部分恶性肿瘤等。

3. 乳房整形。

4. 四肢及躯干皮肤缺损、增生性或萎缩性瘢痕及瘢痕挛缩、巨大色素痣、神经纤维瘤、较大面积和较深的皮肤溃疡等。

三、手术方法

皮肤扩张术往往分两步或多步进行，第一步是在皮肤缺损区周围埋置扩张器，一般术后5～7天即可定期注液，不一定待伤口拆线愈合后。通常每周注射1次生理盐水，每次注射量为扩张囊容积的10％～20％或至表面皮肤稍呈苍白为度。应防止注液过多导致局部压力过大而引起局部皮肤组织缺血坏死。2个月左右完成扩张。第二步是用扩张后获得的额外皮瓣通过转位、移行修复缺损区。部分病例第二次手术后可能尚不能获得理想效果，可能还需多次手术。

四、并发症及其防治

皮肤扩张术需再次手术和1～2个月的注液扩张，疗程长达3～4个月，涉及的环节比较多，如果不慎发生并发症，有可能影响整个治疗过程，严重者甚至可造成整个治疗的失败而前功尽弃。常见并发症有：

1. 血肿　绝大部分血肿发生在面颊部和颈部血液循环丰富处。发生血肿的主要原因有术中切断血管多、止血不彻底、引流不通畅、局部应用肾上腺素后的反弹出血等，故术中操作应尽量在直视下进行，大的出血点必须结扎或缝扎，闭合切口时勿忘放置引流管，充分引流。包扎时要适当加压包扎。

2. 扩张器外露　扩张器外露主要由于切口离扩张囊过近、扩张器埋置腔隙剥离层次过浅或伤及主要血管、扩张器未展平、注水量过多或包扎过紧而阻断表面皮肤血液循环、感染和血肿导致皮瓣坏死等。应针对上述原因进行预防。

3. 感染　常因切口附近有感染灶、术中、术后无菌操作不严格、扩张器外露、血肿、全身抵抗力低等所致。应加强无菌操作及针对具体情况予以预防。

4. 扩张器不张　往往因术前扩张器已破漏未检查出，或因术中操作不当刺破扩张器、闭合切口时误伤扩张器、扩张器连接导管受挤压或折叠成锐角等。预防的关键是术前选购优质扩张器，并于消毒前、埋置时仔细检查，特别是埋置前要向扩张器内注入少许生理盐水后检查有无渗漏及破裂，操作过程中避免误伤扩张器，注射壶埋置距扩张囊应有一定距离，导管不能打折。

5. 其他并发症　其他常见并发症有疼痛、神经麻痹、骨质吸收、头发脱落等，往往与前述并发症相关。

第九节　皮肤磨削术在美容外科的应用

皮肤磨削术是利用机械摩擦的原理，去除皮肤浅层病变，使粗糙不平的皮肤变得平坦、光滑，恢复正常形态的一种手术方法。

一、设备、器材

详见第二节　美容外科手术器械和设备。

二、适应证

面颈部及部分躯干、四肢的损容性瘢痕、色素沉着、文身等。局部无感染病灶，出凝血时间正常。

三、手术方法

（一）麻醉

多数情况下可用复方利多卡因乳膏等表面麻醉剂涂抹做局部麻醉，也可用1%利多卡因溶液局部浸润麻醉。必要时可根据情况采用神经阻滞麻醉或氯胺酮分离麻醉。

（二）磨削方法

皮肤磨削方法有平磨、点磨、圈磨等。磨削时从边缘开始向内移行，往返磨削，力度均匀。磨削深度应控制在皮肤浅层，即真皮乳头层，达此深度时，可见明显密集点状出血。若达到真皮深层，术后多留有瘢痕。根据损害的部位、形状、大小、范围及要求，选用不同的磨削方法和大小、形状相应的磨头，先粗磨后细磨。

眼、口周磨削时，磨头的轮轴应与眼、口裂垂直，同时必须轻磨、细磨，坑状瘢痕可用圈磨或点磨。术中用消毒纱布压迫止血，清洁冲洗创面，敷以消毒凡士林纱布，或以浸湿0.1%新霉素溶液纱布敷于创面，次日更换外层纱布，保留里层凡士林油纱。为预防创面感染，术后可应用抗生素3～5天，如无感染，术后10～14天凡士林纱布可自行脱落。

有条件时可运用微晶磨削机进行磨削。无磨削机或在某些特殊部位可选用砂纸磨削。根据需要选用不同粗细的砂纸，可将砂纸砂面向外卷在注射器芯或圆柱形物体表面进行磨削，砂纸可以气体消毒，也可浸泡消毒。用砂纸磨削深浅容易控制，且为一次性使用，不会造成交叉感染，用后即弃不用清洗。缺点就是费时费力。

若一次磨削未达到理想效果，间隔3～6个月可行第二次手术。但无论经历几次手术，手术多么完美，原病灶皮肤与周围正常皮肤仍有一定差异。

四、并发症

1. 色素沉着　指磨削处愈合后局部出现色素增加或片状色素斑，多发生在术后1个月左右。

处理方法：术后避免阳光（紫外线）照射；连续口服维生素C、维生素E 3个月；局部可涂用氢醌霜、防晒霜等；少食刺激性食物及含铁、银、汞、金等重金属的食物与药物，禁酒。

2. 色素脱失　常因磨削过深，色素细胞受到破坏所致。

3. 粟丘疹与代偿性皮脂溢出　下眼睑及面颊部皮肤磨削术后 1 个月左右，常出现数个至数十个小米粒大小白色或黄色小丘疹，与小汗腺导管受损有关，多数可自行消退。

4. 瘢痕增生　常因磨削过深或反复感染所致。

5. 感染　如非无菌操作不严或术后护理不当，很少发生感染。故术中、术后均应严格按照无菌原则操作，术后常规使用抗生素 3～5 天预防感染。

随着超脉冲激光及像束激光的问世，激光磨削渐成新宠。其操作中的无血、深度可控性远比机械磨剥要优越得多。

第十节　显微外科技术在美容外科的应用

显微外科是利用光学放大原理，使用显微器材，对细小组织进行精细手术的学科。

一、显微外科的设备和器材

详见第二节　美容外科手术器械和设备。

二、显微血管、神经吻合术

（一）显微血管吻合术

直径小于 2mm 的血管应在手术显微镜或手术放大镜下进行吻合。显微血管的吻合方法有缝合法、套管法、黏合法、机械吻合法及热凝吻合法等，但由于技术尚不成熟或造价过高，目前临床多采用缝合法。血管吻合的形式有端端吻合、端侧吻合、盘侧吻合、盘端吻合、镶嵌吻合等（图 5-10-1），但端端吻合最符合血流动力学，故最为常用。

血管端端吻合手术方法是将拟行吻合之血管根据吻合长度游离出来并彻底清创，离血管断端 5～20mm 处用血管夹阻断血流，采取保湿、清洁、抗凝措施，借助合拢器将两血管断端靠拢，在无张力状态下，用二定点或三定点方法进行端对端缝合，保持针距、边距均匀（图 5-10-2）。

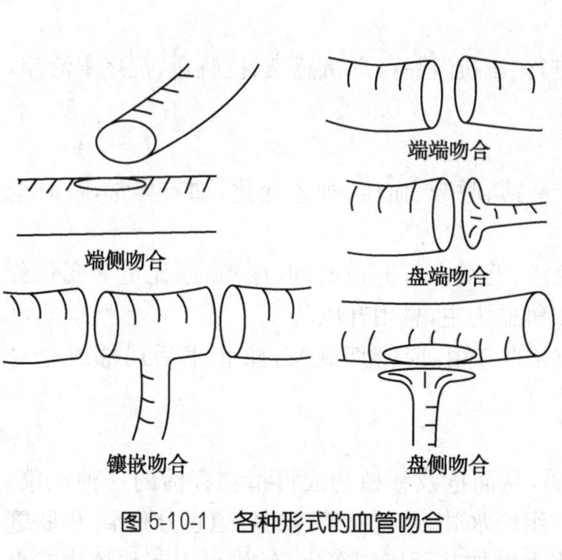

图 5-10-1　各种形式的血管吻合

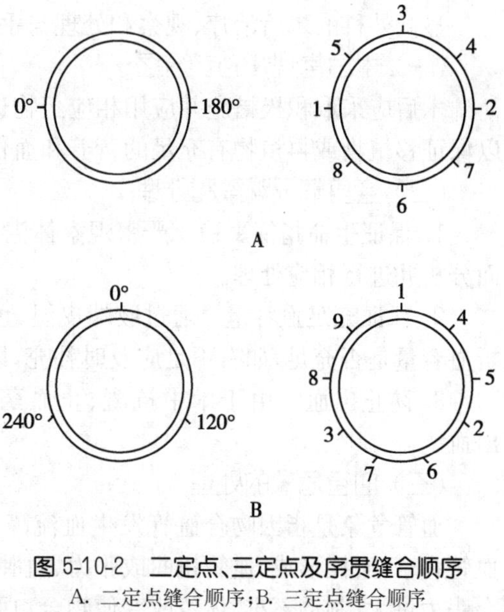

图 5-10-2　二定点、三定点及序贯缝合顺序
A. 二定点缝合顺序；B. 三定点缝合顺序

吻合完毕，放松血管夹，恢复血管正常位置及正常血流。如吻合口漏血不多，可用小块湿纱布轻轻压迫片刻即可止血；如为喷射状出血则应补针缝合。

（二）显微神经缝合术

周围神经的缝接方法有神经外膜缝合法、神经束膜缝合法和神经外膜与束膜联合缝合法三种，均应在手术显微镜下缝接。首先切除断端神经瘤至断面呈现正常神经束为止。用“9/0”尼龙针线，在神经断端两侧各缝1针牵引线，使神经两断端对接准确，在两牵引线之间，间断缝合神经外膜、神经束膜或神经外膜与束膜联合缝合，缝合时注意勿缝到神经组织，针距和边距大小以使神经束不外露、外膜不内翻为限（图5-10-3，图5-10-4）。吻合后的神经一定要置于血运丰富的组织床上，否则可致吻合部位及其周围瘢痕增生，影响神经功能的恢复。

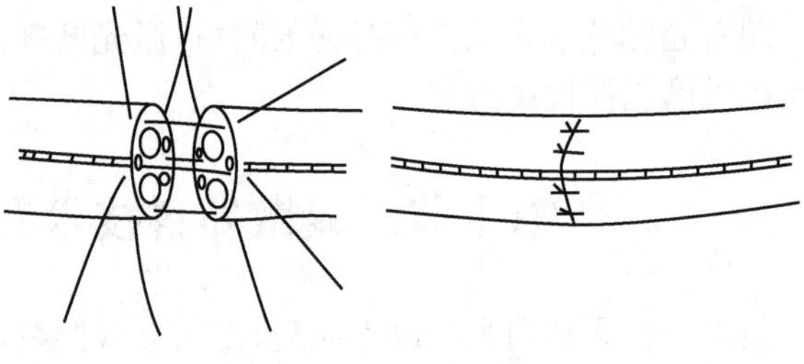

图5-10-3　神经外膜缝合法

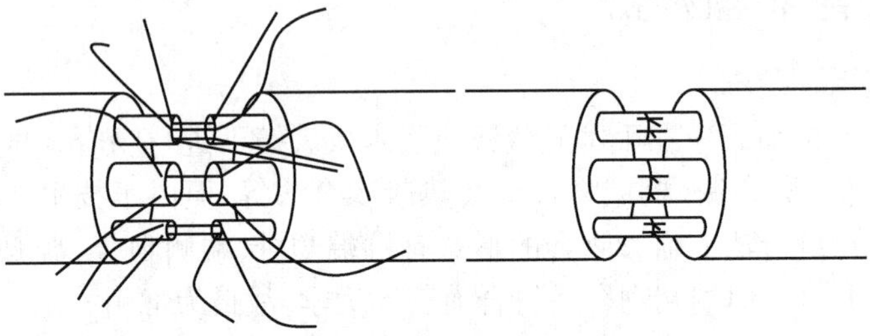

图5-10-4　神经束膜缝合法

三、显微外科术后治疗、观察及处理

显微外科的术后治疗、观察和处理与手术质量同等重要。

（一）术后常规“三抗”治疗

术后应采取积极措施并应用相应药物进行“三抗”治疗，即抗感染、抗凝血、抗痉挛治疗，以保证移植物或再植物有充足的营养和血供。

（二）全身情况观察和处理

1. 保证生命指征平稳　严密观察体温、脉搏、呼吸、血压、神志变化，如有异常，及时全面分析并进行相应处理。

2. 保证充足血容量　通过肢端皮温、色泽、毛细血管充盈时间、尿量、尿比重等变化分析血容量是否充足，如有不足应及时补充，以鲜血为主，忌用升压药。

3. 防止出血　由于术中抗凝、止血药物的应用，应密切观察，防止术后局部或全身出血。

（三）血管危象的处理

血管危象是指因吻合血管发生血流障碍，从而危及移植物或再植物存活的一种现象。血管痉挛、血栓形成、血管扭曲或张力、血肿、组织水肿、通过血管蒂的隧道过分狭窄、皮肤缝合张力过大、制动不牢、体位改变使吻合口张力增加甚至撕裂等因素，均可引起移植物或再植物血流障碍。可通过移植物或再植物的色泽、皮温以及表层较大血管的充盈、搏动情况判断是否存在血管危象。如移植物或再植物色泽青紫，常提示静脉回流受阻；苍白则表示动脉供血不足。皮温低于健处3℃以上，并伴有色泽改变或较大静脉瘪陷、动脉无搏动也提示血流障碍。

发现血管危象的征象后应根据以上导致血流障碍的原因积极对症处理，包括体位调整、保暖措施、抗痉挛、抗凝治疗，并严密观察处理后反应，如病情持续恶化或未见明显好转，则应手术探查。

四、显微外科应用范围

显微外科除在眼科、耳鼻喉科和神经外科应用外，在断肢(指)再植和移植再造；吻合血管的组织移植，如皮瓣、肌皮瓣、肌肉、骨和骨膜、大网膜、肠管等移植；细小血管、神经的移植；小管道，如输精管吻合、输卵管吻合、鼻泪管外伤的修复等方面更被广泛应用。

第十一节　组织代用品及其临床应用

当创伤、肿瘤等疾病或先天性因素导致机体组织、器官缺损或局部塌陷时，为了修复、再造或填充，所用材料最理想者当属自体组织，因为自体组织永远不会出现组织排异。但采用自体组织乃不得以之举，且取材有限，破坏供区美感。而且，自体组织移植、填充后也存在着变性、坏死和吸收的可能性。因此，医学上一直在探寻能够代替自体组织用于修复、再造和填充的新材料，即组织代用品。

一、组织代用品的分类

根据组织代用品放置的部位不同，组织代用品可分为内用和外用组织代用品两大类。前者是置入机体组织内部用以代替软组织或骨骼的特殊人工材料。后者是装载于机体表面用以代替器官缺损的人工材料，如义眼、义耳、假肢等。

二、组织代用品应具备的条件

(一) 内用组织代用品应具备的条件

1. 良好的组织相容性

(1) 无抗原性：植入体内后不能作为特异性抗原激活机体免疫系统产生排异反应。

(2) 无毒性：对机体自身组织无毒性，不能导致自身组织细胞变性、坏死。

(3) 无致畸性：不会导致机体遗传物质产生畸变。

(4) 无致癌性：不会导致机体组织细胞发生癌变。

2. 良好的化学稳定性　在体内不会与机体内物质产生化学反应，不老化变质。

3. 良好的物理稳定性　与所替代组织的物理特性相近，具备一定的强度和弹性，不易破碎，在外力作用后能及时恢复原有体积和外形。

4. 易于置入和取出　应具有一定的可塑性，手术操作中不易破碎和对周围组织造成损伤。如出现排异等不良反应，易于取出。

（二）外用组织代用品应具备的条件

外用组织代用品安装于体表，要求不像内用组织代用品那么严格，但必须具备以下几个条件：

1. 色彩和外形逼真　色泽、外形、大小必须与所代替的器官对称、一致。

2. 具有一定韧性、弹性和强度　安装后在日常生活中不至于因活动碰撞而破碎。

3. 位置固定、不易脱落　安装后不会随机体运动而脱落、移位，给患者带来尴尬和不便。

4. 具有一定功能　如假肢有限的活动；义眼随健眼的协调运动等。

三、目前临床常用组织代用品

（一）内用组织代用品

目前临床常用的内用组织代用品种类很多，但常用或近年应用于临床且具代表性的有以下五种：

1. 硅橡胶　临床上用的硅橡胶是由硅、氧及有机基团组成的单体所聚合成的长链聚合物。这种物质的性状与其分子链的长短相关，分子链越短，聚合物呈液态，有流动性；分子链越长，聚合物则呈固态如“橡皮状”。随着分子链不断加长，聚合物黏度越高，材料硬度越大。据此特性，有机硅可以制成液态、胶冻样硅凝胶、泡沫状的硅胶海绵和固体形态的硅橡胶。

液态硅橡胶可向四周扩散浸润、渗透，无清楚界限而难于处理，能引起很多并发症，不宜用作内用组织代用品，美国已严令禁止使用，我国也严格限制其使用。

（1）固体硅橡胶的特点

1）具有良好组织相容性：植入体内后仅发现在其表面形成一层纤维包膜，未发现明显毒副作用，且排异率很低。

2）可根据临床用途不同加工成不同形状、不同硬度的产品，且术中也可根据需要进行塑形。

3）具有良好的化学稳定性：能耐受高温、高压及化学浸泡消毒。在体内能长期保持原有弹性和硬度，不变硬、变脆。

4）表面带有静电，易吸附灰尘、细小纤毛等物质，使用时应严加防范。

5）因纤维包膜挛缩，可在组织薄弱处穿出皮肤，或出现硅胶假体的体表投影，影响外观效果。

（2）填充适应证：在美容外科，硅橡胶可用作隆鼻、隆下颏、隆胸等手术的假体材料。用于隆胸的假体常加工成外面为硅橡胶囊包裹硅凝胶的硅胶囊假体，与乳房组织的质地、弹性更为接近。因性价比高，是目前临床应用最多的假体材料之一。

（3）填充注意事项：由于硅胶假体表面带有静电，易于吸附纱布纤毛、碎屑、灰尘，故术中从已消毒的产品袋中取出时宜用器械夹持直接填充。如需雕刻塑形，术者应戴干净手套，雕刻完成后用生理盐水或蒸馏水冲洗干净，用器械夹持直接填充，勿与手术台上其他物品接触。另外，海绵状硅胶假体不能用化学浸泡消毒，以免假体吸附有毒化学药品导致机体组织细胞损伤。

2. 膨体聚四氟乙烯　膨体聚四氟乙烯，是聚四氟乙烯与热解碳相结合形成的一种新型微孔材料，作为内用组织代用品，其性能远比固体硅胶优越。从医学角度，是目前最为理想的生物组织代用品之一。但其价格昂贵，影响了其普遍应用。

（1）膨体聚四氟乙烯的特点

1）具有良好的生物相容性，至今未发现有排异反应。无毒，无致癌、致畸、致敏等副作用。

2）具有稳定的化学性质，能耐高温、高压、强酸、强碱，长期存留体内不变质老化。

3）可塑性大，具一定压缩性，可根据不同用途、部位塑形。

4）强度较大，能抗较大拉力而不变长或断裂。

5）特有的微孔结构允许人体组织细胞及血管长入其微孔，形成组织连接，如同自体组织一样。

（2）填充适应证：膨体聚四氟乙烯是隆鼻、隆颏、隆颞等美容手术的最佳假体材料之一。可用以填充各种骨质缺损及皮下软组织缺损，亦可用作悬吊材料矫正面神经瘫痪所致上睑下垂等畸形。缺点是硬度不足，用以支撑鼻小柱、鼻尖效果欠佳。手术消毒要求很严格，一旦出现术后感染，必须将假体取出方能治愈。

3. 高密度聚乙烯（Medpor）　高密度聚乙烯是由线形高密度聚乙烯材料制成的，组织相容性非常好，对生物组织和细胞没有明显的毒性反应。有一定的柔韧性和相对不可压缩性，有相对较大的空隙，为多孔固体，允许软组织和骨组织长入，排异率低，可雕刻或加温塑形，隆鼻后自身小血管和神经可长入其中，外观理想，远期自身感觉良好，是目前一种较为理想的高档内用组织代用品。

4. 羟基磷灰石　羟基磷灰石是一类具有良好生物相容性的生物活性陶瓷，主要组成元素为钙和磷。置入人体后能与组织细胞表层多糖和糖蛋白等通过氢键相结合，是一种理想的骨代用品和良好填充材料。

（1）羟基磷灰石的特点

1）羟基磷灰石具有良好生物相容性，无毒、无免疫原性、无刺激性和致癌、致畸效应。

2）化学性质稳定，只溶于盐酸和硝酸，不溶于水和乙醇。

3）置入机体后可在1个月左右完成血管化，不形成明显的纤维包膜，可与人体骨形成牢固的骨性结合并引导新骨向缺损区长入。

4）缺点是植入后不易完整取出。

（2）填充适应证：重建眼窝、隆鼻、修复颅骨缺损等。

（3）填充注意事项：填充时其表面务必保证充足而良好的软组织覆盖。因其无支撑作用，故对鼻尖低者效果较差，尽量不用于鼻尖部位。

5. 人工真皮　组织工程化人工真皮是20世纪70年代末发展起来的一项新技术，它是用人的胶原或人工合成的高分子材料做支架体外培养异体真皮成纤维细胞而获得的一种人工皮肤，用以修复大面积皮肤缺损。经过30余年的临床应用和不断改进，技术成熟，疗效确切，在临床烧伤和整形外科广为应用。

近年来，美容外科医生将人工真皮应用于美容外科作为隆鼻等部分美容手术的填充材料，获得了可喜成效，深受美容外科医生和美容就医者的欢迎。这种人工真皮，也称真皮片或人脱细胞异体组织补片，经过脱细胞处理脱去了导致排异反应的成分，因而可移植在不同的个体而成活，成活后的组织柔软度及弹性同正常皮肤非常接近，无排异反应，能诱导细胞长入，使组织细胞有序生长，组织相容性好，可永久成活成为自体组织的一部分。用于隆鼻手术，显得柔软、自然、真实，避免了单纯假体隆鼻后的透光感及假体外露等缺陷。

真皮片单独使用时难以塑形,要达到理想的塑形效果需与假体联合使用。少数受术者术后可出现真皮片部分吸收甚至全部吸收的现象,术前医生和受术者都要考虑到这种可能。补救措施是重新植入真皮片或改用其他填充物。

(二)外用组织代用品

外用组织代用品材料来源较为广泛,可用尼龙、金属、各种塑料、陶瓷、高分子合成材料等加工制成。

1. 外用组织代用品使用的适应证

(1) 年老体弱不能耐受手术者。

(2) 病变广泛,缺乏修复的基本组织者。

(3) 恶性肿瘤切除后尚不能确定完全治愈者。

(4) 缺损的结构复杂,难以通过手术修复者。

(5) 通过美容或整形手术既不能改善功能也不能改善外观者。

(6) 拒绝手术者。

2. 常见外用组织代用品

(1) 假发:主要用尼龙丝加工制成,用来掩饰脱发或满足发型多变的需要。

(2) 义眼:可用陶瓷或塑料加工制成,主要用于眼球摘除的患者或先天性无眼症患者。

(3) 义耳:用软塑料或硬塑料制成,用来掩饰外耳缺损。

(4) 义齿:可用陶瓷、金属加工制成,用来掩饰牙齿缺损及改善咀嚼功能。

(5) 假肢:分为以美容为主的假肢和以工作为主的假肢,均可用金属、木材、皮革、橡胶和塑料制成。前者要求外形、色泽、质地都要与所代肢体一致,可借肌电或电控完成简单抓持动作。后者能借肌电或电脑控制下完成各种较复杂的有力动作,外形、色泽、质地上要求不像前者高。

(6) 硅胶囊充气乳罩:用来代替因疾病导致女性乳房切除后的乳房缺损或弥补乳房发育不足的缺陷。

(顾劲松)

6 第六章

瘢　　痕

在皮肤诸多的生理功能中，皮肤的屏障功能是非常重要的。当各种致伤因素或致病因素造成皮肤有不同程度的破坏和缺损时，机体就会产生一系列修复反应，重建皮肤，恢复屏障功能。瘢痕是皮肤损伤达到一定程度后组织修复的必然产物。瘢痕形成的过程就是伤口愈合的过程。瘢痕的过度增生影响美观和功能，预防和治疗各种瘢痕是美容外科重要的任务。

第一节　瘢痕形成的机制

要了解瘢痕的形成机制，我们首先要了解皮肤创伤愈合的基本过程。

一、皮肤创伤愈合的基本过程

皮肤创伤愈合过程通常分为炎症期、增生期和重塑期三个阶段。

（一）炎症期

炎症是具有血管系统的活体组织对局部损伤的反应。局部急性炎症反应在损伤后立即发生，包括血流动力学改变、血管通透性升高、中性粒细胞和单核细胞渗出及吞噬作用三个主要方面。参与炎症反应的细胞主要有巨噬细胞、中性粒细胞和血小板，还有淋巴细胞、肥大细胞和血管内皮细胞等。在炎症期，机体通过炎症反应清除损伤坏死组织及外来异物，并为组织再生与修复奠定基础。

（二）增生期

这一时期的主要特征是修复细胞（表皮细胞、成纤维细胞和血管内皮细胞）的迁移、增殖和分化活动，以及细胞外基质的合成、分泌和沉积。表现为再上皮化和肉芽组织形成。再上皮化过程主要包括角朊细胞的迁移、增生和分化三个阶段。除表皮再生外，真皮或皮下组织损伤后的修复需通过肉芽组织形成的方式进行。肉芽组织为增生旺盛的幼稚结缔组织，肉芽组织的形成大约开始于创伤后3～4天。在皮肤创伤愈合过程中，肉芽组织具有抗感染、保护创面、机化血凝块及坏死组织、填补组织缺损的作用。

（三）重塑期

主要表现为肉芽组织逐渐成熟，肉芽组织向瘢痕组织转化，包括：①胶原的不断更新；②胶原纤维交联增加；③胶原酶降解多余的胶原纤维；④丰富的毛细血管网消退；⑤蛋白聚糖和水分减少，蛋白聚糖分布趋于合理。组织重塑期时间较长，可延续到伤后数周甚至两年。通过重塑可改善组织的结构和强度，以达到尽可能恢复组织原有结构和功能的目的。

二、皮肤创伤愈合的类型

根据创伤范围、有无感染和医疗处置恰当与否，将创伤愈合分为：一期愈合、二期愈合和痂下愈合。

（一）一期愈合

一期愈合见于组织缺损少、创缘整齐、无感染、经缝合后创面对合严密的伤口，如外科手术切口的愈合。手术切口局部在最初24小时内有一定程度的炎症反应。伤口周围的表皮基底细胞变大、变扁，移行并覆盖伤口。48小时内，覆盖伤口的单层扁平上皮开始分化形成复层上皮。约在第3～4天，伤口边缘的毛细血管长入，同时邻近的成纤维细胞增生并移至伤口。约经过1周，成纤维细胞产生的胶原纤维大量沉积于切口处。约经过2～3周，切口完全愈合，留下一条线状瘢痕。一期愈合所需时间短，形成的瘢痕少。

（二）二期愈合

二期愈合多发生于创伤范围较大、组织缺损较多、创缘不规整而难以整齐对合或伴有感染的伤口，必须要经过肉芽组织填补组织缺损方能愈合。二期愈合炎症反应明显，愈合所需时间较长，形成的瘢痕组织较多、较大。

（三）痂下愈合

伤口表面的血液、渗出液及坏死组织形成痂，在无感染的情况下，创面愈合可表现为痂下愈合。再生的表皮在痂下从伤口边缘长入，覆盖在存留的真皮组织表面，或覆盖在填充真皮缺损的新生结缔组织上，待在上皮化完成，痂即脱落。痂通常较干燥，不利于细菌的生长，对伤口有一定的保护作用。但如痂下渗液较多或有细菌感染，痂皮因妨碍局部引流而有碍愈合。

三、瘢痕的形成过程

瘢痕的形成可因有无皮肤软组织缺损而不同。

（一）直接闭合性创口

直接闭合性创口，一般无皮肤软组织缺损，或缺损不多，经潜行分离创缘后能直接缝合。其瘢痕形成过程经历三个阶段：①炎症阶段：历时4～5天，主要为急性炎症表现，创口部有血浆、淋巴液、白细胞、吞噬细胞等渗出。通过吞噬、移除、吸收等作用及受损细胞释放的酶所引起的自溶过程，清除坏死组织和细菌、异物等，并由纤维素形成的网状结构将创口的表层和深层初步黏合在一起。临床表现为轻度红肿。②增生阶段：随炎性渗出之后，逐渐出现成纤维细胞和毛细血管内皮细胞的增殖。成纤维细胞按一定模板产生以甘氨酸、羟脯氨酸、羟赖氨酸为基本成分的，以3条肽链互成螺旋状盘绕逐级聚合而形成的胶原纤维。胶原纤维具有高度的韧性，使创口的抗张强度增加。胶原纤维的形成在创伤后14～21天达到高峰。临床表现为瘢痕色淡红，稍隆起，常有痒痛，触之质地硬韧。③重塑阶段：胶原纤维不断合成的同时，由于创口组织所含胶原酶的作用，胶原纤维也在不停地进行分解，但合成大于分解。21～28天以后，合成代谢与分解代谢趋于平衡，成纤维细胞转变为纤维细胞，胶原纤维逐渐成为排列有序的束状，毛细血管闭塞，数量减少，瘢痕渐渐退化。临床表现为瘢痕呈淡褐色，或淡白色，较平坦，痒痛症状缓解，触之柔韧。

（二）皮肤缺损性创口

皮肤缺损性创口，皮肤软组织缺失。由于创缘互相远离，不能直接对合，其瘢痕愈合过程比较复杂，病理组织变化过程除与闭合性创口基本相同外，还包括以下三个步骤：①肉芽组织的形成：创伤部位由于成纤维细胞和毛细血管芽的增殖，形成大量肉芽组织，将创腔逐渐填满，将创面铺垫平整，为从四周皮肤表皮新生的上皮向创面中心生长提供良好的血管床。②创缘的向心性聚缩：皮肤具有弹性，破损后创缘退缩，呈现较实际皮肤缺损为大的创面，其后经过渗出阶段，由于纤维的作用使创缘与创面基底组织黏合固定，创缘的向心性聚缩随即进行。这是完成皮肤缺损修复过程中极为重要的步骤，但也会因此而导致皮肤过度紧缩，引起瘢痕挛缩畸形。③上皮再生：随着肉芽的形成，创缘的向心性聚缩，源于创缘皮肤表皮的新生上皮向创面中心推进，逐渐覆盖肉芽组织，形成皮肤瘢痕，创面最终愈合。

四、瘢痕形成的机制

瘢痕形成的机制目前尚未完全清楚，一般认为瘢痕的形成是由于机体炎症反应、胶原的合成与降解不平衡，异常粘多糖的出现以及肌成纤维细胞的增生所造成。增生性瘢痕中淋巴回流减少，局部水肿，可导致瘢痕的肥厚。瘢痕的形成与以下几种成分有关。

（一）细胞成分

1. 成纤维细胞　当皮肤受到深及真皮网状层的损伤，局部炎性反应使创面出现白细胞、巨噬细胞、肥大细胞、成纤维细胞和肌成纤维细胞浸润。成纤维细胞是胶原合成的主要细胞。成纤维细胞增生，其粗面内质大量增多，并扩张成囊，细胞内微丝、微管增多表明其合成蛋白及胶原纤维的功能活跃。随着瘢痕的成熟，成纤维细胞的含量明显减少。

2. 肌成纤维细胞　具有成纤维细胞和平滑肌细胞的特征和功能，在创面愈合和瘢痕形成中具有重要作用。这是近代对瘢痕形成机制研究取得的重要成果之一。在创伤愈合过程中及瘢痕组织增生时肌成纤维细胞大量增生，并可与成纤维细胞之间相互转换，功能上相互协调。肌成纤维细胞除保持成纤维细胞合成胶原、基质和Ⅲ型胶原的功能外，尚具有收缩功能。在肉芽组织和早、中期的增生性瘢痕中肌成纤维细胞的含量增多，沿收缩方向平行排列的具有收缩功能的肌动蛋白微丝密切靠近胶原纤维，当大量的肌成纤维细胞收缩时，即引起整个肉芽组织的收缩，此时紧贴在肌成纤维细胞表面的胶原纤维弯曲或螺旋化。成纤维细胞继续合成胶原和基质，在收缩状态的肌成纤维细胞周围形成僵硬的结构，使瘢痕组织挛缩变硬，导致局部畸形和功能障碍。随着瘢痕的成熟，肌成纤维细胞的含量明显减少。在成熟瘢痕组织中，成纤维细胞和肌成纤维细胞的数量大大减少，取而代之的是破成纤维细胞和破肌成纤维细胞，这是胶原细胞内降解的证据。

3. 肥大细胞　瘢痕组织中肥大细胞密度增大，幼稚型多于成熟型，脱出的颗粒散在于胶原基质中，分泌颗粒中含有多种活性物质，如5-羟色胺、组胺和肝素，可导致血供障碍，炎性细胞浸润，促进瘢痕增生。

4. 其他细胞　中性粒细胞吞噬病原微生物，分解坏死的组织，分泌炎性介质；巨噬细胞发挥清创作用，并促进成纤维细胞分裂增生，胶原合成增加，表皮及血管内皮增生，从而加速创面愈合。同时它可以消化同种类的胶原，平衡胶原代谢。血小板有凝血作用，其释放的血小板生长因子有很强的促进成纤维细胞分裂的作用。

（二）胶原代谢与排列失常

瘢痕的主要成分是胶原纤维，并以Ⅲ型胶原纤维居多。正常情况下，伤口内的胶原合成与分解呈动态平衡，多种因素可破坏这种平衡，导致纤维母细胞、肌成纤维细胞合成胶原增多，阻碍胶原酶的活性，造成瘢痕过度增生。增生性瘢痕和正常愈合的非增生性瘢痕的重要区别是胶原纤维的排列异常，前者胶原纤维呈弧形或旋涡状排列，杂乱无章。恢复它的平整，就意味着瘢痕的消退和治愈。

（三）基质成分改变

1. 纤维粘连蛋白的改变　纤维粘连蛋白与瘢痕增生密切相关，在增生瘢痕中含量增高。

2. 粘多糖改变　瘢痕疙瘩和增生性瘢痕中粘多糖的含量较正常皮肤和成熟瘢痕明显增高，其中氨基多糖是细胞外基质的重要组成成分，与结缔组织的形态和功能密切相关，在增生瘢痕中其含量高于正常皮肤和成熟瘢痕，可包裹胶原，阻碍胶原的降解，导致胶原分解减少和过度沉积，导致瘢痕形成。

（四）循环因素

增生性瘢痕增生活跃期，毛细血管增生，组织高度充血。可见较多大而弯曲、缺乏交通的微血管，这些血管大部分处于闭合或部分闭合状态，导致微循环的阻塞，刺激瘢痕增生。经过一段时期后，随着血管再生，血供改善，瘢痕逐渐转向成熟。

（五）免疫因素

在瘢痕疙瘩组织中，IgA、IgG 和 IgM 沉积较多；IgE 介导的肥大细胞释放的介质可导致瘢痕疙瘩的增生；免疫介质，如淋巴因子、单核因子、生长因子可影响成纤维细胞的生长、趋化，胶原、胶原酶、透明脂酸的产生。

（六）生长因子因素

正常创伤愈合和修复过程受到特殊刺激后释放出来的生长因子的调控。巨噬细胞、中性粒细胞、淋巴细胞、血小板和成纤维细胞释放的生长因子通过细胞表面特异受体与靶细胞结合发生作用，促进创伤愈合，如表皮生长因子(EGF)、成纤维细胞生长因子(FGF)等，它们具有全身和局部的作用，且在细胞水平发挥作用，使创面愈合顺利，减少瘢痕形成。

（七）基因表达因素

α1(Ⅰ)与 α1(Ⅲ)型胶原在增生性瘢痕中呈上行调节作用。在瘢痕疙瘩中主要表达Ⅰ与Ⅵ基因。

（八）自由基因素

在增生性瘢痕内氧自由基含量极其明显，提示氧自由基可能是增生性瘢痕胶原合成异常增加的原因之一。

总之，瘢痕形成是机体创伤修复的必然产物，当机体组织特别是皮肤组织受到一定程度的损伤后，创面先出现炎症反应，白细胞、巨噬细胞、肥大细胞等浸润，释放出多种细胞因子，成纤维细胞和肌成纤维细胞大量增生并合成大量胶原和基质，造成胶原代谢与排列的异常，异常基质的沉着，加上微循环和自由基因素的影响，促进了瘢痕的形成。

第二节　影响瘢痕增生的因素

瘢痕形成是组织损伤修复的正常过程，在其形成与演变的过程中受多种因素的影响，但从根本上可分为内在因素和外在因素两个方面。

一、内在因素

（一）种族

瘢痕和瘢痕疙瘩在各种人种都会发生，但有色人种的发生率高，如在黑人中，瘢痕疙瘩的发病率是白种人的 6～18 倍，这可能与遗传因素有关。一般公认黑种人比黄种人易发，黄种人比白种人易发。

（二）年龄

胎儿创伤后一般无瘢痕或瘢痕疙瘩。青年人创伤愈合后瘢痕与瘢痕疙瘩发生率较老年人高。这可能与胎儿组织损伤修复过程中急性炎症阶段不明显、成纤维细胞形成少、胶原沉积不多，年轻人组织生长旺盛，受创伤后反应较强烈，同时年轻人皮肤张力较老年人大等因素有关。

（三）部位

机体的任何部位在受到深及皮肤网状层的损伤后都可能形成瘢痕。但同一个体的不同部位，瘢痕及瘢痕疙瘩的好发程度也不同。比较容易好发瘢痕和瘢痕疙瘩的部位有：下颌、胸前、三角肌部、上背部、髋部等。而眼睑、乳晕、前额、外生殖器等处瘢痕与瘢痕疙瘩的发生率较低。这可能与身体不同部位皮肤张力不同、活动量多少有关。

（四）皮肤张力

皮肤的不同部位其张力也不同。1973 年 Borges 根据既往史料和实践观察，绘制了皮纹线与张力线，包括朗格线，切口或伤口与该线平行，创缘所受张力小，创面愈合后瘢痕较小，反之瘢痕则较大。

（五）家族遗传因素

瘢痕疙瘩具有一定的家族遗传倾向。有时家族中数人均有瘢痕疙瘩发生。常染色体的隐性遗传和常染色体的显性遗传均有报道。

（六）内分泌因素

在临床上瘢痕疙瘩多见于青壮年。有些妊娠妇女在妊娠期原有的瘢痕出现明显增大，而生产后瘢痕又逐渐萎缩。老年妇女绝经后瘢痕疙瘩萎缩也有报道。

二、外在因素

（一）手术切口与缝合质量

手术切口与朗格线平行的，所受张力小，瘢痕的发生率就低。凡切口垂直于该线的所受张力大，瘢痕的发生率就高。手术切口垂直于皮肤表面切开，愈合后瘢痕就小；切开时创面呈斜面，瘢痕就粗大明显。在美容外科手术中，手术刀的锋利、缝合针的锐利、缝合线的顺滑对减少皮肤组织的损伤，尤其是真皮的损伤，减少瘢痕的形成有着积极的意义。因此，美容外科要求“刀快、针锐、线滑”。缝合时讲究精细的皮肤缝合技术，缝合技术的差异对瘢痕的形成也有较大的影响。

（二）损伤的程度

当损伤平面仅伤及真皮浅层，创面愈合后一般不遗留瘢痕；如损伤平面伤及真皮网状层，伤口愈合后就会遗留瘢痕。如浅Ⅱ°烧伤，损伤仅限于真皮浅层，创面愈合后一般不遗留瘢痕或瘢痕不明显；而深Ⅱ°或Ⅲ°烧伤就会遗留瘢痕。

（三）感染

有过感染的创面在创面愈合后容易遗留瘢痕。感染的创面常不易愈合，愈合所需时间较长。感染时间愈长，瘢痕也愈容易产生。这可能是因为炎症刺激反应时间过长刺激了瘢痕的生长。

（四）创面异物

在创伤过程中，创面上遗留线头、棉花纤维、滑石粉、碎渣等异物，可刺激机体慢性的异物反应，长时间刺激瘢痕组织，引起瘢痕增生或瘢痕疙瘩的形成。

（五）慢性刺激

瘢痕形成后往往表面干燥，有瘙痒、刺痛感，患者反复搔抓是一种慢性不良刺激，会使瘢痕增生。此外，瘢痕也会因衣物的摩擦、日光照射等刺激而增生。儿童往往不容易控制瘙痒行为。因此，需加强护理，如经常用温热水清洁瘢痕表面，局部使用润肤剂等，对减轻慢性不良刺激有较大的帮助。

第三节　瘢痕的转归

瘢痕形成以后，随着时间的推移可向三个方面转归。

一、软化

瘢痕的软化是瘢痕的一种退行性改变，表现为在瘢痕形成之后的数月到数年里瘢痕组织充血逐渐消退、色泽变淡、外形趋于平整、质地变软、基底日渐松动、痒痛感逐渐减轻或消失。瘢痕组织没有增生而是逐渐变薄变软。

二、挛缩

瘢痕组织收缩、牵拉周围正常皮肤组织，产生组织变形。常见于深Ⅱ°、Ⅲ°烧伤，严重创伤后所形成的瘢痕。常好发于四肢关节、眼睑、胸部、口周及唇部和手足等部位，有较大的收缩性，可影响到肌肉、血管、神经等组织的发育，导致功能障碍，宜行手术矫正。

三、恶变

瘢痕恶变多发生于不稳定瘢痕。当瘢痕受到长时间摩擦、牵拉、折叠、慢性炎症、放射线照射等刺激后，容易产生局部破溃并且经久不愈，这种状态容易使瘢痕组织发生恶变。如患者有瘢痕慢性破溃、痒痛病史应予以高度重视。瘢痕恶变组织的组织学检查多为鳞状细胞癌，少数为基底细胞癌。病程发展缓慢，手术切除为首选治疗方法。

第四节　瘢痕的分类及治疗

一、分类

临床上根据组织学和形态学的区别，可以将瘢痕分为以下几种类型。

（一）表浅性瘢痕

表浅性瘢痕因皮肤受轻度擦伤，或由于浅度烧伤，或皮肤感染后所形成，一般累及表皮或真皮浅层。主要表现为：表面粗糙、有时有色素改变。局部平坦、柔软，有时与周边正常皮肤界限不清。一般无功能障碍，无需做特殊处理。

（二）增生性瘢痕

凡损伤累及真皮深层，如深Ⅱ°以上的烧伤、切割伤、感染、中厚皮片的供皮区等，均可能形成增生性瘢痕。主要表现为：瘢痕明显高于周围正常皮肤，增厚变硬。在早期，因有毛细血管充血，瘢痕表面呈红色、潮红或紫红。在此期，痒痛为主要症状。往往局部痒痛难忍，可因搔抓而致瘢痕表面反复破溃。在经过相当一段时期后，充血减轻，表面颜色变淡，瘢痕逐渐变软、平坦，痒痛减轻以至消失。这个时期的长短因人和病变部位的不同而不同。一般来讲儿童和青壮年增生期较长，而50岁以上老年人增生期较短；发生于血供较丰富部位，如颜面部的瘢痕增生期较长，而发生于血供较差的部位，如四肢末端、胫前区等部位的瘢痕增生期较短。增生瘢痕一般与深部组织粘连不紧，可以推动，与周围正常组织有较明显的界限。增生性瘢痕的收缩性较挛缩性瘢痕为小。而关节部位大片的增生性瘢痕，可妨碍关节活动，引起功能障碍。位于关节屈面的增生性瘢痕，在晚期可发生较明显的收缩，从而产生如颌颈粘连等明显的功能障碍。

（三）萎缩性瘢痕

萎缩性瘢痕其损伤累及皮肤全层及皮下脂肪组织，可发生于大面积Ⅲ°烧伤、长期慢性溃疡愈合后，以及皮下组织较少的部位，如头皮、胫前区等受电击伤创面愈合后。主要表现为：瘢痕坚硬、平坦或略高于皮肤，与深部组织如肌肉、肌腱、神经等紧密粘连。瘢痕局部血液循环极差，呈淡红色或白色，表皮极薄，不耐受摩擦或负重，容易破溃而形成经久不愈的慢性溃疡。如长期反复破溃，晚期有发生恶变的可能，病理上大多为鳞状上皮癌。萎缩性瘢痕具有很大的收缩性，可牵拉邻近组织、器官而造成严重的功能障碍。

（四）瘢痕疙瘩

瘢痕疙瘩实质上是皮肤上的一种纤维组织肿瘤，主要病理表现为瘢痕组织内胶原及基质成分的大量沉积，病损侵犯周围正常组织，且短期内无自愈倾向。其最容易出现在前胸、颈部、肩部及上臂三角肌部。妇女胸骨部是好发部位。瘢痕疙瘩可以在身体的不同部位同时出现。临床上多见于30岁以下的青壮年，色红、坚硬，突出皮肤表面，有时呈蟹足状，故又名为蟹足肿。其范围超过原损伤范围，其病程长，多持续增大，无自行性萎缩倾向；其局部痒痛较轻，极少有过度角化、溃疡和挛缩。显微镜下可见较多的幼稚成纤维细胞增生、胶原纤维透明样变、粗大、排列紊乱，并有丰富的黏液性基质。在治疗上，目前尚无特别有效的方法。加压疗法多无效，手术切除后容易复发，且较原有的瘢痕范围更大，故主张非手术治疗或综合治疗，如药物注射和放射治疗。当瘢痕疙瘩面积较大，影响功能和美观时，可以采用以手术为主的综合治疗。单纯手术治疗的方法是不可取的。

（五）其他

在临床上，根据瘢痕的形态，又可分为线状瘢痕、蹼状瘢痕、凹陷性瘢痕、桥状瘢痕等数种。

二、治疗

瘢痕一旦形成后，要完全恢复正常有很大的困难。手术治疗是把“双刃剑”，在消除原有瘢痕的同时，又带来新的创伤，又有新的瘢痕形成。因此，创伤后应以预防性治疗措施为主，最大程度地减少瘢痕形成。瘢痕的治疗分为手术治疗和非手术治疗两个方面。

（一）非手术治疗

1. 压力疗法　压力疗法是目前临床上最常用的非手术疗法之一，其确切的治疗机制尚不十分清楚，可能与下列因素有关：①压力造成局部组织相对缺血，使螺旋状胶原重新排列，组织二氧化碳分压增高，氧分压降低，血管数量减少，水肿减轻；②压力使血管内皮细胞退变，血管壁损伤加重，造成组织缺血，抑制了瘢痕增生；③缺氧状态下细胞内氧分压降低，线粒体的功能减退甚至停止，同时发生形态学改变，如线粒体肿胀、空泡变性等，导致承担细胞生物氧化作用的线粒体不能在氧化磷酸化过程中释放能量，致使成纤维细胞的增生受到抑制，最后发生变性坏死，使生成胶原纤维和基质的能力降低，从而导致瘢痕变薄、软化；④压力使血流量减少，胶原酶的抑制剂 α_2 肌球蛋白也随之减少，使胶原酶的活性增强，胶原分解加快，使瘢痕软化。压力疗法较适用于面积大、不适宜做放疗或局部药物注射治疗的患者，对活动性瘢痕疙瘩效果不明显，但可以减少术后放疗和注射药物的剂量。患者在压力疗法的同时，配合支具佩带，如能坚持 6 个月以上，往往能取得较好的疗效。

2. 放射疗法　本法适用于小面积的增生性瘢痕和瘢痕疙瘩。由于放射对全身的危害和对局部发育的不良影响，年幼者或大面积瘢痕不宜采用放射疗法。放射疗法的机制是通过消灭增殖的成纤维细胞，使胶原的合成减少，从而抑制瘢痕的生长。

3. 瘢痕内药物注射疗法　该方法适用于小范围的增生性瘢痕或瘢痕疙瘩。常用的药物有：醋酸曲安西龙、醋酸泼尼松龙、康宁克通 A、透明质酸酶、胶原酶、博来霉素和干扰素等。其中以糖皮质类固醇最常用，是目前国内外最广泛应用的、最有效的增生性瘢痕和瘢痕疙瘩的治疗药物。其作用机制为：①抑制脯氨酰羟化酶和赖氨酰羟化酶活性，从而抑制胶原合成；②增强胶原酶活性；③抑制炎症反应。瘢痕内注射类固醇的主要副作用有：皮肤萎缩、脱色、毛细血管扩张、坏死、溃疡等表现，不宜长时间、大剂量使用。在注射康宁克通 A 类药物时女性患者有时会发生月经紊乱，应及时调整药物使用或停药。激素类药物的这类副作用是可逆的，一般在停药后 1～2 个月会完全恢复正常。注射时应将药物完全注射在瘢痕内，不能注射到正常皮肤内。同时还应注意注射剂量和间隔时间，以免导致内分泌紊乱。使用方法：以康宁克通 A 为例，每次用量为 80～120mg，每 1～4 周 1 次，6～8 次为一个疗程，瘢痕内注射，以瘢痕变白为宜。

4. 其他疗法　除了上述疗法外，有学者探索用激光、硅胶膜、蜡疗、离子透入、超声波等对瘢痕和瘢痕疙瘩治疗。中医中药对瘢痕的治疗也有一定的疗效。

（二）手术治疗

1. 手术治疗原则　除了某些表浅性的瘢痕一般无需给予治疗外，其他各类瘢痕组织因存在不同程度的挛缩畸形和功能障碍而需要手术治疗。

2. 手术治疗时机　增生性瘢痕一般在 6 个月～2 年，渐趋成熟，变软而平坦，充血消退。因此，这种瘢痕最好在 6 个月或 1 年之后，待瘢痕软化、稳定之后再行手术，这样效果较好。但影响功能的部位则不应等待，而应及时切除瘢痕，松解周围组织并进行皮片或皮瓣修复。眼睑瘢痕挛缩可导致眼睑外翻，结膜外露，使角膜失去保护，如长期不纠正，多继发慢性结膜炎、睑板和结膜肥厚、角膜溃疡、白斑，严重者可导致失明。又如手烧伤或外伤，创面愈合后形成增生性瘢痕，常不能维持正常功能位；尤其是手背瘢痕，挛缩后可牵拉掌指关节背曲，甚至引起关节脱位，应及早处理。

3. 手术治疗方法

（1）表浅性瘢痕的治疗：大部分表浅性瘢痕一般无需治疗。但如果发生在面部有碍外貌时，首先可考虑用化妆遮盖的方法掩饰。如患者缺乏化妆能力，可慎重考虑手术切除。如面积较小，可以在一次手术中切除和直接缝合；面积较大者，可应用分期切除和直接缝合。

（2）凹陷性瘢痕的手术治疗：凹陷性瘢痕在体表造成凹陷畸形时，常有皮下组织、肌肉或骨骼的缺损。简单的凹陷性瘢痕仅是线状瘢痕及局部区域的低陷；广泛的凹陷则波及范围较广，深度也更深。要纠正这种畸形不但要处理皮肤上的瘢痕，而且还要按照凹陷的程度采用不同方法来充填缺损，以恢复正常外形。充填的组织可依据局部的需要而定，如真皮、筋膜、脂肪、软骨或骨骼均可采用。有时也可以应用真皮带脂肪或筋膜带脂肪等复合组织进行移植。对大片的凹陷畸形，可以设计皮管进行带蒂的脂肪组织移植以充填皮下缺损。一般由于骨骼缺损而造成的凹陷，可以应用软骨或骨骼移植。非生物材料如羟基磷灰石、硅橡胶等均可考虑使用。

(3) 线状瘢痕的治疗：线状瘢痕常出现于创伤或外科手术切口缝合后。临床上常见到一些缝合后的切口瘢痕，不仅中间有一条宽阔的增生性瘢痕，而且两侧还各有一排显著而突出的“蜈蚣脚”样点状瘢痕。这种瘢痕有时仅遗留外形缺陷，但有时也由于直线瘢痕而引起挛缩。在瘢痕增生期还有痒、痛难忍的症状。处理方法通常是将线状瘢痕切除，然后应用“Z”形成形手术原则形成一个或几个三角形，这样解除了挛缩，而且预防了创口愈合后产生的新的挛缩瘢痕。如瘢痕两侧伴有凸出的点状瘢痕，可以用多个“W”形成形术修复。

(4) 蹼状瘢痕挛缩的治疗：在关节的屈面索条状瘢痕挛缩，如经过较长时间，则挛缩瘢痕两侧的皮肤和皮下组织可以逐渐伸长，形成像“鸭脚蹼样”的蹼状瘢痕。此种蹼状瘢痕有大有小，大的蹼状瘢痕常见于颈前侧、腋窝、肘窝、踝关节前部以及其他部位；小的蹼状瘢痕可见于内外眦角、鼻唇沟、口角、手指掌面、指蹼等部位。有的蹼状瘢痕也呈环状出现，在体表孔道开口处，如口角、尿道口、阴道外口、气管内、前鼻孔等处，主要症状是造成所在孔道的口径狭窄、影响正常功能。蹼状瘢痕一般均可采用“Z”形成形手术原则来解除挛缩，手术操作简单而且效果良好。“Z”形切口的设计充分利用已被拉长的皮肤和皮下组织交错互换位子，使蹼消失，并同时解除了挛缩。术后创缘缝合线不成直角，从而防止了再度挛缩。一般来说，两个三角皮瓣交换位置后，即可完全消灭创面；但如果挛缩较严重，瘢痕松解后缺损较大，可取中厚皮片移植或局部皮瓣转移修复。如烧伤后的前鼻孔瘢痕挛缩还可考虑应用耳廓复合组织移植的方法修复。

(5) 大片瘢痕挛缩的治疗：治疗大面积瘢痕挛缩的原则是将该部位的瘢痕部分或全部切除，待挛缩解除后，即在创面上进行皮片移植或应用皮瓣转移修复。一般挛缩较轻、瘢痕不深的情况以采用游离植皮为宜。但如挛缩严重，瘢痕紧贴深部组如肌肉、肌腱或骨骼者，以采用皮瓣为佳。皮瓣可以来自邻近组织，或采用远处皮管或游离皮瓣转移。

(6) 增生性瘢痕的治疗：手术治疗只用于有功能障碍或形态改变时。手术原则为切除瘢痕，充分松解，矫正畸形，以皮片或皮瓣覆盖创面。对瘢痕面积大、皮源缺乏的病例，可只切开或部分切除瘢痕，只求彻底松解挛缩，以皮片修复缺损；残余的增生性瘢痕因张力消失，可逐渐自行软化。

第五节 瘢痕疙瘩

一、瘢痕疙瘩定义

瘢痕疙瘩亦称“蟹足肿”，其英文名称 Keloid 原为希腊文，意为蟹爪。由 Alibert 在 1814 年根据这种瘢痕常呈蟹足样伸向其周围的正常皮肤而命名。Peacock(1970)将其定义为“已经愈合的人体皮肤创伤”，以超过原始损害边缘向周围正常组织扩展和过度的胶原沉积为特征。Russell等(1988)把瘢痕疙瘩称为良性皮肤肿瘤，是易感个体一种不正常的创伤愈合过程。

二、病因

瘢痕疙瘩多继发于皮肤损害、外伤、感染、手术缝合、烧伤、注射、接种、搔抓、甚至蚊虫叮咬等均可能成为直接原因。也有部分患者无直接明显原因，或损伤非常轻微而忽略。美容外科就诊患者中以打耳洞后、胸骨前区痤疮引起的主诉较为常见。

三、临床表现

瘢痕疙瘩的形态、大小因损伤的情况不同而不同。通常，呈现为一种不规则的肥厚性赘生物。界限不规则，表面光滑发亮，呈蟹足状生长为特征。根据形态特点可分为两种类型：①肿瘤型：瘢痕突起显著，顶部较基底膨大，如同“蘑菇状”；②浸润型：瘢痕较为扁平，边缘不规则，有明显向周围皮肤浸润生长的特点。瘢痕疙瘩常见的好发部位有：胸骨前区、肩部三角肌处、下颌、耳廓等处。病程漫长，无明显自限，给患者带来极大的痛苦。

四、诊断与鉴别诊断

瘢痕疙瘩的诊断主要根据病史和临床特征。当瘢痕组织超过原始损害边缘向周围正常组织浸润性生长时应考虑为瘢痕疙瘩。

临床上瘢痕疙瘩的主要鉴别对象是增生性瘢痕。主要是由于两者在瘢痕形成的早期阶段及病理学上差别不大。鉴别要点为：①瘢痕疙瘩的生长不局限于创伤部位，浸润侵袭性较强；增生性瘢痕多局限于损伤区。②瘢痕疙瘩在组织病理上表现为较厚的玻璃样变胶原纤维，黏液基质丰富；增生性瘢痕很少有厚的胶原纤维，黏液基质不足。③瘢痕疙瘩病程漫长，其大小、厚度等外观性状没有明显改变；增生性瘢痕往往经过一定时间后，颜色、厚度、大小等外观性状发生一定改变，会随时间的推移而变得扁平。在没有足够的临床经验和病理诊断技术的条件下，耐心等待和观察不失为一种较好的方法，因为时间会告诉答案。

五、治疗

瘢痕疙瘩的治疗，长期以来一直是一个难题，是整形美容外科医生一直不懈探索、渴望解决的对象和基础研究的课题。主要难点在于：尚未能复制出理想的生物模型，研究和实验受到较大限制；另外难以控制复发。瘢痕疙瘩的治疗有手术、药物、放射、激光、冷冻等多种方法，但任何一种单一的治疗方法均不理想。目前，对于瘢痕疙瘩采用综合治疗的治疗原则。

（一）手术治疗

经过多年的研究和临床病例的实践证实，单纯的手术切除缝合或切除后植皮治疗，其复发率在50%以上。因此，不推荐单纯的手术切除方法来治疗瘢痕疙瘩。目前多数学者主张在手术前或手术后配合药物注射、加压包扎、放射治疗等方法联合使用。

（二）药物注射治疗

瘢痕疙瘩切除后，采用局部注射或对较小的瘢痕疙瘩采用药物注射都有较成功的病例报道。目前用于局部注射的药物主要是类固醇类药物，如去炎松-A，又名曲安缩松，是一种强有力的糖皮质类固醇药物，是目前国内外广泛应用的最有效的增生性瘢痕和瘢痕疙瘩的治疗药物。其作用机制是影响糖和蛋白质的代谢，加强糖原异生，使蛋白质分解代谢加强，从而抑制蛋白质的合成，干扰了胶原纤维的增生过程。该药适用于瘢痕面积在 15cm^2 以内的病变，以局部注射为治疗方式。瘢痕面积较大者可以采用去炎松-A 为主的外用液治疗。虽然药物注射能较好地控制瘢痕的复发，但并发症和副作用也不可忽视。如女性患者月经紊乱，皮下组织萎缩、色素减少、Cushing 综合征等。

（三）表浅 X 线照射

表浅 X 线照射治疗适用于已经经过病理诊断确诊为瘢痕疙瘩的和重复手术无效、药物瘢痕内注射无效的患者。目前认为瘢痕疙瘩切除后宜早期放疗，放疗时间愈早，瘢痕疙瘩的复发率越低。有学者认为放疗时间在术后 5 天之后，疗效就会下降。瘢痕疙瘩切除后立即放疗者，24 个月内的复发率约为 13%，也有报道高达 98%。虽然放射治疗有一定的风险，但目前为止各类文献中还没有发现 1 例癌症患者与瘢痕疙瘩部位应用放射治疗有关。对于儿童瘢痕疙瘩切除后的放疗持谨慎态度。总之，放射治疗对于减少瘢痕疙瘩切除后复发是有效的，但究竟有效程度是多少，目前缺少比较精确的资料。

（四）硅凝胶应用

1985 年 Quinn 等报道了采用硅凝胶敷贴治疗增生性瘢痕的有效作用。其作用机制可能和应用硅凝胶后瘢痕疙瘩表面皮肤角质层储存水分增加，有利于瘢痕疙瘩软化吸收有关。此外，硅油对瘢痕疙瘩可能有一定的软化作用。

（五）综合治疗

1. 手术与放射治疗结合　有报道在切除前一周给予 300rads，在切除后再照射 300rads，共 2～6 次。

2. 手术加药物治疗　采用手术切除一部分或大部分瘢痕，待伤口愈合后，即术后两周开始注射复方去炎松-A，可获得较满意的效果。

3. 药物治疗加冷冻治疗　用 10ml 注射器吸注泼尼松 3ml(75mg)、2%利多卡因 2ml、氟尿嘧啶注射液 2ml(50mg)及透明质酸酶 1500U，均匀混合成复方泼尼松龙注射液，从损害边缘分数点向基底部浸润注射，每点 1～3ml，到瘢痕变苍白并稍隆起为止。一般泼尼松龙用量不超过 5ml(125mg)。注射后根据皮损大小选用浸泡好的浸冷式冷刀头，适当紧贴于瘢痕皮肤上，持续 1.5～2.5 分钟，以冻融后局部组织发硬、变白、稍凹陷、冻融深度 3～5mm 为宜。冷冻后以消毒纱布包扎。

4. 药物注射加激光治疗　用 2%利多卡因注射液 1ml 与泼尼松龙混合液 1ml(25mg)，混合后每点注射 0.5～1ml，每周 1 次，同时给予 He-Ne 激光照射，30 天为一疗程，总有效率可达 100%；也可先用 He-Ne 激光做点状照射，功率为 8～20mW，每次 15～20mW，每次 15～20 分钟，然后去炎松-A 混悬液局部注射，每次用药 30～40mg，每周 1 次，连续两次，未愈者以后可两周注射一次，总有效率可达 98.3%。

5. 与加压治疗并用　手术治疗、药物治疗、激光治疗、中医药治疗等方法均可以与加压治疗同时使用，以起到增强治疗效果的作用。

6. 中医药治疗　有报道采用中医药对治疗瘢痕疙瘩有一定的疗效，如五步法等。对中医药治疗瘢痕疙瘩有待进一步探索与发展。

（肖敏勤）

7 第七章 面部轮廓的美容手术

第一节 头面部应用解剖

人类头面部正常解剖学结构形态是人的容貌基础，是个体容貌美的重要因素。面部的容貌主要是由头面部的软组织，如皮肤、皮下组织、肌肉、筋膜组织，以及较坚硬的骨性组织构成。个体间的组织形态结构差异，质量和数量上的不同，体现出每个个体之间的不同特性。

一、皮肤

头面部皮肤区域的差异较大，如眼、耳、鼻等不同部位的皮肤，其结构特点及质地、色泽亦不相同。

（一）面部皮肤

细腻，柔软，有光泽，血管丰富，皮下组织的松紧由于部位的不同差异较大。

1. 色泽　皮肤色泽与表皮棘层所含的色素数量多少、皮肤结构毛细血管的开放量、血中血红蛋白含量、血氧饱和度、神经因素、情绪变化、年龄的大小、皮肤的弹性张力等有着明显的关系。

2. 皮肤弹性　与真皮内弹力纤维及胶原纤维的厚薄有关。

3. 皮肤的纹理　是由于皮肤内胶原纤维与弹力纤维束按照一定方向排列所形成，并与深部的肌肉筋膜系统有一定关系，但并不完全一致，但多数部位的皮纹方向是与肌肉的运动方向呈垂直分布的。

（二）头皮

1. 头皮的组织结构　头皮为覆盖于头颅骨表面的皮肤、皮下组织、帽状腱膜、疏松结缔组织、颅骨外膜以及皮肤附件等软组织构成，与身体其他部位相比较，具有一定特殊性。

（1）皮肤：厚而致密，厚度因部位不同而异。颞顶部最薄，约为 3～5mm，枕部最厚，达 8～10mm，头皮含有丰富的毛囊、汗腺、皮脂腺等皮肤附件。头发密度约为 79～156 根/cm^2。毛发多以 3～4 根为束。其密度分布，与头皮部位有关，以颞部最稀，枕部次之，顶部最密集，其生长方向（即毛囊的排列方向），以顶部为圆心呈漩涡状向外下斜行排列生长。皮脂腺，位于真皮层，导管很短，开口于毛囊内鞘上部，具有排泄皮脂，滋养保护皮肤的作用。

（2）皮下组织：较致密，由许多较短的纤维束，构成很多纤维间隔，内含脂肪组织。此层含有丰富的血管、神经及淋巴组织。

（3）帽状腱膜，为一层较坚韧，富有张力的腱膜组织，前起于额肌表面，附着于眉弓脊处，后止于枕肌，两侧与颞筋膜相连。

（4）腱膜下疏松组织：位于帽状腱膜与颞筋膜深层，为一层疏松的结缔组织，使帽状腱膜与骨膜之间形成一个潜在的组织间隙，内有许多与颅内静脉窦相通的导静脉垂直通过。

（5）颅骨外膜：为一层较致密的结缔组织，紧密贴附于颅骨表面，在骨缝处于其结缔组织紧密相连。

2. 头皮的血管与神经分布

（1）头皮血供：主要来自于颈外动脉，分为额、颞、枕 3 组。

额部：眶上动脉，颞浅动脉额支、滑车上动脉。

颞部：颞浅动脉、额支与颞支起始部。

枕部：枕动脉、耳后动脉。

头静脉：多与动脉伴行，汇入颈外静脉，部分静脉通过导静脉汇入颅内静脉。

（2）头皮神经支配：神经与血管伴行。

额部：眶上神经、滑车上神经。

枕部：枕大神经、枕小神经、耳大神经。

二、筋膜与肌肉

（一）表浅筋膜肌肉系统

面部皮下脂肪组织的深层存在着一层肌肉、筋膜、腱膜样纤维结缔组织与颧面、颌颈部的支持韧带等形成了一个连续的解剖结构，该层解剖结构被称为表浅筋膜肌肉系统（superficial musculoaponeurotic system，SMAS）。起于颈阔肌，向上方行走于颞浅筋膜，与颧肌、耳上肌、眼轮匝肌、额肌、帽状腱膜相连。SMAS 筋膜在除皱术中被用来提紧皮下组织。

（二）表情肌

表情肌属于皮肌，位于浅筋膜内，起于颅骨表面或筋膜表面止于皮肤，薄弱短小，集中于眼、耳、鼻、口周围。有的呈环形排列，有的呈放射性排列。表情肌肉的收缩舒张可产生不同表情：

1. 颅顶肌　由额肌、枕肌等组成。

2. 眼轮匝肌　为卵圆形薄的肌环，依存在眼部，分为三部分。

眶部：最宽，位于眶缘周围，为眼轮匝肌最外围部分。主要功能为关闭眼睑。

眼部：位于上、下眼睑皮下。司关闭眼睑。

泪囊部：细小，附于泪囊后面。司扩张泪囊，促使泪液流向鼻腔。睑裂周围的一些小肌及额肌等，可协助开大睑裂。

3. 口轮匝肌　在口裂周围有环形肌和放射状肌两组。环形肌能关闭口裂；放射状肌能开大口裂。环形肌为口轮匝肌由数层环形肌束组成，收缩时关闭口裂，使唇靠近牙槽弓，并可使口向前突。

4. 上唇方肌、颧肌等上提口角。

5. 下唇方肌　在口角的下方，浅层有三角肌和颈阔肌，可下拉口角，在深层有下唇方肌，可使口角拉向外下方。

6. 颊肌　长方形，位置较深，在口腔两侧紧贴颊黏膜。肌腹中部，正对上颌第二磨牙处，有腮腺导管通过。颊肌收缩时，将口角拉向后，并使颊和唇紧贴牙及上下颌牙槽，以协助咀嚼。

(三) 咀嚼肌

咀嚼肌位于下颌支的外面,运动下颌骨,包括咬肌、颞肌、翼内肌和翼外肌。

1. 咬肌　长方形,位于下颌支外面,起于颧弓,止于下颌支的咬肌粗隆。作用是上提下颌骨。

2. 颞肌　扇形,起自颞窝,肌束聚向前下方,通过颧弓的神面,止于下颌支的肌突。作用是上提下颌骨;后部肌束后拉下颌骨。

3. 翼外肌　位于颞下窝,起自翼突外侧板,向后外,止于下颌颈的前面。作用是单侧收缩时,拉下颌骨向对侧移动;两侧交替收缩时,使下颌骨左右侧动;双侧同时收缩时,向前拉下颌骨,与颞肌后拉下颌骨相拮抗。

4. 翼内肌　四方形,位于下颌支内面,起自翼突外侧板的内面,肌束斜向下后方,止于下颌角内面。作用:单侧收缩同翼外肌,双侧同时收缩时,上提下颌骨。

三、血管与神经

(一) 血管

头面动脉起源于颈总动脉分出的颈外动脉。主要分支有:

1. 面动脉　又称颌外动脉,在舌动脉稍上方起于颈外动脉,经二腹肌额深面走向下颌下腺,经其深面或穿过腺实质向前,在咬肌前缘越过颌骨下缘至面部,继续向口角迂曲而行,经鼻翼外侧至内眦,改名为内眦动脉,与眼动脉的分支吻合。面动脉沿途分支供养腭扁桃体、下颌下腺、面肌和皮肤等。内眦动脉在咬肌前缘下颌体下缘位置表浅,可摸到其搏动。

2. 枕动脉　与面动脉同高处起于颈外动脉的后壁,沿二腹肌后腹下缘行向后上方,在斜方肌于胸锁乳突肌止点之间浅出,供养项部和枕部的肌肉和皮肤。

3. 耳后动脉　在枕动脉的上方起于颈外动脉,行向后上,经乳突和耳廓之间至耳廓后面,分支供养腮腺、耳廓后部的肌肉和皮肤等。

4. 颞浅动脉　为颈外动脉终支之一,在外耳门前方穿过腮腺,越过颧弓根至颞部,分为额支和顶支,供养腮腺、额部和顶颞部。动脉位置表浅,耳前为动脉触摸点之一。

5. 上颌动脉　又称颌内动脉,为颈外动脉的另一终支,沿下颌颈深面向前,经翼外肌表面行向前内,至翼腭窝分支而终。其主要分支有:

(1) 脑膜中动脉:在下颌颈内侧由上颌动脉发出后,沿翼外肌深面上行,经棘孔入颅,沿脑膜中动脉沟走向前外,分为前、后两支,供养硬脑膜。翼点附近的颅骨骨折时,易造成脑膜中动脉前支的损伤,引起颅内血肿。

(2) 下牙槽动脉:有上颌动脉发出后行向外下方,进入下颌孔,经下颌管出颏孔,改名为颏动脉。分支供养下牙槽、下颌牙齿、牙龈以及下唇和颏部的肌肉、皮肤。

(3) 上牙槽后动脉在近翼腭窝处从上颌动脉发出,经上颌骨体后面的小孔穿入骨内,供养上颌后部牙齿和牙龈。

(4) 眶下动脉:为上颌动脉的终支,经眶下裂入眶,沿眶下沟、眶下管向前,出眶下孔至面部。途中发出上牙槽中动脉和上牙槽前动脉,在上颌窦前壁内下降,供养上颌中部和前部的牙齿和牙龈。

(二) 神经

1. 三叉神经　是以感觉为主,伴有部分运动神经的混合神经。自颅内颞骨岩部的半月节处分为三个主支。

（1）眼支：支配眼球、眼睑、泪腺、前额皮肤及鼻旁窦、鼻腔黏膜。主要分支有眶上神经、滑车上神经、滑车下神经、鼻睫状神经、泪腺神经等。

（2）上颌支：主要分布于眼裂与口裂之间面部皮肤。主要分支有眶下神经、上齿槽神经、蝶腭神经等。

（3）下颌支：是混合神经，运动神经主要支配咬肌、颞肌、翼内肌、翼外肌等。感觉神经分支主要有耳颞神经、颊神经、舌神经和下齿槽神经等。

2. 面神经　是以运动为主伴有感觉神经和副交感神经的混合神经。运动神经分支主要有颞支、颧支、下颌缘支和颈支。

感觉神经分支分布于舌前2/3黏膜，司味觉，副交感神经支有浅神经鼓索神经，前者主要分布于泪腺、鼻、腭黏膜的小腺体。后者主分布于下颌下腺及舌下腺。

四、骨骼

是头部各器官的支架和保护装置。头颅由23块骨（不包括3对听小骨）构成，除下颌骨和舌骨外，都彼此牢固地连接在一起。颅可分为脑颅和面颅两部分。脑颅居上后部，主要围成颅腔，容纳脑及其被膜等。面颅居下前部，是颜面的骨性基础，并构成眶腔和骨性鼻腔等重要结构。

（一）脑颅诸骨

共8块，单块的有枕骨、额骨、蝶骨和筛骨；成对的有顶骨和颞骨。

（二）面颅诸骨

面颅骨15块，单块的有下颌骨、舌骨和梨骨；成对有上颌骨、颧骨、鼻骨、泪骨、下鼻甲和腭骨（图7-1-1）。

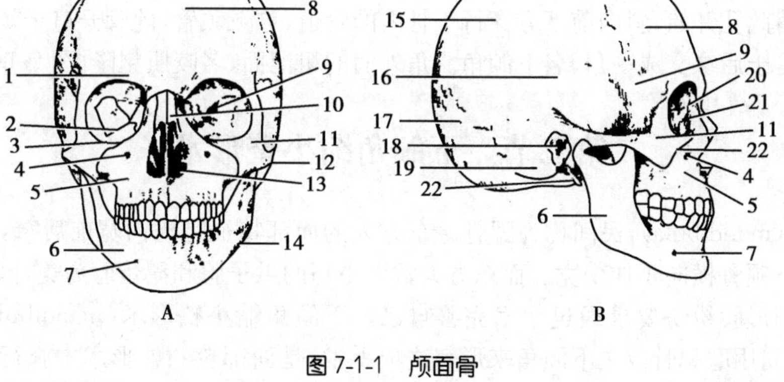

图7-1-1　颅面骨

A. 正面观；B. 侧面观

1. 眶上孔；2. 眶下裂；3. 眶下缘；4. 眶下孔；5. 上颌骨；6. 下颌骨；7. 颏孔；8. 额骨；9. 蝶骨；10. 鼻骨；11. 颧骨；12. 颧弓；13. 鼻腔；14. 下颌角；15. 顶骨；16. 颞骨；17. 枕骨；18. 外耳门；19. 乳突；20. 额颧缝；21. 泪骨；22. 茎突

1. 上颌骨　分列于鼻腔的两侧，是面部的主要骨块，一共有四个突起。

2. 颧骨　位于上颌骨的外方，呈菱角形，分别于上颌骨、额骨、蝶骨及颞骨连结。

3. 鼻骨　长条形，两块并列于鼻背，外与上颌骨额突相连。

4. 泪骨　一对薄骨片，略呈长方形，位于眶内侧壁的前部，介于上颌骨额突和筛骨眶板之间。

5. 腭骨　状似“L”形，位于上颌骨的后方，可分垂直板和水平板两部。垂直板构成鼻腔外侧壁后部，水平板参与构成硬腭的后部。

6. 下鼻甲　是一对卷曲的骨片，附于鼻腔外侧壁的下部。

7. 犁骨　是一对薄骨片，构成骨性鼻中隔的后下部，上方与筛骨垂直板相连。

8. 舌骨　是一块蹄铁形小骨，位于颈前肌群中，介于下颌骨与甲状软骨之间。舌骨可分为中间的舌骨体和由体向后外方伸出的一对大角及向后上方伸出的一对较短的小骨。

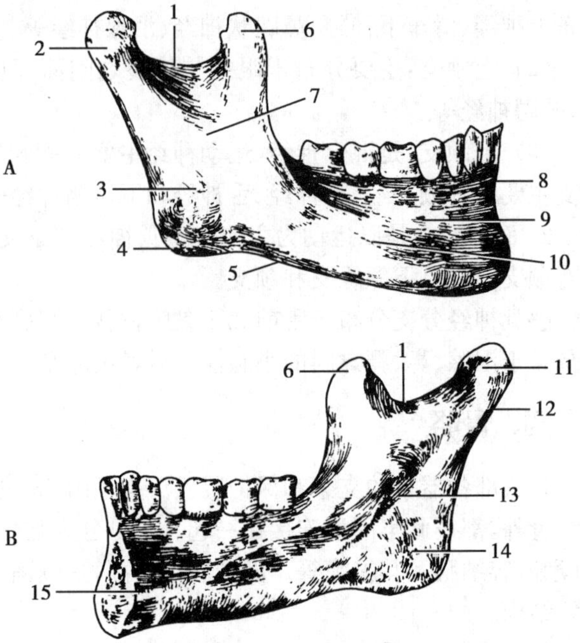

图 7-1-2　下颌骨

A. 正面观；B. 侧面观

1. 下颌切迹；2. 关节突；3. 咬肌粗隆；4. 下颌角；5. 下颌底；6. 肌突；7. 下颌支；8. 牙槽骨；9. 颏孔；10. 下颌骨体；11. 下颌小头；12. 下颌颈；13. 下颌孔；14. 翼肌粗隆；15. 颏棘

9. 下颌骨　呈蹄铁形，位于面下部，分为下颌骨体和下颌支。下颌骨体呈水平弓状，有内外面及上下缘。外面在第二前磨牙的下方有一孔，名颏孔。下颌支左右各一，为向上伸的方形骨板，分内外 2 面及 4 个缘。内面中央有一下颌孔，由此孔开始，斜向前下方穿行于骨内的管道，称下颌管，此管开口于颏孔。颌骨下缘钝厚且直，于后缘交成一角，名下颌角。角外面的粗涩面，名咬肌粗隆（图 7-1-2）。

第二节　下颌角缩小整形术

下颌骨（mandibula），民间称为腮骨。东方人的面部特征是横向宽前后窄，在面部的发育过程中，下颌骨横向延伸变宽。而东方人常以小巧的瓜子脸和鹅蛋脸为美，因此越来越多的方形脸、圆形脸纷纷要求通过手术完善自己。下颌角缩小整形术（mandibular angle resection），民间用磨腮骨或去下颌角来形容这项手术，是面部轮廓整形术中施行最多的手术之一。目前，下颌角整形手术已经比较普及，手术方法也很多，各有优缺点，但要求术者熟悉面部解剖，知晓手术的原理，了解术后的效果，必要时需要根据求术者的具体情况和要求为其制作手术效果模拟图。术前详细制定手术计划，作好术前准备。

一、适应证

下颌角肥大目前还没有成熟的诊断标准，其诊断往往受手术者的要求、医生的主观因素和地域文化背景等因素影响。一般情况下颌角整形的主要对象为下颌角骨性肥大、咬肌肥大的求术者。甚至一些下颌角和咬肌没有明显肥大，而面中下部宽大，有希望面中下部缩小的求美者。

二、手术前准备

1. 测量面型宽度比值及骨性面宽比值，确定下颌角肥大对面部整体的影响程度。

2. 测量下颌角角度和下颌骨厚度，并检查下颌角有无外翻。

3. 嘱求术者咬牙，检查咬肌发达的程度。

4. 拍摄头颅正、侧位平片、下颌角全景片，必要时做三维 CT 检查，并在 X 线片上标出截骨线及截骨的宽度。

5. 可以通过模拟照片向受术者详细解释手术前后的注意事项和手术效果。

三、手术方法

以切口入路可分口内切口、口内外切口和口外切口等方法，口外切口可分为下颌下小切口和耳后切口，而传统的口外切口因瘢痕明显而不用。

四、麻醉

经鼻腔气管插管全麻或局部浸润麻醉。

五、手术过程

1. 口内切口下颌角缩小整形术

(1) 切口及剥离：于颊龈沟底部自第二磨牙至上颌结节后缘切开黏膜、黏膜下组织及骨膜约 3～5cm。于下颌缘部分剥开咬肌附着处，沿下颌缘向前剥离达第二磨牙处时，注意勿损伤颏神经血管束。用剥离器沿骨面向后下方剥离显露下颌角，并用 U 形剥离器剥离下颌骨内侧软组织(图 7-2-1)。

(2) 截骨线设计：根据术前设计的要求，在下颌曲面断层片或在下颌骨侧位片上，标出下颌骨升支前缘的垂线与咬合平面的平行线与下颌骨下缘及升支后缘交点的连线为安全截

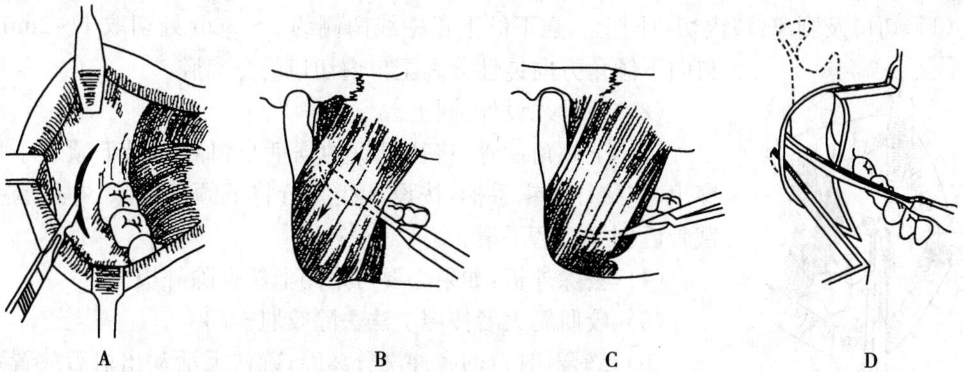

图 7-2-1　切口及剥离

A. 切开黏骨膜；B、C. 剥离升支外侧面；D. 用 U 形骨膜剥离子剥离下颌骨内侧骨膜

骨线。截骨宁少勿多，以使术后获得自然的弧度。

（3）下颌角截骨：先用电钻或瓜形磨头沿截骨线磨出一骨槽，而后用摆锯将下颌角截除，并用磨头将截骨后创缘打磨平滑（图 7-2-2）。

（4）去除外板：于咬合平面用电锯斜行切开下颌骨外板，从磨牙后区外斜向内侧直达升支后缘，沿磨牙区垂直切开外板直至下颌骨下缘，用骨凿小心劈除下颌骨外板皮质骨（图 7-2-3）。

（5）去除咬肌：咬肌肥大者将咬肌中层用组织钳提起后，用 7 号丝线缝合 3～4 针牵引线，提起牵引线，电刀切除中层咬肌（图 7-2-4）。

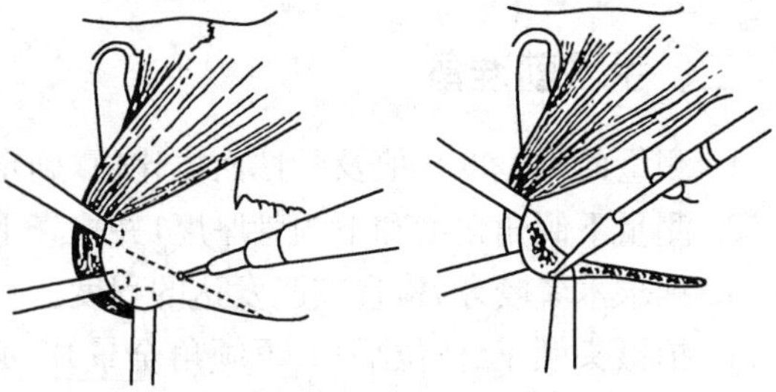

沿截骨设计线截骨　　打磨下颌骨截缘

图 7-2-2　下颌角截骨

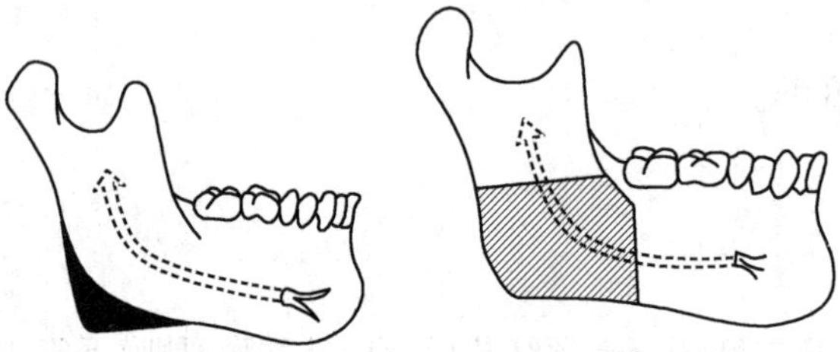

A　B

图 7-2-3　下颌角截骨及去外板

A. 三角形截骨；B. 截除升支外侧骨板，矫正下颌角肥大

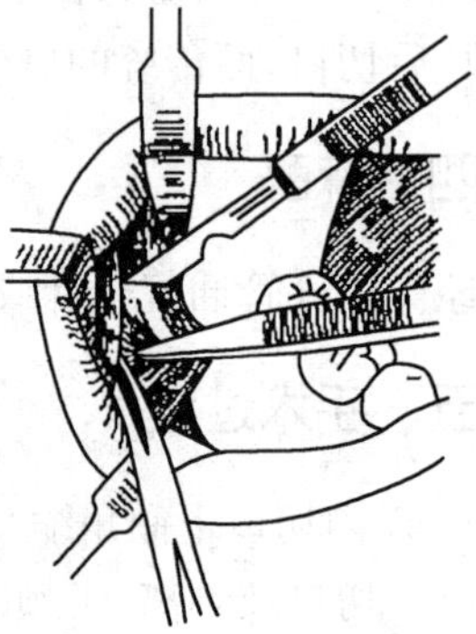

图 7-2-4　去除咬肌

（6）缝合切口：彻底冲洗分离腔，确认无活动出血后放置负压引流管，逐层缝合切口并加压包扎（图 7-2-5）。

2. 口内外切口下颌角缩小整形术

（1）切口及剥离：口内切口同上。在下颌下正中线两侧约 2～3cm 处切取 1～2mm，切口向下颌角方向钝性分离至口内切口的分离腔。

（2）截骨线设计：同上。

（3）下颌角截骨：将往复锯的锯柄自口腔内沿下颌下小切口穿出，连接往复锯手柄，按设计线斜行将下颌角截除，并用磨头将截骨后创缘打磨平滑。

（4）去除外板：如果必要可采用上法劈除外板。

（5）咬肌肥大者按照上法去除咬肌。

（6）缝合切口：彻底冲洗分离腔，确认无活动出血后放置负压引流管，逐层缝合切口并加压包扎。

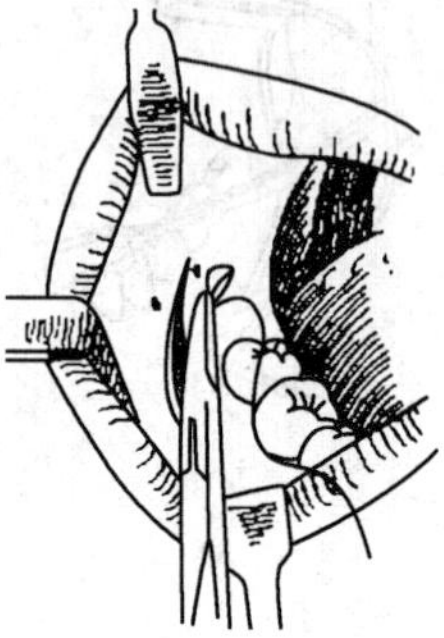

图 7-2-5　缝合切口

3. 耳后切口下颌角缩小整形术

（1）切口设计：自耳垂下皱襞处沿耳后基部上行至中上 1/3 处向后延伸至发迹，沿发迹向下达下颌角平面。在皮肤表面用亚甲蓝标出截骨线体表投影。

（2）下颌角显露：首先沿耳后切口线在耳后筋膜浅层平面翻起耳后皮瓣，到达胸锁乳突肌前缘后，在腮腺咬肌筋膜浅层向前分离至下颌角表面。切开骨膜后用骨膜剥离器沿下颌骨下缘在骨膜下分离起咬肌附着点，用深直拉钩将下颌角后软组织拉开，用胸压板沿下颌角后缘内侧面插入已剥离好的腔隙内保护深部软组织。

（3）截骨线设计：根据术前设计的要求，并依术前曲面断层 X 线片设计的截骨量，用亚甲蓝在下颌角上方标出截骨线。

（4）下颌角截骨：用往复锯、切割钻或小爪钻沿截骨线截除肥大的下颌角，截骨时注意保护周围的软组织勿受损伤，尤其当用钻切割时，不可使软组织进入手术野，否则高速旋转的钻头将造成软组织的撕裂伤。用瓜形钻磨削平整截骨断端的锐利面，并将截面修至较圆滑为止。

（5）去除咬肌：如伴有咬肌肥厚者，可在咬肌后缘中部用 4 号丝线纵行缝合 2～3 针作为牵引线，而后在牵引下将咬肌中层分离出，用电刀切断去除。切断咬肌时注意保护咬肌的附着部不被切除，以保证所保留的咬肌能重新与下颌缘牢固结合。

（6）缝合切口：彻底冲洗分离腔，确认无活动出血后放置负压引流管，逐层缝合切口并加压包扎。缝合耳后皮瓣时，可将皮瓣向后上方提起，切除多余部分后缝合，可起到颌颈部皮肤提紧术的作用。

4. 下颌下小切口下颌角缩小整形术

（1）切口设计：在下颌下正中线两侧约 2～3cm 处切取 2～3cm 切口，并用亚甲蓝在皮肤上标出截骨线。

（2）下颌角的显露：切开皮肤及皮下组织后，切开骨膜后用骨膜剥离器沿下颌骨下缘的前后两侧，在骨膜下分离起咬肌附着点，将特制的细长直拉钩沿已剥离好的腔隙内插入，将下颌角前面软组织拉开，用胸压板沿下颌角后面插入保护深部软组织。

（3）下颌角截骨：将往复锯沿下颌下切口插入，按照设计线斜行截除下颌角。再换上往复平锉，将下颌角截面打磨圆滑。

（4）缝合切口：彻底冲洗分离腔，确认无活动出血后放置负压引流管，逐层缝合切口并加压包扎。

六、几种主要方法的优缺点

1. 切口隐蔽　以全口内切口方法最为隐蔽，耳后切口和口内外切口方法其次，传统的口外切口方法因术后留有明显的瘢痕已废弃，下颌下小切口方法虽然位置在下颌下隐蔽部位，虽然切口很小，但还是难以被人接受。

2. 手术效果　下颌角缩小整形术不仅仅只要切除下颌角，需要根据受术者的具体情况和要求减薄外板，修整下颌缘，口内切口和口内外切口方法可以非常方便地完成以上步骤。口内外切口、下颌下小切口和耳后切口方法使用往复锯截除肥大的下颌角，安全方便，但截骨的弧度为直线，人工痕迹较重。口内切口方法可以使用摆动锯弧形截骨，可使术后的下颌角更加自然流畅，但因为切口所限操作难度增大，可以在内镜直视下进行，使手术更安全、操作更方便。耳后切口方法切口缝合时，可将皮瓣向后上方提起，起到颌颈部皮肤提紧术的作用，而达到理想的效果。

七、手术后处理

1. 手术后需进行适当地加压包扎，以防产生死腔积液而导致感染。

2. 口内切口方法术后需注意口腔卫生，进食后需拥有抗感染作用的漱口液漱口，以防切口感染。

3. 耳后切口、口内外切口和下颌下小切口方法应在切口拆线两天后清洗切口部位，过早清洗易导致切口感染。

八、并发症及处理

1. 感染　口内消毒非常重要，如果消毒不到位，术后又未进行口腔护理和应用足量的抗生素，可能会造成局部感染。应即时引流，加大抗生素用量来治疗。

2. 血肿　由于切口小暴露不够，出血不易止住，引流不畅，加压包扎不紧均是造成血肿的原因。血肿应及时抽吸，重新包扎，必要时填塞明胶海绵进行止血。

3. 截缘不整齐　由于切口暴露不充分，操作时难以切整齐，可能造成下颌缘不齐或下颌缘中部继发成角畸形，即第二下颌角形成，若严重可行第二期手术矫正。术中应采用长弧线截骨，以避免第二下颌角形成。

4. 下颌骨升支骨折　由于下颌骨骨皮质厚而硬度大，若操作粗暴，偶可造成下颌骨升支骨折的严重并发症，此时得按骨折处理，加以固定。

5. 神经损伤　手术过程应暴露清楚，防止神经损伤。若为面神经下颌支损失，会造成口角偏斜，若是切断将为永久性的歪斜。若为颏神经切断者，麻木时间持续较长，甚至是永久性的；若为其他原因所致的，麻木是暂时的，可以恢复。

6. 腮腺部肿胀　可因损伤腮腺导管或局部感染或血肿引起，遇此情况应寻找原因，必要时可在肿胀处切开引流，并加大抗生素用量和同时进行加压包扎。

第三节　颧骨复合体整形术

颧骨位于面中上部分，民间的“高颧骨”系指颧骨肥大或颧骨颧弓肥大，国外文献中常用颧骨复合体(zygomatic complex)肥大来表达。其高低及宽窄直接影响面中部形态，因此颧骨复合体是影响面部容貌的主要因素之一，在国人的面部轮廓整形中占据举足轻重的地位。临床上要求进行颧骨整形的美容患者较多，仅次于下颌角肥大者。颧骨整形一般分为颧骨降低及颧骨增高两大类，东方人面部宽大，如果颧骨肥大可至颧骨高耸，面中部增宽呈棱形面容，因此常使颞部和颊部凹陷，使人感觉凶悍和老相，民间称为“克夫”像，因此颧骨整形术为东方人的常见手术。在民间，颧骨缩小整形术(malarplasty)也称为磨颧骨，指用磨削的方法将颧骨缩小，这种表达不确切。通过颧骨复合体位置的改变来改善其宽度和突度，是目前颧骨整形有效的方法，因此用颧骨复合体整形术(zygomatic complex reduction)来表达更为确切。

一、颧骨复合体缩小整形术

颧骨复合体缩小整形术是面部轮廓整形中最常见的手术，仅次于下颌角肥大的整形。手术不甚复杂，但要求术者熟悉面部解剖，知晓手术的原理，了解术后的效果，必要时需要根据求术者的具体情况和要求为其制作手术效果模拟图。术前详细制定手术计划，作好术前准备。

（一）适应证

面中1/3突出，经检查确诊为骨性所致；面上部与面中部面型宽比值小于0.75，确诊为颧骨复合体肥大的健康成人。颧骨复合体没有明显肥大，而面中部宽大，有希望面中部缩小的求美者。

（二）手术前准备

测量面型宽度比值及骨性面宽比值。计算出颧骨降低的高度，并在三维CT-X线片上标出截骨线及截骨的宽度。必要时可以通过模拟照片向受术者详细解释手术前后的注意事项和手术效果。

（三）手术方法

按切口入路可分口内、口内外联合和口外切口等方法(口内切口采用上颌前庭沟切口入路，口内外切口采用上颌前庭沟和耳前或发迹内两个切口入路，口外切口采用发际内冠状切口入路)。按缩小方法可分为颧骨磨削和颧骨复合体截骨缩小整形。

（四）麻醉

经鼻腔气管插管全麻或局部浸润麻醉。

（五）手术过程

1. 口内切口颧骨复合体缩小整形术

(1) 自颊龈沟顶端切开黏膜及黏膜下组织达骨膜，切口长2～3cm，止血后用骨膜剥离器骨膜下分离直达颧骨体表面剥离，在颧眶凹位置形成隧道。

(2) 沿颧骨外侧向颧弓剥离显露颧弓内1/2。在下颌骨颧突的下缘分离进入颧骨后间隙，分离颧骨复合体后面至颧弓根部，充分剥离至骨面，形成颧弓后间隙隧道。

(3) 用深直角拉钩显露眶外侧缘及眶下缘，用美蓝沿颧眶凹向内下方达颧骨体上颌突的外下缘标出一弧形截骨线。

(4) 用拉钩暴露颧弓后间隙隧道，将往复锯由隧道插入至颧弓根部，斜行锯断颧弓根部。

(5) 将往复锯由颧弓后间隙插入至颧骨眶侧——上颌骨颧突后面，沿眶外缘约5mm处——颧眶凹深面“I”形截骨；或沿颧眶凹隧道“L”形截断颧骨体，必要时可以截除1～3mm骨片(图7-3-1)。

(6) 按压颧弓使其向下陷落至需要降低的高度，注意保持断端不移位。此时整个颧骨呈游离状。将颧骨体、眶壁外侧缘及眶下缘处用钛钉或钛板固定，或用电钻打孔后细钢丝结扎固定(图7-3-2)。

(7) 如果颧骨体断端结合部不平整，可用磨头打磨平整。

(8) 充分止血后用1-0缝线缝合黏膜下组织，3-0缝线缝合黏膜。

2. 口内外切口颧骨复合体缩小整形术

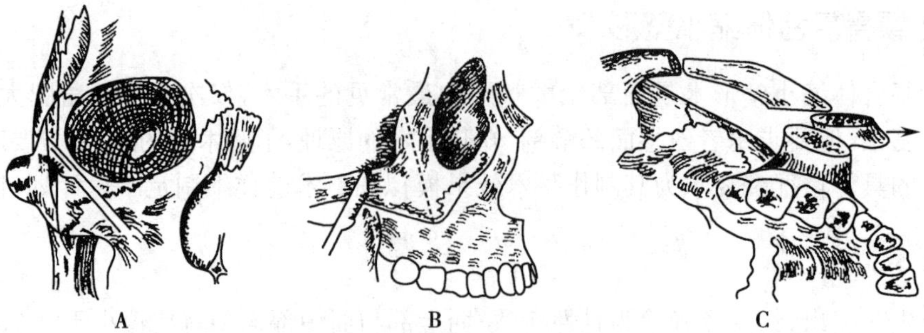

图 7-3-1　颧骨复合体截骨

(1) 自颊龈沟顶端切开黏膜及黏膜下组织达骨膜，切口长 2～3cm，止血后用骨膜剥离器骨膜下分离直达颧骨体表面剥离，在颧眶凹位置形成隧道。

(2) 在鬓角发际前缘皮肤切一 5mm 小口，用蚊式钳向深部钝性分离至颧弓骨面，而后将小骨凿插入切口内轻轻凿断远端。

(3) 用深直角拉钩显露眶外侧缘及眶下缘，用美蓝沿颧眶凹向内下方达颧骨体上颌突的外下缘标出一弧形截骨线。

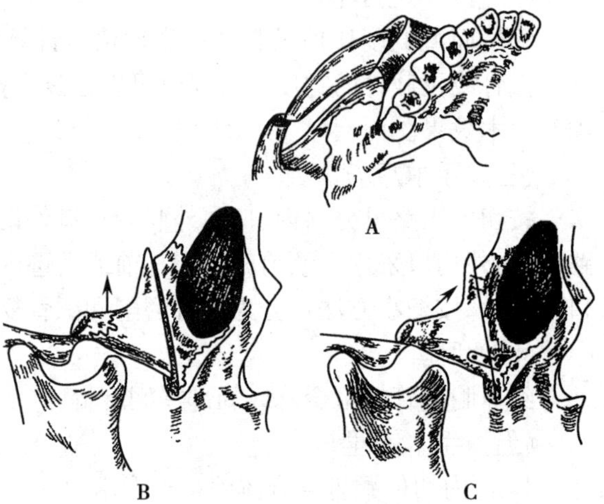

图 7-3-2　颧骨复合体内推固定

(4) 将往复锯由颧弓后间隙插入至颧骨眶侧——上颌骨颧突后面，沿眶外缘约 5mm 处——颧眶凹深面“I”形截骨；或沿颧眶凹隧道“L”形截断颧骨体，必要时可以截除 1～2mm 骨片。

(5) 按压颧弓使其向下陷落至需要降低的高度，注意保持断端不移位。此时整个颧骨呈游离状。将颧骨体、眶壁外侧缘及眶下缘处用钛钉或钛板固定，或用电钻打孔后细钢丝结扎固定。

(6) 如果颧骨体断端结合部不平整，可用磨头将其打磨平整。

(7) 充分止血后用 1～0 缝线缝合黏膜下组织，3～0 缝线缝合黏膜。

3. 口外切口(冠状切口)颧骨复合体缩小整形术

(1) 切口设计：切口应设计在发际内，切口范围距两侧耳屏前 2mm 之间，切口长度 32～36cm。

(2) 在帽状腱膜下分离至眶上缘上方和颞浅筋膜，眶上缘上方 1cm 处进入骨膜下，在颧弓上方 1.5cm 处，切开颞浅筋膜进入颞中筋膜，于颞中脂肪垫分离到颧弓，切开骨膜暴露颧骨和颧弓。

(3) 用深直角拉钩显露颧骨体和颧弓耳前段，用美蓝标记颧骨体和颧弓耳前截骨线，截骨断面呈由内上斜向外下的一斜面。

(4) 将往复锯由颧弓后间隙插入分别截断颧骨眶侧和耳前侧颧弓，必要时可以截除1～2mm骨片。

(5) 按压颧弓使其向下陷落至需要降低的高度，注意保持断端不移位。此时整个颧骨呈游离状。将颧骨体和耳前颧弓断端用钛钉或钛板固定，或用电钻打孔后细钢丝结扎固定。

(6) 充分止血后用，头皮组织瓣复位，逐层对位缝合。

4. 口内切口颧骨磨削缩小术

(1) 自颊龈沟顶端切开黏膜及黏膜下组织达骨膜，切口长2～3cm，止血后用骨膜剥离器骨膜下分离直达颧骨体表面剥离。

(2) 用深直角拉钩显露颧骨体结节部、眶外侧缘及眶下缘，用磨头打磨突出的颧骨以降低颧骨。

(3) 充分止血后用1～0缝线缝合黏膜下组织，3～0缝线缝合黏膜。

(六) 几种主要方法的优缺点

1. 切口隐蔽　以全口内切口方法最为隐蔽，口内外切口方法其次，口外切口(冠状切口)方法因术后留有明显的瘢痕很难被人接受。

2. 手术效果　颧骨磨削对颧骨体肥大突出的患者有一定的效果，但因为颧骨体的骨质较薄，对颧骨改善要求较高的人，很难达到理想的效果。而颧骨复合体内推可以根据受术者的具体情况和要求，任意调整颧骨复合体的内推程度，而达到理想的效果。

3. 组织松垂　颧骨磨削因为需要广泛剥离功能性肌肉组织，如果不加以固定，术后容易造成组织下垂；口外切口(冠状切口)颧骨复合体缩小整形术对于年龄较大，额部、颞部皮肤松弛的患者可以同时进行面部提紧术。

(七) 手术后处理

1. 手术后需进行适当地加压包扎，以防产生死腔积液而导致感染。

2. 口内切口方法术后需注意口腔卫生，进食后需用有抗感染作用的漱口液漱口，以防切口感染。

3. 口外切口(冠状切口)方法应在头皮切口拆线两天后洗头，过早洗头易导致切口感染。

(八) 并发症及预防

1. 血肿　由于切口小暴露不够，出血不易止住，引流不畅，加压包扎不紧均是造成血肿的原因。血肿应及时抽吸，重新包扎，必要时填塞明胶海绵进行止血。

2. 感染　局部红肿热痛、白细胞高说明有感染，应继续静脉点滴大剂量抗生素直至感染消退，体温正常。必要时应在口内切开，进行感染部的冲洗。

3. 骨块移位　截骨后如果固定不牢固，因肌肉活动的牵拉，可能会出现骨块下移情况，因此可能造成两侧不对称、局部凹陷等畸形，因此截骨后的稳固固定尤为重要。

二、颧骨复合体增高术

(一) 适应证

单纯颧骨颧弓发育不良，颧弓窄小，颧骨后缩，凹陷畸形者。

(二) 术前准备

除常规实验室检查外，应测量面型宽比值，计算出需要增高数据，局部石膏取样，了解需要增加的高度。

（三）麻醉

经鼻腔气管插管全麻或局部浸润麻醉。

（四）手术方法

1. 颧骨复合体外扩增高术

（1）自颊龈沟顶端切开黏膜及黏膜下组织达骨膜，切口长 2～3cm，止血后用骨膜剥离器骨膜下分离直达颧骨体表面剥离，在颧眶凹位置形成隧道。

（2）沿颧骨外侧向颧弓剥离显露颧弓内 1/2。在下颌骨颧突的下缘分离进入颧骨后间隙，分离颧骨复合体后面至颧弓根部，充分剥离至骨面，形成颧弓后间隙隧道。

（3）用深直角拉钩显露眶外侧缘及眶下缘，用美蓝沿颧眶凹向内下方达颧骨体上颌突的外下缘标出“L”形截骨线。

（4）往复锯沿颧眶凹隧道“L”形截断颧骨体，撬起颧骨使颧骨复合体外扩，以达到增高和增宽效果。

（5）取髂嵴切截为原拟增高度相等的骨块或骨组织替代材料，嵌植入截骨外扩间隙。用钢丝结扎固定或用微型钢板螺丝钉固定。植骨时注意两侧对称性（图 7-3-3）。

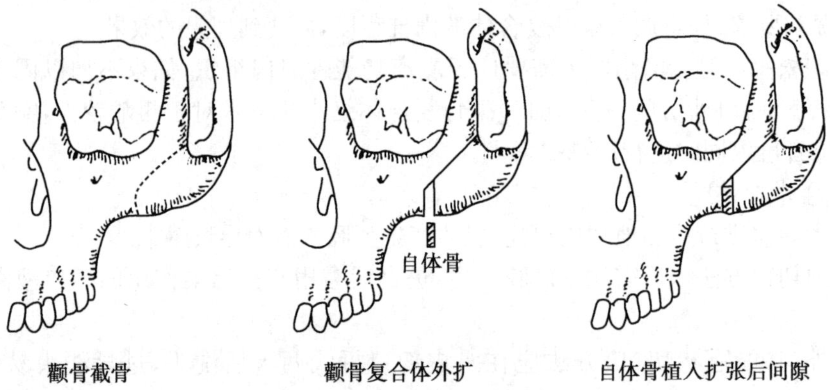

图 7-3-3　颧骨复合体外扩增高术

2. 假体植入颧骨增高术

（1）自体肋骨、肋软骨或髂骨的切取同常规方法，将切取的骨块用塑形钳塑形备用，如为肋软骨或人工材料则需进行塑形雕刻至所需形态。用美蓝在颧部标出颧骨增大的位置形态。

（2）自颊龈沟顶端切开黏膜及黏膜下组织达骨膜，切口长 2～3cm，止血后用骨膜剥离器沿标定范围剥离出移植腔隙。

（3）将植入体植入调整满意后，在植入体两端及中央打孔后微型螺丝钉固定（图 7-3-4）。

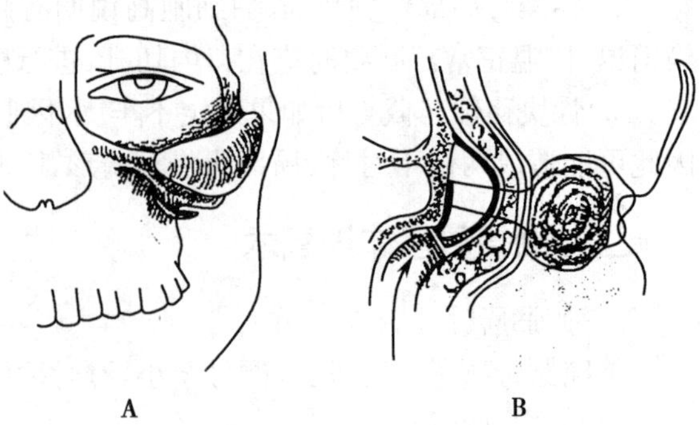

图 7-3-4　假体植入颧骨复合体增高术

（五）手术后处理

1. 手术后需进行适当地加压包扎，以防产生死腔积液而导致感染。

2. 口内切口术后需注意口腔卫生，进食后需用有抗感染作用的漱口液漱口，以防切口感染。

第四节　颏整形术

小颏畸形（chin microsomia）系因遗传或内分泌障碍、炎症、外伤等因素造成颏联合处发育畸形，颌骨其他部位可以是正常的，但较少见，多数是小颏伴小颌畸形，即除颏畸形之外，尚有下颌体和升支发育不良，临床上可以见到下颌前突但颏部反而发育不足。颏部的形态越来越被人们所重视，正常或上翘的颏，不但被视为美的标志，而且被看成智慧和魅力的象征；相反则是怯懦和优柔寡断的反映。因此，人们十分重视颏的成形研究。在软组织的鼻根点和鼻下点，通过这两点两条与眶耳平面垂直的线，正常人颏点应在这两条垂直之间，超出此范围则被视为巨颏或小颏。

颏整形术分为两大类：颏部充填术和颏部成形术。

一、颏部填充术

颏部填充术也称为隆颏术。充填材料分为自体骨、人工骨和其他代用品（各种人工假体）。

（一）适应证

适用咬合关系正常的轻度小颏畸形或颏部后缩畸形的患者。

（二）术前准备

术前应根据受术者的具体情况和要求设计手术方案，选择合适的充填材料。必要时可以通过模拟照片向受术者详细解释手术前后的注意事项和手术效果。

（三）手术过程

1. 充填材料修整

（1）自体骨材料一般采用下颌角整形截取的下颌骨组织，如果没有同时进行下颌角整形手术，可截取髂骨组织。将截取的骨组织材料用动力系统切割和打磨修整成形。

（2）其他成形的假体材料，需选择合适的型号，并对假体做必要的修整。

2. 麻醉　一般采用局部浸润麻醉。

3. 设计画线　根据受术者的具体情况和要求，按照成形的材料大小和形状，颏部设计画出需要植入假体的投影图形。

4. 切开分离　切口分为口内切口和口外切口，口外切口因为瘢痕外露而已废弃。口内切口分为正中纵切口、横切口和倒“V”形切口，因倒“V”形切口视野开阔，且不影响下唇系带而受欢迎。切开黏膜和黏膜下组织，钝性分离到骨面，按照设计线的大小用骨膜剥离器分离出较假体稍大的腔隙。

5. 植入充填材料

（1）自体骨植入：在假体准确植入后用钛钉钛板固定，或打孔用细钢丝固定。

（2）成形假体植入：在导引器的引导下，先将假体的一翼植入，再植入另一翼，左右滑动假体确定假体放置平整，检查假体位置准确没有歪斜，将假体和腔隙内软组织缝合固定。

6. 缝合固定　用5～0可吸收缝线分层缝合切口。用胶布在颏前后两侧交叉贴敷，固定3～5天(图7-4-1)。

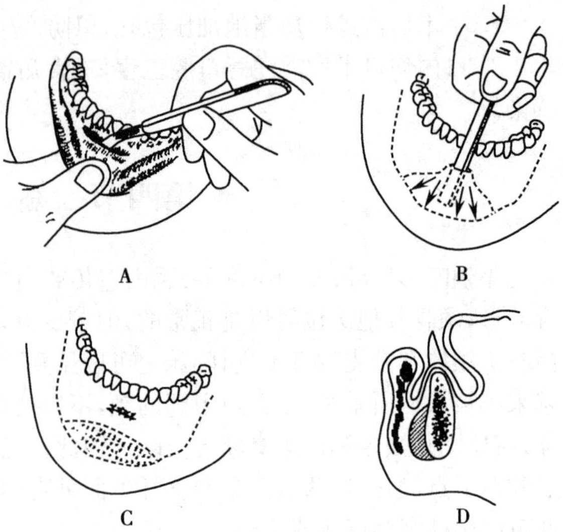

图7-4-1　颏假体填充术

二、颏部成形术

颏部成形术的方法较多，但最常用的是颏部水平截骨，手术中应保留广泛的肌肉附着，以保证颏骨段的充分血供，要求对舌侧、下缘和截骨线以下部分不作剥离。

（一）适应证

适合各种颏畸形的矫正，如颏后缩、颏前突、颏短小、颏过长，以及前后、左右、垂直三维方向的不对称畸形。

（二）术前准备

1. 测量颏部畸形的程度，及和面部整体的协调性关系。

2. 拍摄头颅正、侧位平片，必要时做三维CT检查，并在X线片上标出截骨线及骨块移位的幅度和角度。

3. 必要可以通过模拟照片向受术者详细解释手术前后的注意事项和手术效果。

（三）麻醉

经鼻腔气管插管全麻或局部浸润麻醉。

（四）手术过程

1. 切开分离　切口分为口内和口外两种入路，口外切口因为瘢痕外露而已废弃。口内切口分为正中纵切口、横切口和倒“V”形切口，因倒“V”形切口视野开阔，且不影响下唇系带而受欢迎。切开黏膜和黏膜下组织，钝性分离到骨面。用骨膜剥离子剥离至下缘，使颏部软组织可以脱套，两侧可见颏神经孔，予以充分保留，防止损伤，舌侧可将二腹肌前腹分离，而颏舌肌不作分离(图7-4-2)。

2. 截骨移位　在根尖下约4～5mm或颏孔下3～4mm，设计一截骨线，用微型电锯或骨凿沿截骨线自唇侧至舌侧作准确的全层截骨，勿损伤舌侧软组织，以免发生水肿或血肿，用骨凿向下松动颏骨段，使其带肌肉蒂游离。将颏骨段沿设计方案进行移动，达到理想的位置，分离使骨膜上的肌肉充分松解，不再牵拉骨段，以免复发。用钛钉钛板固定，或用钢丝结扎固定。结扎固定是最常用的方法，分别在上下骨段的左、中、右钻孔，上段在唇侧密质骨钻孔，下段在舌侧钻孔，钢丝在结扎孔之间行“8”字结扎固定。这样可以防止颏骨段向上下和左右移动(图7-4-3)。

3. 缝合固定　采用三层缝合方法，由于骨移动后拉拢缝合有一定困难，固应尽可能缝合，将骨膜、肌层和黏膜分层缝合。用胶布在颏前后两侧多层交叉贴敷，固定一周。

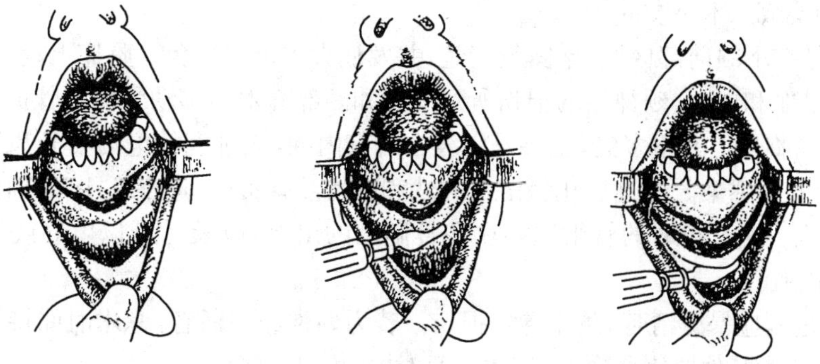

图 7-4-2　口内切口水平截骨颏成形术

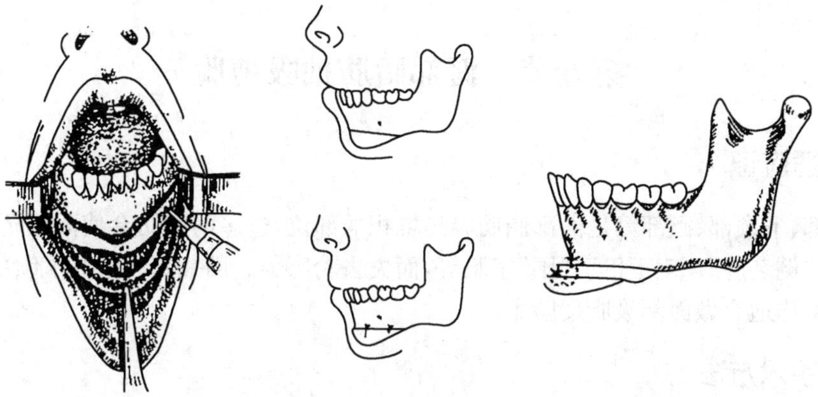

图 7-4-3　颏截骨前移固定

（五）颏水平截骨注意事项

1. 首先应保持颏神经的良好无损；骨下段应尽量多地保留软组织附着；大幅度地移动下骨段，可出现上、下骨段无接触面，影响骨创面愈合，所以应当在上段的唇侧植入松质骨，或者采用双台阶截骨术，从而使骨段间充分接触，达到良好的愈合，也有利于防止出现颏褶过深。

2. 植骨的大小、骨块放置的位置均因人而异，确切按照术前设计进行植入。如果仅需增加颏突度，可将植骨块放在颏前方；需要增加面下 1/3 高度，可将植入物制成“L”形，植入颏前下方，使其植入后既能与下缘相贴合，又能与前方骨面相结合，可以同时增加颏突度和颏高度，效果良好。

3. 植骨术时注意黏膜切口应呈斜向切开，使黏膜与骨膜切口不在同一平面上，植入物不易外露。植骨块应尽量与骨面贴合。而且要用松质骨与骨面相接触；若骨面高低不平，可用钻头予以磨平，以增加贴合面积，创口可以早期愈合。然后加以牢固的固定，以避免下颌运动和肌肉牵引后，造成颏段骨块的移动；若植骨块压住颏神经，则应作一切迹避开颏神经，以免术后麻木。

4. 缝合时软组织应尽量松弛，使其没有过大的张力，否则植入体表面软组织变薄，会有穿孔的危险。

（六）颏部成形术并发症及预防

本手术是在下颌前部区域，暴露较清楚，并发症大多可以避免。临床上较多出现的并发症有：感染、出血和血肿、颏神经的损伤所致下唇和颏部麻木和移动骨段的骨折等。

1. 感染在临床上并不多见，主要是因缝合时有内翻，或过度的电刀切开和烧灼，是创口愈合不佳，而发生感染。经过氧化氢溶液冲洗和碘仿纱条覆盖，通常在1～2周内愈合。

2. 出血大多是剥离时的软组织渗血和骨髓腔的出血，应及时予以电灼或结扎止血，或以骨蜡压迫止血。

3. 手术过程应暴露清楚，防止神经损伤。若为颏神经切断者，麻木时间持续较长，甚至是永久性的；若为其他原因所致的，麻木是暂时的，可以恢复。

4. 截骨要充分，防止由于截骨不彻底，使用暴力撬动，或在凿子劈开时因用力不当而造成骨段两端骨折。

第五节　面部脂肪抽吸瘦脸

一、适应证

面颊部、下颌部、颧部等是面部脂肪容易堆积的部位，过多的脂肪会使面部显肥胖，形似“满月脸”、“倒装脸”、“双下巴”、“国”字脸等，而失去轮廓美。面颊部、颧部、下颌部等部位皮下脂肪堆积均适合做面部吸脂瘦脸术。

二、手术方法

1. 术前用甲紫标识好局部脂肪堆积的范围，并反复用手指触诊，了解局部脂肪组织的厚度，较厚处要用甲紫重点标记。

2. 麻醉采用局部浸润肿胀麻醉（详见第十一章形体雕塑术），将含有麻醉药的肿胀溶液均匀注入吸脂区皮下，直至皮肤有胀硬感。

3. 取耳垂下方、口角红白唇线、颏部正中等处为穿刺进针点（图7-5-1），切口1～2mm，吸脂管选用直径3～4mm圆头带侧孔的长针管，经切口进入皮下脂肪层，先用针头推到最远端，并在不形成负压时疏通几个皮下隧道，反复拉锯式放射状游走性抽吸，既要在脂肪堆积较多的部位，多加压抽吸，又要注意抽吸的均匀性，直至满意为止。抽吸的脂肪量达70%～80%。术毕轻柔挤压吸脂区皮肤，将其内积液尽量挤出。切口缝合一针，局部均匀加压包扎。

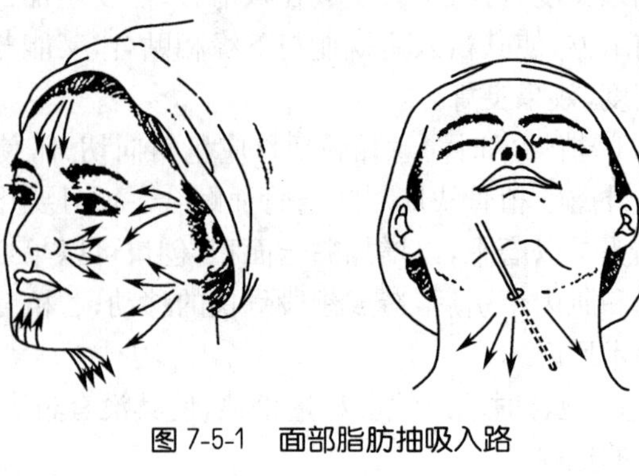

图7-5-1　面部脂肪抽吸入路

三、手术注意事项

1. 抽吸动作要轻柔，同时吸引管要细、尖端设计要合理，注意无菌操作。

2. 面部脂肪抽吸的技术要求较高，要熟悉局部解剖，注意抽吸层次和方法，掌握抽吸层次在SMAS筋膜浅层，不要在皮下脂肪层外抽吸(图 7-5-2)。抽吸在同一平面内均匀用力,不要在同一隧道重复次数过多,或用力过猛,或抽吸频率过快,以免造成皮下某一点皮肤过薄。

3. 术毕前要检查吸脂区厚薄是否均匀,最后适当修整。

4. 术后加压包扎妥帖,不要留下创面空腔。

四、并发症及处理

1. 血肿、血清肿　可能与抽吸层次过深,动作太粗暴,术后包扎加压不当有关。血肿可于原切口进针将其抽出,然后重新加压包扎,还可在术后冷敷加压,以预防血肿、血清肿发生。

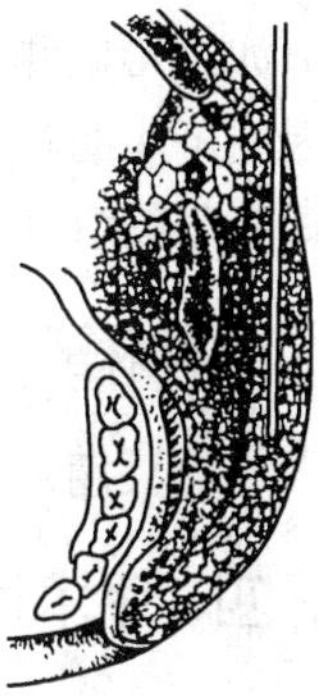

图 7-5-2　面部脂肪抽吸层次

2. 感染　面部抽吸,一般不容易发生感染,但也要注意无菌、无重创操作,避免留下死腔。若有感染发生则要及时换药,必要时要用抗生素液冲洗。全身应用抗生素。

3. 缺血、坏死　这与抽吸方法不当有关,某一处皮肤抽吸脂肪太薄,动作太猛造成局部皮肤真皮下血管网的破坏,而致皮肤缺血、坏死。一旦发生,则要尽量保护周围皮肤,不致病变扩大,局部换药,促愈合,等待周围皮肤状况好后,可将坏死皮肤切除,周围皮肤拉拢缝合。

4. 神经损伤　可能抽吸层次过深,损伤面神经颧支、颊支、下颌缘支等。注意抽脂平面,抽吸动作要轻柔。面神经的损伤一般是暂时性损伤,可以逐渐得以恢复。

5. 凹凸不平　与抽吸平面不当,抽吸不均匀有关。治疗是待完全消肿后将凸起区再吸平,或将凹陷区注入脂肪。

6. 皮肤肌肉粘连　与局部脂肪抽吸过薄,造成某一局部皮肤与表情肌发生粘连,表情肌运动时,局部即出现凹坑。治疗方法是将粘连松解开后,将脂肪颗粒注入其内。

第六节　颊脂垫部分摘除瘦脸术

颊脂垫作为一种充填物存在于咬肌、笑肌、颧大肌之间,颊脂垫肥大是引起面部臃肿、面部圆胖的主要原因。过于发达的颊脂垫可使颊部组织凸出,“颊窝”消失,面部轮廓不显,呈现臃肿、肥胖的面容,且颊脂垫是可摘除的组织,起着平稳、光滑“垫”的作用,参与咀嚼功能,去除后无任何不良影响和副作用。因此颊脂垫摘除术是一种改善面颊部丰满的有效治疗方法,有利于“瓜子脸’或“椭圆形脸”的塑造。

一、应用解剖

颊脂垫是由贴附于颊肌表面的咀嚼脂肪垫的体部和颊突所组成,为颊部包有被膜的脂肪组织,颊脂垫体部为一扁长形脂肪组织,通过被膜与周围组织疏松连接。它的前内方和上部贴于上颌骨膜,下部贴于颊肌后份,它使颊部组织向内隆起,形成略似三角形的垫;颊突位于咀嚼肌、笑肌、颧大肌之间,颊肌后份的浅面,并在咀嚼肌前缘突向外方。颊突分为两种类型:①单叶型:呈椭圆形;②双叶型:即颊突分为上下两叶,上叶较小,形态不规则,多为长条形;下叶较大,多呈卵圆形。上下两叶均有筋膜包被,向内后方并渐变窄融合在一起。

二、测量检查

如果希望测量颊脂垫的量，用手指捏住患者颊部皮肤，嘱其用力咬牙，以判断颊部丰满是因皮下脂肪过多亦或颊脂垫肥大所致；嘱患者张嘴，观察颊脂垫内凸程度，以判断可摘除的颊脂垫的量及术后效果。

三、麻醉

一般采用局部浸润麻醉。

四、手术过程

在与第二磨牙相对的口腔黏膜表面，腮腺导管开口下方 1.0cm 处，平行于腮腺导管作长约 1.0cm 的切口，切开黏膜，黏膜下层达颊肌表面，用纹式血管钳钝性分离颊肌和颊筋膜，暴露颊脂垫包膜，钝性分离颊脂垫包膜，并轻压口外颧弓下颊部，颊脂垫脂肪自然疝出，提起疝出的脂肪，用纹式血管钳在颊脂垫包膜内仔细向后上及前部钝性分离，尽可能使脂肪溢出，然后用血管钳夹住溢出的脂肪根部，剪除脂肪，电凝止血或缝线结扎，间断缝合切口。

五、注意事项

1. 必须注意在钝性分离颊脂垫深部时，切勿将脂肪从切口处向外用力牵拉，以防损伤面神经、腮腺导管及术后出现颊部凹陷畸形。

2. 切勿穿破颊脂垫包膜。以免损伤颊脂垫浅面的血管、神经、腮腺导管等重要结构。

3. 操作精细动作轻柔，注意无菌操作，减少感染机会，并防止感染扩散至邻近诸间隙。

4. 术后面颊部因加压包扎 2 天，氯己定漱口液含漱以清洁口腔。

5. 颊脂垫摘除术可出现血肿、感染、面神经损伤、术后水肿、牙关紧闭症、腮腺导管损伤、矫正过度致颊部凹陷、外形不规则、两侧不对称和局部硬化等并发症。

六、并发症及处理

1. 面颊部神经血管很多，切口位于腮腺导管附近，因此手术时应该注意不要损伤神经血管和腮腺导管。

2. 口内切口术后需注意口腔卫生，进食后需拥有抗感染作用的漱口液漱口，以防切口感染。

3. 面部需要一定的饱满程度，过于凹陷会造成两颊凹陷，因此切勿将脂肪从切口处向外用力牵拉，以防损伤面神经、腮腺导管及术后出现颊部凹陷畸形。

第七节　颞部凹陷填充术

一、适应证

颞部凹陷填充术适于颞部软组织凹陷及先天性三角形脸要求丰颞者，以及外伤所致的颞部骨性凹陷，没有必要植骨但要求矫正凹陷者。

二、麻醉

一般采用局部浸润麻醉，必要时可采用静脉麻醉。

三、手术方法

（一）自体脂肪颗粒注射颞部凹陷填充术

1. 手术方法

（1）首先从腹部用注射器吸脂方法吸出自身脂肪，仔细挑选后，用含有抗生素的无菌生理盐水反复冲洗后备用。

（2）在颞部画出需要充填的范围，并反复观察两边是否对称。

（3）颞部发际缘处作一 1～2mm 小切口切至皮下。用特制脂肪灌注针头插入，将脂肪颗粒游走性均匀地注入需要充填的部位。

（4）注射完毕后，切口缝合一针，局部轻轻加压包扎。

2. 手术注意事项

（1）术中操作必须严格无菌，防止感染。

（2）术毕应检查注射是否平整，如不平整可轻轻按摩使脂肪均匀分布在充填的范围内，达到平整。

（3）术后局部应均匀地加压包扎，一可防止血肿形成，也可防止脂肪向凹陷的下方移动。

（4）注射量精确程度较难估计，应考虑有部分被吸收的可能，注射应矫枉过正为宜。

3. 并发症及处理

（1）填充部位凹凸不平：由于重力作用脂肪下移，或注射不均匀所致。可于数月后在凹陷部位再次注入少量脂肪。

（2）脂肪感染液化：由于无菌操作不严格，感染致脂肪液化，应充分引流，彻底清除液化的脂肪。

（3）脂肪瘤形成：个别人经注射后脂肪不明原因增生形成脂肪瘤，确诊后可切除脂肪瘤，使之局部平整。

（二）假体植入颞部凹陷填充术

1. 手术方法　填充物可选用固体硅胶片或膨体聚四氟乙烯片，然后按下列方法进行手术（以硅胶片为例）。

（1）估计并测量颞部凹陷区的范围及深度，注意两侧颞部的凹陷程度及面积大小是否对称。用甲紫划出凹陷区的大小，并用碘酒予以固定。

（2）最好先用牙科使用的印模胶泡热水后取样，做出符合凹陷大小及形状的填充物模型，一般为圆盘状，中间厚边缘薄。

（3）用固体硅胶块按印模胶取样雕刻成正式填充物模型，应略薄于取样，周边要尽量薄，否则充填后尤其是包膜形成后往往觉得局部过于饱满，边缘轮廓明显。

（4）切口可采用双颞部发际内切口，切开头皮和帽状腱膜后用头皮血管夹止血。

（5）填充物可置于皮下、颞浅及颞深筋膜下（即颞肌筋膜浅层）或颞肌筋膜下。置于皮下过浅，术后触之异物感较明显，边缘轮廓也较明显。置于颞肌筋膜下虽无上述问题，但由于颞肌筋膜在颅骨附着部的限制，假体不能放在凹陷的前部，而且颞肌筋膜张力较大，置入的假体缝合固定困难。颞浅深筋膜下，颞肌筋膜浅层是较佳层次，但面神经的额支位于颞浅筋膜的深层靠近颞深筋膜处，在切开这两层筋膜时应注意不要损伤该神经。面神经额支的体表投影是外眦与耳轮脚连线中点和眉外端处的连线，在连线的后方，也就是颞动脉额支的后方是安全区。应在安全区切开颞浅、深筋膜，沿颞肌筋膜的浅面向前分离，分离范围略大于假体。此层次组织疏松，很容易分离，而且一般不会出血。分离过程中一旦发现出血点应及时结扎或电凝止血。

(6) 假体放置稳定后，将其后上缘与颞肌筋膜缝合固定。再将颞浅、深筋膜复位，覆盖在模型上缝合。检查没有活动性出血缝合皮肤切口。

2. 手术注意事项

(1) 因有假体，为了防止感染手术一般不放置引流条。因此术后应加压包扎。

(2) 术后应密切观察，如出现局部较明显的胀痛，尤其是双侧感觉不一致时往往是局部有血肿形成。应打开敷料检查，及时发现血肿。如有血肿形成应立即打开切口取出假体，清除血肿，止血。

(3) 术后1个月内，应尽量少碰撞和触摸假体处，以免假体移位。

3. 并发症及处理

(1) 血清肿：血清肿多见于一侧，由于仅植入皮下，易致假体移动刺激组织所致，或由于带进线头或滑石粉等异物造成。一旦出现，应彻底清创并取出假体。

(2) 外形不满意：由于假体后滑或剥离腔隙不好、假体过小等原因可造成外形不满意。因此，假体要固定，包括内固定与外固定。外固定一般用纱布包绕，2～3天后拆除。

(3) 排异反应：硅胶等材料是一种异物，虽组织相容性很好，但还是可能出现排异情况，一旦确诊排异发生，应立即取出假体。

第八节　肉毒毒素注射瘦脸术

肉毒毒素(botulinum toxin，BTX)是由肉毒杆菌(clostridium botulinum)产生的，它有7种抗原型，即其中A型肉毒毒素毒力最强，但作为治疗用的肉毒毒素(BTX-A)，在临床应用中却十分安全。它可选择性地使肌肉无力或麻痹，并发生神经支配性萎缩。其机制研究认为，是抑制周围运动神经末梢突触前膜乙酰胆碱释放，引起暂时性肌肉松弛麻痹。如果注射咬肌，一般注射后48～72小时可出现局部肌肉松弛，肌肉完全麻痹是在注射后1～2周，其程度与剂量成正比。继而发生废用性萎缩，作用维持时间一般在3～6个月。目前国内仅有兰州生物制品研究所生产的A型肉毒毒素注射剂(商品名"衡力")和美国Allergan公司生产的BTX-A(商品名"BOTOX")应用于临床。它由特殊工艺制作，加入适当保护剂冻干而成，为白色疏松体，生理盐水溶解后为无色透明或淡黄色溶液。其制品用生理盐水稀释，轻轻振荡避免产生气泡直到完全均匀溶解。稀释后立即使用。

一、适应证

因咬肌肥厚而显出面中下部宽大的求术者。希望面中下部更加瘦小的求美者。

二、手术方法

1. 将冻干制品打开，用生理盐水注入，轻轻振荡至完全溶解备用。一般 50 单位一支冻干肉毒毒素制品，用生理盐水 1ml 稀释。

2. 嘱受术者咬牙，在咬肌最硬的部位，用甲紫标记 3～4 点，碘酊固定。

3. 注射区消毒后按标记的注射点进行注射。选点原则应两侧对称，如两侧咬肌明显不对称时，可在咬肌发达侧注射稍多于对侧的注射液。

4. 注射深度应在肌层，每侧应注射 3～5 点，尽量避免注射到咬肌以外，以免影响表情肌。

三、注意事项

1. 注射时要慢注，注射量应准确，要把针头与注射器拧紧减少渗漏。

2. 注射后 1～2 小时内不要做局部按摩，以免药液扩散造成表情僵硬。

3. 氨基糖苷类抗生素，如庆大霉素会加强毒素的作用，使用本品期间禁用此类药。

四、并发症

1. 咀嚼受限　咬肌是重要的咀嚼肌，肉毒素注射后出现暂时性肌肉松弛麻痹，因此可能出现咀嚼无力或乏力。咬肌乏力时，其他参与咀嚼功能的肌肉将暂时地担当起咀嚼的主要功能，因此在咀嚼较硬的食物时，可能会出现面部酸胀，甚至酸痛的情况，这种情况往往出现在初次注射的受术者。

2. 表情僵硬　面部肌肉很多，有些肌肉参与表情活动，如果该肌肉受到影响，就会出现暂时的表情僵硬。因此在注射时一定要注射到位，不要注射到咬肌以外的部位。注射后1～2 小时不要用力按摩，以免药物扩散。

第九节　酒窝成形术

酒窝也称笑窝，学名叫笑靥，是位于口角外侧面面颊皮肤上的凹窝。笑时或表情愉快之时，此凹窝出现或更明显。因此酒窝被东方女性认为是美的点缀，被西方人看作是女性魅力的标记、容貌美的象征，所以酒窝再造术与重睑形成术一样是女性的追求。而酒窝的形成原理也类似于重睑形成术，是通过手术将颊部真皮下与其下肌肉粘连，在表情肌(笑肌)运动时牵拉口角外侧皮肤相应部位呈现出的圆形或卵圆形皮肤凹陷。

一、适应证

面部无酒窝而希望通过手术形成酒窝者。

二、禁忌证

面颊部软组织萎缩者，老年颊部凹陷者，面颊部有瘢痕者。

三、术前准备

手术应避开月经期。术前 3 天多用 3％硼酸溶液漱口，每日 3～5 次，以使口腔清洁卫生，也是防止感染必须的措施之一。

四、麻醉

一般采用局部浸润麻醉。

五、手术过程

1. 设计　颊部酒窝位置一般选在两口角的平行线和眼外眦的垂直线的交点上。并嘱受术者笑时观察位置是否处于笑时最佳状态，调整手术定点在笑容时活动最明显的位置（图 7-9-1）。

2. 手术方法

（1）缝扎法：又称缝线法，直接在颊面酒窝的位置上，用丝线缝扎使肌肉和真皮相连形成陷窝。缝扎法简单易行，不做手术切口，但效果不肯定，成形后的酒窝易消失。

（2）切开法：是在定位相应的口腔颊黏膜上，作长 2cm 的切口，分离黏膜和肌肉，剪除少量的肌肉和脂肪组织，在切口内将部分肌肉和真皮缝合一针，使相应的皮肤上形成一浅凹，再缝合黏膜。这种手术操作复杂，但效果肯定，是最常采用的方法(图 7-9-2)。

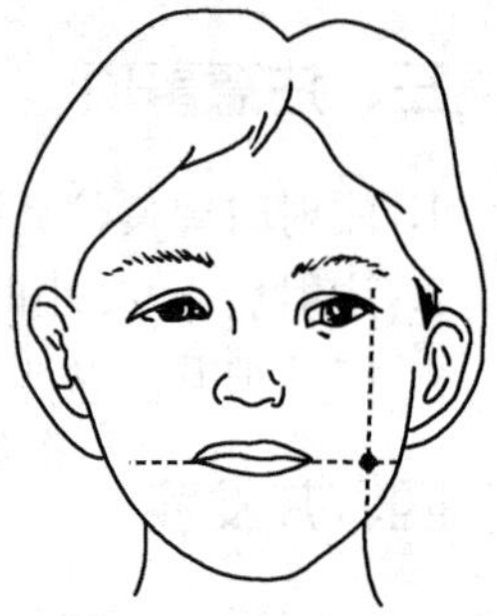

图 7-9-1　酒窝设计

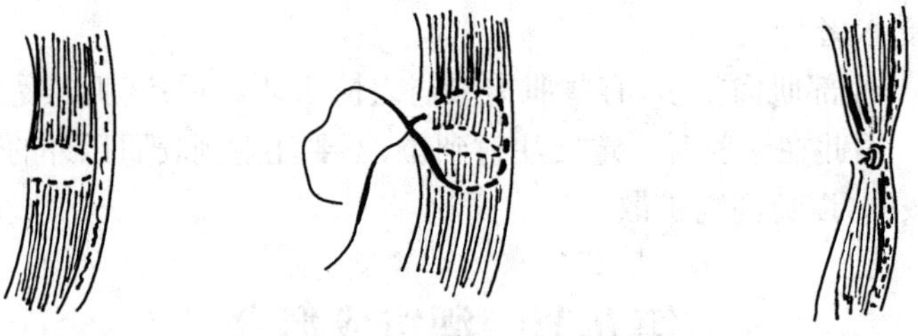

图 7-9-2　酒窝成形术

1. 切口；2. 缝线；3. 结扎

六、手术注意事项

1. 面颊部神经血管很多，切口位于腮腺导管附近，因此手术时应该注意不要损伤神经血管和腮腺导管。

2. 口内切口术后需注意口腔卫生，进食后需用有抗感染作用的漱口液漱口，以防切口感染。

3. 酒窝是两侧定点，一定要设计好，以免不对称。

七、并发症及处理

1. 缝线感染　因为口腔的开放环境，黏膜或者皮下组织的缝线易致感染。应及时去除感染灶。

2. 不对称　一旦发生，应及时调整。

3. 不自然　面部静态时有明显的颊部不自然凹陷，及时调整。

第十节 面瘫矫正术

面瘫顾名思义，系面神经的完全或部分病损导致的一侧面部完全或部分面瘫所表现的综合征。面神经属混合神经，主要为运动神经，仅有很少一部分感觉神经，它支配面部的表情肌。面神经核上部的细胞接受两侧皮质脑干束的纤维，其轴突组成面神经运动纤维，支配同侧眼裂以上的表情肌。面神经核下部的细胞只能接受对侧皮质脑干束纤维，其组成的面神经运动纤维，则支配同侧眼裂以下的表情肌。当上位神经元病变时，可引起对侧眼裂以下表情肌障碍(瘫痪)，但肌肉部萎缩，常被称为中枢性面瘫。而下位神经元病变久治不愈时可出现表情肌的萎缩，被称为周围性面瘫。

一、病因

(一) 感染和寒冷

贝尔面瘫(Bell)，通常为寒冷刺激，病毒型感染引起神经鞘膜发生炎症，导致面神经管内神经受水肿压迫局部缺血所致。贝尔面瘫占面神经病变的75%左右，有10%～20%不能治愈。临床还可见到体温升高，中耳炎、腮腺炎等疾病也可造成面神经麻痹。

(二) 脑肿瘤，颅内出血，颅内的肿瘤，如听神经瘤，颅内动脉瘤，颅内的血管意外压迫或侵及面神经中枢，均可引起面神经不同程度的损伤。

二、主要症状

面神经麻痹分为中枢型瘫痪和周围性瘫痪。中枢性主要出现在对侧面下部的瘫痪症状，其表现为口角下垂、鼻唇沟变浅。周围性病变则出现患侧全部的表情肌丧失功能，典型表情为：口角下垂，不能鼓颊和吹口哨，上下睑闭合不全，额抬头纹消失。

三、治疗方法

主要是根据病因制定治疗方案。局部炎症，寒冷刺激，病毒性及发热引起的面瘫，早期不考虑手术，应及早行药物疗法、针灸和理疗，继续观察病情变化，2～3年后方可手术治疗。外伤性损伤，颅内肿瘤压迫所致应及早采取适当手术治疗。治疗方法主要分为神经的修复与重建、静力性悬吊和动力性悬吊。

(一) 面神经的修复与重建

1. 神经吻合　因外伤和手术引起的面神经断裂应立即施行手术，找出断端在无张力下行对接吻合，若神经短缩可行神经部分游离松解移位拉拢缝接。吻接神经时应在手术显微镜下操作，同时要详细检查神经的断端是否有神经瘤，如有须用胡须刀片切至正常神经组织后，断端用无损伤线0/10～0/11缝合，不可过密，一般为3～4针即可。吻合神经方法有三种：神经束膜吻合，其主要目的是使神经束相互对合准确，希望早日恢复支配肌肉功能；神经外膜吻合，手术方法是找到神经断端后，去除残端的增生纤维组织待正常神经束显露后，行神经外膜吻接缝合，可以不考虑神经束的对合；应用微孔胶将神经断端黏合对接，此种方法必须在神经松弛，无张力下采用，不然出现神经对接不好，功能不能恢复而失败。

2. 面神经架桥术　多因手术过程中无法找到离断的神经近端或中枢性的神经损伤，必须通过神经游离移植与健侧面部面神经的分支断端吻接，从而利用正常侧面神经轴突沿移植的神经生长到患侧，支配已瘫痪的表情肌恢复功能。临床常用腓肠神经，因此神经在下肢走行浅，可切取长达25cm左右截为2～3段备用。分别在健侧供区行神经末梢探测。①眶外缘1cm处切开皮下组织，找出颧之末梢神经；②颊区，沿鼻唇沟2～5cm处切开皮肤，在肌肉深部找到颊支末梢；③下颌缘区，面动脉作切口找出下颌缘支的神经束，然后将腓肠神经在显微镜下按束分开，通过皮下引入面部两侧，正常侧与分离出的神经分支近端吻合，患侧可将神经埋入所要支配的肌肉即可。另一种方法是在患侧耳屏前做切口，分别作隧道将游离神经引至健侧的眶、鼻唇沟、下颌缘区与正常侧的分支神经吻接，患侧则将有力神经固定在耳屏皮下，待4～6个月后，植入的神经在患侧部有针刺样感觉，即可找出埋入的神经残端，切除神经后分别与患侧的颧、颊和下颌神经吻合。

（二）静力性悬吊

1. 筋膜悬吊　由于面神经瘫痪，导致患侧的闭眼不全、鼻端偏歪、口角下垂，经多年治疗不愈者可考虑筋膜悬吊。手术先在大腿外侧，膝关节上5cm处横切3～4cm切口，暴露阔筋膜后用抽剥离器切取20cm×2.5cm长筋膜条，并分成3～4条备用。然后沿颞部发髻缘或发际内作5cm长斜行切开，暴露出颞肌，继而在患侧口角，上下唇人中偏健侧唇红缘各作一小切口，用筋膜针将筋膜条从口角切口引入上唇中部切口，筋膜另一头用同样方法引入下唇中部切口并扯成等长后用筋膜针取另一肌层隧道，将筋膜的两头再穿出口角形成“8”字形，收紧筋膜条注意不要使上下嘴唇出现皱褶，缝合筋膜。取另一筋膜条从颞部切口用筋膜针引至口角（如筋膜对折后从口角到颞肌长度够长一根即可，如不够可再对接一根）扣住口角处筋膜条反折拉至颞部，收紧筋膜调整口角下垂程度，应矫正过正，将筋膜条编入颞肌缝合固定，口角处的筋膜连接部必须缝合固定，防止受力不均口角矫正不对称。鼻翼部矫正，在患侧鼻翼旁作一切口深至肌层，将筋膜一头缝合固定于肌层，另一头通过皮下编入颞肌。下眼睑下垂不能完全闭合者，在患侧内眦角处上方作一切口，筋膜条从颞部穿过下睑固定于内眦收紧托起矫正下垂。术后0/5线关闭皮肤切口，上下唇，面颊部的皮肤用宽胶布向颞部方向提紧固定，并给予包扎以减少对筋膜吻接部的拉力。

2. 颞部筋膜瓣悬吊　在患侧头、颞部发际内作“S”形切口，沿皮下向两侧游离暴露颞肌，颞筋膜及部分帽状腱膜。绕后游离足够长度的筋膜及帽状腱膜瓣，以颞肌为蒂将筋膜、帽状腱膜下翻，并分成2～3条，经过隧道缝合固定于下睑内内眦鼻翼及口角收紧矫正畸形。手术效果较为理想，在颞肌收缩时可使瘫痪侧的下垂口角有上提功能。

近年来随科学技术的发展，已研究出不少医用筋膜代用品，以膨体聚四氟乙烯“ePTEE”最有代表性，其质软、薄、拉力强度高，并呈网状结构。植入人体后能与组织相融，血管、纤维组织可长入代用品内，基本无排斥反应，在临床上可免去取自体筋膜的繁琐手术。

（三）动力性悬吊

临床上可利用显微外科方法，移植一片带血管神经的肌肉或用咬肌、颞肌的部分肌瓣转移，以取代瘫痪的表情肌，部分恢复患侧面部表情的方法称为动力性悬吊。

1. 吻合神经的胸小肌移植　胸小肌位于胸大肌深面，呈扁平三角形，长12～14cm。起自于第3～5肋骨肋软骨结合处，向上外汇成了腱性组织止于肩胛骨喙突。功能主要是拉肩胛骨向前下方，上提肋骨，助吸气。血供主要来自3支动脉，即胸外侧动脉、胸肩峰动脉，或直接起自腋动脉分支。其静脉回流与动脉相对应，但并不一定与其伴行，甚至可形成2～3

支单独的回流静脉直接汇入腋静脉。胸小肌的神经支配主要来自于胸内侧及胸外侧神经，胸内侧神经是其主要的运动神经。手术方法与步骤：

手术需分二期进行。

（1）Ⅰ期手术：跨面神经移植桥接：取腓肠神经长15～20cm的一段用作移植。于健侧面中部肌筋膜深层找到面神经颊支的吻合支，它可以借助术中用电神经探测器来确定。将吻合支切断，将一侧端与移植神经近端吻合。一直神经段，通过上唇或下唇皮下隧道将移植神经的远端，用黑丝线结扎标记后放置于患侧颊部皮下。留待二期手术时与移植肌肉运动神经吻合用。术后6个月以上经检查Tinel征呈阳性反应时，即可行Ⅱ期带血管神经的肌肉移植。

（2）Ⅱ期手术：带血管神经的胸小肌移植。①胸小肌的切取：平卧位于腋前皱襞胸大肌外侧缘设计8～10cm长弧形切口。切开皮肤皮下组织找到头静脉沟，在头静脉内侧三角肌胸大肌间隙钝性分离，掀起胸大肌。完全显露胸小肌在喙突的止点及肋骨上的起点。仔细解剖探查胸外侧动脉进入胸小肌的分支及入肌点，于胸小肌的下缘翻起并逐步切断在胸廓上的起点。找到胸小肌内表面的血管蒂及神经进入胸小肌的内侧支及外侧支。沿血管神经干向近端分离，切取尽量长的血管神经蒂便于吻合。②受区的准备：取耳前切口于SMAS筋膜浅层向面中部分离，找到跨面移植神经的远端。在下颌缘处解剖出面动静脉备用。③肌肉移植血管神经吻合将胸小肌移植于面瘫侧面颊部，将胸小肌起点部分分成3条肌束分别缝合固定于上下唇近中线部的上轮匝肌表面及口角处口轮匝肌上。将胸小肌止点腱性部分向颞部提拉至患侧口角水平稍高过健侧2mm左右，维持提拉位置将止点固定于颧骨颧弓筋膜上。修建胸小肌血管神经断端，在显微镜下分别将神经及动静脉与受区血管神经吻合。④彻底止血，缝合供区及受区创面切口，放置引流包扎。

2. 咬肌瓣悬吊　此方法是将咬肌深层形成一蒂在上的肌瓣，将咬肌深层连同在下颌缘附着的腱性组织一起翻起，将肌瓣的远端分成三支，分别悬吊在口轮匝肌外侧及上下唇。修复后患者在微笑时轻轻咬牙可使患侧有微笑动作。

第十一节　半侧颜面萎缩的手术治疗

半侧颜面萎缩（Romberg综合征），它是以半侧面部皮肤、皮下脂肪、肌肉萎缩为特征的一种进行性疾病。其病程缓慢，多单侧性，女性多于男性，发病年龄多在青春发育期，部分儿童有额颞及颧部碰击等外伤史。发病初期仅可出现局部退行性变，而后逐渐加重，软组织萎缩，皮肤变薄并凹陷，重者可累及骨骼甚至失去正常咬合功能。

一、病因

其发病机制尚不明确，Rogers提出几种学说：感染或外伤、交感神经系统病变、硬皮病、三叉神经炎。但多数学者认为半侧颜面萎缩与三叉神经及其分支营养障碍有关，少数患者有明显的外伤史。

二、主要症状

半侧颜面不明原因地进行性皮肤皮下脂肪、肌肉、骨组织萎缩部超过面部中线，同时可伴有皮肤色泽及毛发分布等皮肤附件的病变。双侧面部明显不对称，严重者可呈患侧面部皮包骨样改变，皮肤菲薄。患侧上下颌骨发育短小，呈现偏颌，咬合关系偏斜。部分患者可伴有同侧鼻翼、上唇、下唇萎缩。

三、手术方法

（一）术前准备

详细询问病史，仔细术区和全身查体，并进行必要的实验室检查。

（二）麻醉选择

可采用全身麻醉，也可采用局部浸润麻醉。

（三）术式选择

1. 颞筋膜充填　采用蒂为颞浅血管分布区的颞肌，颞筋膜和帽状瓣膜作充填组织，一般适用于轻度面部凹陷性畸形。近年来，国内外学者做了深入研究，并作了大量解剖，证明了颞肌筋膜瓣血供丰富，血管口径粗，是一个很好的供区。头部手术区备皮，在患侧头部发区设计“S”形切口，局部麻醉或全麻下切开头皮，不要损伤帽状腱膜。将头皮在帽状腱膜上向切口两侧翻开，根据所需大小在骨膜上翻起帽状腱膜，以颞肌为蒂，不要损伤颞区血管。然后在颞部发际缘切口处将面部凹陷区作皮下分离，通过颞部把带蒂的帽状腱膜翻转 180°充填下凹陷区，如有凹陷重区可行帽状腱膜折叠充填，远端可缝合 3～4 线作牵引固定。头部供区切口行头皮原位缝合，术后面部不遗留瘢痕。

2. 胸锁乳突肌瓣充填　此手术是利用胸锁乳突肌的乳突段为蒂，胸锁段充填面部各种原因引起的凹陷性畸形。胸锁乳突肌的血供三分之二来自耳后动脉和枕动脉的分支，其胸锁段的三分之一为甲状腺上动脉和甲状腺颈干的营养血管。由于上部动脉网的血供丰富，胸锁段游离后肌组织不会发生缺血现象。沿胸锁乳突肌轴线“S”形切开皮肤，皮下组织显露出此肌肉后，在锁骨部切断胸锁乳突肌的附着点，从颈动脉鞘浅面向乳突部游离翻起组织，游离过程中要注意保护蒂部血管。然后在耳后下切口向凹陷部位的皮下分离，形成皮下隧道，将胸锁乳突肌的锁骨断头引至凹陷区展平充填，皮外作褥式缝合固定。颈部切口作曲线细小针线缝合，以防后期瘢痕增生或挛缩而影响外观或导致颈畸形，如欲同时修复下颌骨畸形，可根据需要设计携带部分锁骨（纵行劈开）的复合组织瓣。

3. 骨及软骨充填　面部严重的先天性畸形，多伴有眶骨、颧骨以及下颌骨的发育不良。后天性凹陷性畸形主要原因：外伤性骨折、恶性肿瘤手术后造成。手术一般采用自体肋、髋骨游离移植或用带血管的肌肉、肋、髋骨、真皮复合组织游离移植。后者因有丰富的血供，被移植的组织不会出现吸收现象。骨的来源，多采用自体 7～9 肋软骨或肋骨、髋骨。手术根据修复区骨、软组织缺损情况，以及范围的大小、形状制定供区的部位。

（四）注意事项

1. 受区剥离皮下腔隙时，由于皮下无组织，皮肤菲薄，易剥破皮肤，剥离范围广，可造成剥离区中央部位血运障碍。

2. 胸锁乳突肌前缘肌皮动脉较多，剥离时易出血，止血要彻底。

3. 单纯行骨质移植，则必须要求移植骨周围软组织血供丰富，无瘢痕组织，不然会出现骨吸收外露或坏死。在合并有软组织缺损或凹陷较重者，应采用真皮、肌组织、骨质的复合游离组织一同移植，可一次解决多种畸形。

（吕金陵）

8 第八章 五官美容术

第一节 眼部美容手术

眼睛不仅是视觉器官，也是重要的表情器官，它以生动的表情为面容增添魅力，所以眼睛在人体容貌整体结构的美学意义上占有较为重要的地位。眼部美容手术的人次在东方民族美容外科手术中一直占据首位。

一、眼部应用解剖及眼部美学

眼的外部标志分别有上睑、上睑缘、睫毛、外眦、下睑缘、下睑、下睑沟、泪阜、内眦、半月状皱襞、眉、上睑沟及泪点等(图 8-1-1)。

（一）眼睑的组织结构

眼睑可以分为前、后两叶。前叶由皮肤、皮下组织和肌层构成，后叶为睑板和结膜；两叶间为肌下疏松组织。按组织结构，眼睑可分为皮肤、肌层、纤维层、睑结膜、眼睑血管(图 8-1-2)、神经、睫毛。

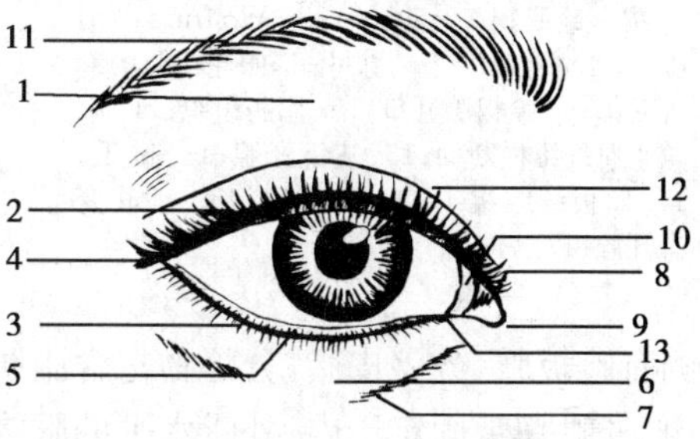

图 8-1-1 眼外部标志

1. 上睑；2. 上睑缘；3. 睫毛；4. 外眦；5. 下睑缘；6. 下睑；7. 下睑沟；8. 泪阜；9. 内眦；10. 半月状皱襞；11. 眉；12. 上睑沟；13. 泪点

1. 皮肤 眼睑皮肤是全身最薄和最柔软的皮肤，尤其是上睑，仅约 0.3mm 厚，表皮角化少，真皮为富有弹性的结缔组织，乳头小。真皮内有汗腺、皮脂腺、神经、血管和淋巴管等。皮下组织薄而疏松，无或有少量脂肪。因而外伤或手术后，眼睑容易出现水肿和淤血。眼睑处于人体外露部位，所以皮肤的皱褶老化也最容易在眼睑部位显露。

2. 肌肉 眼睑肌肉主要为眼轮匝肌、上睑提肌和 Müller 肌。眼轮匝肌为骨骼肌，环睑裂平行排列，受面神经支配。肌肉收缩时使眼睑闭合。

(1) 眼轮匝肌：可分为眶、眶隔前和睑板前部分。睑板前部眼轮匝肌在内段分深、浅两头。浅头与睑板联合组成内眦韧带，止于前泪嵴。深头在泪囊后方，止于后泪嵴，称为睑板张肌（即 Horner 肌），它使眼睑与眼球密贴并维持眶鼻沟的深度。

(2) 上睑提肌：主司提上睑作用，起于眶尖肌肉总腱环的上方，沿眼眶上壁与上直肌之间向前呈扇形伸展，末端呈宽阔的纤维腱膜止于睑板前方及上缘，部分纤维穿过眼眶隔膜与眼轮匝肌同止于上睑皮肤中。上睑提肌麻痹或发育不良，可导致上睑下垂。上睑下垂的患者是无上睑皱襞的。

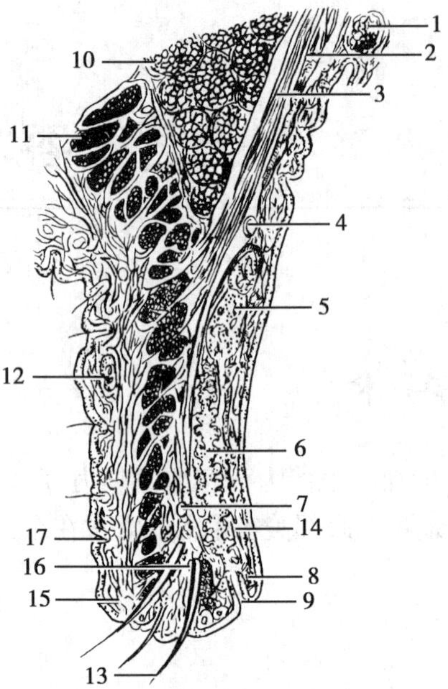

图 8-1-2 眼睑组织结构

1. Krause 副泪腺；2. Mtiller 上睑平滑肌；3. 提上睑肌；4. 上动脉弓；5. Wolfring 副泪腺；6. 睑板腺；7. 下动脉弓；8. 眼轮匝肌的睑板后部；9. 睑板腺开口；10. 脂肪组织；11. 眼轮匝肌纤维横断面；12. 皮下汗腺；13. 睫毛；14. 睑板纤维组织；15. Zeis 腺；16. Moll 变态汗腺；17. 汗毛

(3) Müller 肌：宽呈扁带状，起自上睑板上缘上方约 12mm 处的上睑提肌深部肌纤维之间，止于上睑板的上缘。下 Müller 肌也称下睑板肌，肌肉较小，起自下直肌鞘，向上延伸止于球结膜和下睑板。Müller 肌收缩时可使睑裂开大，它还有协助提上睑的作用，当此肌兴奋时，可增宽睑裂约 3mm 左右。肌下疏松组织为帽状腱膜下疏松组织的延续，其中有睑板缘血管弓和感觉神经走行。

3. 纤维层　眼睑纤维层由眶隔和睑板组成。眶隔是致密结缔组织，下端连睑板，上端与眶缘的骨膜相连，将眶和眼睑隔开，如有出血可互不干扰。眶隔有限制眶内脂肪移入眼睑和防止炎症扩散的作用。司眼肌运动的神经也分布在此层内。眼球位于眼眶内，四周均有脂肪组织衬垫，起保护及缓冲作用，即使最消瘦的人，眼球周围的脂肪量仍近于正常。在眼球前部，其周边部通过眼外肌之间的 5 个孔道与眶隔相接触。

上斜肌在上方将脂肪分成内侧及中央两部分，外侧是泪腺。下斜肌在下睑把脂肪分隔成内侧及中央两部分，外侧脂肪球位置较深，位于眼球前方底部。上、下两个内侧脂肪球为内眦韧带所分隔。

睑板也是致密结缔组织，并有弹性纤维。睑板内侧有睑板腺，分泌皮脂，分泌物富含脂肪，防止黏着和避免角膜干燥。睑板的内、外端分别借内、外眦韧带固定于内、外眦水平的眶缘上。眶隔和内、外眦韧带统称为睑筋膜，睑板即借此与眶骨骨膜相连。

4. 睑结膜　睑结膜位于眼睑最内层，与睑板连接紧密，故不易剥离。睑结膜与穹隆部结膜及球结膜相连续，总称结膜。穹隆部结膜是睑结膜向眼球反折的移行部分，结构较疏松，伸缩性较大，在成形手术中可被利用为修复组织。全部结膜所形成的腔隙称为结膜囊。

5. 眼睑血管　眼睑血管来源于面动脉系统和眶动脉系统。前者来自颈外动脉，有面动脉、颞浅动脉及眶下动脉。后者来自颈内动脉之眼动脉，有鼻背动脉、额动脉、眶上动脉与泪腺动脉。由眼动脉及泪腺动脉分出的内外两侧上、下睑动脉，在眼轮匝肌及睑板之间相互吻合，形成个动脉弓，即上、下睑缘动脉弓和周边动脉弓。睑缘动脉弓距睑缘 3mm，位于睑板和眼轮匝肌之间的肌下疏松组织内。周边动脉弓较小，沿睑板上缘走行，故又称睑板上弓。静脉与动脉伴行。睑板前方的静脉回流入内眦静脉及颞浅静脉。睑板后方的静脉汇入眼静脉。

6. 神经　眼睑的运动神经：眼轮匝肌由面神经颞支和颧支支配；上睑提肌由动眼神经支配；Müller 肌由交感神经支配。感觉神经为三叉神经的分支支配，主要有眼神经及上颌神经分出的眶上神经、滑车上神经、滑车下神经和眶下神经。

7. 睫毛　睫毛生长于睑缘前唇，有 2～3 行，有防尘和削弱强光的功能。平视视倾斜度为 110°～130°，闭眼时倾斜度为 140°～160°，下睫毛平视时为 100°～120°。睫毛寿命为 3～5 个月，具有遮光、防止异物进入眼内的功能。睫毛毛囊周围有开口于毛囊的变态皮脂腺 Zeis 腺和变态汗腺 Moll 腺。

（二）眶脂肪

眶脂肪充填于眶内各结构之间，起保护和固定眶内各结构的作用。根据其所在的部位不同可分为中央部和周边部两部分，中央部眶脂肪环绕视神经周围，位于肌锥之内，脂肪较为疏松。周边部眶脂肪位于肌圆锥外与眶骨膜之间，被一层透明薄膜包绕并分隔为四叶，后部与眶脂肪中央部相连，前方有眶隔将其与睑结构隔开，周边部眶脂肪通过眼外肌的五个孔道与眶接触。老年人或生理性原因眶隔松弛时，眶内脂肪可通过上述孔道疝出，形成为睑袋或"肿眼泡"（图 8-1-3）。

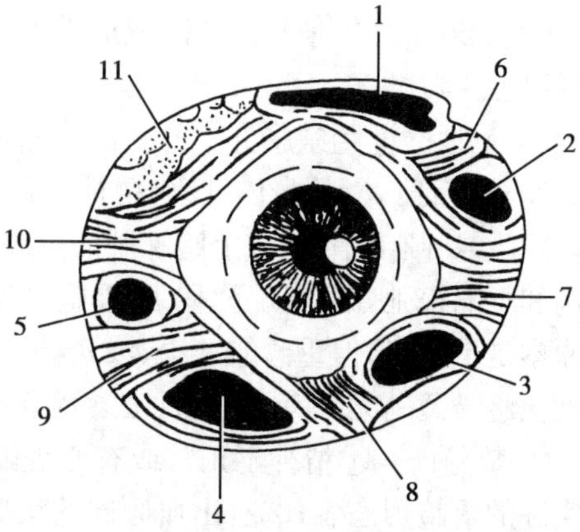

图 8-1-3 眶脂肪疝出通道

1. 上孔；2. 内上孔；3. 内下孔；4. 下孔；5. 外下孔；6. 上斜肌；7. 内侧抑制韧带；8. 下斜肌；9. 弓状扩张部；10. 外侧抑制韧带；11. 泪腺

（三）眼部的美学

眼部的美学不是单纯以睑裂大小和有无重睑皱襞作为衡量标准，而是需要有一定的美的基准，那就是眼球和睑裂的比例、内外眦角的形态、睑裂的长度和高度、上睑缘与眉毛间的距离、眉毛的形态和位置、睫毛的排列和疏密，以及眼睛与面部其他器官间比例的协调与否。和谐是美的要素之一，综合以上各因素，才可作为评判眼部美学的标准。

眼部美学参考数据库：

上睑缘和眉弓之间的距离，东方民族大于高加索民族（白色人种），约为 20mm。

东方民族成年人睑裂长约 27～30mm，高度在平视时约 8～10mm，尽力睁眼时可达 12～14mm。较为理想的美眼的长度为 30～34mm，高度为 10～12.5mm。

两眼内眦间距与睑裂左右径之比，一般认为睑裂横径和内眦间距相等为理想值，即内眦间距相当于一只眼的长度。

两眼外眦间距为 90～100mm。

两眼外眦与颜面侧缘发际间的距离为 25～30mm。

角膜横径一般为 11mm。角膜露出率，正常眼睛的角膜部分被上眼睑覆盖，露出率在 75%～80%左右。如小于此比例，为上睑下垂，超越此比例，呈惊讶状。

内眦圆，外眦呈锐角。内、外眦角连线和水平线的夹角，这一角度东方民族以 10°左右居多，高加索民族以 5°～8°者较多见；如接近 15°，外眦向外上倾斜，也称蒙古样倾斜。

上睑皱襞的位置，标准而又美丽的双眼睑，它的最高位置从内眦开始计算，应保持在 5.5mm。

二、重睑成形术

重睑的形成主要是由于上睑提肌部分纤维束止于睑板前皮肤，且睑板前无过多的脂肪组织，当提上睑肌上提眼睑即形成上睑皱襞。东方人上睑提肌肌纤维不发达，很少分布于上睑皮肤，眼睑皮肤也较西方人厚，眶部睑板前脂肪较多，睑板较小，且多伴有内眦赘皮。

有无重睑皱襞，并非是评价眼睛美不美的唯一标准。中国古代历史条件要求女性“忍从”，喜怒哀乐不得溢于言表，“垂眼”才是女性形象的象征，所以单睑细目被称为美。现代东方女性追求高加索型的眼型，希望有较薄和宽的上睑皱襞，消除内眦赘皮和上睑臃肿的脂肪，令睑裂增大、睫毛上翘、眼睛富有立体感。由于观念的改变，随着人民生活水平的不断提高，尤其是近十几年来我国重睑成形手术一直居于美容外科手术的首位，占门诊手术总数的60%以上。

（一）适应证与禁忌证

1. 适应证　①凡身体健康、精神正常、无心理障碍的求美者，由于睑裂细小、上睑皮肤悬垂于睑缘、睫毛平直，或上睑臃肿的单睑，主动要求手术者；②原为重睑者，由于上睑皮肤、肌肉和眶隔松弛，眶脂肪下垂，原重睑皱襞下方皮肤松弛，呈多层皱褶，重睑皱襞变浅者；③原本是重睑者，但重睑皱襞窄、浅，睫毛平直，眼睑缺少立体感；④两眼不对称者，表现在先天性上睑皱襞一无一有，或两眼皱襞宽窄不一，睑裂大小不一；⑤轻度上睑内翻倒睫者。

2. 禁忌证　①精神不正常或有心理障碍，对自身眼睑条件缺乏认定，而一味追求不切合实际的重睑形态者；②有出血倾向的疾病和高血压，以及心、肺、肝、肾等重要器官的活动性和进行性疾病的患者，尚未控制的糖尿病和患传染性疾病者；③先天性弱视，内眼或外眼及眼周有急、慢性感染疾病尚未被控制和自愈者；④面瘫睑裂闭合不全者；⑤各种原因的眼球过突，或眼睑退缩者；⑥家属坚决反对者；⑦上睑下垂者。

（二）术前检查和准备

1. 常规全身检查与准备。

2. 眼部检查与准备　术前应仔细检查眼型、睑型、眉型、睑裂的大小及形状、眼睑是否臃肿、眼睑和眼周皮肤的质地及松弛情况、睑板的宽度、睑缘到眉弓的距离、外上眶缘和眉弓是否过突、泪腺有无脱垂以及有无内眦赘皮。

如有结膜炎、睑缘炎、严重沙眼者，必须治愈后才能手术。眼周有炎症者暂缓手术。术前天滴抗生素眼药水，一日2次。

3. 其他准备　详细了解受术者的年龄、职业、心理状态和对手术的要求，术前照相。

（三）术前设计

1. 重睑皱襞的宽度取决于睑板的宽度，重睑皱襞不宜作得太宽，给人以不自然的感觉。一般女性取7～8mm，男性取5～6mm。测量时令受术者轻闭双眼，上睑皮肤不可绷紧，取自然状态。但是对于上睑皮肤松弛者，测量时应将上睑皮肤轻轻抚平，否则在松弛状态下测量，皱襞的宽度会比测量的数据宽得多，术后发生上睑皱襞过高，或切口缝合后上睑皱襞不高，而在切口下方的皮肤必然松弛，睫毛不能向前上外翘，重睑不能完美。

2. 皱襞线应与上睑缘弧度平行，且与睑缘全长一致。上睑皮肤松弛者，因要切除一条松弛皮肤，故皱襞线在外眦部可略作延伸，一般情况下最好不要超过外眦隐裂（即眶缘）。

3. 皱襞线　在睑裂的内中1/3交界处为最宽点，外眦部的皱襞线距睑缘还应再宽1～2mm，即呈广尾形（或称开扇形），以利于淋巴回流，减少术后水肿。也可使眼梢的外形略向上翘，形如“丹凤眼”，更添眼睛的妩媚。

4. 重睑的形态　大致可分为三种：开扇型（广尾型），重睑皱襞内窄外宽，绝大多数单睑受术者适于该型设计；新月型，重睑皱襞在内眦、外眦处较中间部窄，埋线法和缝线法术式中往往设计成新月型；平行型，重睑皱襞弧线与睑缘平行，对睑裂细短，有轻度内眦赘皮者，可设计平行型皱襞线，但是皱襞宽度一定不能太宽，一般取 5～6mm(图 8-1-4)。

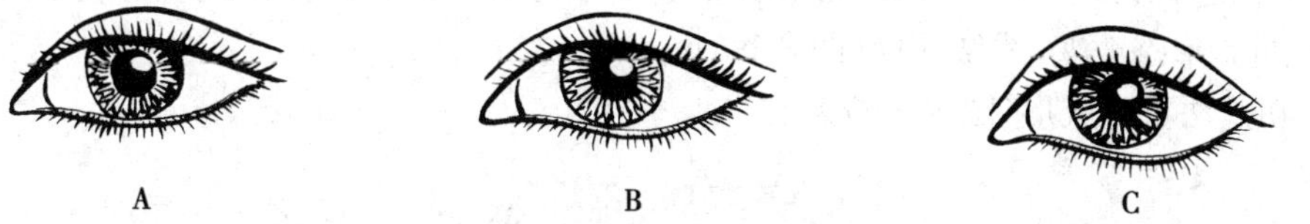

图 8-1-4　重睑的三种形态

A. 广尾型；B. 平行型；C. 新月型

5. 单睑往往合并不同程度内眦赘皮需要矫正，可同期行内眦赘皮整复术，设计方法详见“内眦开大术”。

（四）手术方法

重睑成形手术方法较多，如切开法、埋线法、小切口法、缝线法等，目前最常用的是埋线法和切开法。

1. 埋线法重睑成形

1）手术机制：用埋线方法，使上睑皮肤重睑线位置下的皮下组织与提上睑肌肌腱发生粘连。可分为两大类：连续埋线法（睑板前埋线法）和间断埋线法（睑板上缘贯穿埋线法）。

2）适应证：上睑皮薄，无松弛，眼睑无臃肿，眼裂大，无内眦赘皮的单睑受术者。

3）优点：手术操作简便，创伤小，恢复快，皱襞外形自然。如初学者技巧掌握不当，一旦失败尚可用原法或改用切开法弥补修整，不留后遗症。

4）缺点：适应证范围较小，上睑皱襞容易变浅变窄；如病例选择不当，或技巧掌握不好，上睑皱襞容易消失；线结容易松脱，导致重睑消失；线结埋入过浅，易外露或形成皮下小囊肿。

5）手术操作：埋线重睑术方法繁多，有一针法、二针法、三针法、四针法、编织法等，它们之间只是缝合技巧的不同。在众多埋线方法中进行选择时，除应考虑重睑必须持久外，留在菲薄的上睑组织中的缝线异物应越少越好。以间断埋线法中武藤贯穿法为例介绍如下：

①在设计重睑线上标记 a、b、c、d、e、f、g、h 八点，间隔约 2～3mm。麻醉后沿重睑线在b～c 点、f～g 点间分别做 2 个 3mm 皮肤小切口。

②翻转上睑，在睑板上缘相对皮肤 b 点处，自内向外进针，沿结膜浅层水平走行 5mm，在相对 c 点处穿出结膜。在距穿出点

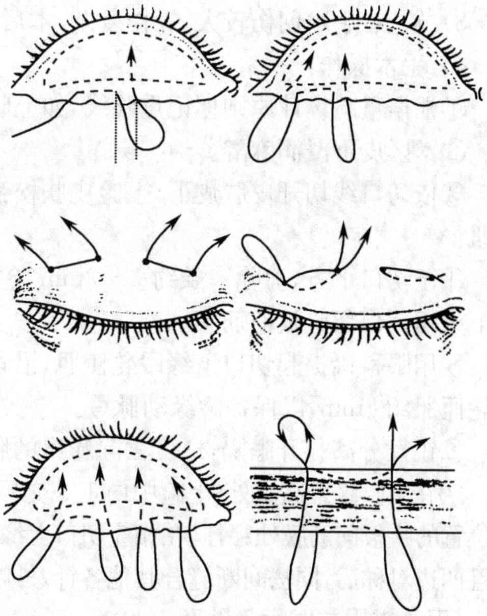

图 8-1-5　武藤贯穿埋线法重睑成形术

外侧 2mm 处进针，皮肤 d 点出针，结膜面另一端针在穿出点内侧 2mm 处进针，皮肤 a 点出针。a 点穿出线再由穿出点进入，穿皮下至 c 点穿出。d 点穿出线亦再由穿出点进入，经皮下至 d 点穿出，两线在 b～c 间切口内打结，埋入线结。

③同法缝合另一组，根据重睑形态调整缝线张力后打结，因缝线跨度大，故不可结扎太紧，以免重睑形态改变，线结深埋(图 8-1-5)。

2. 切开法重睑成形(图 8-1-6)

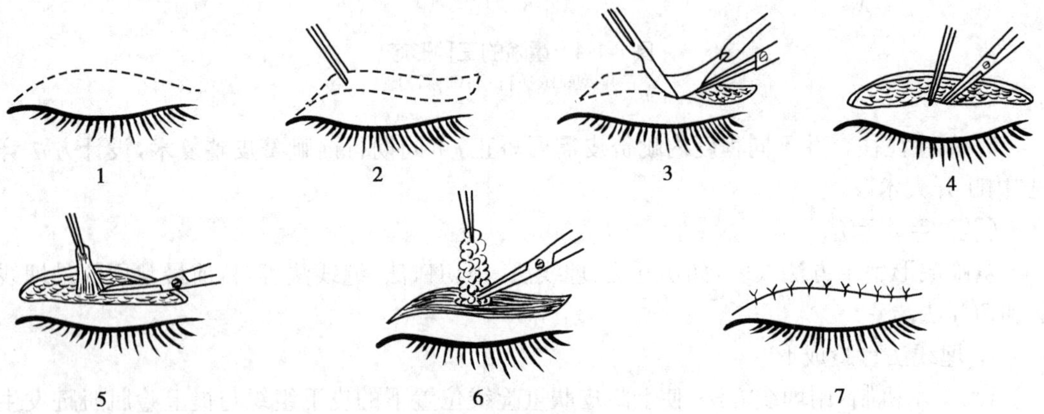

图 8-1-6　切开法重睑成形术

1. 重睑线设计；2. 需切除皮肤的范围 ；3. 切除皮肤；4. 分离切口下皮肤；5. 去除部分眼轮匝肌；6. 切除多余眶内脂肪；7. 缝合皮肤

1）适应证：所有符合重睑成形术适应证的受术者。

2）优点：手术野结构清晰可见，因此操作准确，止血彻底，可切除松弛的上睑皮肤及过多的眶脂肪，形成的重睑可靠、稳定，可长久保持。

3）缺点：手术创伤较大，操作复杂，术后肿胀较重，恢复时间较长，切口留有线状瘢痕。

4）手术操作：

①根据重睑设计原则标记重睑线，如上睑皮肤松弛者应标记出需切除的皮肤。

②术区皮下浸润麻醉。

③依切口线切开皮肤皮下，上睑皮肤松弛者切除标记区内多余皮肤及皮下，显露深部轮匝肌。

④于切口下方，剪除一条约 2～3mm 睑板前眼轮匝肌和睑板前疏松组织，修剪内外眦皮下组织。保留睑板前筋膜。

⑤用眼科镊提起切口下缘眼轮匝肌，沿切缘将切缘下方眼轮匝肌剪除。仅保留紧贴的眼轮匝肌约 2mm，以保护睑缘动脉弓。

⑥锐性分离打开眶隔，适度去除膨出的脂肪，彻底止血。

⑦在上睑缘最高点处(上睑中内 1/3 交界)对应切口下缘距离切缘 1mm 处进针，在睑板上缘位置的睑板前筋膜处穿挂，在相应切口上缘皮肤穿针打结。令受术者睁眼，观察重睑形态满意且两边对称后，同法间断缝合其他各针，外眦部一针可不必深挂睑板。术后 6～7 日拆线。

（五）常见并发症及处理

1. 感染　由于眼睑血供丰富，抗感染力强，感染是比较少见的。但如果受术者有严重的沙眼、结膜炎、睑缘炎，以及术区周围有疖肿等皮肤感染灶、术区消毒不严密、手术粗暴、手术时间过长、术后血肿、术后护理不当等，都可导致感染，造成不良后果，甚至毁容。所以，一旦有感染的征兆，必须及时行局部引流，尽早拆线，并全身应用抗生素。

2. 水肿和血肿　术后眼睑瘀青和水肿是难免的，瘀青一般 1～2 周即消退；肿胀一般一周即明显减轻，埋线法两周消退，切开法 1～3 个月消退。偶见球结膜淤血，可用可的松和消炎眼药水交替滴眼，约 10 天消退。但如手术粗暴、创伤大、术中止血不彻底、术后未注意加压包扎和冷敷，或患者有凝血机制障碍而术前未作充分准备，都会造成血肿后果。轻者延缓了恢复期，给受术者带来心理压力，重者血肿机化，眼睑皮下有硬结，影响手术效果。如切开法重睑成形在祛除眶脂肪时未彻底止血，会造成球后血肿（眶隔内血肿），会导致眼胀痛、上睑下垂，甚至压迫视神经导致失明。血肿轻者术后 48 小时后热敷可促进吸收并给予抗生素预防感染，重者需拆除部分缝线，清除积血，彻底止血。

3. 瘢痕　不良的切割技术和粗糙的缝合都会造成明显瘢痕。对于瘢痕体质的求美者，美容手术应慎重。上睑皱襞切口生长瘢痕疙瘩比较少见。增殖性瘢痕较明显者有之，但大多数 1 年后即平整不显。

4. 上睑沟凹陷　常见原因为眶脂肪被切除过多，睑板上方广发剥离或局部感染愈合后也可引起。可行自体脂肪游离移植填充修复。

5. 上睑下垂　一过性上睑下垂见于术中麻醉药物用量过多及术后明显肿胀所致，无需特殊处理，可自行恢复。如术中损伤上睑提肌或其腱膜或术后腱膜与眶隔广泛粘连，可致永久性上睑下垂。如术后 10 天内发现，可从原切口切开，修复提上睑肌或松解粘连，若超过 10 天，则应在 3 个月后修复。术前检查疏忽未发现受术者已有轻度上睑下垂，重睑术后可使缺陷显露明显，可于半年后再次手术整复。

6. 睑裂闭合不全　对松弛皮肤切除的量估计错误，皮肤切除过多，或因设计的皱襞宽度低，而皮肤切口与睑板上缘腱膜固定的位置过高，可造成上睑外翻。轻者通过上睑按摩和时间推移会逐步恢复正常；重者应重行手术调整。

7. 上睑回缩和多重皱襞　这是由于眶隔分离过于广泛，眶隔被修剪的创面与腱膜及皱襞线皮肤粘连。所以在修剪松弛下垂的眶隔时，应保留眶隔的后唇，将其创面置于眼轮匝肌的覆盖下。

8. 重睑皱襞过高　常见于缝合固定腱膜的高度不是在睑板上缘而是完全在腱膜上，也可能是眶隔修剪过多，眶隔与腱膜粘连，因此除重睑皱襞过高，上睑外形不自然且怪异外，上睑有被勒压的感觉，睁眼费力，眼球上转时更觉沉重，并呈轻度上睑下垂。需再次手术整复。

9. 角膜损伤　常见于埋线法或缝线法，缝针损伤角膜或角膜保护板粗糙所致，一旦发生应预防感染，促进修复，防止瘢痕形成。

10. 重睑皱襞消失或变浅　常见于埋线法线结松脱。切开法如在拆线后即刻出现此类情况，大多是由于操作时误将上睑下垂认为正常上睑而行重睑术。如数周或数月后消失或变浅，是因为睑板前脂肪和筋膜组织未去除，睑板前皮肤和睑板间未能牢固贴附粘着，也可能是皱襞线皮肤未能与上睑提肌腱膜扣着固定，而是扣着了眼轮匝肌或低垂的眶隔，需再次手术矫正。

11. 重睑皱襞在内眦角中断，或外眦部过短，或皱襞弧度成角和高低不一：这些情况都是由于切开法时内、外眦角部眼轮匝肌和睑板前组织修剪不足，睑板暴露不清晰，切口皮肤在内、外眦角部不能很好地与睑板贴合及与腱膜固定，或因切口皮肤与腱膜固定的位置不在同一弧度，而是高低不一。需再次手术。

12. 皱襞过窄　未遵循埋线法适应证盲目采用埋线法时可见，切开法时由于皱襞线设计过窄或切口皮肤与腱膜固定的位置过低，或因上睑松弛皮肤未切除，悬垂于皱襞线前下方。矫正手术可切除上睑松弛皮肤，将切口皮肤固定到睑板上缘。

13. 睫毛下垂、皱襞线下方皮肤松弛　这是由于切口线皮肤扣住睑板的高度低于切口线所致，一般应该高于切口线 1～1.5mm，这样切口线下方皮肤才能被绷紧和略向上牵引，睫毛上翘。

14. 皱襞宽度两眼不对称　与皱襞的画线设计、切割技术、固定睑板的高度有关。但由于手术创伤、血肿、术后水肿等情况，在近期也能出现两眼重睑皱襞不对称，因此不能急于矫正，一般术后 3～6 个月排除一切不稳定因素后，才可考虑第二次手术。

三、眼袋整形术

眶内脂肪容量与下睑支持结构在正常情况下维持平衡状态，当这种平衡由于眶内脂肪堆积过多或下睑支持结构变薄弱而发生改变时，眶内脂肪突破下睑的限制突出于眶外，即形成眼袋。眼袋出现是中面部衰老的主要特征之一，有学者将眼袋分为原发性与继发性两类。

原发性眼袋多由于家族遗传原因导致先天性眶脂肪过多，往往不合并皮肤的松弛。多见于年轻人。眼袋整复术可改善其早衰的面容。

继发性眼袋见于中老年人由于下睑皮肤、眼轮匝肌、眶隔和眦韧带等支撑结构的薄弱、松弛及张力减退，因而在下睑外观上呈现异常和畸形。临床表现为下睑皮肤松弛、堆积，眶内脂肪脱出垂挂呈袋状，往往合并外眦位置下移，下睑缘与眼球贴合不紧密，下睑缘弧度增加，下泪点外移溢泪。皮肤松弛严重者，由于重力可导致睑球脱离，下睑外翻。眼袋整复术居中、老年者整形术之首位。

根据眼袋的成因和临床表现，可将眼袋分成三种类型：

Ⅰ型：混合型，皮肤松弛明显，皱纹明显，眶隔脂肪疝出明显，临床上此类眼袋最常见，多见于中老年人。

Ⅱ型：眶隔脂肪疝出型，皮肤松弛不明显，眶隔脂肪疝出明显。具有家族遗传史的年轻患者眼袋属于此型。

Ⅲ型：下睑皮肤松弛型，以下睑皮肤松垂为突出表现，皮肤变薄，皱纹明显，但眶隔脂肪疝出不明显。

此外，有些年轻人下睑缘下方眼轮匝肌肥厚，使下睑显得臃肿，但无皮肤松弛与眶隔脂肪疝出，多数学者称其为假性眼袋，需与眼袋鉴别。在查体时可嘱求美者处于笑态，眼袋在笑态时，眶下缘的臃肿减轻；眼轮匝肌肥厚在笑态时，紧贴下睑缘处的臃肿会加重。

（一）术前准备

因为睑袋整形术大多为中、老年者，其全身检查与准备内容同重睑成形术，尤其注意明确有无高血压、糖尿病及其他心、脑、肺部器官疾病。眼部检查还需注意下睑皮肤、眼轮匝肌松弛程度及脂肪突出的位置。一般脂肪突出最明显的为中、内两个脂肪球，大部分青、中年者外侧脂肪球无明显突出。

（二）手术方法

由于眼袋的临床表现呈多种形式，如以皮肤肌肉松弛为主要特征的下睑垂畸形，或以眶内脂肪突出为主要特征的下睑臃肿。不同的具体情况，应采用不同的手术方法，但手术的目的都是使松弛的各层组织得以修复和加强。在此介绍临床上最常见的两种眼袋整形方法。

1. 结膜入路眼袋整形术

1）适应证：适用于无下睑皮肤和肌肉松弛的原发性眼袋的年轻人，也可用于下睑皮肤轻度松弛的中年患者。

2）优点：创伤小，恢复快，皮肤无切口瘢痕。

3）缺点：不能同时进行皮肤和眼轮匝肌的整复。

4）手术操作步骤：

①下睑穹隆结膜及眶下缘区以利多卡因加适量肾上腺素作局部浸润麻醉，不宜过多。

②翻开下睑，暴露睑板。于睑板下缘3～4mm处、睑裂的中央部作8～10mm长的横形结膜切口，深达结膜下，行球后神经阻滞麻醉。

③用睑裂拉钩牵开创缘，用眼科小剪刀沿结膜下层向眶下缘方向钝性分离，剪开眶隔，不必把眶隔全部打开。轻压眼球，眶隔内的中央脂肪球会从切口中自行膨出，提出脂肪团，切除脂肪，然后轻压眼球让脂肪团再次从袋中膨出并二次切除之（即脂肪团二次释放），在同一切口，分别切除内、中、外侧脂肪团，每次应仔细止血。

④结膜切口连续缝合（3天后拆线），结膜切口不缝合也可以。

⑤眼内涂眼膏，加压包扎24小时。嘱术后当天敷料加外冷敷（图8-1-7）。

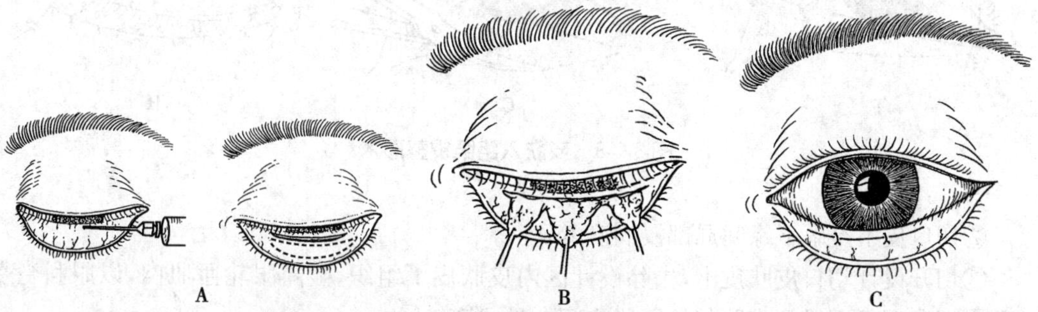

图8-1-7　结膜入路眼袋整形术

2. 皮肤入路眼袋整形术（图8-1-8）

1）适应证：适于各型眼袋的整复，尤其是下睑皮肤松弛型和混合型。

2）优点：可同期处理皮肤、肌肉、眶隔膜的松弛和眶隔脂肪疝出问题。

3）缺点：手术创伤较大，操作复杂，术后肿胀较重，恢复时间较长，下睑缘切口留有线状瘢痕。

4）手术操作步骤：

①切口设计：下睑缘睫毛下1～2mm平行睑缘画线，内侧不超过泪小点，外侧至外眦角时转向外下，即相当于上睑缘向下延伸的方向延长约0.7～1cm。以镊子提起下睑皮肤确定在不致下睑外翻的情况下应去除的松弛皮肤量，画出下方切口与睑缘切口构成不规则梭形皮肤切除区域。

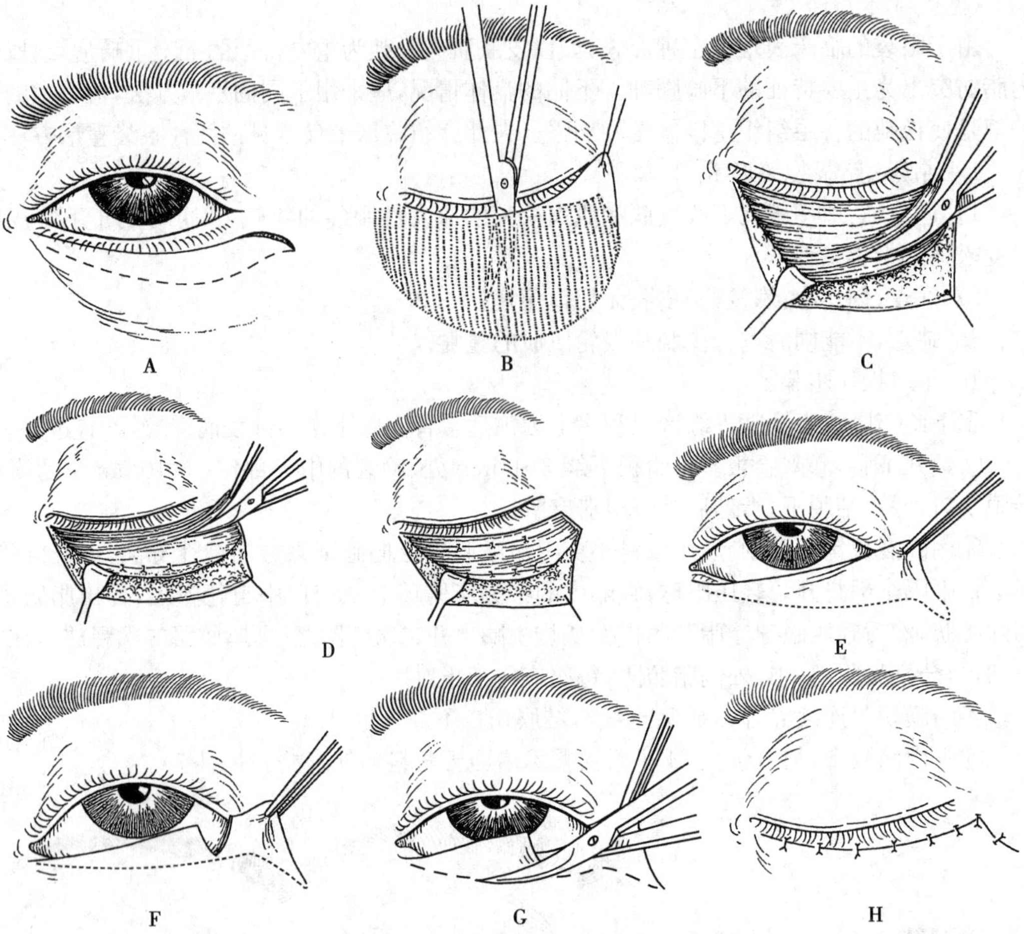

图 8-1-8　皮肤入路眼袋整形术

②切口皮下至眶下缘间局部浸润麻醉。

③切开设计切口皮肤皮下，去除设计区内皮肤皮下组织，显露眼轮匝肌肉，以眼科弯剪在下方切缘至下眶缘间皮肤与轮匝肌之间锐性剥离，止血。

④在距上方切缘 6mm 以远处，沿轮匝肌纤维方向切开轮匝肌肉，切口与皮肤切口等长，进入眶隔前间隙。

⑤行球后神经阻滞麻醉后，打开眶隔，依次切除中、内、外侧脂肪团，止血。

⑥对于眼轮匝肌松弛明显者可切除一条楔形轮匝肌条，将下方轮匝肌切缘最外端悬吊于外上方眶缘骨膜以收紧眼轮匝肌，间断缝合关闭轮匝肌。

⑦间断缝合皮肤，切口涂金霉素眼膏，术区加压包扎 24 小时。术后 5～7 天拆线。

（三）常见并发症及处理

1. 眼睛干燥　由于下睑缘伤口瘢痕收缩，下睑轻度退缩，睑裂轻度闭合不全所致。一般数月后随着瘢痕松解，症状会逐渐好转和消退。在这段时间内应白天滴眼药水，睡前上眼膏。术中注意操作要细致和轻柔，避免过多应用电刀和电凝。

2. 溢泪　由于伤口水肿和收缩，对泪液排流产生机械性干扰所致，一般发生在术后数天，症状随局部水肿的消退而消失。

3. 角膜损伤　这是不允许发生的，完全是由于手术不细致而引起的误伤。因此术中要注意用湿棉球轻压止血，忌用大块干纱布擦血。对手术操作不熟练者，使用电刀时可用湿棉球保护角膜。

4. 淤血与血肿　可以发生在皮下、肌肉下和眶隔内。皮下淤血多见于下睑作皮下和眼轮匝肌之间锐性分离者。轻度的淤血，一般在1～2周可自行吸收。肌肉下出血多见于分离下睑肌皮瓣或眼轮匝肌松弛矫正术后。对于较大的淤血和血肿可口服活血化瘀药物促进其吸收。对于已机化形成硬结者，可理疗和按摩，必要时手术取出硬结。而眶隔内出血多因去眶脂肪时止血不完善引起。当术后受术者有眼球胀痛、局部肿胀淤血严重，下睑穹隆结膜有淤血、上抬等情况时，都要警惕眶隔内出血形成的球后血肿，必须及时打开眶隔清除血凝块和制止出血点，否则血液渗入球后可能会因血肿压迫视神经严重者可导致失明。皮下和肌肉下血肿机化形成的硬结，会明显影响手术效果，所以术中仔细止血是关键。

5. 下睑凹陷和眼球陷没　发生原因和处理方法：①由于眶脂肪去除过多，包括切除了部分球后脂肪。②受术者本身是深凹的眼型，有比较隆突的下眶缘，术前未作仔细检查（这种眼型的受术者不应去除眶脂肪）。③对下睑袋明显，眶下缘凹陷以眶下缘的中、内侧为更显著者，可按常规眼袋整形术式暴露眶隔膜，在眶隔膜和眼轮匝肌之间进行锐性分离，清晰和完整地暴露眶下缘，在眼轮匝肌深面紧贴眶下缘骨膜向下分离达眶下孔平面。轻压眼球，眶隔向前膨隆呈弓状，于膨隆高点处横行切开眶隔膜，可见多余的眶隔脂肪自然疝出。如脂肪过多，可作少量切除，大部分保留，稍游离，将它铺平，充填于眶下缘5mm范围内。如眶下缘中、内侧的凹陷明显，充填量可多些，将脂肪与眶下缘稍下方（不超过5mm内）的骨膜缝合固定，其余眼轮匝肌瓣的提紧、多余眼轮匝肌和皮肤的切除及切口缝合，都按常规操作，此术又称为弓状缘释放眶脂肪眼袋整形术（图8-1-9）。

6. 外眦粘连　由于下睑缘切口在外眦部不是平行或转向外下，而是延向外上隐裂内，因而上下睑在外眦粘连，形成瘢痕性赘皮，需将赘皮Z成形术切除。

7. 睫毛脱落　眼袋整形术的切口应在下睑缘下1～2mm，如过于贴近睫毛缘，会因损伤毛囊而致睫毛脱落或生长错乱。

8. 下睑皱襞　下睑缘出现像重睑样皱襞，这是由于下睑板前眼轮匝肌被切除过多，皮肤与睑板粘连之故。

9. 下睑退缩　下睑退缩指没有外翻的下睑缘向下移位。正常人在原位注视时，下方角膜恰与下睑缘平齐，临床上表现为外眦角变钝，巩膜过度显露，整个眼睛呈圆而悲伤样，并有畏光、流泪等眼睛刺激症状。常见原因包括：①下睑皮肤和肌肉切除过多；②眶隔与眶脂肪处瘢痕挛缩或眶隔与睑囊筋膜瘢痕性融合；③中面部下降；④继发性结膜挛缩等。此外下睑松弛及突眼伴平颊者，是导致下睑退缩的高危因素。下睑退缩的矫正方法取决于退缩程度，对仅表现为外眦角变钝或外眦韧带松弛、下睑缘轻度下移者，单纯应用外眦固定术即可矫正，对于较重的退缩，需联合应用外眦固定术和Harmra保留脂肪的下睑成形术进行矫正。

10. 下睑外翻、睑球分离　是最常见的并发症，容易发生在巨大型睑袋受术者或老年性皮肤弹性差的受术者。所以在下睑松弛切除量的测定时必须细致、慎重，并经反复确认后再进行裁剪，对经验不足者以定点分段切除为稳妥。一旦发生，轻微者可局部按摩以促使下睑皮肤松解，一般数月后即可复原。中度者，可作下睑灰线劈开，前层和后层各切除一块三角

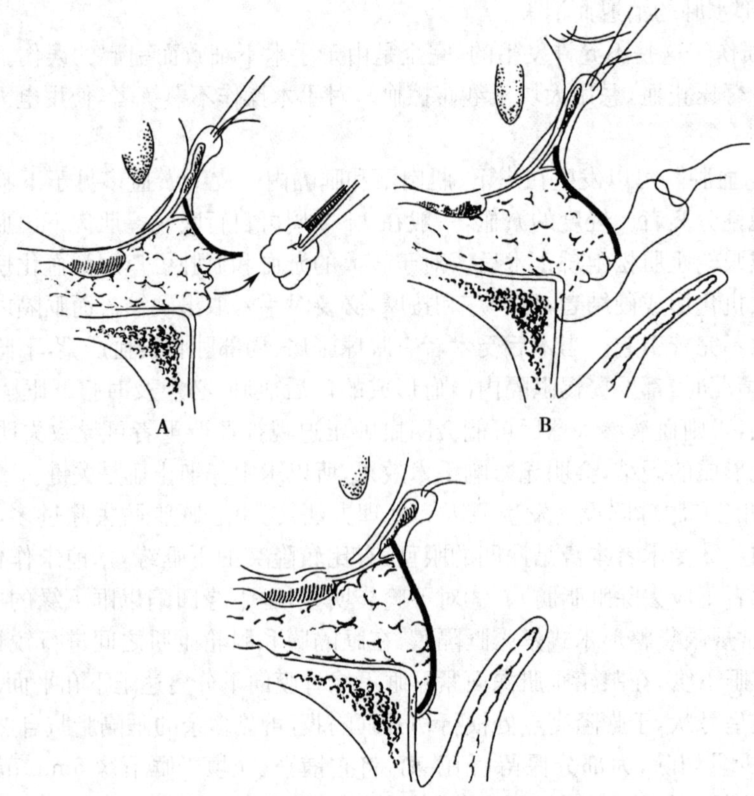

图 8-1-9 弓状缘释放眶脂肪眼袋整形术

形组织后创口行相嵌缝合，收紧下睑；或将眼轮匝肌瓣向外上眶缘提吊固定；或利用上睑旋转皮瓣、鼻侧皮瓣、颧部皮瓣矫正外翻，严重者需游离植皮矫正。

11. 眼袋复发 所谓复发，一是眶隔脂肪去除不够(没有二次释放)；二是松弛皮肤去除不够。

12. 感染 因眼睑血供丰富，感染较为少见，但一旦发生，后果是严重的，应该全身用药以控制感染，局部应尽早拆线及引流。

13. 双眼不对称、切口偏低、瘢痕显露等 这些都是因为手术切口设计不对称、设计不当、缝合粗糙和脂肪球切除过多或不足，或对松弛皮肤的切除量估计不足、下睑前壁提紧不足等原因所造成。

14. 复视 球后阻滞麻醉剂眶脂肪浸润麻醉时，麻药作用于眼外肌可引起一过性复视，数小时后即自行缓解。切取内侧脂肪团时分离过深损伤下斜肌也会导致复视，此种情况难于处理，不会自行缓解，术中应注意避免。

四、内眦开大术

内眦赘皮是位于内眦角前方的一片呈斜向或垂直向分布的半月形皮肤蹼状皱襞。赘皮的存在，遮掩了内眦的正常外形和部分视野，而且显现两侧内眦间距离增宽，鼻梁平阔，有损容貌。内眦赘皮有先天性和后天性两种。临床以先天性为多见。

先天性内眦赘皮多为双侧，通常伴有上睑臃肿，无上睑皱襞，上睑皮肤悬垂于眼睑边缘的前方，眼睛向前平视时睫毛下垂，睑缘与眉弓间距离远。在婴儿期见到内眦赘皮非常多，但大多数随鼻梁发育而消失或减轻，一般无需治疗；只有在青春期仍留有明显内眦赘皮者，而且影响了容貌外观，才需手术矫正。

（一）先天性内眦赘皮的分型

可分 4 个类型：

1. 眉型赘皮　起自眉弓部，向下延伸至泪囊皮肤。

2. 睑型赘皮　起自上睑，经过内眦到下睑，与鼻颊皱襞融合一起。

3. 睑板型赘皮　起自上睑皱襞，至内眦部。

4. 倒向型赘皮　起自下睑，经过内眦向上延伸到上睑。

1～3 型内眦赘皮常常单独存在，幼年较显著，随鼻梁发育逐渐减轻或消失，故不能急于手术，一般需待 12～14 岁以后才可考虑手术。

倒向型内眦赘皮常合并上睑下垂、小睑裂，它不会随鼻梁发育而消失，所以在矫治上睑下垂前，必须先矫治倒向型内眦赘皮。这种上睑下垂的原因，部分是属于上睑提肌发育不全，部分是由于睑裂缩小，与倒向型赘皮的机械牵引所致。如果不先解除这种机械拉力，单纯行上睑下垂矫正术是会失败的。对于这种病例，可提前在 2 岁后进行内眦赘皮矫正，5 岁左右进行上睑下垂矫正。

对于伴有上睑下垂的先天性小眼症患者，应先行内眦韧带缩短和内眦赘皮矫正术以及外眦成形术，增大睑裂横径。3～6 个月后，再行上睑下垂矫正术，以增大睑裂高度。

有时内眦赘皮可伴有下睑内侧部内翻倒睫，这种情况在内眦赘皮矫正的同时可获得矫正。

（二）手术方法

内眦赘皮在既往都被认为是内眦部皮肤过多所致，所以采用内眦部梭形和箭头样皮肤切除，都未能获得满意效果。目前一般认为内眦赘皮是因构成眼睑水平皱襞的皮肤过少，内眦部垂直向的张力过大，所以问题的症结不在于切除赘皮本身，而在于组织的重新排列。方法很多，可根据赘皮类型和轻重程度来选择。1～3 型都可采用 Speath 或 Stallard 等皮瓣易位法，倒向型可采用“L”形皮肤切除法和 Mustarde 法进行矫正：

1.“Z”成形术　适用于轻度内眦赘皮，但缺点是“Z”改形后有斜行瘢痕通过内眦部，由于瘢痕挛缩，可能产生新的由手术引起的外伤性内眦赘皮(图 8-1-10)。

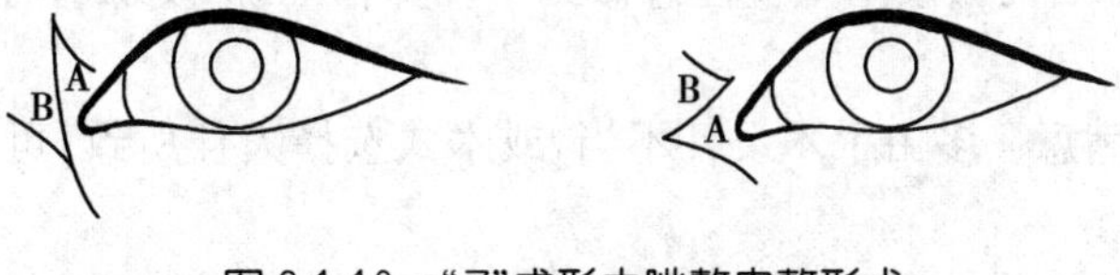

图 8-1-10　“Z”成形内眦赘皮整形术

2. 双“Z”成形术　适用于较严重的内眦赘皮，也可矫正倒向型内眦赘皮。Speath 双“Z”成形(图 8-1-11)。

3.“V-Y”成形术　适用于较严重的内眦赘皮及伴有内眦间距离增宽的病例。该术非常关键的一点是必须作内眦韧带折叠缩短(图 8-1-12)。

对于有明显内眦间距增宽、严重的内眦赘皮和上睑下垂及小睑裂综合征者，此法不失为

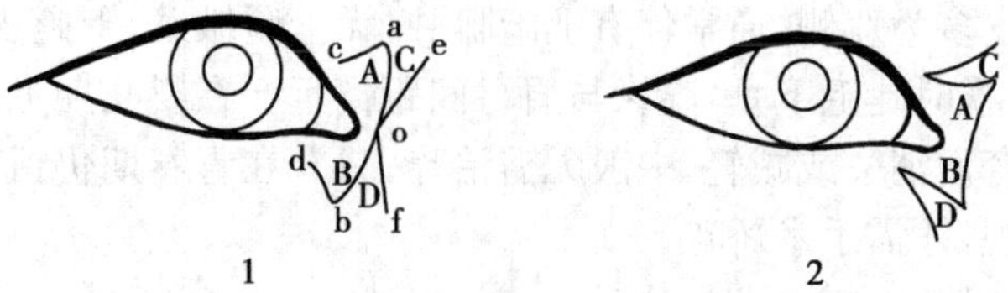

图 8-1-11　双"Z"成形术内眦赘皮整形术

1. 内眦部上、下各作 z 形切口，分离皮下组织使呈 A、B、C、D 瓣；2. 分别交换 A、C 和 B、D 缝合

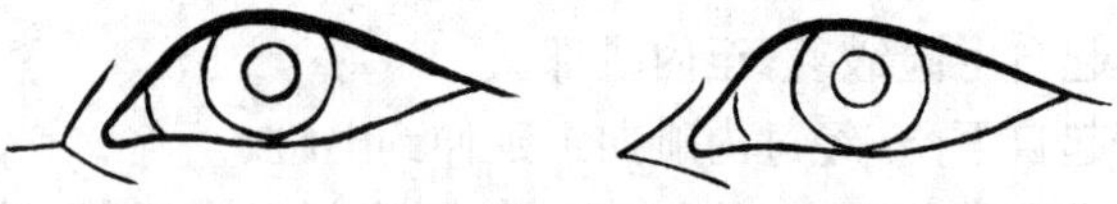

图 8-1-12　"V-Y"成形术内眦赘皮整形术

当前效果最好的方法。它不仅能矫正内眦赘皮，而且可以矫正内眦间距的宽度，并且手术后无垂直瘢痕通过内眦，不会产生新的瘢痕。其缺点是手术后内眦部瘢痕较明显，但大多数于1年后趋向不明显(图 8-1-13)。

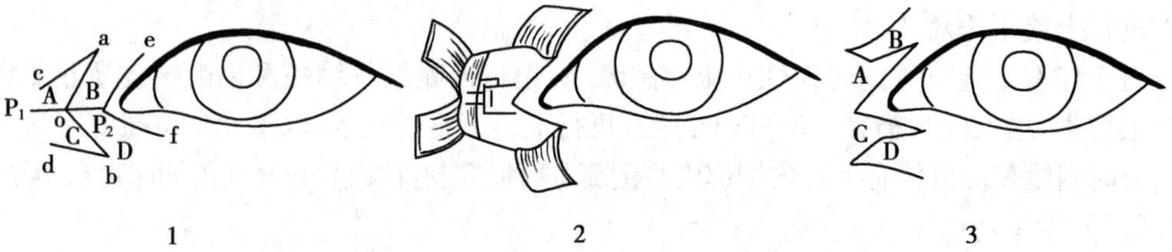

图 8-1-13　Mustarde 内眦赘皮整形术

1. P_1、P_2 为正常内眦和现内眦位置，o 为其中点；2. 分离皮下组织使呈 A、B、C、D 四瓣；3. 分别交换两组皮瓣缝合

4. Mustarde 法

（三）并发症及处理

1. 瘢痕增生　内眦赘皮矫正术后通常都有一定程度瘢痕增生，术前应向患者交代清楚。一般在术后 3～6 个月会自行变软、变平。如瘢痕增生明显可做理疗、按摩、外用瘢痕药物等治疗。为减轻术后的瘢痕增生应注意做到手术操作准确，皮缘对合整齐，切口无张力缝合，避免术后感染。

2. 外观矫正不满意　多由手术设计不当，或术式选择欠佳所致，可于术后 3～6 个月再行手术。

3. 皮瓣坏死　皮瓣太薄；缝合张力过紧；术中操作粗暴；肾上腺素用量过大，是造成皮瓣坏死的主要原因。术中应避免上述情况发生。如发现皮瓣血运不好，应立即拆除缝线，用盐水纱布热敷。

五、外眦开大术

睑裂较正常人小，可通过外眦成形术以获得永久性睑裂开大。常用手术方法：

1. Von-Ammon 外眦开大术　在局麻下行外眦角切开，切口长短根据睑裂需要放大的程度，用钝头剪刀从切口插入，于球结膜下作潜行剥离。上下均剥离达穹隆部，剥离范围应包括整个外眦部，使结膜充分松动，可以在无张力情况下拉至外眦角创口。用5-0丝线将球结膜颞侧尖端与眦角创口的尖角先缝合一针，其他上下睑缘创口逐针间断缝合。然后用3-0丝线于外侧结膜处作一针褥式缝合，缝线从新的外眦角结膜进针，从距眦角约4～5mm处皮肤引出，垫一小油纱垫后结扎，以形成新的外侧穹隆，术后5～7天拆线（图8-1-14）。

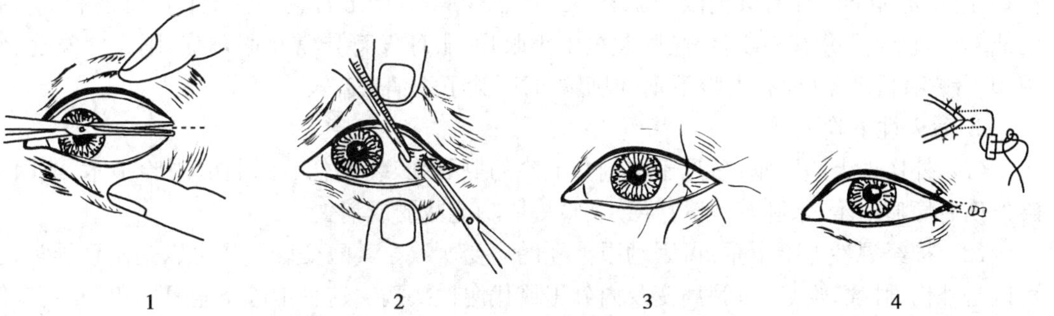

图 8-1-14　Von-Ammon 外眦开大术

1. 剪开外眦；2. 分离球结膜；3. 结膜与皮肤间断缝合；4. 眦角结膜与皮肤褥式缝合

此手术方法的缺点是，在术中外侧上下睑缘弧度需要修整，以及手术后由于结膜部分退缩，所开大的睑裂长度要比设计时的长度为短。

2. Fox外眦开大术　在实际外眦定点aa′，新的外眦定点b，b点距实际外眦4～6mm。因外眦过度开大，开大部分没有睫毛，而且结膜强行向外牵拉与皮肤缝合，会使外侧穹隆消失，粉红色结膜外露于睑缘，有损容貌外观。沿着上睑缘弧度向下约4mm处作c点，连接aa′c与b点，在上下睑缘外1/4处劈开眼睑成前、后两叶，将切口向下延伸，切开aa′与bc。在图示范围内进行潜行剥离，但剥离不能超过新外眦点b。经过充分剥离，c点向a点退缩，c点与a点缝合，a′点与b点缝合。剥离外侧球结膜达上穹隆，将结膜切缘与皮肤切缘缝合，于外侧结膜作一褥式缝合至外眦皮肤引出，垫以小油纱垫结扎，以形成外侧穹隆，术后5～7天拆线（图8-1-15）。

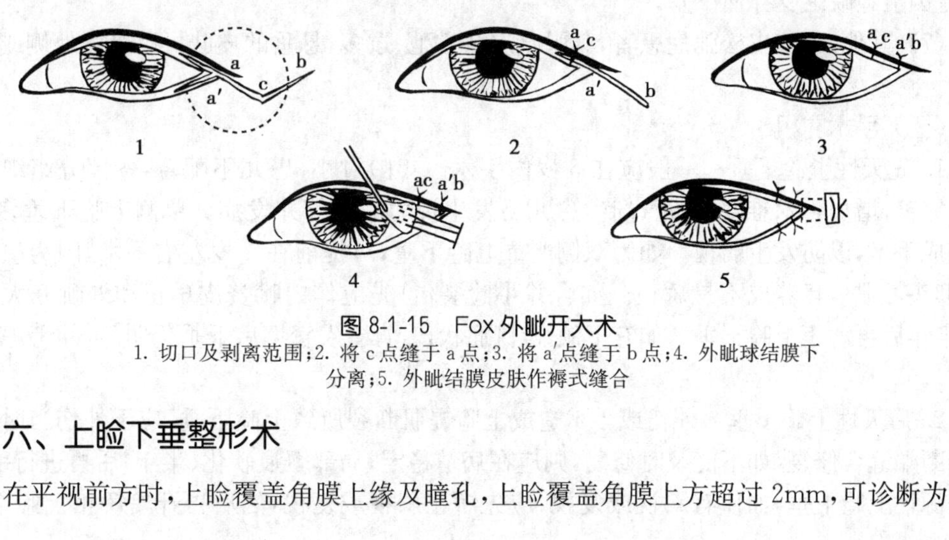

图 8-1-15　Fox 外眦开大术

1. 切口及剥离范围；2. 将c点缝于a点；3. 将a′点缝于b点；4. 外眦球结膜下分离；5. 外眦结膜皮肤作褥式缝合

六、上睑下垂整形术

在平视前方时，上睑覆盖角膜上缘及瞳孔，上睑覆盖角膜上方超过2mm，可诊断为上睑下垂。

（一）病因与分类

1. 先天性上睑下垂　先天性上睑下垂绝大多数是由于上睑提肌发育不全，或支配它的运动神经，即动眼神经发育异常、功能不全所致。少数病例是由于上睑提肌外角和内角以及上横韧带太紧，或是有过多的纤维黏附于眶隔后壁，从而限制了上睑提肌的运动。

先天性上睑下垂发生在双侧者比单侧多见，部分病例有家族遗传史。上睑下垂可以单独存在，也可能同时伴有其他眼外肌麻痹或不全麻痹，其中最常见的为上直肌麻痹和下斜肌功能不全，也可合并有内眦赘皮、睑裂短小小眼症、眼球发育异常小眼球症、眶距增宽症、斜视和下颌-瞬目现象（即有上睑下垂，但咀嚼时眼睑下垂消失）等。

2. 后天性上睑下垂

（1）外伤性上睑下垂：多见于单侧。上睑的撕裂伤、切割伤、产钳伤、眼睑手术，或因上睑外伤后瘢痕增生、水肿等，都可导致上睑提肌功能减弱或消失。

（2）神经源性上睑下垂：可因动眼神经的病变所致。其病变的性质可以是发育异常，也可以是外伤、肿瘤、炎症、血管病变及内分泌或代谢性疾病。这种上睑下垂可以单独存在，但大部分伴有其他眼外肌的麻痹，或瞳孔集合运动的异常。它是神经系统疾病的体征之一。

在颈淋巴清扫术后有时会发生支配 Müller 肌的交感神经受损害，导致 Müller 肌麻痹而出现轻度上睑下垂，并伴有眼球轻度内陷、瞳孔缩小、同侧面部无汗和温度增高，临床上称之为交感性上睑下垂或称 Horner 综合征，可通过可卡因滴眼后下垂好转来确诊。

（3）肌源性上睑下垂：多见于重症肌无力患者。常为双侧，但亦可单侧，伴有或不伴有眼外肌的运动障碍。重症肌无力所致的上睑下垂并非绝对手术禁忌证。如果肌无力并非进行性而上睑下垂较为固定，也是可以进行手术矫治的。

（4）老年性上睑下垂：因老年人皮肤松弛、弹性减退、眶隔薄弱、眶脂肪脱出、上睑提肌乏力、腱膜出现裂孔，以及在睑板前的附着减少所致。

（5）机械性上睑下垂：上睑肿瘤中最为常见的有神经纤维瘤、血管瘤、淋巴管瘤等，还有重症沙眼等都可使上睑重量增加，引起上睑机械性下垂。

（6）假性上睑下垂：由于眶内容量减少，如眼球萎缩、眼球摘除、眶底骨折造成眼球后陷等，皆因上睑缺乏支撑而下垂。

（7）其他：如睑皮松弛症患者，其眼睑皮肤松弛、过多，悬垂的皮肤可以遮盖外侧或全部睑缘。

（二）手术时机

1. 先天性上睑下垂　一般应在 5 岁内手术。年龄过小，患儿不配合，各部分组织发育尚不完善，增加手术难度；矫正过晚，患儿易发生视力减退等并发症。单侧上睑下垂多在 3 岁完成手术，以防发生弱视。如为双侧严重上睑下垂，可提前在 1 岁左右手术，因为患儿抬额、仰头习惯一旦养成不易矫正。如合并小睑裂，首先应作内眦赘皮矫正和外眦开大成形术，半年后再矫正上睑下垂。如有下颌-瞬目症状，若青春发育期后下垂仍明显，才考虑手术治疗。

2. 后天性上睑下垂　外伤或手术造成上睑提肌断裂所致上睑下垂，应于外伤当时及时找到断端缝合修复，如不能及时修复，则应在病情稳定，局部瘢痕软化（半年）后再进行手术。神经源性上睑下垂，如伴有斜视或复视，应先矫正斜视或复视，然后再开始矫正上睑下垂。

对麻痹性上睑下垂必须临床确认非手术治疗半年后功能不再可能恢复时，才考虑手术治疗。

（三）术前准备

手术前做检查，正确判断上睑下垂的性质、类型以及程度等，是选定手术方法、估计手术效果和预测可能出现某种并发症的依据。

1. 上睑下垂程度的测定　单侧下垂者可与正常侧作对比，两眼原位平视前方时，睑裂高度之差，即为下垂量。如为双侧上睑下垂，上睑缘位于瞳孔上缘，其下垂量约为1～2mm，称为轻度下垂；上睑缘遮盖瞳孔上小于1/2，下垂约为3～4mm，称为中度下垂；如上睑缘下落到瞳孔中央水平线或以下，其下垂量约为4mm或4mm以上者，称为重度下垂。

2. 上睑提肌的肌力测定　用拇指于眶上压住眉毛，以摒除额肌参与提上睑的作用后，令患者向下注视再尽量向上看，睑缘从下向上提高的幅度即为上睑提肌的肌力。根据Fox统计，正常人的上睑提肌肌力在无额肌参与下为13～16mm。肌力分为Ⅲ级：0～3mm为弱，4～7mm为中等，8mm以上者为良好。对不合作的幼儿很难正确测定肌力，可以翻转上睑，观察能否自行复位，肌力弱者，上睑翻转后是不能自行复位的。肌力的强弱，可以作为手术方法选择的依据。

3. 上直肌功能测定　嘱患者眼球向各方向转动，然后让其闭眼，用手指强行撑开眼睑，检查眼球能否向上转动。如没有上转，则为缺乏Bell现象，如此可推知睡眠时眼球亦不能上转，故不宜做上睑下垂矫正手术，因术后容易发生暴露性角膜炎。如必须手术，矫正量要保守，尽可能减轻或消除手术后兔眼现象。

4. 根据体征和药物（新斯的明试验）来排除重症肌无力、下颌-瞬目现象、Horner综合征以及其他神经源性所致上睑下垂。这些情况下单纯采用上睑下垂术可能效果不明显甚至适得其反。

5. 上睑有无迟滞现象　上睑提肌作用时，由于内角和上横韧带太紧，或上睑提肌纤维化，致密粘连在眶隔上，可使上睑活动受限，出现迟滞现象。眼球向下注视时，上睑不能随着眼球的下转向下移，对于这种情况，如行上睑提肌松解术，下垂情况即可得到矫正。

6. 检查视力与屈光

（四）手术方法

曾有国外学者统计矫正上睑下垂的手术约有一百多种。依据手术方法的原理，可以归纳为两大类，即：①缩短上睑提肌增强其力量，或减少限制上睑提肌运动的因素等手术矫正上睑下垂；②借用额肌或上直肌等其他肌肉力量的手术，这类手术以额肌瓣直接悬吊效果较为理想；借用上直肌的手术常出现复视和斜视等严重并发症，目前已多不采用。下面介绍两种目前常用的术式：

1. 上睑提肌缩短术　上睑提肌缩短术适用于肌力在4mm以上的先天性、老年性、外伤性或其他类型的轻、中度上睑下垂病例。此术式在于增强上睑提肌的肌力，所以比较符合生理要求，术后效果也较理想。但如果病例选择不当，上睑提肌功能极差或全缺失者，勉强作大量肌肉切除或折叠前移，术后往往会造成明显的睑裂闭合不全和上睑迟滞现象。

手术的关键在于肌肉缩短量的测定，而肌肉的缩短量也必须依据肌肉的弹性和肌力的强弱来定。手术中用上述的两针缝合测试法，有助于确定上睑提肌缩短的量，但一般以过矫比正常位置上提1mm为妥。

术式有以外路经皮肤切口为主的上睑提肌缩短术，以及经结膜的上睑提肌缩短术。前者的优点是解剖标志清楚、暴露良好、缩短量易于测定，术中发现睑缘切迹、内翻或弧度不佳等情况也易于调整，是目前最常采用的一种术式。现介绍经皮肤上睑提肌缩短术如下：

（1）切口设计同切开法重睑成形术。如为单侧上睑下垂者，应按对侧上睑皱襞高度和弧度用美蓝标出上睑皱襞线。健侧为单睑，应同时作重睑成形术，以达到术后两眼外形对称。

（2）同切开重睑成形术步骤，去除睑板前轮匝肌条，显露睑板前筋膜及睑板上缘的提上睑肌腱膜，在眶隔深面，提上睑肌腱膜浅面剥离至节制韧带。

（3）提上睑肌缩短，既往多采用切断提上睑肌腱膜及肌肉重新缝合于睑板上的方式，近些年来采用提上睑肌腱膜折叠缝合的方式，在达到同样效果的同时，损伤又大为减小，还可减少因切断肌肉修复后产生的粘连。术中嘱患者睁眼，检查矫正效果，调整折叠缝合位置。

（4）同切开重睑成形法的方式，间断缝合皮肤切口（图 8-1-16）。

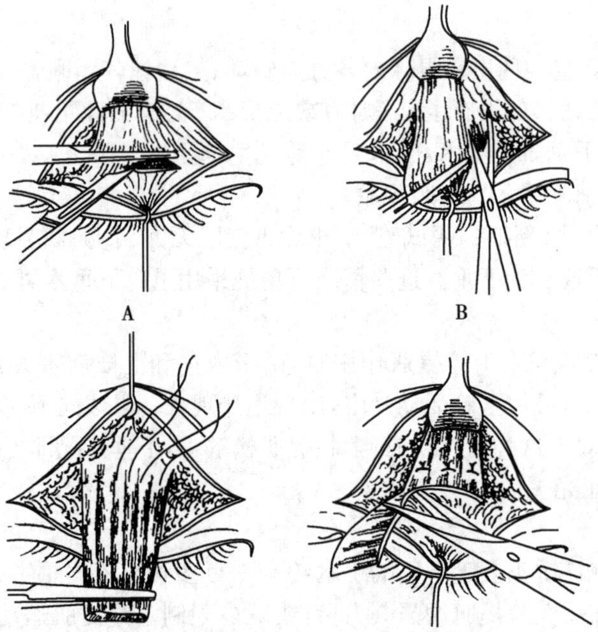

图 8-1-16　经皮肤上睑提肌缩短术

2. 额肌瓣悬吊术　额肌是上睑提肌的协同肌，是提高上睑的重要肌肉，所以对上睑提肌肌力小于 4mm，下垂量达 4mm 以上的重度上睑下垂，3 岁以下重型先天性上睑下垂，以及其他不适于上睑提肌缩短术的患者，只有利用额肌作为上提眼睑的动力。但是对于进行性重症肌无力，或是周围性面瘫，额肌肌力消失的病例，此法是不能施行的。

以额肌为动力的手术方法很多，可以通过中介联系，如 PTEE、丝线，及银、钽等金属丝或阔筋膜、眼轮匝肌纤维和真皮等；也可以将额肌瓣转移或应用眉区额肌筋膜瓣直接与睑板联结。普遍认为以额肌瓣直接悬吊效果较为理想，现介绍如下：

（1）用美蓝标出设计的上睑重睑皱襞切口，并在眉下缘中部，设计 1.5cm 长的水平切口线，此线位于眶上切迹外侧。行局部麻醉，注意不要采用额部浸润麻醉，以免影响额肌收缩力，不利于术中观察，一般宜作眼眶周围神经阻滞麻醉。

（2）切开上睑重睑皱襞线皮肤和皮下组织，达眼轮匝肌深层，剪除一条睑板前眼轮匝肌，暴露睑板。

（3）分离上睑皮肤，使重睑皱襞切口与眉下切口在眶隔后相通。

（4）眉下切口处切开额肌，深达骨膜浅面，注意勿损伤眶上血管神经束。在骨膜浅面疏松组织中，向发际方向分离，同时又在额肌浅面与皮下分离，如此形成一块额肌瓣，它的宽度在 3.5cm 左右。将分离的额肌在外侧及内侧由下向上切开，形成一宽度 2cm 左右的额肌瓣，将肌瓣自眉下的切口拉出，一般额肌下移 1.5cm 达眶缘和瞳孔中点处即可。

（5）将额肌瓣从眶隔后引入重睑切口处，用 3-0 丝线将额肌瓣按内、中、外点固定于睑板中下缘水平线，在固定过程中需调整额肌的张力，一般按正常上睑缘位置矫枉过正 1～2mm。

（6）切口按重睑成形常规缝合，眉下切口可作连续或间断缝合（图 8-1-17）。

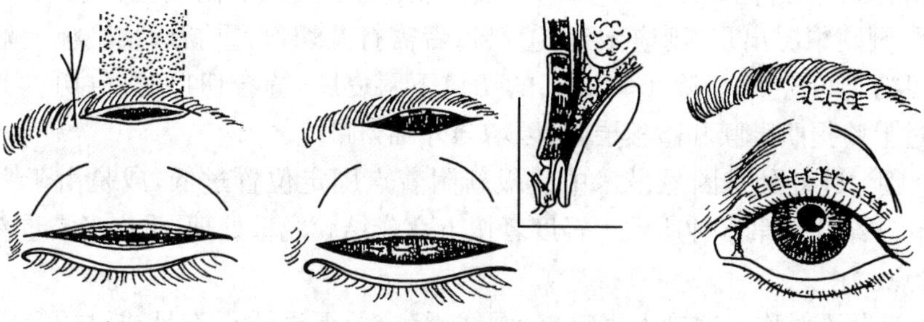

图 8-1-17　额肌瓣悬吊术

术毕于结膜囊内涂敷多量抗生素眼膏，以免纱布敷料擦伤角膜。包扎外敷料之压力应加在眉区而不是眼部，48 小时后去除外敷料，清洁外眼，结膜囊内每晚睡前要上眼膏，持续到睑裂可以完全闭合（约 2～3 个月），术后 6 天拆线。

（五）并发症的预防和处理

1. 矫正不足　①术前对上睑提肌肌力和下垂量的测量有误，选择手术方法不当；②上睑提肌缩短量或额肌悬吊术中悬吊的高度和张力不够；③上睑提肌或筋膜条、肌瓣与睑板的结合点松脱。第二次矫正手术应在术后 3～6 个月，待肿胀彻底消退、正确判断原因后再进行。

2. 矫正过度　由于上睑提肌缩短过量或悬吊过紧所致，多见于老年性上睑下垂。因为虽然下垂明显，但肌力尚好，所以手术时应略保守。上睑提肌缩短术后 2 周内，如发现有过矫现象，可用力闭眼作上睑向下加压按摩。对严重的过矫现象，必须重新打开上睑切口，拆除固定缝线，重新缝合固定。如切断法致上睑提肌过短，则需用异体巩膜条加于上睑提肌与睑板之间，巩膜的宽度要比需要矫正过度的幅度大 4mm 左右；额肌或筋膜悬吊的病例，在与睑板固定结合后，多余的肌瓣或筋膜条不要剪除过多，应留有余地。一旦发现有过矫现象，可以把悬吊力量放松。

3. 睑裂闭合不全　任何一种上睑下垂矫正手术，一般认为都应按照矫枉过正 1mm 设计为好。尤其是先天性重度上睑下垂，筋膜悬吊或额肌瓣悬吊术后，虽然矫正合适，但也可能出现睑裂闭合不全。一般1～3个月后睑裂闭合会随时间推移逐渐减轻和好转，所以在这段时间，晚上睡前一定要上眼膏，以防止角膜干燥。如有严重的过矫现象，睑裂闭合不全大于5mm，必须及时处理。因为睑裂闭合不全最大的并发症是角膜干燥、上皮脱落，甚至可有浸润、溃疡，称之为暴露性角膜炎，严重者视力下降，甚至导致失明，所以术前必须认真检查有无Bell现象。如有上直肌麻痹或伴有下斜肌功能不全，眼球在睡眠时不能上转，致使下方角膜暴露，则下垂矫正手术必须慎做，或尽量保守。术毕，于下睑缝合一针，缝线固定于额部皮肤，关闭睑裂，以防角膜暴露。

4. 穹隆部结膜脱垂　穹隆部结膜脱垂多见于上睑提肌缩短术和严重下垂病例行额肌悬吊术后。手术结束前必须用手术刀柄将上穹隆黏膜向上推移复位。如发现有明显脱垂，可用0号丝线从穹隆部穿过，穿出上睑皮肤，作3处褥式缝合结扎，1周后拆线。过分严重者，应将脱垂之结膜部分切除。

5. 睑内翻、倒睫　此现象主要是因睑板切除过多，及上睑提肌腱膜或额肌瓣、阔筋膜条在睑板上的新附着点过高所致。所以术中要注意固定于睑板的高度应在睑板下1/3平面。如有睑内翻、倒睫情况出现，则应做到：①严重者需打开切口，重新调整睑板上附着点的位置；②轻者可将切口打开，切除1～2mm的切口下唇皮肤，缝合切口时，将切口下唇皮肤提紧，缝针穿过上睑提肌腱膜和睑板层间，以增强外翻力量。

6. 睑外翻　睑外翻是因悬吊术中睑板新附着点固定位置过低，或是由于穹隆黏膜脱垂、睑结膜和球结膜严重水肿所致。轻度者按上穹隆结膜脱垂处理；重度者需重新固定在睑板上的附着点。

7. 上睑皱襞不对称　这是由于定点、画线、缝合及下垂矫正不足或过矫等综合因素造成，所以应根据具体情况来处理。常见者为下垂侧皱襞过宽，如为明显矫正不足，则按矫正不足处理；如矫正满意，而皱襞过宽，可能是皮肤切口缝合时挂住睑板的高度太高，应该重新调整。

8. 睑缘有成角状畸形、睑球分离或弧度不佳　这些现象最多见于筋膜悬吊术中各臂长短不等、牵引的力量不匀。额肌瓣悬吊术中悬吊固定的平面不一致，因而张力也不一致，或是固定于睑板上的位置不当。这些情况必须在术中注意观察，及时发现，及时纠正。

9. 感染、血肿　应分别予以对症处理。

10. 失明或眼球穿通伤　无意中刺破眼球、角膜，术后外敷料包扎不当，压力加于睑裂闭合不全且暴露之角膜上，角膜由于敷料摩擦发生上皮脱落、浸润、溃疡，以及手术后出血、球后压迫视神经等，均可导致失明，应分别予以预防和处理。

七、节点小结

年轻、无松弛、上睑皮肤较薄者可选择埋线法行重睑术，埋线法行重睑术以贯穿睑结膜的术式较牢靠，基本上能达到切开重睑的远期效果。所有类型的上睑都可通过切开法行重睑术。上睑皮肤是人体上最薄的，因此切口瘢痕不明显。年轻、上睑较臃肿者可适当去除眶隔脂肪，反之亦然。松弛上睑的重睑线设计宜窄不宜宽，否则外观上长期会显得睡眼惺忪，不够自然。Ⅱ型眼袋（脂肪疝出明显，皮肤不松弛）及较多的男士适合行睑结膜入路眼袋整形术。所有类型的眼袋都可以行皮肤入路眼袋整形术，睑外翻是该术式最常见的并发症，切除适当的皮肤和保留睑缘一定量的眼轮匝肌是防止睑外翻的良方。眼袋复发主要不是眶隔脂肪再生而是没有足够地摘除，眶隔脂肪的二次释放是个把握摘除脂肪量的较好方法。对于眼眶较深者，可将眶隔脂肪释放于眶下缘，如此可平衡下睑凹陷。内外眦开大术可以加长眼裂，开大外眦还可让眼睛飞扬，但有部分人内外眦处的切口瘢痕比较明显或色素脱失，术前须做好充分沟通。上睑下垂可通过提上睑肌缩短或额肌瓣悬吊矫正。前者就如同将弹性不好的橡皮筋通过缩短增加其弹性，因为该病提上睑肌本身就发育不良，时间长后，在眼睛不断开闭的情况下，其如同橡皮筋不断被拉长而会减弱其弹性，提上睑能力也随之下降，可能还须再次手术缩短，术前也最好告知患者。额肌瓣悬吊需要训练皱额与上提眼睑的协调功能。上睑下垂矫正一般都要矫枉过正，因此术后有相当的时间里闭不上眼，要交代患者每次睡觉前要在眼睛里涂抹眼膏，避免角膜溃疡。重症肌无力不是上睑下垂整形术的绝对禁忌，但要排除渐进性的重症肌无力，否则收效不佳。

第二节　眉部美容手术

眉毛位于眶上缘，呈横向弧形分布，其粗细疏密因人和性别而异，有阻挡额头汗水向下流入睑裂的功能。眉毛可分为头、体、尾3部分。头部较粗圆，稍低于眶缘，毛指向上方；体部横向朝外；尾部尖狭，毛向外下斜，略高于眶缘。左右两眉位置、形态对称。眉毛既是面部表情器官，也是构成容貌美的因素。

眉毛部位组织可分为皮肤、皮下组织、帽状腱膜前鞘、肌肉、帽状腱膜后鞘、脂肪垫及骨膜。前鞘以纤维结缔组织小梁与眉区皮肤牢固相连，后鞘以脂肪垫与眶上缘骨膜相连。眉区深部肌层有眼轮匝肌、额肌，额肌的向内下延伸部分称为降眉肌，还有部分斜行肌纤维为皱眉肌。凭借这些肌肉的舒缩运动，眉毛能以多种动态起到传递情感、表达情绪的作用。

眉毛如有缺损或畸形，将失去生理功能，影响面部正常的表情活动，并有损于仪表和气质。

一、眉缺损整复

（一）病因

眉缺损，可能是部分或全部缺损，多为面部烧伤的后遗症，或由严重的头皮撕脱伤引起；少数因波及眉部的皮肤病变或肿瘤切除所致。眉缺损偶见于局限性脱发，亦可为麻风、梅毒等疾病的局部表现。

（二）手术时机

如为外伤性眉缺损，需等待局部瘢痕松解软化后再进行，否则瘢痕挛缩，会使再造后的眉毛移位。其他疾病所致眉缺损，需待基础疾病控制稳定后进行。

（三）常见眉缺损修复方法介绍

1. 滑行皮瓣法

（1）适应证：眉内端或外端缺损小于1/3的病例，先天性眉距过宽者，也可采用此法。

（2）手术方法：于眉内眦区设计横形“Y”形切口，按设计线切开，分离达皮下深层，避免损伤毛囊，皮瓣向内眦区推进，缝合成“V”形，加压包扎24小时，一周后拆线。

2. 健侧眉皮瓣旋转移植法

（1）适应证：适用于一侧眉全缺损，而健侧眉又比较浓密粗大者。

（2）手术方法：按健侧眉的长度和下 1/2 宽度的位置，于患侧相当眉弓处作弧形设计线，按设计线切开，皮下剥离，形成正常眉 1/2 宽度的创面。将健侧眉毛平分为上下两半，横形切开，再于眉毛上方作平行切口，形成以内侧端为蒂，与患侧创面等宽的皮瓣，将皮瓣向患侧作旋转，带蒂移植到眉弓创面。健侧眉部创口上缘需作减张游离后直接缝合，加压包扎 24 小时，术后 7 天拆线。转移后遇有猫耳畸形者须再次手术进行修正（图 8-2-1）。

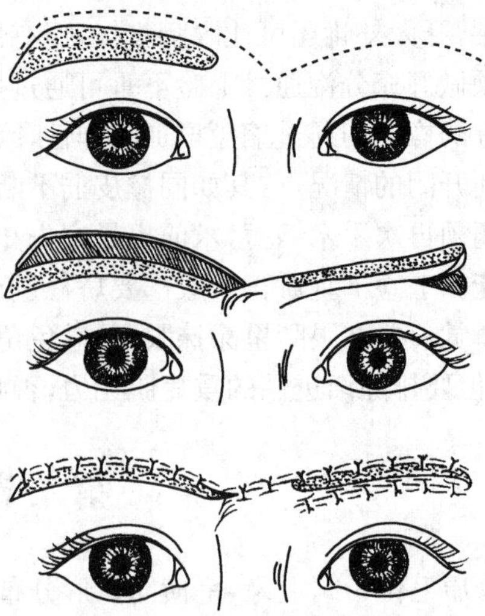

图 8-2-1 健侧眉皮瓣旋转移植法

3. 头皮复合组织游离移植眉再造术

（1）适应证：眉大部分或完全缺损。

（2）术前准备：供区通常以同侧耳后顺沿发际部的头皮为首选，术前 3 天头发洗净后，用 1∶5000苯扎溴铵溶液浸泡 10 分钟，一日 3 次，不必剃光头发。术前供区头发剪短，以便术中观察毛发生长的方向。术前设计：术前必须取坐位用美蓝标出眉毛的位置，如为单侧眉毛缺损，应以健侧为准。如为双侧眉毛缺损，可顺沿眉嵴定位，外端应稍高。注意两侧眉毛的对称性。供区移植片不宜过宽，一般以 0.6cm 为度，男性患者可略宽。

（3）手术方法：

1）局麻后，沿术前设计切开皮肤达骨膜，分离松解切口缘，如有瘢痕组织需清除。

2）根据健侧眉的布样切取耳后供区头皮连带皮下脂肪，供区稍加分离，可直接缝合。

3）在确保不伤毛囊的前提下，修剪毛囊间过多的脂肪组织。

4）修剪好的移植皮片置于受区，并使发方向应斜向颞侧。缝合并打包加压包扎。

（4）术后处理：14～21 天后打开敷料、拆线。如见皮片有痂皮粘着，切勿揭去，可以涂金霉素眼膏，待其自然脱落。因移植之头皮片保持着毛发不断增长的特点，故需随时修剪。如有生长紊乱，可涂上油膏，并顺着向外方向按摩。

（5）术后恢复过程：打开敷料如皮色淡紫，即为成活。最初 1～3 周内移植头皮片的毛发有增长趋势，但 3～4 周后毛发逐渐脱落，2～3 个月后毛发会重新生长，但较稀疏纤细。

4. 颞浅动脉岛状头皮瓣眉再造术

（1）适应证：单侧或双侧眉完全缺损，而且要求再造眉较浓密者。

（2）术前准备：以多普勒探测颞浅动脉主要分支行踪并标记，根据眉毛缺损情况，参照健侧眉形态、大小、毛发走向及密度，在标记动脉远端设计岛状皮瓣。

（3）手术方法：

1）局麻后，切开颞浅动脉走行区皮肤，皮下分离后显露术前标记颞浅动脉。

2）按术前设计切取标记颞浅动脉为蒂的岛状全厚头皮瓣。

3）受区皮肤切开，去除瘢痕组织，暴露预定范围的创面。

4）由颞侧向眉弓创面做皮下隧道，宽度一般为 15～20mm，确保血管蒂转移后不受压迫。

5）将岛状头皮瓣通过皮下隧道转移植于受区创面，轻加压包扎。

6）受区直接缝合。

（4）术后处理：供区 7～10 天拆线，受区 10～12 天拆线，移植成活后眉毛生长浓密，需经常修剪，必要时可用电解法破坏部分毛囊，使其接近眉毛外观（图 8-2-2）。

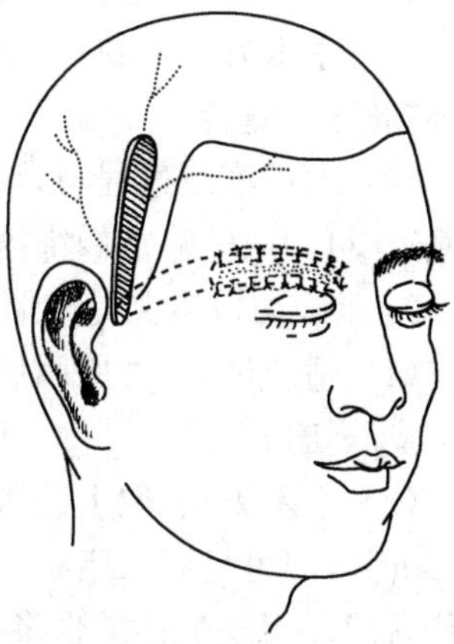

图 8-2-2　颞浅动脉岛状头皮瓣眉再造术

5. 文眉术

（1）适应证：眉毛稀疏、色浅；眉型不理想或双侧不对称；或因职业需要而无时间化妆者；眉缺损，而头皮供区缺乏者、本人顾虑手术者、健康状况不允许手术者或其他方法屡遭失败者。

（2）施行文眉术的要点是：

1）设计与睑型、眼型、年龄、职业、眉区原有的基础情况相协调的眉型。

2）注意无菌技术和安全操作。文刺用具要消毒，做到一人一针一料，避免交叉感染。

3）开机时文眉针严禁正对受术者眼睛，动作应轻柔，防止因动作粗暴发生飞针而造成意外。

4）眉色的调配要根据求术者的年龄、职业及本人喜爱来选择，更重要的则是需与发色、肤色、原有眉毛的色泽相协调。

5）文刺技巧极为关键。为保持眉的立体感、动态感和生理功能，不应将原有的眉毛统统拔掉，而应在原有的基础上修剪、美化、塑形。原则上文刺时宁浅勿深、宁窄勿宽，眉头不能封死，眉体不能画框。根据眉毛的自然生长规律，采用与眉毛生长方向基本相同的条纹间隔文刺法。眉头部分斜向外上方，眉中部基本呈水平形，眉梢部分斜向外下方。要利用视觉上的疏密线条，及颜色的深浅体现出浓淡层次。

6）文刺程序为：由眉头向眉梢第一遍上淡淡基础色，由边缘向中间文过渡色，中间密文为主色，每色间隔约 1.5mm。

7）文眉术后局部以抗生素眼膏保护以防感染。

二、眉畸形整形

眉畸形，多见于外伤后早期治疗不当，对接缝合粗糙，造成断端分离或错位愈合，导致整体或局部眉移位。

1. 先天性眉距过宽　采用本节前面已叙述过的“V-Y”成形术修复。

2. 后天性眉位不正　多见于眉区附近创伤后遗瘢痕挛缩致使眉毛向上或向下移位，不论移位位于眉的内侧端、外侧端或中间，都可采用“Z”成形术矫正。设计“Z”形切口，切口深达皮下脂肪层，勿损伤眉毛毛囊，然后将两三角瓣易位缝合，使移位之眉毛复位。

三、提眉术

眉下垂常见于老年性皮肤松弛，或因面神经额支瘫痪或重症肌无力等原因，也有先天性眉下垂者。介绍三种整形方法：

1. 眉弓上缘皮肤弧形切除术

（1）适应证：各种原因所致眉下垂，可单独进行，也可与上睑松弛整形术同时进行。

（2）术前设计：于眉上缘设计切口，根据不同部位眉下垂程度，设计需切除皮肤宽度与弧度。外 1/3 位置略高上提。

（3）手术方法：局麻下切除设计区内皮肤及皮下组织，将眉部皮下层与额骨骨膜固定缝合，皮肤逐层缝合。

（4）术后恢复过程与处理：局部包扎 24 小时，术后 7 天拆线。术后 3 个月可见眉上缘之瘢痕，可用眉笔略加修饰掩盖，一般术后半年瘢痕逐渐隐退或不显著。

2. 重睑切口眉上提整形术

（1）适应证：各种原因眉下垂，可单独进行，也可与上睑松弛整形术同时进行，共用上睑皱襞皮肤切口。

（2）手术方法：取上睑皱襞切口，在眼轮匝肌深面向眉部分离，当分离达眶上缘上 1～1.5cm 处，即可见到眉脂肪垫。将眉脂肪垫从眶上缘的中 1/3 到颞额缝作整块切除，但不能损伤骨膜。用 5-0 尼龙线将下垂的眉悬吊到眶上缘上方的骨膜上，悬吊的位置应高于眶上缘。

3. 眉下缘切口眉上提整形术

（1）适应证：各种原因眉下垂，不愿破坏重睑皱襞及不愿在眉上缘作切口者。

（2）术前设计：于眉下缘设计切口，根据不同部位眉下垂程度，设计需切除皮肤宽度与弧度。外 1/3 位置略高上提。

（3）手术方法：局麻下切除设计区内皮肤及皮下组织，以后操作同重睑切口眉上提整形术。

四、节点小结

眉缺损者女性或健侧眉较淡者，可选择头皮复合组织游离移植眉再造术，还可选择文眉术。男性或健侧眉较浓者，可选择颞浅动脉岛状头皮瓣眉再造术。眉下垂用眉上缘切口上提效果最好，但部分人可能会留下较明显的切痕，好在切痕可通过文刺来修复。眉下缘或重睑切口切痕不明显，相对的眉上提的效果也没眉上缘切口好。

第三节　鼻部美容手术

鼻子于面部的中央隆起呈三角锥状，是人体的重要器官，具有呼吸、嗅觉、防护、反射、共鸣等生理功能。同时，它也是面部最突出的器官，其形态完整、大小合适、比例协调对容貌的端正完美至关重要，鼻子的形态美与丑不但决定着人的容貌特征，而且还表现出人的智慧和性格。因此鼻部美容整形手术是面部美容手术中的数量占第二位的手术。

一、鼻部应用解剖与美学

（一）鼻部应用解剖

鼻解剖结构由外鼻、鼻腔、鼻窦组成。美容整形外科主要涉及外鼻部分，含鼻根、鼻梁

（鼻背）、鼻尖、鼻翼、鼻孔、鼻小柱、鼻中隔及鼻唇沟（图 8-3-1）。外鼻的组织层次由浅到深依次为：皮肤、浅筋膜、肌肉、鼻背筋膜、鼻骨与鼻软骨。

外鼻皮肤的弹性较好，一般在行大鼻缩小术后，皮肤可自行收缩，与缩小的骨性和软骨性支架贴合。鼻的上部和中部皮肤较薄，皮下组织和脂肪较少，与其下面的侧鼻软骨和鼻骨连接疏松，有活动性。鼻下部的皮肤较厚，皮下组织发达且富含皮脂腺，与鼻翼软骨的连接紧密，不易分离。前庭内的皮肤长有鼻毛，是呼吸道的重要屏障。

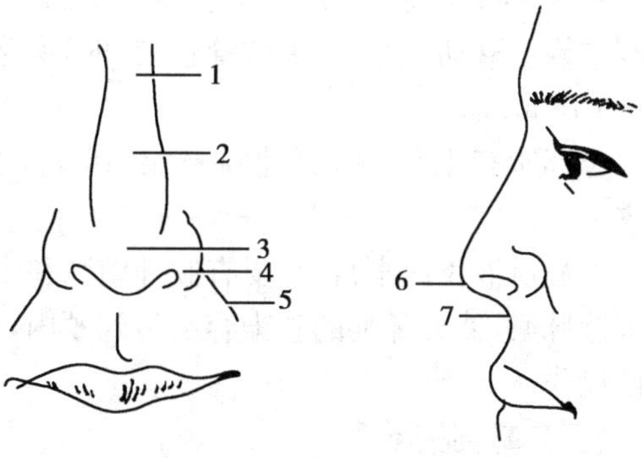

图 8-3-1　外鼻的组成

1. 鼻根；2. 鼻背；3. 鼻尖；4. 鼻翼；5. 鼻唇沟；6. 鼻小柱；7. 鼻唇角

外鼻肌肉包括：降眉肌，其收缩可形成鼻横纹、缩短鼻长度、开大鼻孔；皱眉肌，鼻中隔提肌，收缩降低鼻尖；鼻翼提肌。

鼻背筋膜由致密结缔组织构成，分布在鼻部皮下组织、肌肉深面在鼻背，尤其在黄金点处，此层筋膜较厚，其一直延伸到鼻尖部，但在鼻软骨部分变薄且与软骨膜贴附甚紧。鼻背筋膜与骨膜、软骨膜之间存在一个称为“鼻背筋膜后间隙”的空间。

外鼻的骨性部分由一对鼻骨组成，它们在面部正中线相互连结，其后面由额骨突支持。有的人鼻骨发育不良可造成先天性鞍鼻，而需做隆鼻手术矫正。

外鼻的软骨性结构包括成对的侧鼻软骨、鼻翼软骨和种子软骨，以及一个中隔软骨。侧鼻软骨上方附着于鼻突和上颌骨额突，中间与中隔软骨相连，下部分与中隔软骨分离，因而能够内外活动，控制流入鼻腔的空气流量。鼻翼软骨由内侧脚和外侧脚构成，它们在鼻尖的最高点相连。形成鼻翼软骨穹隆部。左、右内侧脚均向内弯曲，构成鼻小柱的支架。鼻翼软骨上缘覆盖在侧鼻软骨下缘，并通过腱膜样组织相连（图 8-3-2）。

鼻中隔是两个鼻腔间的结构。中隔支架由骨和软骨两个部分构成。骨性部分由筛骨垂

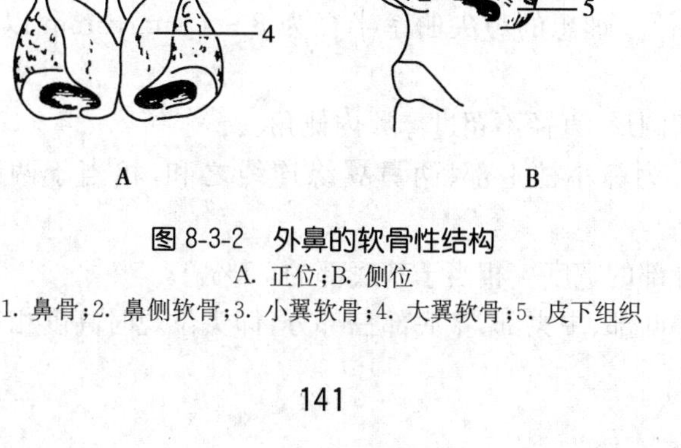

图 8-3-2　外鼻的软骨性结构

A. 正位；B. 侧位

1. 鼻骨；2. 鼻侧软骨；3. 小翼软骨；4. 大翼软骨；5. 皮下组织

直板、梨骨、上颌骨嵴和腭骨鼻嵴构成。中隔软骨向后延伸与筛骨垂直板相接，向下后方与梨骨相连。中隔软骨是一块四方形的软骨，构成鼻中隔下部的绝大部分，它突出于梨状孔缘的前方。下部中隔软骨具有一定的活动性，有减缓震荡的作用；而上部中隔软骨通常较厚且与筛骨垂直板相连处构成一个坚硬、固定的支柱，以支撑鼻骨。在鼻部美容外科手术中，当所有结构被移动（如鼻中隔软骨移植）时，必须保留支柱对鼻背和鼻小柱前面呈倒“L”的支撑（约15mm）。

鼻部所有肌肉均由面神经支配，其皮肤感觉来自三叉神经的眼神经分支和上颌神经分支。

外鼻血液供应丰富，主要有颌外动脉和眼动脉分支供养，静脉与动脉伴行鼻部回流的静脉无静脉瓣，使外鼻部的感染容易传到颅内，引起严重并发症。因此，鼻部手术应严格做到无菌操作。

（二）鼻部美学

根据我国民族特点，一些学者研究出我国人鼻形美的有关参数，可供参考：

1. 鼻在面部的位置　以鼻根为中心，以鼻根至外眦距离为半径画圆，此圆的弧度经过鼻小柱、鼻翼缘，可显示成人鼻在面部的基本位置。

2. 鼻长度　占面长度的1/3。

3. 鼻宽度　两鼻孔外侧缘的距离，一般相当于鼻长度的2/3。鼻根部宽度为10mm左右，鼻尖部约12mm。

4. 鼻高度　鼻根部鼻梁的高度一般不能低于9mm，女性约11mm，男性约12mm。鞍鼻患者的内眦点（鼻根部）平均高度为4mm左右。侧位观，高鼻梁者鼻根部的最凹陷点在两眼内眦连线稍上方；低鼻梁者在连线下方；多数人鼻根部最凹陷点在两眼内眦连线水平线上。

鼻尖的高度：一般理想的高度相当于鼻长度的1/2，男性约26mm，女性约23mm，低于22mm者为低鼻型。

5. 鼻背线　一般与耳轮至下颌体连线平行。

6. 鼻面角　即前额至切牙线与前额至鼻背线夹角。理想的鼻面角为30°～33°。

7. 鼻唇角　即鼻小柱前端至鼻底，与鼻底至上唇红唇间交角，一般为90°左右。鞍鼻患者，此角明显增大，鼻的长度明显缩短，出现鼻孔朝天的畸形特征。

8. 额鼻角　即鼻背与眉间所形成的角。正常情况下此角大于120°。此角关系到鼻型的曲线美，若小于此角度，则外鼻前突；若此角位置较高，则呈长鼻畸形。若偏低，则呈短鼻畸形。该角的理想位置在鼻黄金点——两眉间连线及两内眦连线中点连线的中点。

9. 鼻尖曲率半径　理想的鼻尖曲率半径为8～12mm，8mm以下或12mm以上均不理想。

10. 鼻孔　呈卵圆形，直径不超过鼻翼内侧角。

11. 鼻翼宽度　为鼻小柱上部、两鼻翼缘连线之和，相当于两眼内眦向下之垂线的宽度。

12. 鼻小柱小叶部的宽度　相当于基底部的75%。

13. 鼻小柱有小叶部、中央部、基底部三部分，仰头位观时高度相等。

二、隆鼻术

（一）隆鼻填充材料

隆鼻术已有百多年历史，曾先后使用过多种材料，选材以方便、不易变形或吸收、硬度适中、生物相容性好、无毒性、无刺激性、无致癌性、无免疫性的组织或组织代用品为上乘。目前尚无尽善尽美材料。目前常用的填充材料分为三类：假体、自体组织、注射材料。

1. 假体　用于隆鼻的假体有医用固体硅胶和近些年来的膨体聚四氟乙烯。固体硅胶隆鼻假体由于塑型好、价廉、组织相容性亦不错，故临床上一直应用了近50年。固体硅胶因为其异物的特性植入人体后会被纤维组织包绕，包绕的纤维组织过厚则会显出假体隐约的轮廓；也由于时间推移，包绕的纤维组织收缩而导致假体产生松动并下滑；而且固体硅胶与人体组织密度不一，在逆光时假体有时会呈现透光现象。膨体聚四氟乙烯的组织相容性较硅胶更好，且膨体聚四氟乙烯内部有许多的微孔结构，所以虽然也是异物，但植入人体后纤维组织直接穿入膨体聚四氟乙烯内部的微孔而与人体紧密结合，因此上述固体硅胶植入导致的轮廓现象、松动现象就可避免，也由于纤维组织直接穿入膨体聚四氟乙烯内部的微孔其密度也接近人体组织，所以也避免了固体硅胶在逆光时假体的透光现象。但相对硅胶而言，膨体隆鼻术后感染几率较高，且目前价格较为昂贵。假体材料应用也存在一定排异反应的可能。

2. 自体组织　多采用自体肋软骨、髂骨，相对假体而言，有不存在排异反应的优点。但存在填充骨组织吸收、软骨变形、增加额外供区创伤及瘢痕的缺点。

3. 注射材料　相对假体及自体组织填充材料而言，省略了填充材料雕刻及填充腔隙剥离的繁琐步骤，方法简单。但存在塑型较差、术后无法完整取出的缺点。既往曾采用聚丙烯酰胺注射填充，因引起较多严重并发症且无法完整取出而被禁用，目前多采用羟基磷灰石人工骨（简称 HA）。近年来也有用定期注射透明质酸（玻脲酸）隆鼻。

（二）适应证与禁忌证

1. 适应证　各种原因引起鼻梁平坦凹陷的低鼻、鞍鼻、鼻尖低塌、鼻小柱短小的成年人。

2. 禁忌证　未成年儿童、全身或局部有感染病灶存在者、慢性鼻炎、鼻窦炎、鼻息肉等鼻腔疾病尚未治愈者、鼻部皮脂腺丰富或酒糟鼻者、精神状态不稳定或对充填材料有疑虑者。

（三）常用隆鼻方法介绍

1. 假体隆鼻术　假体隆鼻术是目前应用最为广泛的隆鼻术。

（1）适应证：低鼻及轻度鞍鼻者；轻度驼峰鼻同时伴有鼻根、鼻尖部偏低者，但复杂性鞍鼻不适宜采用假体隆鼻。

（2）优点：对手术效果不满意者，可完全取出再次手术。

（3）缺点：假体材料通常不能直接植入，需根据受术者鼻梁的具体情况分别进行雕刻，隆鼻手术的成功与否与假体材料的雕刻程度有很大的关系。

（4）术前准备：患者取平卧位标记鼻部标准正中线，及新的鼻根点。术前30分钟建议口服抗生素。

（5）手术方法

1）鼻部及鼻周皮肤鼻孔消毒，铺巾，鼻孔内填塞纱条。

2）雕刻假体，将其浸泡于抗生素溶液或其他消毒液中备用。鼻部局部浸润麻醉。

3）切开：可采用鼻孔缘的切口（鼻前庭弧形切口）或鼻孔内切口、鼻孔外切口、鼻尖部蝶形切口。采用柳叶形假体时多取前两种切口，采用“L”形假体时多用后两种切口（图 8-3-3）。

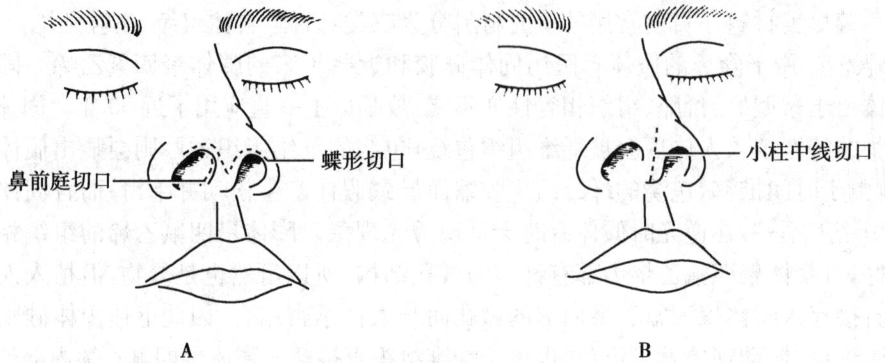

图 8-3-3　隆鼻术切口示意图

A. 鼻前庭切口和蝶形切口；B. 鼻小柱切口

4）剥离腔隙：鼻背筋膜与鼻骨骨膜之间存在一个间隙，在其最上端有骨膜反折与鼻背筋膜相连，这一筋膜后间隙是放置假体最理想的部位。剥离时应在鼻背筋膜下，紧贴鼻骨骨膜向上分离，注意不要从鼻背软骨与鼻骨之间穿入鼻腔。在黄金点附近剪开骨膜反折，将骨膜连同鼻背筋膜一并掀起，以使假体上端嵌入。

5）置入硅胶假体，观察其高低、宽窄是否合适，鼻梁有无偏斜、长短是否得当，若不合适则取出重新雕刻修整后置入。

6）切口间断缝合，外涂金霉素抗生素眼膏。

（6）术后处理与恢复过程：抗生素应用 3 天以预防感染，术后 5～7 天拆线，术后 2 个月内不要推碰鼻梁，以防假体移位。术后 2～3 天肿胀淤血可波及双上睑，第 4 天后迅速消退，一般拆线时肿胀基本消退。术后 1～2 个月内鼻部会有触痛或不适感，以后会自然消失。

（7）并发症及处理

1）局部血肿、感染：一般假体隆鼻术后第四天开始消肿，如局部肿胀、发红的时间延长，应考虑到有血肿和感染的可能。在血肿完全机化之前可在严格消毒下尽量把积血全部抽出，如不能抽出则应取出假体后清除肿块。感染多因术中无菌操作不严格或面部、鼻腔有感染造成。引起鼻部为中心的红肿、疼痛，严重者体温及白细胞总数升高。鼻背的皮肤化脓性感染也有可能扩散为鼻部的感染。应及早发现，取出假体，给予抗菌药物控制感染。皮肤穿孔或伤口愈合之前的局部污染也会引起化脓，此时剥离腔隙内充满脓液，引起鼻根部突发肿胀，甚至形成脓肿。治疗方法是取出假体，置放橡皮条引流，并应用大量抗生素治疗。治疗半年后可再次手术植入假体。此外，术前受术者体质差也易造成感染。其中，如有刚刚生育史或感冒初愈，献血后均可使抵抗力降低不宜做隆鼻术。

2）假体排异反应：表现为局部无痛性肿胀、积液。发现此情况应取出假体，改用自身组织充填隆鼻。在行隆鼻术前应严格消毒硅胶假体。术中注意避免滑石粉、棉纱纤维附着于硅胶假体，以减少排异反应的发生。

3）假体移动、歪斜：剥离过浅、腔隙过于宽大是假体移动的原因。假体歪斜多由某些部位剥离不充分而造成。处理方法是取出假体，如有可能（在剥离不充分或假体放置过浅的情况下），可直接再剥离至鼻背筋膜下重造新的隧道，植入假体，术后加强外固定，否则可于3个月后再次行隆鼻术。如果假体是自体骨，可将骨清洁消毒后埋入自身腹部皮下保存。

4）假体两侧出现凹陷或阴影：原因是多方面的，多为剥离范围不足，鼻背皮肤与深层组织间的纤维条索未剥断，术后纤维条索收缩造成假体出现凹陷或阴影。此外，假体放置偏斜也可造成一侧出现阴影，对这两种情况都应取出假体，在进行适当的剥离后，将假体重新放置。

若假体修雕不合理，还可能出现各种畸形。如鼻根部上翘，活动漂浮感；鼻背部过分突出或出现漂动；假体未按自然弧度修雕，或未修雕，则植入后会出现阶梯样畸形，鼻背外观亦见有明显阴影且不自然。

假体背侧的凹陷性小坑是由于假体背面不光滑，机化组织长入牵拉鼻背皮肤所致，故在修削假体时应注意假体模型背部不应打孔。

5）鼻背肤色异常：假体过大，剥离腔隙过小，植入假体后鼻背皮肤张力过大等均可导致皮肤发红；如硅胶假体植入过浅，光照下鼻假体有透明感。对这两种情况，均应取出假体，重新剥离，放置假体。临床中选用棕色硅胶假体或膨体假体隆鼻比用白色硅胶假体隆鼻光照下的透明感要弱些。换置膨体聚四氟乙烯是有效避免硅胶透光现象的较好选择。

6）穿孔：多发于鼻尖部，有时也发生于鼻根部或鼻孔内。由于假体过大、过长、过高或假体向下滑移，使鼻尖部张力过大，造成鼻尖部皮肤菲薄而引起穿孔。一般穿破鼻尖部有一个长时间的过程，先是局部发红，继而鼻尖皮肤穿破，这个过程在2周左右。因此，应告知受术者当发现鼻尖部皮肤被假体顶撞至发红时，应及时就医。只要早期采取措施或将假体及时向上推移固定，让其不再下滑，或及时取出假体，导致鼻尖皮肤穿孔的严重并发症完全可以避免。一旦穿孔，则应积极换药，去除坏死皮肤组织，日后再做瘢痕切除术修复鼻尖。

2. 羟基磷灰石人工骨注射隆鼻术　羟基磷灰石人工骨是一种磷酸钙材料，其化学成分、物化性能等99.9%与人体骨相同。目前临床上多用羟基磷灰石超微粒分子的人工骨。

羟基磷灰石超微粒（悬浮）分子粉末颗粒小于9微米，结晶体极细，制成悬浮于生理盐水中之糊状，可使用最小的特制或自备针头，采用经皮肤直接注射方式注入需要部位。人工骨超微粒（悬浮）分子注入组织后，其中调整粉剂用的悬浮液（纯生理盐水）即由人体组织吸收，剩下羟基磷灰石人工骨与黏滞的血液附着于注入处的鼻骨上定型，以填充鼻部的骨性缺损。

（1）适应证：适应于鼻根部低或偏低的轻度鞍鼻者，以及鼻梁外形凸凹不平的患者。但不适应于重度鞍鼻者。

（2）优点：组织相容性好，实施手术操作简单，材料可直接根据需要直接注入，可边注入边塑形，以获得满意的外形。

（3）缺点：对手术效果不满意者，很难将材料完全取出再次手术。

（4）术前准备：画出需充填的范围，并用甲紫标记，碘酊固定好。

（5）手术方法：

1）浸润麻醉。

2）再用特制的无菌包装的（已装有人工骨微粒）注射器，贴骨面刺入鼻尖皮肤转至鼻根末端，边退针边缓缓注入人工骨微粒（悬浮）分子，注射越均匀越好，至外形满意为止。如果填充凸凹不平的鼻梁或原隆鼻术后鼻梁线条不够高，可直接进针注入凹处。

3）注射后立即揉捏平整，使之均匀，用乙醇反复消毒针眼以预防感染。

（6）并发症与处理：

1）术后非炎症反应：人工骨粉为浮白色膏状物，对人体本身不会引起免疫反应或排异反应，但注射隆鼻术后其肿胀持续时间稍长，一般10天左右肿胀才逐渐消失。分析可能为外源性生物材料进入张力较大的皮肤组织内，机体需要一个相容过程，故肿胀多出现于注射24小时后，这种非炎症反应是正常的。术前，应告知患者，作好精神准备，以免被动。若肿胀加重，可行抗过敏处理。

2）外形不理想或感染：人工骨粉注入隆鼻，有可能因经验不足，或无菌操作不严造成外形不美、感染等，此时必须尽快取出，否则，等半年后，一旦新生骨长入或人工骨与原来的基骨融合在一起，取出就较麻烦费时。两周内注入的人工骨粉，可采取鼻前庭小柱旁切口，用眼科剪沿鼻背筋膜下分离至鼻根部，然后用手轻轻由鼻根部向下推挤，即可将膏状或黏稠状人工骨超微粒分子挤出，然后，用刮匙轻轻搔刮，局部缝合即可；如果注入时间长达数月以上，仍可按此法取出，只是以搔刮为主；如果注入时间在半年以上，人工骨与新生骨以及原来的基骨完全融合在一起，可用眼科剪沿注入的人工骨复合组织块与周围分离，然后尽量整块取出。

三、驼峰鼻整形术

“驼峰鼻”多由先天性鼻中隔软骨、侧鼻软骨和鼻翼软骨发育过盛或过差所引起的鼻梁部成角突起、全鼻过长及鼻尖下垂的一种鼻部畸形；也偶或由于鼻骨外伤扭曲愈合或后期骨痂增生造成。除形态异常外，并无功能影响。轻度者鼻型在鼻骨与侧鼻软骨交界处，如棘状突起，有的伴有鼻尖过长；重度“驼峰鼻”的鼻梁宽大和呈成角突起，伴有鼻尖过长或向下弯垂，形似“鹰钩状”。重度“驼峰鼻”者常有上颌骨轻度凹陷畸形的中面部塌陷。鼻尖过长或弯垂是由于鼻中隔软骨的前端或鼻翼软骨内脚弯曲所致，有的两种因素同时存在。鼻尖过长多为鼻中隔软骨前端过多前突，使最小柱与上唇角度变小。鼻尖弯垂，在侧位可见鼻小柱呈钩状弯曲，除有鼻中隔前端过长之外，还有鼻翼软骨内脚弯曲畸形。“驼峰鼻”和鼻尖弯垂使正常鼻梁坡度呈倒置。只有部分患者鼻中隔软骨有轻度弯曲畸形。

“驼峰鼻”的整形方法常用的有两种：一种是鼻孔内进路法；一种是鼻孔外进路法。鼻孔外进路术后局部可能遗留较明显瘢痕，受术者一般难于接受。在此介绍鼻孔内进路法。

（一）适应证

鼻骨过高呈“驼峰状”、鼻梁基底宽大或鼻尖弯垂呈鹰钩状的“驼峰鼻”、“鹰钩鼻”者。

（二）手术方法

1. 用1%利多卡因和1∶200000肾上腺素溶液由鼻孔前庭部位向鼻根两侧做浸润、阻滞麻醉；将两堵塞鼻孔的纱布条浸上1%的地卡因做鼻黏膜表面麻醉。

2. 切开　牵开受术者鼻孔，在侧鼻软骨与鼻翼软骨之间做一横切口，切开连接两软骨之间的腱膜。在对侧鼻孔内再做同样的切口。然后用刀将两切口连合为一，并再向下将鼻翼软骨内侧脚与鼻中隔软骨的相连处切开。

3. 潜行分离　将鼻翼软骨与其表面的皮肤锐性分离，然后用一小骨膜剥离器或Joseph骨膜刀将鼻骨与其表面的骨膜、肌肉和皮肤分离。分离的范围要上至鼻根部，两侧至上颌骨额突。

4. 截除“驼峰”　Joseph刀锯自鼻孔内切口插入，将鼻背的“驼峰”处鼻骨、中隔软骨和侧鼻软骨截除，再用骨锉将骨和软骨的截除面锉平。也可先用剪刀将中隔软骨和侧鼻软骨剪除，再用骨凿将突出之鼻骨凿除。

5. 缩窄鼻背　用骨膜剥离器将上颌骨额突与其表面的骨膜分离。然后用Joseph直角锯或骨凿在相当于外鼻与面部的交界处将上颌骨额突锯断，再用同样的方法将对侧的上颌骨额突锯断。最后，术者用两个拇指自外向内按压，在鼻侧部造成骨折，使两侧的鼻骨和侧壁软骨重新合拢，达到鼻骨架的整复(图8-3-4)。

6. 鼻下部的改造　如果受术者的鼻过长，可先用剪刀将侧鼻软骨下端适当地切去一部

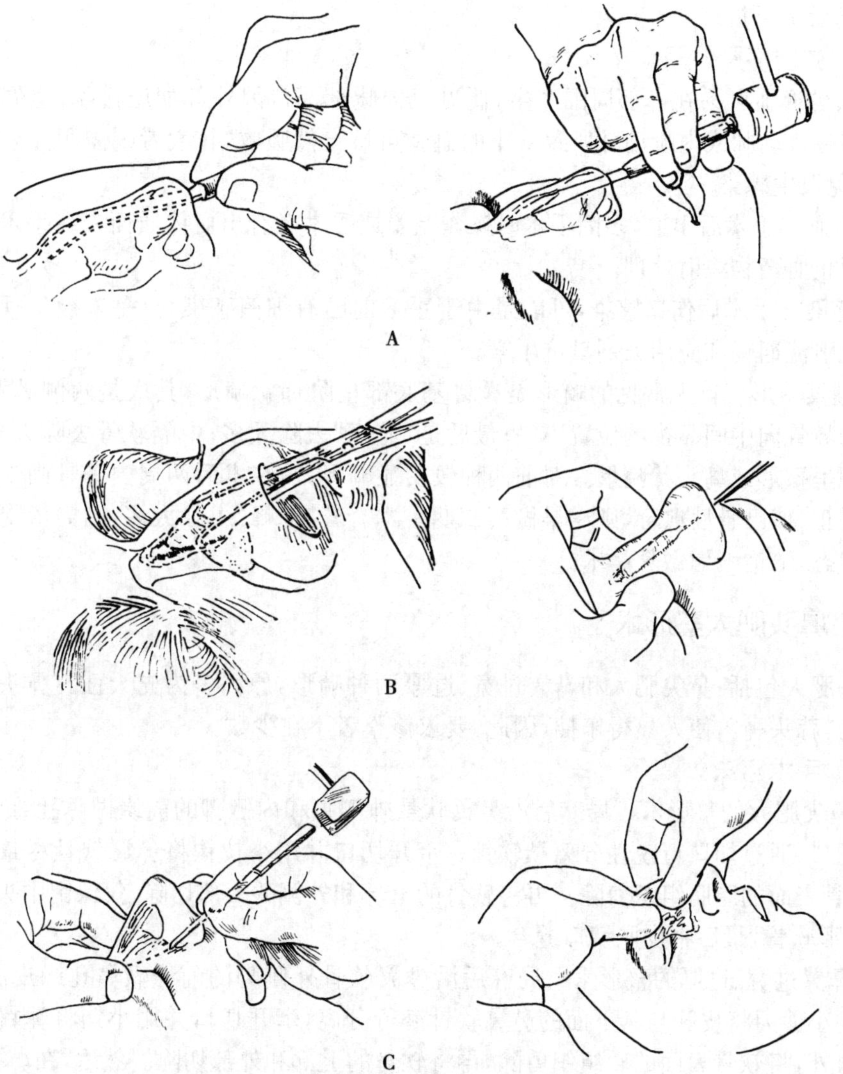

图8-3-4　鼻孔内进路法“驼峰鼻”整形术

A. 分离鼻背部，凿除多余骨组织；B. 取出凿除骨片，锉平骨创面；C. 上颌骨额突锯断，造成人工骨折，使两侧鼻骨重新缩窄排列

分。如果受术者的鼻翼过于宽大，可将鼻翼软骨的上缘外侧适当地切去一部分。如果受术者的鼻尖下垂，犹如鹰钩，可在鼻翼软骨内侧角的后面将鼻中隔软骨的前端适当地切去一部分，然后用缝线将鼻中柱与鼻中隔缝合，使之固定在一起。

7. 术毕，碘仿纱布条缠裹胶皮管在鼻腔内填塞，石膏绷带制成夹板、铝片、垫塑板或口腔科印膜胶塑形固定在鼻外部。

（三）术后处理

1. 一般在术后第3天无血性渗出物时抽出碘仿纱条填塞物，对于截骨范围不大的受术者，尚可考虑在手术后48小时即取出填塞物。

2. 塑形外固定加压包扎鼻部2周。如采用印膜胶，在术后1周，肿胀明显减轻后取下印膜胶，重新塑形，再次固定。

3. 术后7天拆线。

（四）并发症及处理

1. 血肿　血肿易在鼻部周围产生，偶见于内眦部。常因外部加压松脱，也偶有骨凿截骨时损伤鼻背动脉或内眦动脉所致。小的血肿可被自然吸收，较大者则需用注射器将血液吸出，以免发生感染。

2. 出血　手术后出血，多因手术时操作粗暴或受术者有出血体质而未在手术前发现所致。可用止血药物注射处理。

3. 感染　手术后伤口感染，可能是由于手术前已有细菌感染，只是未被发现。处理是保持鼻腔引流通畅和应用大剂量抗生素。

4. 继发畸形　首先常见的畸形是鼻梁基底部呈阶梯状畸形；其次是两侧鼻背不对称，即截断的鼻骨向中间靠拢的位置不一；最后是“驼峰”去除太多，中隔软骨去除太多，使鼻尖过分上翘呈鞍形或鸟头状畸形。对前两种较明显畸形，需在术后两周内鼻骨尚未纤维愈合之前做矫正，如已骨性愈合，则尽早做第二期手术。若“驼峰”去除太多，则需依受术者要求和鼻梁状态，酌情考虑做隆鼻术。

四、鼻头肥大整形术

鼻头肥大包括：鼻尖肥大和鼻翼过宽、过厚两种畸形，原因多为先天性。鼻头肥大有人将其称为“蒜头鼻”，使人显得笨拙，因此，要求修整者不在少数。

（一）手术方法

1. 鼻尖肥大的整形术　局麻后沿鼻翼软骨外侧脚和内侧脚的前缘做鼻孔缘“V”或“Z”形皮肤切口，通过切口行锐性分离鼻软骨。牵开切口并用小拉钩将鼻翼软骨尽量拉至切口外，将软骨表面的脂肪组织剪除。再将软骨的上部和外侧的大部切除，仅保留中央和边缘的一条“L”形软骨，最后将皮肤切口缝合。

2. 鼻翼过宽、过厚的整形术　局麻后沿鼻翼软骨外侧脚的前缘做鼻孔缘皮肤切口，通过切口用小剪刀将皮肤与其下面的鼻翼软骨潜行分离，牵开切口并用小钩将鼻翼软骨尽量拉至切口外，将软骨表面的软组织剪除，再将软骨的上部和外部切除。然后，在鼻孔内，于鼻翼基部的内侧面切除一块菱形的前庭皮肤和鼻黏膜。如果鼻翼肥厚，可通过切口再用小剪刀将过多的脂肪组织剪除。最后，将鼻孔边缘的切口和鼻翼基部同侧面的切口缝合（图8-3-5）。

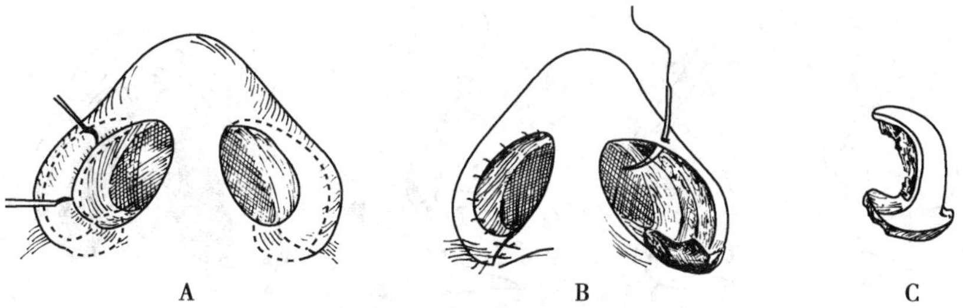

图 8-3-5　鼻翼肥厚切除
A. 切口设计；B. 切除后缝合；C. 切除组织

对于鼻翼过宽合并鼻翼外脚下坠，笔者多采用鼻前庭皮肤不规则四边形切除，并通过回形针将鼻翼外脚向内上方固定于鼻棘，可达到微创鼻翼内收上提效果。

（二）并发症与处理

1. 矫正不满意　鼻头的整形较难，由于鼻头处先天发育差，单纯用缝合的方法很难矫正满意，为此，有时可在鼻尖处充填耳廓软骨或鼻中隔软骨形成形态好的鼻尖，并予缝合固定。

2. 鼻孔大小不对称　由于切除前庭皮肤和鼻黏膜时两侧切除不一致，有时可造成两侧鼻孔大小不一。需在前次手术半年后再次手术整复。

五、鼻尖圆钝低平整形术

一般认为鼻尖美学高度为鼻长度的 1/2，黄种人和黑种人由于种族特征往往很难达到理想鼻尖高度。此外鼻尖圆钝低平多见于鼻翼软骨发育不良或先天的鼻孔过大张开引起，少数由外伤或感染引起，可根据不同的原因分别采用相应的手术予以矫正。

（一）常用手术方法介绍

1. 鼻翼软骨部分切除、贯穿缝合术

(1) 适应证：此手术适应于大多数鼻尖低平者。

(2) 手术方法：局麻下，沿鼻前庭边缘做蝶形切开，充分延伸向近中和外侧，锐性解剖鼻翼软骨的皮肤面及前庭黏膜面，使鼻翼软骨充分游离，并广泛分离鼻小柱基底部和邻近唇部组织；轻轻拉出鼻翼软骨，切除其上 1/2，但应保留其外侧尾部，对侧鼻翼软骨同样切除之。穹隆部用 3/0 丝线做贯穿褥式缝合一针，以形成新的鼻翼内脚，然后将两侧鼻翼内脚随同被推移上提的软组织一起用 0 号丝线做一针贯穿缝合。创口用 5/0 丝线缝合，一周拆线，术后鼻前庭用凡士林纱布填塞，隔天更换一次。一周后改成橡皮管前庭支撑，一般应支撑 3 个月(图 8-3-6)。

2. 鼻尖、小柱植入物整形术(图 8-3-7)

(1) 适应证：鼻小柱和上唇间角度呈锐角，鼻小柱短缩，鼻尖下垂几乎与上唇连接的鼻尖低平者，或鼻软骨先天发育较薄者。

(2) 手术方法：采用鼻小柱的蝶

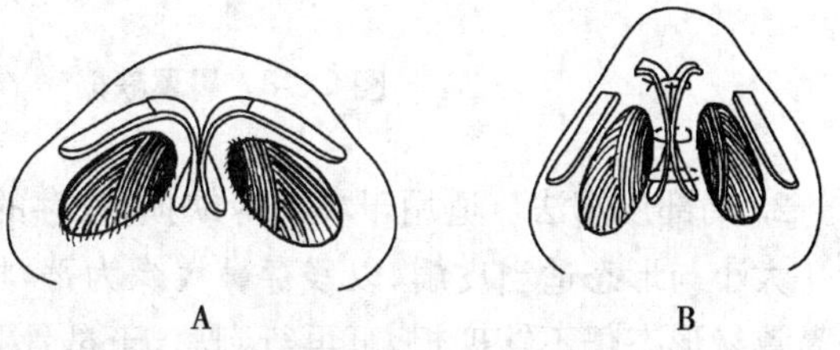

图 8-3-6　鼻翼软骨部分切除、贯穿缝合术

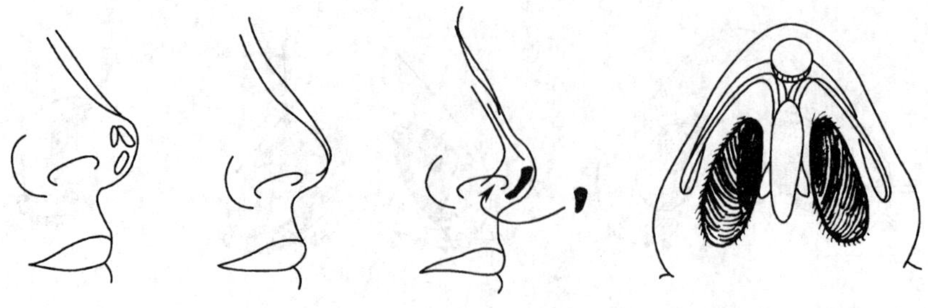

图 8-3-7　鼻尖、小柱植入物整形术

形切口“V-Y”推进方法，延长鼻小柱，并在鼻尖部植入支撑物的方法予以矫正。对于不合并鼻尖下垂鼻小柱短缩者，可采用鼻小柱旁切口或鼻小柱垂直切口，剥离鼻尖、鼻小柱部软骨表面间隙，置入支撑物。支撑物可用医用固体硅橡胶、膨体、自体软骨等。

（二）并发症与处理

1. 鼻前庭黏膜破裂　由于操作的不慎，在分离时可致鼻前庭黏膜破裂。若洞穿时则需用可吸收线缝合并局部塞上碘仿纱条，防止感染直至痊愈。

2. 其他并发症　其他并发症与鼻头肥大整形术相似，处理原则亦同样。

六、鼻翼缺损修复

鼻翼缺损常见于外伤、肿瘤、感染或先天畸形，少见于动物咬伤。鼻翼缺损程度有边缘缺损、部分缺损及全部缺损（洞穿性缺损）。鼻翼缺损的性质和程度不同，修复方法有很大差别。

（一）常见方法介绍如下

1. V-Y 成形术及 Z 成形术　适用于鼻翼边缘小的切迹样缺损或条索状瘢痕挛缩引起的鼻翼边缘外翻、缺损（图 8-3-8）。

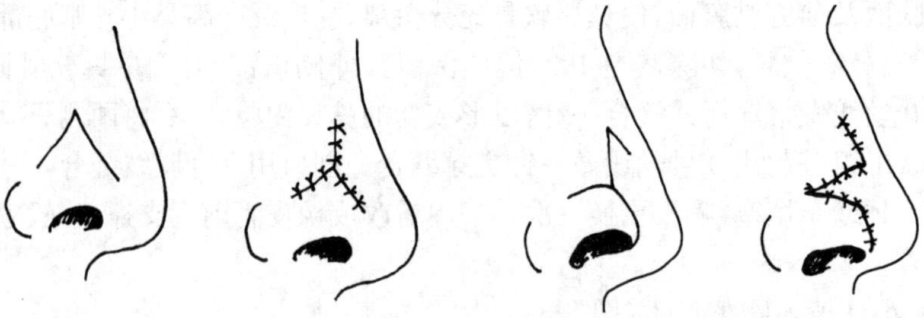

图 8-3-8　鼻翼缺损 V-Y 成形术及 Z 成形术

2. 局部皮瓣法　适用于鼻翼缘缺损，残存的鼻翼缘组织已经软化。自缺损鼻孔上方设计一大小与形态适当皮瓣，以残存鼻翼缘为蒂，将皮瓣向下翻转形成鼻翼衬里鼻翼缘，若下降鼻翼缘形态仍不够理想，可再行剥离，于鼻骨下方切断黏骨膜使之成为衬里，外部缺损以全厚皮片修复（图 8-3-9）。

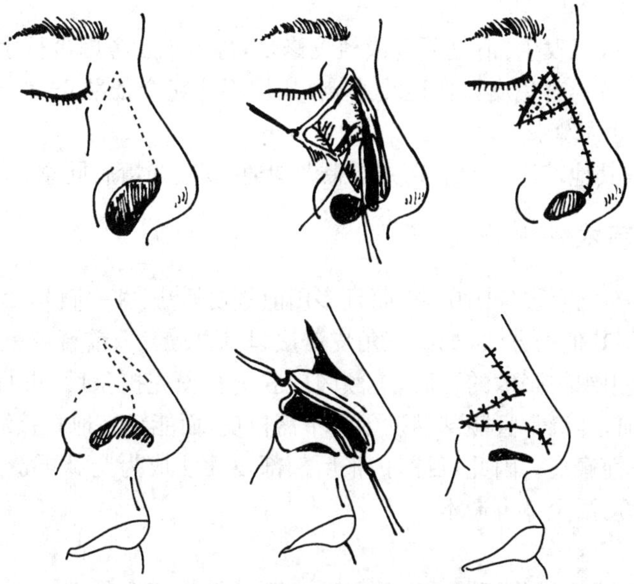

图 8-3-9　鼻翼缺损局部皮瓣法整形

3. 鼻唇沟皮瓣　适用于鼻翼缺损范围大者，但鼻唇沟皮肤紧张者忌用。若为洞穿性缺损时，需植皮修复衬里。伴有软骨缺损者需耳软骨复合组织移植。一般需要分 2 次手术以上：先切开剥离形成鼻唇沟皮瓣，将全厚皮片或包含耳廓软骨的复合组织瓣移植至皮瓣创面，再将皮瓣原位缝合。两周后转移鼻唇皮瓣修复缺损（图 8-3-10）。

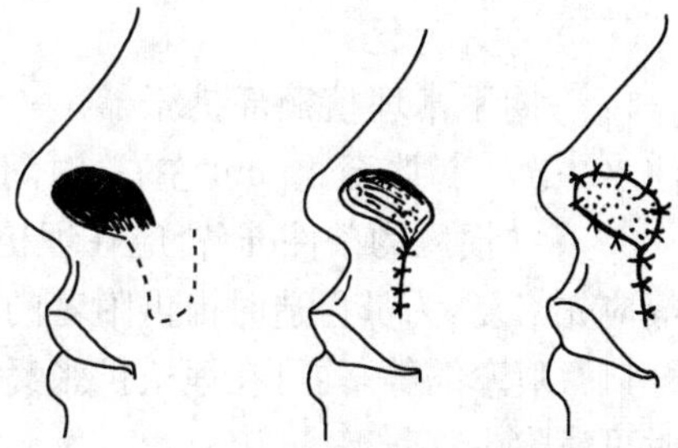

图 8-3-10　鼻翼缺损鼻唇沟皮瓣法整形

4. 耳轮复合组织移植　适用于鼻翼全层缺损不能采用局部或邻近组织瓣修复时。切除缺损区瘢痕后，创缘中层稍加分离，以利于移植复合组织中耳软骨片嵌入，楔形切取与鼻翼缺损大小相应的耳轮组织移植于缺损区（图 8-3-11）。

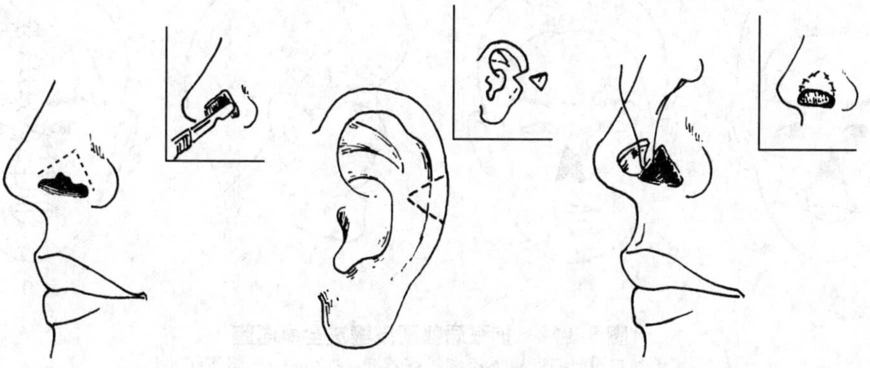

图 8-3-11　鼻翼缺损耳轮复合组织移植术

（二）并发症及处理

1. 皮瓣坏死　一旦发生，清创缝合或植皮修复，待半年后考虑再行手术修复。

2. 外形欠理想　为避免皮瓣血运受影响，往往不能完全依照正常鼻外形设计皮瓣，可待皮瓣成活后半年手术修整。

3. 供区瘢痕或其他畸形　术前充分与患者沟通，获其知情后同意。

七、全鼻再造术

全鼻缺损的再造已有多年的历史，而且多用前额皮瓣法，并一直延续至今。对于额部缺乏供区条件者，可用其他的方法，如胸三角皮瓣法、耳后皮瓣法、前臂皮瓣带蒂法或游离移植法等。由于皮肤软组织扩张术的开展，对额区皮肤进行预先扩张后，再行全鼻再造，不仅鼻尖、鼻翼不易出现血运障碍，且额部继发创面不需植皮，而能轻易地直接缝合，避免留下植皮后色素沉着及凹陷性瘢痕。因此，目前扩张后额部皮瓣法成为全鼻再造的首选方法。在此介绍扩张后的额部皮瓣全鼻再造术。

（一）适应证

此法适于外伤、鼻部肿物切除后所致的鼻大部分缺损或全鼻缺损。但前提是伤者的额部有部分正常皮肤且经过扩张后足够全鼻再造的需要才可选用，其中包括额正中区，或两旁有正常皮肤，或Ⅱ°烧伤已愈的皮肤或深度烧伤植皮后，只要额区血供来源未遭破坏者即可采用此法。

（二）手术方法

1. 一期手术埋植额部扩张器。一般埋植 80～125ml 圆形或长方形扩张器，术后 5～7 天注水一次。扩张至 150ml 左右，时间 2～6 个月。

2. 鼻缺损区的条件准备，应在埋植扩张器的一次手术中施行。如上唇缺损或瘢痕性外翻等应先修复，为鼻再造时提供附着的定位基座；外伤后的鼻前庭狭窄、烧伤后鼻翼缺损鼻道开口瘢痕挛缩等，均可在埋植扩张囊一期手术中，同时行鼻孔开大术，使其直径达 1cm，必要时可凿除少许骨壁。

3. 二期手术为取出扩张囊，利用残存的鼻背及鼻唇沟处皮肤与瘢痕妥善处理好衬里，转移扩张后的额部皮瓣行全鼻再造（图 8-3-12）。

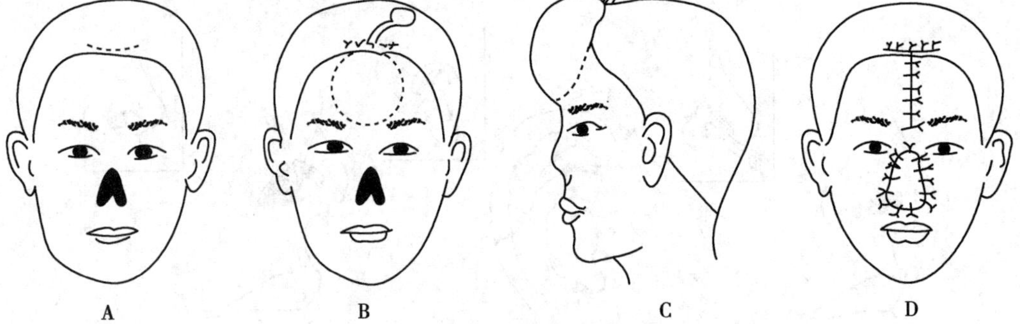

图 8-3-12　扩张后额部皮瓣法全鼻再造

A. 术前切口设计；B. 置入组织扩张器 80～125ml；C. 组织扩张后静置数周；D. 鼻再造：额部创面拉拢缝合

（三）并发症与处理

1. 皮瓣血运障碍、皮瓣远端部分缺血坏死　皮瓣血运障碍与缺血坏死多由于血管损伤或蒂部有张力，或转移后蒂部扭折导致供血不足。静脉损伤造成回流障碍，皮瓣肿胀到呈紫蓝色时，最后也可导致缺血、缺氧坏死。

2. 鼻孔内狭窄　鼻孔内狭窄多因经验不足，对反折处应如何处理缺乏经验所致。

3. 鼻翼不对称　两侧鼻翼一边高一边低。

4. 鼻尖低平，鼻梁无嵴等　出现鼻尖低平和鼻梁无嵴时，可充填膨体聚四氟乙烯抬高鼻尖和鼻梁。

八、节点小结

鼻居五官正中，鼻与颏还是人侧面立体观的决定因素，鼻形好坏对人体容貌影响巨大。隆鼻术在五官美容术中位排前二，假体以硅胶块应用时间最长，已近 50 年。固体硅胶植入随时间推移，部分人会出现假体隐约轮廓，假体松动下滑及逆光时呈透光现象。近些年来膨体聚四氟乙烯的应用比较广泛，其最大的优点就是由于其内具有微孔的特性克服了固体硅胶植的三大缺点，也因其特性容易造成感染。将之置入配有庆大霉素和地塞米松的生理盐水的注射器中反复抽吸有较好地预防感染的作用。对固体硅胶和膨体聚四氟乙烯有排异者及皮肤菲薄者可考虑自体软骨(肋软骨或鼻中隔软骨)移植。注射隆鼻因为其不能完整取出的弊病要谨慎应用。注射透明质酸因其可吸收的特性最近也有较多的应用。鼻头肥大可通过皮下肥厚组织切除、鼻翼软骨部分切除及贯穿缝合来加以缩小。鼻翼宽大下坠者行鼻翼内收上提是较好的选择。鼻部分缺损可通过局部皮瓣的灵活应用得以修复，耳廓复合组织游离移植修复鼻翼缺损是经典有效术式。扩张后额部皮瓣法成为全鼻再造的首选方法。

第四节　口唇部美容手术

唇外观的完美对人体容貌美的作用和影响是至关重要的，唇部的任何微小畸形都会引人注意。唇的作用还不仅仅是容貌的影响，唇还是语言及发音器官的一部分，唇结构的完好还直接关系到进食的正常与否。

唇的结构特点与外鼻、外耳最大的不同是：它是一种“动态”的组织，其正常的功能包括静态及动态两个方面。因此唇部美容手术不能只考虑静态外形，还要考虑在行使各种功能时的位置关系及需要。

一、唇部的应用解剖与美学

（一）唇部应用解剖

唇的解剖界限上为鼻底；下达颏唇沟；两侧为唇面沟；中为口裂。

习惯上按唇部的颜色将其分成红唇与白唇两部分。白唇即皮肤，红唇则是皮肤与黏膜的移行区域，两者交界称唇红缘，鼻小柱以下至唇红缘的浅沟称为人中沟，两侧为人中嵴。上唇唇红缘形态非常重要，呈弓形，故又称唇弓，唇弓正中凹形称人中点或人中切迹，其两侧最高点称唇峰，与白唇的人中脊相延续。人中点下方唇红正中部分呈珠状前凸，称唇珠。唇的这些解剖标志对唇部美容整形手术具有重要的意义(图 8-4-1)。

唇的构造从外向内分为五层：

1. 皮肤　较厚，含有大量毛囊、皮脂腺和汗腺。

2. 浅筋膜　较疏松，炎症和外伤时常呈明显水肿。

3. 肌肉　主要为口轮匝肌，呈环状分布于面部其他表情肌相延续，由面神经支配。

4. 黏膜下层　内含唇冠状动脉，在平唇红缘处形成唇动脉环，距黏膜较近，唇手术时，可用唇夹或手指夹住口唇暂时止血，以利手术操作。

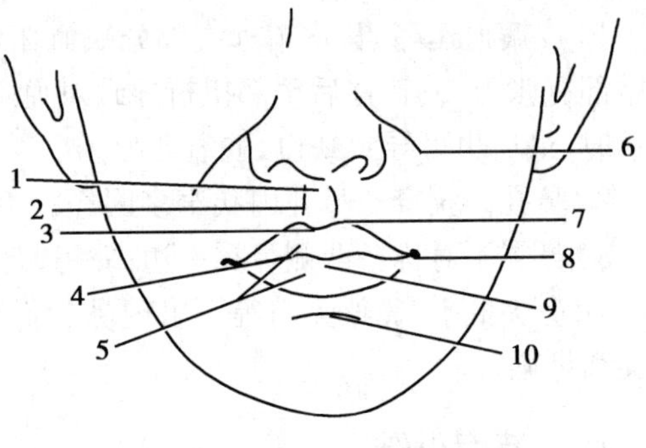

图 8-4-1　唇的表面解剖标志

1. 人中；2. 人中嵴；3. 人中点；4. 口裂；5. 唇红；6. 唇面沟；7. 唇峰；8. 口角；9. 唇珠；10. 颏唇沟

5. 黏膜　分为干性黏膜及湿性黏膜，两者分界线为上下唇自然状态下闭合的接触线，又称干湿交界线。湿性黏膜上有黏液腺开口，可分泌黏液，润滑黏膜。

（二）唇部美学

理想的唇型应是口唇轮廓线清晰，大小与鼻型、眼型、脸型相适宜，唇珠明显，口角微翘，整个口唇富有立体感。

唇部的美学数据库：

上唇一般稍突出下唇前方，较下唇略宽，上、下唇的形态与牙的支架相一致。上唇的高度约为 5～8mm，下唇的高度约为 10～13mm。

唇厚度：女性美唇标准值应为：上红唇为 8.2mm，下红唇为 9.1mm；男性则比女性稍厚 2～3mm；唇厚度的年龄变化很明显，在 25 岁以后，特别是 40 岁以后，唇厚度可明显变薄。上下唇厚度比为 1∶1.5 较协调。

面下部 1/3 为唇部与颏部。自鼻底线至上唇上缘称上唇部；下唇上缘至颏唇沟为下唇部。各部比例为：上唇高/下唇至颏唇沟高/颏唇沟至颏下缘高的数据为 1∶1∶1，即上唇/下唇＋颏为 1∶2。下颌畸形或下颌发育不良会影响此比值。当比值大于 1∶2 时，下颌显得过长；小于 1∶2 时，下颌显得短小内收，呈小颌畸形。

口角位置相当于在两眼平视时瞳孔中点向下延伸的垂线上，在上颌尖牙与前磨牙之间。当口唇自然放松时，上颌切牙外露约 2mm，微笑时牙冠部分可外露，但一般不超过 2/3。口裂的大小与面部表情肌活动、面神经支配、舌和唇活动及颏与鼻底部均有密切关系。通常在静止位置时口裂高度不超过 3mm。

二、厚唇与重唇整形（或修薄）术

厚唇是指上下红唇部过于肥厚。厚唇多见于下唇，侧面观下唇常突出于上唇前方，宽度也大于上唇。厚唇常无明显病理改变，仅外观不雅。

重唇多见于上红唇，张口时可见到明显的两层唇缘，之间有深浅不等的唇沟，重唇的颊黏膜也常呈松弛下垂状。部分重唇患者的病理检查可见到黏膜下腺体呈肥大增生。

（一）适应证

适合具有厚唇及重唇的患者。不适合因牙床朝外突出引起的相对厚唇者，否则越矫正牙外露越明显。因此，术前对所谓“地包天”、“天包地”的牙齿畸形引起的厚唇要认真检查，排除因牙齿引起的所谓厚唇后方能手术。

（二）手术方法

厚唇的矫正是切除多余的增厚部分（图 8-4-2），若只有上唇或下唇厚，也可分别去除。重唇则常常去除两侧多余的松弛下垂状的上唇黏膜部分即可（图 8-4-3）。由于黏膜愈合的特点，行厚唇或重唇矫正手术留下的瘢痕不明显。

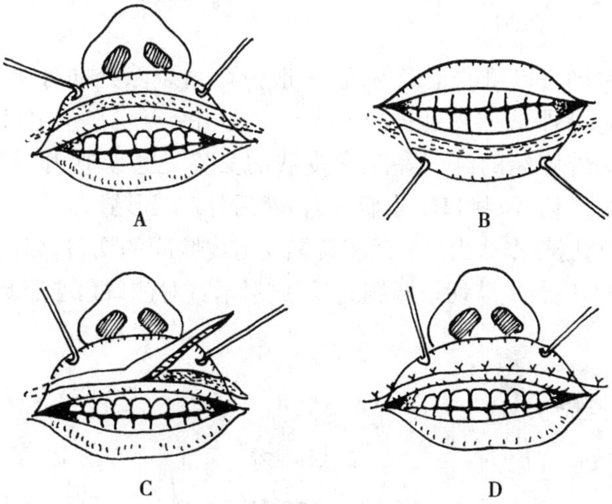

图 8-4-2 厚唇整形（或修薄）术

A. 上唇切除部分；B. 下唇切除部分；C. 切除多余组织；D. 缝合口唇黏膜切口

（三）术后处理

1. 切口局部可以涂抗生素，不必包扎，6 天后拆线。

2. 注意口部清洁，去除血痂，预防感染。必要时可肌注青霉素 3 天。

3. 术后肿胀时间往往较长，约 3～4 周，术前应向患者交代清楚。

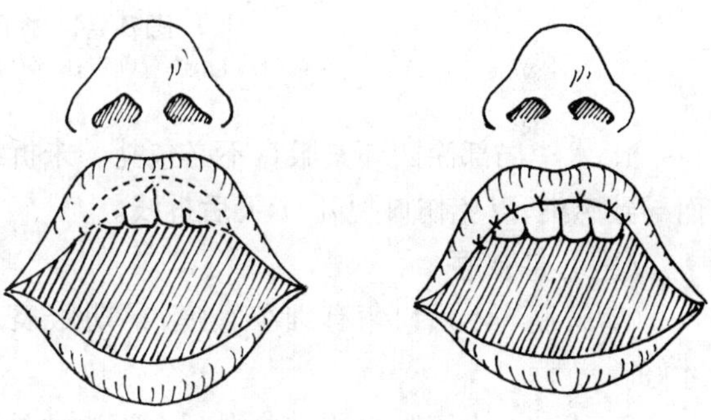

图 8-4-3 重唇整形术

（四）并发症及处理

1. 切口感染 多由于口腔消毒不严或术后进食将细菌带入伤口。发现切口感染后，应拆除 1～2 针缝线，引流并注意用 1%的苯扎溴铵消毒，必要时可注射抗生素；若感染严重，因此为危险三角区，要静滴大量有效抗生素，预防颅内感染。

2. 肿胀 多由于唇部组织疏松、手术刺激及渗血所致。一般不需特别处理，术后 3～4 天内即可慢慢消退，最长在 3～4 周内即可消退。

3. 切口缘不整齐 由于黏膜柔软，切除时固定不当，而切口不整齐。切除梭形切口时，术者与助手应密切配合，尽量按预先画好之切口线进行。对切口缘不整齐者，可再次手术加以矫正。

4. 闭口时牙外露　常由于切除过多唇红组织而引起。切除量一定要适当，一旦发生牙外露，可考虑用“V-Y”推进的办法将唇内侧黏膜朝外推出以矫正。

三、大口改小术

（一）适应证

先天性的一侧或双侧大口畸形（面横裂），要求整形者；少数人嫌自己的嘴大不美，积极主动要求整形缩小者。先天性大口畸形不仅外观不美，而且影响进食、流涎及说话困难等。

（二）手术方法与注意事项

1. 设计　首先要确定口角的正确位置，一般由口角裂隙处向外画一水平线，再由患侧瞳孔向下画一垂直线，水平线向内延长的虚线与垂线相交点将是预定口角的位置。

2. 由一侧口角的外侧端的红唇黏膜和皮肤的交界处边缘切开，切口通过皮肤和肌肉层，实际上口角作“V”形切开，将口轮匝肌缝合，然后作“Y”形缝合。

3. 去除少许口腔黏膜，作适当修剪后缝合黏膜与皮肤间的切口，如皮肤切口较长，为避免日后的直线瘢痕、挛缩，应行皮肤切口两侧的“Z”成形术。对侧口角亦照此法手术（图 8-4-4）。

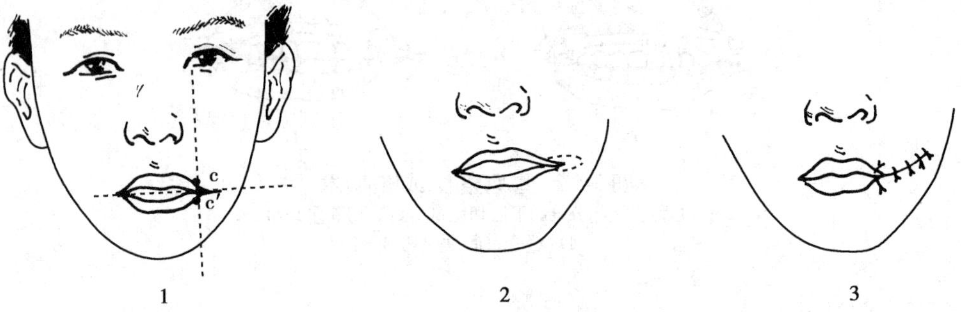

图 8-4-4　大口改小术

1. 口角位置确定；2. 切口设计；3. 缝合切口

4. 术毕局部涂四环素眼膏不必包扎。未拆线前不宜张口嚼大的食物，避免伤口接触水而导致感染，以免伤口裂开，7 天后拆线。

（三）并发症

1. 瘢痕　术后口角有细小瘢痕，早期瘢痕未软化时有不适的感觉，一般要 3～6 个月才好。

2. 感染　由于喝水或进食引起。为避免感染，术后每天涂四环素眼膏，并服用抗生素 5 天。

四、小口开大术

（一）适应证

适合先天性小口症及烧伤、感染等引起的口角瘢痕挛缩所致小口患者。

（二）手术方法与注意事项

1. 设计　先在预定的口角处定点，从此线分别向上下唇红缘各画一线，并沿小口的唇红缘做切口，连成一三角形，其尖端可尖些。切除此三角区皮肤瘢痕，保留皮下组织及肌层组织。

2. 将皮下组织及黏膜做“Y”形切开，三角的尖端翻向口角外侧，与口角皮肤创缘缝合，以形成口角皱襞。此即为“Y”形切开，“V”形缝合，而先天性小口症则是先设计口角及红唇口角处的“Y”形切口，切开皮肤的红唇口角黏膜、分离黏膜，将黏膜拉向“Y”形顶点缝合，即由“Y”形变“V”形缝合。

3. 术后局部涂四环素眼膏，保持局部清洁，不得因吃饭、喝水使伤口感染，为预防用抗生素5～7天后拆线。

（三）并发症

1. 瘢痕　术后口角有细小瘢痕，早期瘢痕未软化时有不适的感觉，一般要3～6个月才软化，为防止瘢痕增生，可用康瑞宝瘢痕软化膏。手术拆线后坚持使用，每次涂擦时，用手指轻轻按摩，使药易渗入切口瘢痕处，而使药物发挥作用。

2. 感染　由于术后吃饭、喝水、大笑引起伤口浸湿、裂开而导致感染。若感染应立即加强换药，用碘伏消毒，外覆盖雷夫奴尔纱条，如此每日1次，直至伤口痊愈。

五、唇裂修复术

唇裂俗称“豁嘴”或“兔唇”，可单独发生，也可合并腭裂，为先天性颜面裂中常见的畸形，其发生率为1‰左右，男性较女性多，约为2∶1，可发生于单侧或双侧。单侧裂多见，且以左侧为多，左右之比约为2∶1，双侧裂次之；中央裂少见。唇裂多发生在上唇，也可发生在下唇，但中央裂极为罕见。

按裂隙的大小和程度将唇裂分为三度：Ⅰ度唇裂（唇红裂）——局限红唇；Ⅱ度唇裂——已超过唇红未达鼻孔；Ⅲ度唇裂——其裂隙至鼻孔底。此外，还有隐裂（表面皮肤完整，常在唇裂的部位有一浅沟或纤细的瘢痕隐裂）。双侧唇裂两侧裂的程度可以一致或有轻重差别。

一般认为，唇裂手术在小儿出生后3～6个月，体重大于5kg进行较好。因为此时小儿全身情况已趋比较稳定，能较安全地在全麻下进行手术；这时口唇的发育也比较有利于手术。另外，患者家长也多从精神不安中平静下来，有了积极为孩子治病的准备。但是双侧唇裂手术6个月后施行更稳妥些。不过，都应争取在1岁之内完成唇裂修复手术。

唇裂手术的麻醉以基础麻醉结合眶下神经阻滞麻醉法安全可靠。但小儿宜用气管插管全身麻醉法。

（一）单侧唇裂修复

单侧唇裂可用三角瓣（Tennision）法、旋转推进瓣（Millard）法等修复。

适应证：各种的单侧唇裂，其中主要是Ⅱ度唇裂和Ⅲ度唇裂。

1. 三角瓣（Tennision）法（图8-4-5）

（1）方法评价：其优点是定点明确，可以按几何学方法设计，保存了唇缘的主要结构，唇弓造型较好，并能使两侧口轮匝肌纤维基本上一致。其缺点是切除了较多的组织，三角瓣尖位于上唇下份，破坏了患侧人中嵴，有损于正常解剖形态。

（2）手术操作：切开设计切口，将形成的患侧三角瓣插入健侧，逐层对合缝合。

2. 旋转推进瓣（Millard）法（图8-4-6）

（1）方法评价：其优点是切除组织少，保留了唇部主要的自然结构，使上唇下部组织丰满而有足够的松弛度，能较好地填补鼻底的塌陷，患侧上唇下份瘢痕线与人中嵴相近似。其

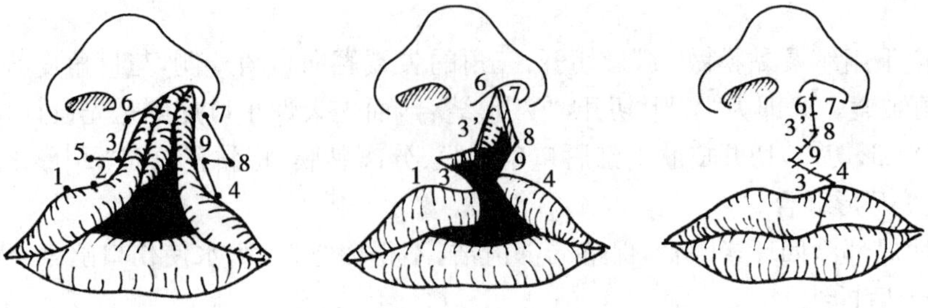

图 8-4-5 三角瓣(Tennision)法

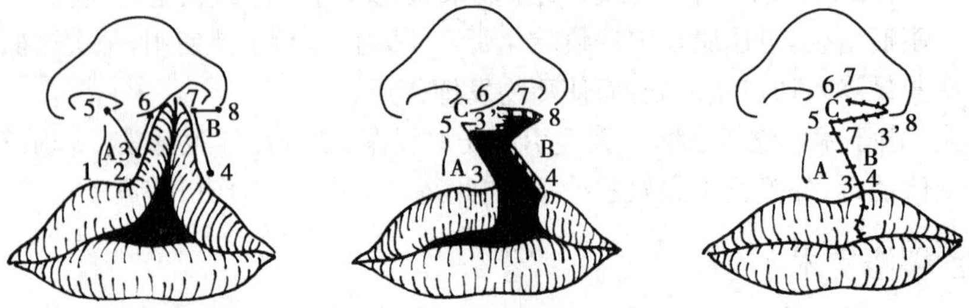

图 8-4-6 旋转推进瓣(Millard)法

缺点是"3"点下降的程度和"8"点的具体位置灵活性较大,初学者不易掌握;在完全性唇裂有时出现唇高度不足;对Ⅱ度唇裂则常发生唇高过长。

(2) 手术操作:切开设计切口,将形成的 A、B、C 瓣分别对插,逐层对合缝合。

(3) 术后处理:术后局部压迫几分钟,安放唇弓固定唇部。也可在创口放乙醇纱布块,用宽橡皮粘膏行压迫固定。创口若有血迹渗湿,则应换药。4 天间断拆线,6～7 天拆除余下缝线,口腔内黏膜缝线可不拆。

(4) 并发症:

1) 麻醉意外:在小儿,由于分泌物进入气管可造成窒息,表现为嘴唇发紫、呼吸困难,应立即抢救。这往往是由于小儿未进行气管插管麻醉所致,在术中应不时观察小儿的面容及呼吸情况,以免发生意外。

2) 术后形态不满意:主要与设计不当或修剪组织不当有关。必要时可在小儿长大后做唇裂再修补。

3) 术后感染:局部由于进食、护理不当等原因污染后感染,往往后遗瘢痕。因此术后护理十分重要。

(二) 双侧唇裂修复

双侧唇裂手术比单侧唇裂手术难度要大一些,有更大的不定性,但遵循的原则与单侧相同。双侧唇裂的修复有增加前唇长度法(矩形瓣法、改良三角瓣法)和保持原前唇长度法。在此介绍保持原前唇长度法中的直线法(图 8-4-7):

1. 适应证　正在发育中的婴幼儿、前唇较长的成年患者。

2. 方法评价　手术方法简单、效果好。这种方法,适用于正在发育中的婴幼儿和前唇较长的成年人,以前唇组织修复上唇人中部分。手术后短期内,虽然上唇显短,但随着唇功能的恢复和年龄的增长,上唇的高度则逐渐趋于正常,远期效果较好。

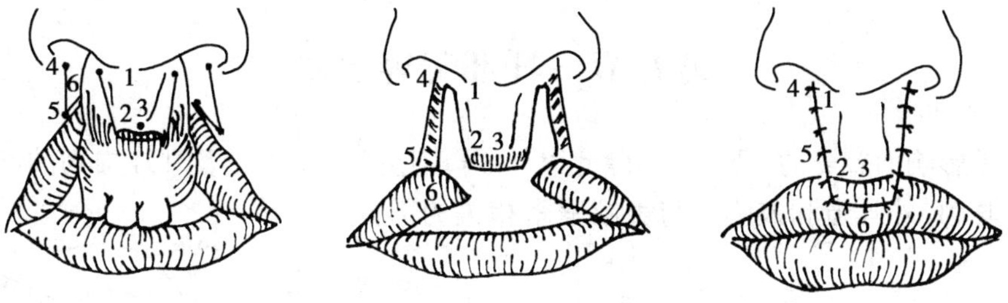

图 8-4-7　直线法双侧唇裂修复术

3. 手术操作　切开设计切口，“1”与“4”对合后形成鼻底，两侧鼻孔大小应相等。“2”与“5”对合后形成唇峰。两侧唇缘点“6”与前唇缘中点即“3”处向下之唇缘黏膜对合，形成唇珠。余逐层对合缝合。

4. 并发症同单侧唇裂修复术。

六、唇裂继发畸形整复

唇裂修补术后，随着患儿的生长发育，一般又有新的不同程度的唇鼻部畸形出现，称为唇裂继发畸形。有些唇鼻部畸形直到患者发育停止后才稳定，所以Ⅰ期唇裂术后常需要行Ⅱ期甚至多次继发畸形的修复。

手术时机：如患儿在 5 岁以前已完成Ⅰ期唇裂修复术，可在学龄前，即 5～6 岁时行唇裂继发畸形整复。

手术方法：唇裂继发畸形的整复方法很多且灵活多变，属于不定式手术，在此简单介绍几种常见的畸形整复方法如下。

1. 唇红缘不齐　一般采用对偶三角形组织瓣法矫正。

2. 鼻孔异常　常见的是患侧鼻孔过宽，可在鼻孔底部切除部分组织后缝合的办法；鼻孔过扁，可采用鼻孔上缘新月型组织切除缝合法或“W”成形法抬高鼻孔上缘。

3. 鼻小柱偏斜　主要见于单侧唇裂术后，可采用对偶三角瓣转移整复。

4. 鼻尖不正合并鼻翼塌陷　可通过鼻尖鼻翼边缘做相连弧形切口，分离显露两侧大翼软骨，将患侧软骨弓背部分离，然后将分离两侧大翼软骨中线贯穿相互缝合。

5. 鼻小柱过短　鼻小柱上唇部“V”形切开“Y”形缝合，可上推加长鼻小柱。

七、节点小结

重唇、厚唇都突显不了上唇美丽的唇珠，采用梭形切口或飞鸟形切口设计可较好地修整重唇、厚唇的不足。大口畸形属于 7 号面裂，应用“Z”改形即可矫正。小口开大除非是外伤瘢痕挛缩所致，否则宜谨慎为之，口角的切口瘢痕在部分人身上还是比较明显的。唇裂经典的术式是下三角瓣法和旋转推进法，前者对唇弓的修复较好，后者修复鼻底畸形存在优势，也可两者结合应用（早期鬼塚法）。Ⅰ期唇裂修复以最少切除组织为最佳选择。随着时间推移，患侧发育往往跟不上健侧，所以需要以后Ⅱ期甚至Ⅲ期整形。

第五节　耳部美容手术

耳廓是影响面容美的重要因素，除此以外，耳廓还是佩戴眼镜及耳环饰物的必须结构。外耳包括耳廓、外耳道和鼓膜。与美容紧密相关的部分是耳廓。

一、耳廓的应用解剖

1. 耳廓的表面标志　耳轮为耳廓卷曲的游离缘，其上方有一突起的小结，为耳廓结节，又称达尔文结节，耳轮向前下弯曲终止于耳轮脚，耳轮脚几乎呈水平方向位于外耳道上方。耳轮前方有一与其大致平行的隆起，为对耳轮，对耳轮向前上分叉，分别为对耳轮上脚和下脚，两脚间凹陷为三角窝。耳轮和对耳轮构成耳舟。对耳轮前方较大的凹陷为耳甲。耳甲又被耳轮脚分为上方的耳甲艇和下方的耳甲腔。外耳门前方有一近三角形的突起为耳屏。与耳屏相对应处的对耳轮的前下端，也有一隆起为对耳屏，两者之间的切迹为耳屏间切迹(图 8-5-1)。

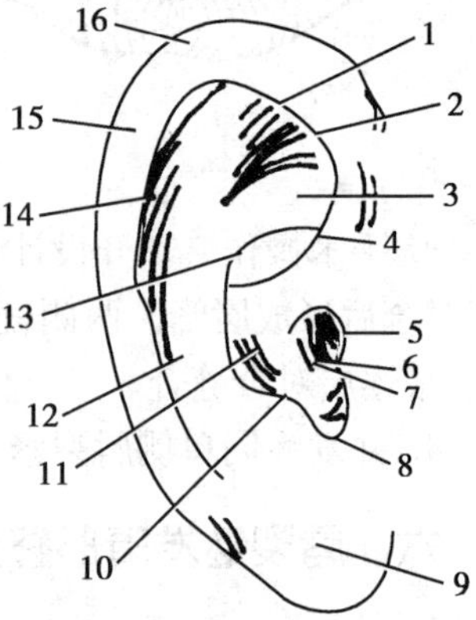

图 8-5-1　耳廓的表面标志

1. 对耳轮上脚；2. 三角窝；3. 对耳轮下脚；4. 耳轮前脚；5. 耳屏上切迹；6. 外耳门；7. 耳屏；8. 耳屏切迹；9. 耳垂；10. 对耳屏；11. 耳甲腔；12. 耳轮；13. 耳甲艇；14. 耳舟；15. 达尔文结节；16. 耳廓

2. 耳廓的位置　耳廓位于头部两侧，左右对称。上端平眉弓上缘水平线，下端齐于鼻底水平线。耳廓长轴与鼻梁线平行。耳廓与颅侧壁的夹角颅耳角，约为 30°角。

3. 耳廓的组织结构

(1) 耳廓皮肤较薄，尤前外侧皮下组织少，与软骨膜紧密连接不易分离。后内侧皮肤稍厚并有少量疏松皮下组织，较为松动。耳廓软骨支架薄而富有弹性，与外耳道软骨相连，形状凹凸不平与耳廓外形相似，但耳垂部分无软骨。

(2) 耳廓的血液供应非常丰富，分别来自颈外动脉的颞浅动脉、耳后动脉和枕动脉。颞浅动脉主要供应耳廓前面，耳后动脉和枕动脉主要供应耳廓后面。耳廓静脉由耳廓周缘向耳廓根部汇集。前面注入颞浅静脉，后面注入耳后静脉。

(3) 耳廓神经分布非常丰富，有些区域受双重神经支配。来自颈丛的耳大神经是耳廓的主要感觉神经。另外来自三叉神经下颌支的耳颞神经、枕小神经分支、面神经耳支和迷走神经耳支也分布于耳廓区域。

(4) 耳廓的肌肉分为耳外肌和耳内肌，耳外肌：耳上肌、耳前肌和耳后肌；耳后肌 6 块：耳轮大肌、耳轮小肌、耳屏肌、对耳屏肌、耳横肌、耳斜肌。

(5) 耳廓软骨靠韧带固定于颞骨上，主要有耳前韧带和耳后韧带。

二、耳廓美容手术特殊的术前准备

耳部的整形美容手术除美容外科手术的常规处理外，还应注意以下几个方面：

1. 术前仔细检查耳廓、外耳道有无局部感染性病变，有则暂不手术。

2. 术前 2～3 天，每天清洁外耳道及耳廓，去除耳垢。耳周三指宽范围内备皮。

3. 若需行游离皮肤移植或带蒂皮肤移植、皮瓣、皮管术时，应先作好供区的皮肤准备。

4. 术前进行耳部正、侧位照相，以利比较手术效果。

5. 耳廓用乙醇消毒，外耳道用纱布填塞，以防术中血液流入外耳道内。铺巾时要将对侧耳暴露，以便于术中观察对比。

三、麻醉

一般说来，耳部的整形手术可采用局部阻滞麻醉。若因受术者不合作，或是儿童患者，则可选用全身麻醉。

四、常用耳廓美容手术介绍

（一）招风耳整形

招风耳又称隆突耳畸形，是一种较常见的先天性耳廓畸形，是由于胚胎期对耳轮形成不全或耳甲软骨过度发育所致。常为双侧性。正常人耳甲后壁与耳舟后壁夹角（舟甲角）为90°，此角在耳廓的前面表现为对耳轮。招风耳的耳廓整体与颅侧壁间的夹角超限可达90°。舟甲角过大接近180°时，对耳轮消失。三角窝与舟状窝遂失去界限，即对耳轮后脚消失，严重者对耳轮前角也消失，耳廓上半部失去正常的凸凹迂回结构，呈扁平状态。因此亦常将这种极严重形式的招风耳称为“贝壳耳”，有些招风耳尚伴有耳甲后壁过高。也有的招风耳舟甲角并无明显异常，其主要表现为耳甲后壁过高、形体过大。

1. 手术时机　手术宜在儿童5～6岁即学龄前进行。双侧耳廓整形宜在一次手术中完成。

2. 手术禁忌证　中耳炎、耳皮肤炎症、瘢痕体质。

3. 手术原则　重新形成对耳轮及其上脚，减小耳甲壁的宽度，使耳轮至乳突区的距离小于2cm。

4. 招风耳的整形手术方法很多，现介绍一种微创有效的常做的方法：Converse法招风耳整形术（图8-5-2）：

1）手术标记：首先在耳廓前用亚甲蓝标出对耳轮，对耳轮上、下脚及上、下脚结合部和三角窝。亚甲蓝针穿透全层，标出耳软骨的对耳轮位置，然后在耳廓背侧标出皮肤切口位置。

2）切口和分离：按画线切开皮肤，切口两侧皮下紧贴耳软骨分离，暴露耳软骨达针刺亚甲蓝着色点。

3）缝合：是用这种方法矫正的关键技术。缝合前判断软骨的厚薄和软硬程度，如果耳软骨薄而柔软，可采用耳甲-耳舟直接缝合的方法矫正畸形；如果耳软骨厚而硬，则在缝合前先对耳廓背面亚甲蓝标记范围内的软骨作多个3mm长的切口，切开软骨厚度的2/3，注意不切透软骨，使软骨变得柔软，再采用耳甲-耳舟直接的方法矫正畸形。分别在耳舟与耳甲之间缝合3针，每针一端稳定地缝在耳舟软骨上，另一端在耳甲软骨上，水平褥式缝合，缝合完后再打结，打结的力度以形成与对侧基本对称的对耳轮为标准。缝合皮肤，敷料包扎，压力适中。

4）在矫正招风耳时，手术须过度矫正，术毕用湿纱布团塞耳廓凹陷部分，用棉垫及绷带加压包扎，以维持所需外形轮廓及位置，预防血肿形成，伤口一般不放置引流条。

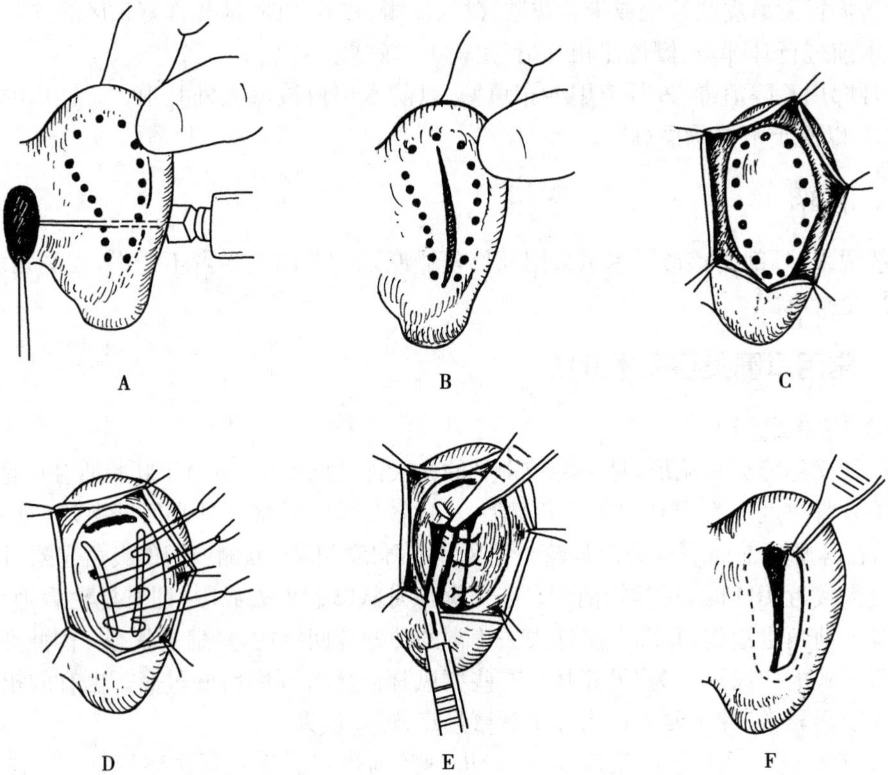

图 8-5-2 Converse 法招风耳整形术

A. 绘文耳软骨;B. 切开皮肤;C. 暴露耳软骨;D. 切开,缝卷软骨;
E. 切除软骨,缩小耳甲腔;F. 去除多余皮肤

5）术后处理:术后一般常规应用抗生素 3 天,10 天左右去除敷料拆线。在拆线后仍应加压包扎 3～4 周。

6）并发症:常见的并发症有血肿、感染、矫正不足或过度、复发等。血肿可引起耳廓软骨坏死,后果严重,预防方法为术中仔细止血,术毕包扎要可靠,术后若发现出血,应立即打开敷料,仔细检查,重新止血。一般来说,若无血肿形成不会发生感染,如已感染,则应引流并用抗生素纱布湿敷。矫正不足或矫正过度术中去除软骨应适度,固定耳软骨时应避免矫正过度。双侧明显不对称术中两侧应对称性处理,去除软骨或固定软骨时注意两侧对比,避免双侧不对称。复发术后应保持良好外固定两周,避免复发。如有复发,可考虑择期再次手术处理。

（二）杯状耳整形

杯状耳又名垂耳,是一种介于招风耳和小耳畸形综合征之间的先天性畸形,约占各种先天性耳畸形的 10%,双侧性较多见,但左右不一定对称,有一定遗传性。

1. 杯状耳主要表现　耳廓卷曲,轻者只是耳轮的自身折叠,重者则整个耳廓上部下垂,盖住外耳道;耳廓前倾但与单纯的招风耳畸形有所不同,耳舟、三角窝多变窄但并不消失;耳廓变小,主要是耳廓长度变短。耳廓上部分位置前移,使耳轮脚位于耳屏垂线的前面。

2. 根据畸形的严重程度可分为 3 型　Ⅰ型最轻,仅上部耳轮较宽并向前下方成锐角弯曲;Ⅱ型耳轮缘弯向耳甲艇,对耳轮和对耳轮后脚发育不良或后脚不存在;Ⅲ型最严重,整个耳廓蜷缩呈小管状，耳舟和对耳轮形态消失。

3. 手术时机　杯状耳畸形对容貌影响较大，一般均应手术整形。如耳廓下垂遮盖住外耳道口者，宜及早手术以免影响听力。一般 6 岁后即可进行手术，双侧可一次完成。

4. 杯状耳整形方法有多种，根据畸形的不同程度方法选择有所不同，现每种程度畸形介绍一种常用的手术方法如下：

（1）耳轮脚 V-Y 推进缝合法（图 8-5-3）

1）适应证：适用于Ⅰ型的杯状耳仅耳轮缘紧缩者。

2）手术方法：局部阻滞麻醉后，V 形切开耳轮脚和耳轮前上方的皮肤和软骨，形成一蒂在上的耳轮脚三角形皮肤软骨复合组织瓣，将此瓣向上向后推移作 Y 形缝合。

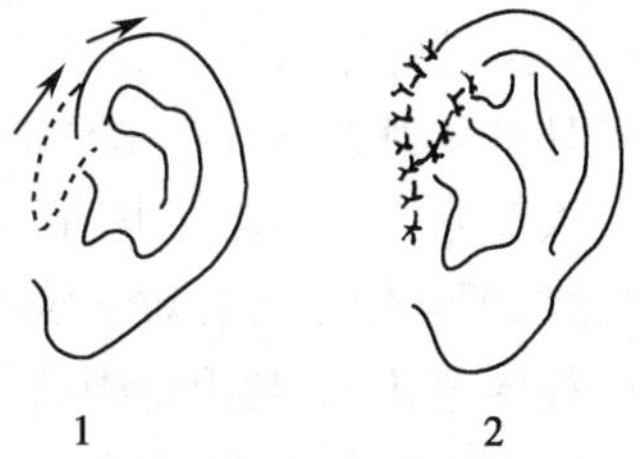

图 8-5-3　耳轮脚 V-Y 推进缝合法杯状耳整形

（2）软骨花瓣状切开整形法（图 8-5-4）

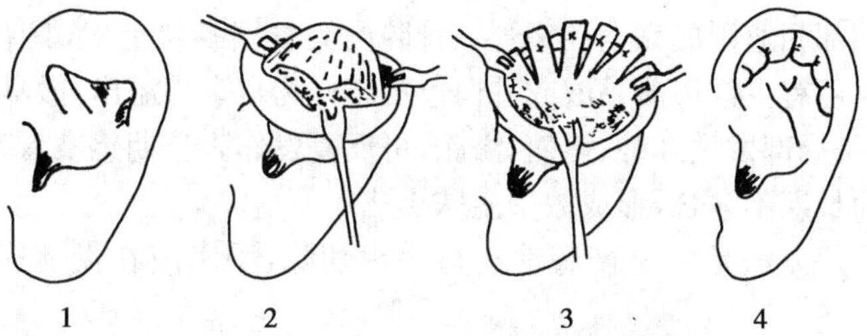

图 8-5-4　软骨花瓣状切开法杯状耳整形

1. 切取耳甲软骨；2. 畸形软骨行放射状切口；3. 拉直软骨，边缘植软骨条；4. 缝合固定

1）适应证：适用于Ⅱ型杯状耳耳轮和耳舟均有不同程度缺失或畸形者。

2）手术方法：在耳廓畸形处作切口，在皮下组织和软骨间行充分剥离，使耳轮和耳舟软骨脱套，在脱套的软骨上作多个放射状切口，将软骨切开，使卷垂的软骨展开、直起呈花瓣状，以取自耳甲的软骨条缝合固定于花瓣状软骨条末端的前面，缝合皮肤。新成形耳舟处褥式缝合凡士林油钉填塞加压塑形。

（3）耳后皮瓣加软骨片移植法（图 8-5-5）

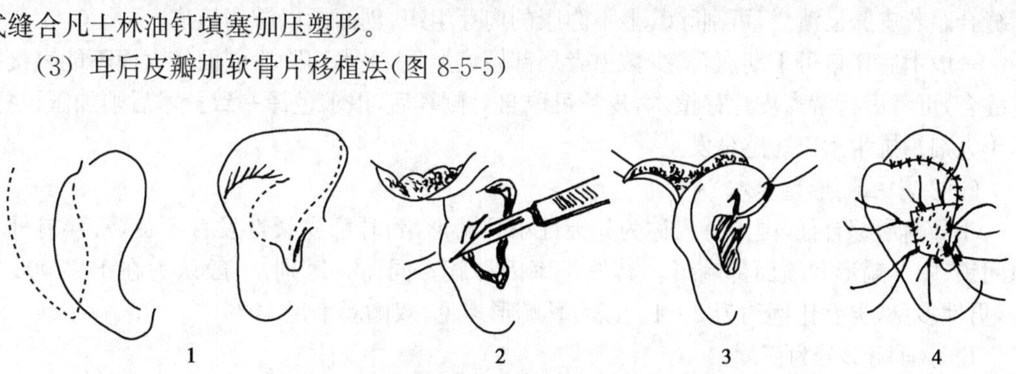

图 8-5-5　耳后皮瓣加软骨片移植法杯状耳整形

1. 切口；2. 切开耳甲部软骨；3. 耳甲复合组织瓣上旋；4. 耳后皮瓣形成耳轮，耳甲供区植皮

1）适应证：适用于Ⅲ型杯状耳耳廓周缘紧缩较明显且缺损组织较多者。

2）手术方法：耳周行阻滞麻醉，自耳轮脚附近作皮肤和软骨全层切开，使耳轮复位。形成耳轮、耳舟部分缺损。自耳甲腔切开与缺损相近的耳甲软骨。植于缺损区，缝合固定，自耳后按逆转计划法作一舌形皮瓣覆盖在移植的软骨创面上。供区经剥离后直接缝合。软骨移植耳舟区褥式缝合凡士林油钉填塞加压塑形。

大部分杯状耳均合并有招风耳的畸形，所以矫正杯状耳的同时还须重新建立对耳轮及其后脚，即采用招风耳矫正法来弥补。手术结束后用湿纱布块对其新形成的耳廓外形进行严密加压包扎，以利于稳固新形成的耳廓各结构及避免血肿形成。术后常规应用抗生素 3 天，10 天后去除敷料，拆除缝线。

（三）耳前瘘管整复术

耳前瘘管是一种比较常见的耳部先天性畸形，为第一鳃沟的遗迹，可为单侧，也可为双侧，常有家族史，瘘口很小，常位于耳轮脚前，少数开口于耳前切迹至同侧口角的连线上或耳垂、耳廓的其他部位。

先天性耳前瘘常为盲管，深浅长短不一，可有分支，长者可伸展入外耳道深部，或向后到乳突表面。如与咽部相通则成完全性瘘管。管腔内为复层鳞状上皮，具有毛囊、汗腺、皮脂腺等组织。挤压时可有少许稀薄黏液或乳白色皮脂样物自窦口溢出，微臭，局部偶感微痒不适。若继发感染，则局部发生红肿、疼痛、溢脓，可反复发作。长期感染者瘘管附近皮肤可发生溃烂、结痂，创面长期不愈合，形成数个溢脓小孔。

耳前瘘管的治疗方法是完整彻底地进行手术切除，手术应在炎症完全控制的情况下进行。

儿童患者应采用全麻，成人患者则宜在局麻下进行。较深的耳前瘘管切除时，应注意勿损伤面神经。

手术时先用钝头针头将美蓝液经瘘管口缓缓注入，使管壁着色，围绕瘘管口作梭形切口，分离瘘管周围残留组织。注意勿将瘘管分破或撕裂，以免内容物溢出污染术野，或不能清除干净。在分离中可用泪囊探针插入瘘管以助追寻，或以丝线扎住窦道外段提起再作分离，直达盲端。如有分支也须予以分离，对可疑的凹陷或上皮均须作为瘘管予以切除。如瘘管中断，应仔细检查术腔内有无上皮组织，有可疑者予以切除。术腔用抗生素溶液冲洗，间断缝合。若皮肤已溃烂，可刮除其上不健康的肉芽组织，创面予以游离植皮。

一般术后伤口可Ⅰ期愈合，少数患者局部瘢痕严重，手术切除后创面较大而不能直接拉拢缝合，可考虑行游离皮片移植术，皮片可取自对侧耳后，以求色泽一致。术后须加压包扎，给予大剂量抗生素以防感染发生。

（四）小耳畸形整复术

小耳畸形综合征，国内有人称为先天性小耳畸形，为耳廓先天性发育不良，常伴有外耳道闭锁、中耳畸形和颌面部畸形。其发生率因种族不同而有区别，一般认为在 1∶7000 左右，男性多见，男女比例约为 2∶1。以右耳畸形多见，双侧者不足 10%。

1. 小耳畸形分为三度。

1）Ⅰ度：耳廓各部分尚可辨认，有小耳甲腔及外耳道口，只是轮廓较小，耳道内常为盲端。

2）Ⅱ度：耳廓大部分结构不能辨认，残耳不规则，呈花生状、舟状和腊肠状等，外耳道常闭锁。

3）Ⅲ度：残耳仅为小的皮赘或呈小丘状，或者仅有异位的耳垂。耳廓完全没有发育，局部没有任何痕迹的称为无耳症，极为罕见。

2. 小耳畸形综合征病因不明，可能的发病原因有病毒感染、先兆流产及服用某些化学药物，是否有遗传因素目前尚无定论。

3. 耳廓再造的适应证与手术时机　小耳畸形综合征，需进行耳廓部分或全部再造。综合小耳的心理成长影响、耳廓发育及供区肋软骨发育情况，目前认为 6 岁左右最适宜行耳再造手术，再造耳还会在长大。

耳廓再造是一个困难、复杂的手术，目前仅能做到使耳廓的形状和正常耳大致相似，还不能使其各细微结构和软骨的弹性完全与正常耳匹配。因此，对于要求行耳廓再造，并能理解手术的困难，对结果又抱现实态度的受术者皆可进行耳廓再造手术，否则要慎重，年老体弱者宜配戴义耳，不宜手术再造。

小耳畸形伴外耳道闭锁的患者，中耳锤骨和砧骨常融合和发育不全，镫骨也常有畸形，气导听力障碍明显，内耳虽也偶有轻微畸形，但骨道听力一般不受影响。双侧小耳畸形并伴有外耳道闭锁的患者，一般应先考虑先行外耳道和中耳手术以改善听力。对于单小耳畸形并伴有外耳道闭锁者，则先行耳廓再造术，以后再根据需要决定是否行中耳手术。

4. 手术方法　耳廓支架常用自体肋软骨支架、Medpor 和硅橡胶支架，尤以前者最为常用；覆盖皮肤主要源自耳后乳突区皮瓣；残耳的利用主要是保留残耳耳垂和保留耳屏处软骨，其余卷曲变形的软骨应予切除。具体手术方法很多，可以分为一期或分期进行两类。

（1）方法目前运用最多的是自体肋软骨移植耳后乳突区扩张皮瓣耳廓再造法。

（2）优点：一方面，应用皮肤扩张器法，能有效地解决再造耳廓时耳后乳突区皮肤量不足的问题。经扩张后的乳突区皮肤完全足够覆盖立体软骨支架的前外侧面及耳轮缘的前后面。经扩张后的皮肤变得很薄，再造耳的轮廓能显现得很清楚。另一方面，从耳后发际处作切口剥离皮下后植入扩张器，在皮肤扩张过程中实际上也起着皮瓣延迟的作用，在行耳廓再造时这一蒂在前的皮瓣的血供更为可靠，基本上不会出现远端皮肤血供欠佳而易坏死的现象。

（3）适应证：乳突区皮肤完好无损者。

（4）手术过程：手术大体可分三期进行：

1）一期扩张器埋植：切除残耳软骨，将残耳垂向后横位转移。发际内 0.5cm 切口进入耳后乳突区皮下剥离埋植扩张器。术后保持负压引流通畅，一般引流管于术后第 2 天拔除。术后 1 周拆线，拆线后第 3 天开始经扩张器注射壶注入灭菌生理盐水，以后视皮肤的柔软度等情况每隔 2～3 天注射 1 次。一般 1 个月左右即可完成注水扩张。扩张完成后最好原位维持 1 个月左右，此时扩张的皮肤上应有清晰的血管可见，即可行二期耳廓再造术。

2）二期耳廓再造

①术前准备：男患者应剃除头发，女患者应剃除耳周 10cm 内头发。术前照相。术前用透明胶片描下健侧耳廓的形状及大小，将它翻转后即成再造耳的模型，该模型消毒备术中用。儿童患者宜在全麻下进行手术，成年患者亦可在局麻下手术。

②切取肋骨及皮肤：在患者右胸壁第 1 和第 8 肋软骨处作梭形皮肤切口，切取皮肤及皮下组织 40～50cm^2，该皮片修成全厚皮片备用。沿此创面向下暴露肋软骨膜，再切开分离软

骨膜。然后根据肋软骨发育情况及耳支架的需要量，选择切 1～3 块肋软骨。取毕缝合肋软骨，分层缝合，皮肤切口一般经皮下潜行分离后拉拢缝合。修剪梭形皮肤成中厚皮片。

③耳软骨支架雕刻：在形成耳廓平面内的耳轮、耳轮脚、耳舟、三角窝等结构的同时，还注意将剩余软骨块缝于耳廓平面软骨后，形成耳甲壁结构（图 8-5-6）。

④取出扩张器形成蒂在前方的扩张皮瓣，并小心取出皮瓣深面扩张后纤维包膜。

⑤切取耳后皮下筋膜瓣。

⑥耳支架的固定与包裹：根据对侧耳的位置，在耳轮角和耳甲后壁下端将耳支架固定于乳突区骨膜，耳后皮下筋膜瓣包裹耳支架的后面及耳轮区，耳垂瓣包裹支架下方。将负压引流管盘在对耳轮上并由耳垂区引出，将扩张皮瓣包裹耳支架前方并覆盖耳轮区筋膜瓣。支架后面筋膜瓣上及乳突区创面中厚植皮打包（图 8-5-7）。

⑦开启负压，扩张皮瓣贴附。耳舟、耳甲、三角窝等耳廓凹陷部位填塞凡士林纱条，再造外耳加压包扎。

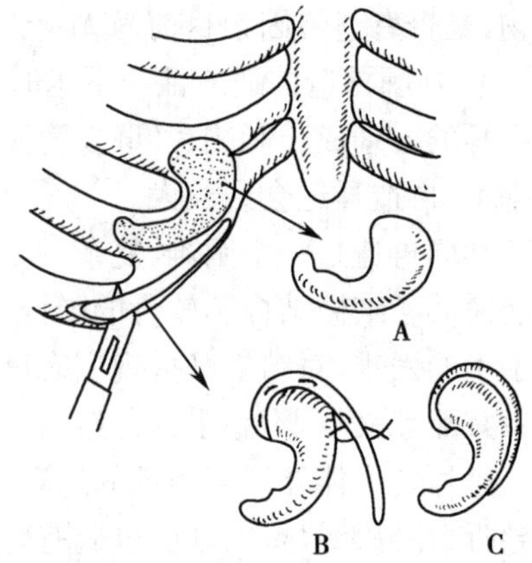

图 8-5-6　耳软骨切取及支架雕刻

A. 支架的主体部分；B. 以第 8 肋软骨作耳轮缝合于支架主体；C. 雕刻拼接好的耳支架

⑧术后保持负压引流通畅，一般术后当天可引流出较多积血，以后减少仅为渗液。负压引流管保留 5 天左右后拔除。常规应用抗生素 3～5 天，1 周后间断拆除胸部缝线，12 天左右去除头部敷料，拆除再造耳及耳后区缝线。术后半年内避免过度压迫再造耳。

3）三期：在二期手术后至少 2 个月完成耳屏成形。

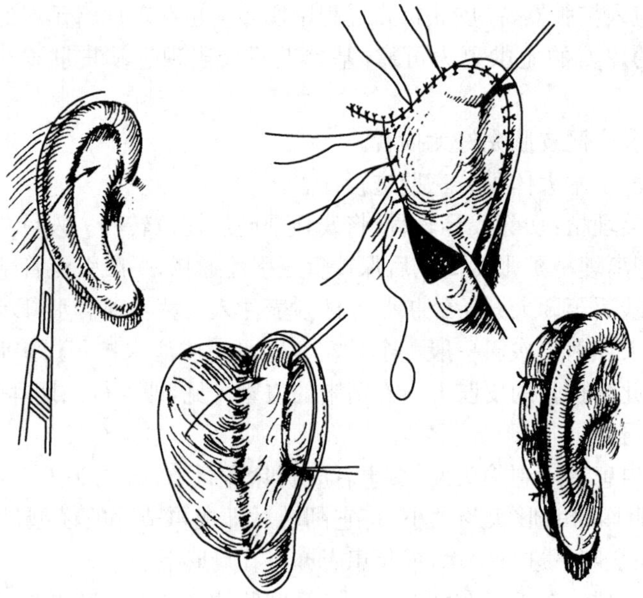

图 8-5-7　耳支架的固定与包裹

5. 并发症及处理

（1）血肿：扩张器埋植期可形成，一旦发生，如积血较少，乳突区张力不大，暂时可不处理，否则，就需要及时清除血肿，如有活动性出血需再次手术止血。

（2）感染：扩张器埋植期发生，最初表现为扩张的皮肤充血明显、皮温升高明显、腔内积液增多及局部疼痛。处理方法：从扩张区下部离扩张囊 1cm 处做小切口，向腔内插入细导管保持负压引流，辅以抗生素治疗，常可继续扩张。如感染得不到控制，则需取出扩张器待半年后再重新植入。二期耳再造后亦可发生。一旦发现，每天局部抗生素盐水反复冲洗1～2 次，再用抗生素纱布湿敷，如效果不好应及时去除耳软骨埋植于身体其他部位以保留软骨支架待下次手术时用。

（3）扩张器外露：一旦发生，如外露发生在周边，则抽水减压，将破孔与基底缝合，愈合后继续扩张。如发生在中央，需去除扩张器，改行一期法耳廓再造，或待半年后再重新放置扩张器。

（4）扩张皮瓣血供障碍：易发生于注水后期，其表现为，注水后皮肤变白，数小时后周围转红，但中间仍白，次日该处出现水疱，随之该处皮肤坏死。因此在注水过程中如发现较大范围皮肤苍白现象，应立即回抽减压。一旦出现水疱，则即使回抽也无效，难免出现坏死，需取出扩张器，改行一期法耳再造或待半年后再次埋植扩张器。

（5）切口裂开：常发生于扩张后期，可去除扩张器行耳廓再造术，除耳后皮肤移植皮片需取更大些外，对手术效果影响不大。

（6）耳支架外露：常发生于耳轮缘处，采用人工材料的耳支架外露发生率明显高于自体肋软骨。一旦发生，如为米粒状裸露软骨可自愈。稍大的裸露需用颞浅动脉岛状筋膜瓣覆盖，再在筋膜瓣上植皮修复。

（7）缝线外露：常发生在耳轮缘，移去即可。如果固定支架的钢丝外露，一般亦可移去而不影响支架的稳定性。

（8）胸膜损伤：术中如操作不够谨慎，剥离不充分，切取肋软骨时会撕破胸膜。一旦发生，应立即给氧，并用圆针缝合胸膜，必要时应行胸腔闭式引流。

（9）再造耳变形：当肋软骨吸收、坏死可导致再造耳变形，但很少发生。一般随时间的延长而轮廓更为清楚，耳甲壁软骨块也能预防由于皮片收缩引起的耳颅沟变浅。血供良好、无并发症的再造耳的自体肋软骨的吸收率轻微，一般不会影响其外形。

五、节点小结

招风耳整形是目前耳部整形手术中最常见的。经典方法选择 Converse 法，既有肯定的效果，也比较微创。杯状耳整形轻者可选用耳轮脚 V-Y 推进缝合法即可，严重者需要予耳软骨脱套划开塑形，或移植软骨并加以局部皮瓣方能得到较好效果。小耳畸形有 1∶7000 的发生率，小耳再造方法目前运用最多的是自体肋软骨移植，耳后乳突区扩张皮瓣修复。耳软骨支架的雕刻成形、颞筋膜瓣的覆盖、耳软骨支架的固定、无张力的缝合、负压引流的应用以及全手术过程严格的无菌操作是小耳再造手术成功的关键。

（黎冻　李祥）

9 第九章 面部年轻化美容术

第一节 面部年轻化的历史和现状

面部年轻化的主要手术为除皱术(face lifting face rhytidoplasty),即消除或减轻皱纹的手术,是治疗由于组织、结构老化松弛及肌萎缩等组织学、解剖学改变引起的皱纹,这包括面颈部、眶周(上、下睑及眉等)、乳房、腹部及四肢的皮肤和皮下组织等的皱纹、松弛和萎缩性变化等。治疗面颈部改变的外科技术称面部除皱术(rhytidoplasty)或面部提升术(face lifting),又称面部提紧术。

自20世纪初就有了面部除皱手术的记录。但初始的手术仅是局部给予皮肤切除缝合,如1901年Hollander描述了耳前后切口的下面部除皱术。至20世纪70年代,产生了SMAS下分离的第二代除皱技术,导致了面颊下颌区、颈部等外形的明显改善。

1974年,Skoog首创了SMAS悬吊技术,皮肤和SMAS作为一个单位推进,产生强力持久的牵拉效果。

1979年,Tessier提出骨膜下除皱的观点,这是在从前额到颧骨的广泛骨膜下平面分离提升的方法。Psillakis(1988)采用了这个技术,并且在尸体解剖后描述了应用骨膜下分离105例手术的4年经验。Ramirez(1992)为此技术作出了两点贡献,使其在有效性和安全性方面有了改善。他描述了颞深筋膜下平面分离,在颞肌表面向颧弓延伸,认为这是通向颧弓的安全入路,因此保证了分离平面是在面神经颞支之下进行。

面部除皱术已被越来越多的公众所接受。但在许多有经验的外科医生中,关于最好的外科技术选择方面,却有着相当多的争议。选择基于诸多因素。有关技术方面的争论多集中在分离的范围和平面。毫无疑问,较广泛、较深平面的分离要承担较多并发症的风险和较长时间的恢复期。提倡小范围、浅部平面分离者,认为手术结果也能持久并认为较低的并发症发生率是小范围、浅平面分离的正当理由的佐证。

第二节 面部年轻化手术的应用解剖

一、面部皮肤支持(固定)韧带

面部皮肤支持韧带(retaining ligaments)与手部的Grayson韧带和Cleland韧带的功能相似,是皮肤和SMAS与周围组织结构的固定装置。Furans(1989)描述了颧弓韧带、下颌骨韧带、颈阔肌-耳韧带和颈阔肌-皮肤前韧带。

1. 颧弓韧带　是2～3束腱性致密结缔组织束带。位于耳屏间切迹游离缘前方4.3cm

处，始于颧小、大肌起始部后方，颧弓前端下缘或颧骨颊面，穿过各层软组织抵止到表面真皮。

2. 下颌骨韧带　位于下颌体前 1/3 的条状区域，在下颌体下缘之上 0.6cm，距下颌角点 5.3cm。起始于下颌体骨面，穿过肌层和皮下脂肪抵止于真皮。如欲矫治颌下颈阔肌松垂和火鸡颈畸形，切断下颌骨韧带，可提颈阔肌。

3. 颈阔肌-耳韧带　是指将颈阔肌后上缘连于耳附近的结构。始于颈阔肌，后缘、上缘均与 SMAS 相连接，止于腮腺筋膜。此 SMAS 愈近耳垂周围皮肤时愈薄且致密。切断此韧带向后提紧固定于耳后筋膜，可显现颌颈角。

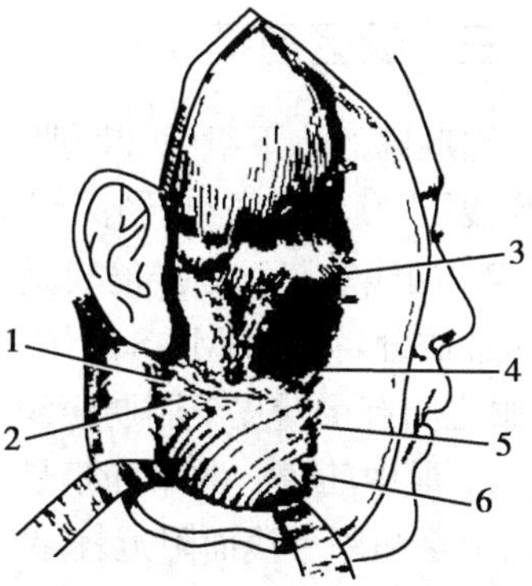

图 9-2-1　面部皮肤支持韧带

1. 颈阔肌-耳韧带；2. 三角致密区；3. 颧弓韧带；4. 颈阔肌-皮肤前韧带；5. 笑肌；6. 下颌骨韧带

4. 颈阔肌-皮肤前韧带　该韧带出现率低，约 20%。起于颈阔肌前上缘，斜向前上止于浅层的真皮。皮下潜行分离时，颈阔肌-皮肤前韧带可能将分离平面导向浅层，致使分离层次出现错误(图 9-2-1)。

二、表浅肌肉腱膜系统

在面部皮下脂肪的深面，存在一个明确、连续的解剖结构，它主要是由肌、腱膜组织排列构成。我们沿用国外资料的名称：表浅肌肉腱膜系统(superficial musculoaponeurotic system，SMAS)。下面分别叙述 SMAS 的延伸范围、各区域构成以及和深浅面组织结构的关系等问题，是自头部至面颊、颌颈部浅筋膜、肌纤维的一个连续解剖层次。

SMAS 向上过颧弓和颞浅筋膜延续，进而通过颞浅筋膜再向上和帽状腱膜连续，向前上接眼轮匝肌、额肌，向后上接耳上肌、耳后肌和帽状腱膜。SMAS 向下移行为颈阔肌。颧颊区的 SMAS 向前接眼轮匝肌和颧肌的外缘；颈阔肌向前连接颧肌和口周肌。耳垂下方颈阔肌后缘以后移行为胸锁乳突肌浅面的颈浅筋膜；耳前 SMAS 向后渐薄，并融入耳-面移行处的皮下和耳廓、外耳道的软骨膜。在耳-面移行的纵行带状区中，SMAS 与深面的腮腺筋膜和浅面少量的致密皮下组织紧密结合，形成纵行致密区，其称为腮腺皮肤韧带。

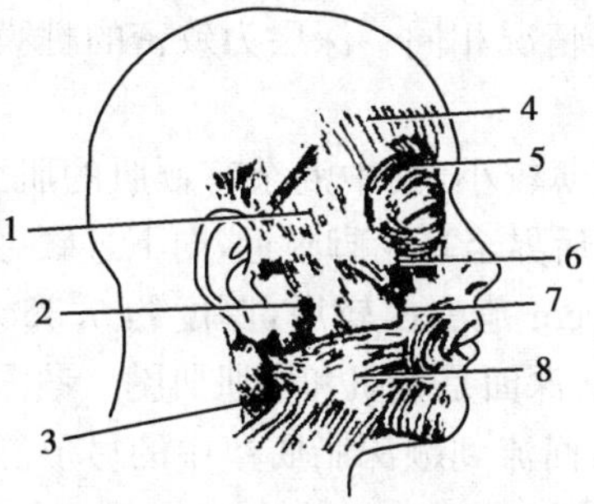

图 9-2-2　SMAS 的延伸范围

1. 颧弓；2. 耳前区；3. 胸锁乳突肌区；4. 额肌；5. 眼轮匝肌；6. 颧肌；7. 混合性区域；8. 颈阔肌

依各部位 SMAS 结构，可将其分为三种区域：肌性区域、腱膜性区域和混合性区域(图 9-2-2)。

1. 肌性区域　SMAS 的肌性区域包括额肌、眼轮匝肌、颧大小肌和颈阔肌所占据的范围。

2. 腱膜性区域　腱膜性区域包括：①胸锁乳突肌区；②耳前区；③颞区。胸锁乳突肌浅面的颈浅筋膜与颈阔肌连接。

3. 混合性区域　位于颧肌下半附近的颊脂肪垫浅面，通常为包括颧大肌下 1/2 外缘在内的 1.6cm 宽的带状范围。其结构特点是薄的纤维膜连接着纵行、横行肌束，膜的浅、深面有多量的脂肪。

三、颞区筋膜

在颞区的皮下组织和颞肌之间存在着下述由浅入深的结构：颞浅筋膜、颞中筋膜、颞深筋膜浅层、颞浅脂肪垫、颞深筋膜深层和颞深脂肪垫等。

1. 颞浅筋膜　颞浅筋膜是SMAS过颧弓向颞区的延伸，因是致密结缔组织性筋膜并含有肌性成分，符合SMAS的结构特征。颞浅筋膜SMAS富含血管，其浅面与真皮之间，在耳-眼之间有少量皮下脂肪组织。

2. 颞中筋膜　颞中筋膜是一层多脂肪的筋膜性结构，由疏松结缔组织构成。后下方在腮腺上缘和颧弓浅面附近较厚，向上、向前渐薄，至颞浅动脉及其额支的后上方时消失在腱膜下疏松结缔组织中。眼轮匝肌外缘附近亦较薄，移行为眼轮匝肌深面的筋膜。

颞中筋膜来自腮腺筋膜。从腮腺上缘起始，包覆着面神经颞支及神经支之间的脂肪，走向前上方。颞中筋膜的浅面是颞浅筋膜SMAS，深面与颞深筋膜浅层之间有帽状腱膜下疏松结缔组织的延续部分，极易钝性分离。颞中筋膜的重要临床意义在于面神经颞支行于其表面(图9-2-3)。

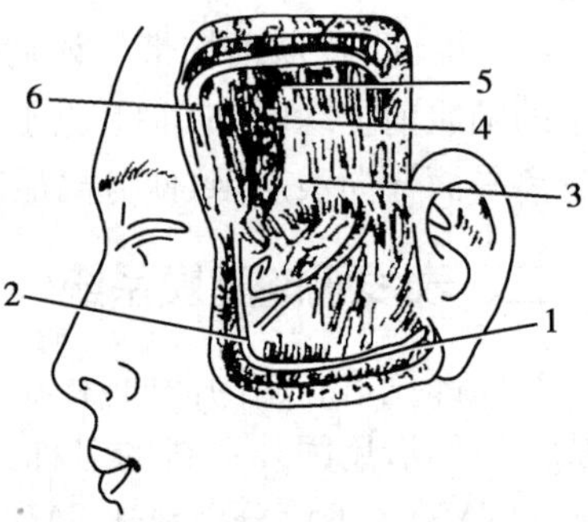

图9-2-3　颞区筋膜结构

1. 颞浅筋膜；2. 颞中筋膜；3. 颞深筋膜浅层；4. 颞部脂肪垫；5. 颞深筋膜深层；6. 颞肌

3. 颞深筋膜浅层　颞深筋膜起始于颞上线，向下覆盖颞肌。在颞深筋膜劈分为浅深两层。位于颞浅脂肪垫浅面的称为颞浅筋膜浅层。它在颞浅脂肪垫上缘与深层愈着处称融合线。因脂肪垫上缘形态不同，融合线可呈斜向后下的直线状、弓向上的弧线状和曲线状。最高点距颧弓上缘3.7cm。

4. 颞浅脂肪垫　颞浅脂肪垫位于颞深筋膜的浅深层之间。其前上大部分由脂肪组织构成，后下部分是致密结缔组织筋膜板，它来自STFP中的横行脂肪间隔。STFP上界和融合线一致，下界是颧弓上缘，前界到达颞窝的前界，后方至耳屏点前2.4cm时移行为上述的致密结缔组织筋膜板。

5. 颞深筋膜深层　由融合线向下，颞深筋膜分出颞深筋膜深层。它向下分隔颞浅、深脂肪垫，在颧弓上缘移行为颧弓深面和上缘的骨膜。深层向前至颞窝前界和眶上、外缘。与颞深筋膜浅层融合后移行为骨膜，向后至颞窝后界与前界情况相同。深层为致密的腱膜性组织，较浅层厚。

6. 颞深脂肪垫　颞深脂肪垫与颞浅脂肪垫相比，较薄较小，其中混杂有颞肌的肌束。颞深脂肪垫上界高处距颧弓上缘1.8cm，前界近眶外缘。后界至耳轮脚附近，向下过颧弓深面与颊脂肪垫相连。耳前3.0～4.0cm，颧弓上0.8～1.0cm范围内较厚，厚度约0.36cm。颞深脂肪垫的浅面是颞深筋膜深层，两者之间有薄层颞肌，深面是颞肌和颞肌肌腱。颞深脂肪垫中有较丰富的细小动脉网，近上缘附近有较多的支，回流到颞深脂肪垫中的弓形静脉(图9-2-3)。

四、面神经腮腺外分支

1. 颞支　体表投影，颞支分出2～4个分支，分别称为Ⅰ、Ⅱ、Ⅲ、Ⅳ。除Ⅰ支经腮腺前缘浅出外，其余均经上缘浅出。浅出后它们立即到达颧弓浅面，然后边分支互相吻合边向上走行。其中颞支Ⅰ主要发支到达额肌深面；颞支Ⅱ主要发支到达额肌与眼轮匝肌交接部深面。颞支Ⅲ、Ⅳ主要发支到达眼轮匝肌深面。耳屏上与耳轮前脚间切迹与外眦的连线中点垂直向上达眉梢平面上方 1.5cm 处为额肌支的走行方向与入肌点。耳屏与外眦连线跨越颧弓处为眼轮匝肌支走行方向与入肌点。

2. 颧支　体表投影，颧支分出 1～4 支，分别称为颧支Ⅰ、Ⅱ、Ⅲ、Ⅳ。浅出腮腺后颧支沿颧弓下方前行。至颧弓体浅面再向前时，颧支Ⅰ继续前行越过颧大肌起始部浅面后进入颧小肌和眼轮匝肌深面；颧支Ⅱ、Ⅲ稍偏下前行，进入颧大肌深面。各颧支之间及颧支与颞支、颊支之间均有分支吻合。距耳屏前 3.0cm 处为颧肌支出腮腺点。

3. 颊支　体表投影，颊支分出 2～5 支，分别称之为颊支Ⅰ、Ⅱ、Ⅲ、Ⅳ和Ⅴ。它们均在腮腺前缘浅出。颊支的走行方向不定，无规律可循。这主要是由于颊支的吻合方式特别：在咬肌表面某一颊支主干一分为二，形成分支，与其他的分支吻合，吻合后可再次发出分支，这种形式的吻合可能还要继续，在较狭窄的咬肌表面，有 1～3 次的分开、吻合。这些分支主要分配于表情肌，如颧肌、笑肌、口周肌及颈阔肌以及穿颊脂肪垫到深层的颊肌、提上唇肌、鼻翼肌和提口角肌。距耳屏与对耳屏间切迹前 5～6cm 处为颧肌支出腮腺点。

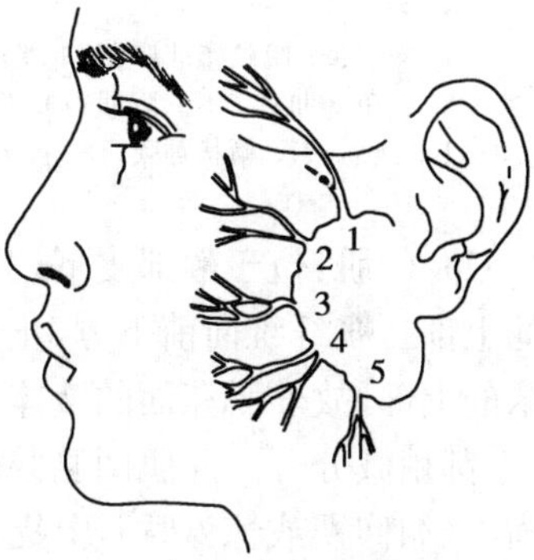

图 9-2-4　面神经腮腺外分支

4. 下颌缘支　体表投影，下颌缘支分出 1～2 支，分别称之为下颌缘支Ⅰ和下颌缘支Ⅱ。它们在腮腺的浅出位置不同，多数在腮腺下缘浅出，少数在前缘和前下缘的转折处出腮腺，沿着下颌体下缘之上前下行。在下颌角点前方 3～4cm 处越过面前静脉、面动脉的浅、深面，然后进入颈阔肌和下颌骨体之间前行并分支入肌。距屏间切迹下方约 4～5cm 前处于下颌角。

5. 颈支　颈支仅为 1 支。均在腮腺下缘浅出，其浅出点在下颌角后方 0.5～1cm 处。浅出后走向前下方并分支进入颈阔肌(图 9-2-4)。

五、面部表情肌

1. 表情肌的特点

(1) 表情肌属于皮肌，位置较浅，起于骨，止于皮肤，甚至完全不固着于骨上。

(2) 表情肌表面不覆盖深筋膜(颊肌例外)，肌纤维固着于皮肤，当其收缩时，直接引起皮肤的运动。

(3) 表情肌收缩时，使面部皮肤拉紧，改变其形状和外观，产生各种表情。

(4) 表情肌主要集中于面部的眼、耳、鼻、口周围，这些肌肉有些是环形的，具有括约作用。

2. 表情肌的分群　按表情肌的位置，可分为下列五群：①颅顶肌(枕肌、额肌)；②外耳肌(耳上肌、耳前肌、耳后肌)；③眼周围肌(眼轮匝肌、皱眉肌、降眉肌)；④鼻肌(鼻孔压缩肌、鼻孔开大肌、降鼻中隔肌、鼻棘肌、鼻背肌、提上唇肌、鼻翼肌)；⑤口周围肌(浅层：口轮匝肌、上唇方肌、颧肌、笑肌、三角肌；中层：犬齿肌、下唇方肌；深层：门齿肌、颏肌、颊肌)(图 9-2-5)。

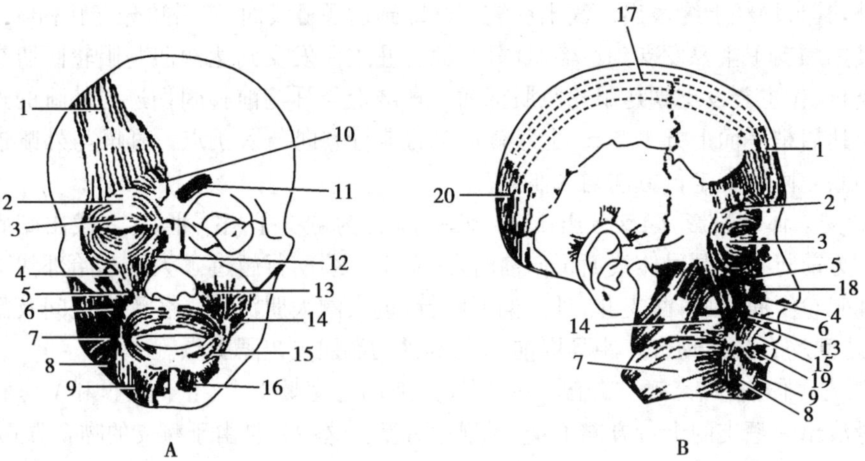

图 9-2-5　面部表情肌

1. 额肌；2. 眼轮匝肌眶部；3. 眼轮匝肌睑部；4. 颧小肌；5. 上唇提肌；6. 颧大肌；7. 笑肌及颈阔肌；8. 口角降肌；9. 下唇降肌；10. 降眉肌；11. 皱眉肌；12. 鼻肌；13. 口角提肌；14. 颊肌；15. 口轮匝肌；16. 颏肌；17. 帽状腱膜；18. 提上唇鼻翼肌；19. 蜗轴；20. 枕肌

（1）额肌：位于额部皮下，宽阔菲薄，较枕肌发达，起自帽状腱膜（该膜分为两层，包绕额肌的上部），肌纤维向前下方，止于眉部皮肤并和眼轮匝肌相互交错。其深面的筋膜，止于眶上缘的上部，故筋膜深面的液体，不能蔓延至上眼睑。该肌内侧的肌纤维下部与对侧相互连接，上部稍微分开。此肌两侧共同作用时，向前牵拉帽状腱膜，使头皮向前，并使额部皮肤产生横纹（如仰视或惊讶时），上提眉部眼睑，使眼睁开，所以该肌是眼轮匝肌的拮抗肌。额肌受面神经颞支支配。

（2）眼轮匝肌：围绕眼裂周围的皮下，为椭圆形扁肌，深面紧贴于眶周骨膜和睑筋膜的浅面。分眶部、睑部及泪囊部。眶部为三部中最大的，位于最外周的部分，在眼眶的前面。肌纤维起自睑内侧韧带及其邻近的骨面，肌纤维弓向外侧，在睑外侧韧带附近，上、下睑的肌束相互会合，止于睑外侧韧带。作用为眨眼，并能舒张额部皮肤。泪囊部位于睑部的深面，起自泪骨的泪后嵴和泪囊的深、浅面，弓向外侧，与睑部肌纤维结合。

（3）皱眉肌：位于眼轮匝肌眶部和额肌的深面，两侧眉弓之间。起自额骨鼻部，肌纤维斜向上外，终止于眉部皮肤。收缩时牵眉向下。

（4）降眉间肌：是额肌的延续部分。起自鼻根部，向上终止于眉间部皮肤。收缩时牵引眉间部皮肤向下，使鼻根部皮肤产生横纹。

（5）口轮匝肌：位于口裂周围的口唇内。为椭圆形的环形扁肌，上至外鼻、下至颏结节的上方，肌纤维部分起自下颌骨及下颌骨的门齿窝，部分起自口角附近的黏膜和皮肤内，部分肌纤维是颊肌、犬齿肌、颧肌和三角肌的延续。收缩时可使口裂紧闭，并可做努嘴、吹口哨等动作。

（6）上唇方肌：位于眶下部的皮下，上部肌束被眼轮匝肌遮盖。起点分三部：内侧部，起自上颌骨额突的下部，平梨状孔上缘附近；眶下部，居该肌的中部，最宽，起自眶下缘之眶下孔之间的部分；颧部，是该肌的最外侧部分，肌纤维部分起自颧骨前面，部分由眼轮匝肌眶部延续而来。这三部分肌纤维向下集中终止于上唇、鼻翼和鼻唇沟附近的皮肤内。收缩时上提上唇，牵引鼻翼向上，使鼻孔开大，同时使鼻唇沟加深。

（7）颧肌：位于上唇方肌的外下侧。起自同名骨的前面，肌束斜向内下方，止于口角的皮肤和颊黏膜，部分肌纤维移行于口轮匝肌。收缩时牵拉口角向上外方活动，呈现笑容。

（8）笑肌：由少数横行肌束构成。部分起自腮腺咬肌筋膜，部分起自鼻唇沟附近皮肤，还有部分肌束与颈阔肌后部肌束相连。肌束向内侧，集中于口角，终止于口角皮肤，并和三角肌结合。收缩时牵引口角向外侧活动，显示微笑面容。

（9）下唇方肌：或称下唇降肌，位于下唇下方两侧皮下，外侧部分被三角肌覆盖，起自下颌体前面的斜线，肌束斜向内上方，与口轮匝肌相互交错，终止于下唇的皮肤及黏膜。收缩时使下唇下降，产生惊讶、愤怒的表情。

第三节　皮肤老化的原因与皮肤皱纹分类

一、皮肤老化的原因

人的皮肤老化分为非疾病性的生物学老化和疾病性老化两种，生物学皮肤老化的原因属于一种自然过程，也是客观规律。其老化的速度因人而异，具有明显的个体差异，并受内外环境因素综合作用的影响。人的皮肤老化与人体衰老密切相关，目前认为皮肤皱纹的形成与体内致衰老因子——氧自由基所具有的强氧化作用有关。氧自由基可使细胞老化、变性，甚至破坏，引起细胞萎缩或细胞数量减少；氧自由基的氧化破坏作用，可加快皮肤组织弹力纤维断裂，结缔组织破坏，使皮肤组织弹性下降；氧自由基可使皮肤组织中的皮脂腺和大小汗腺损伤，从而使皮脂腺分泌减少，滋润皮肤的作用减弱，皮肤容易干燥增加皱纹，大小汗腺破坏，可使汗腺排泄作用受阻或者减少，使体内产生的代谢废物积累增多，皮肤皱纹加重；皮脂腺分泌的皮脂与汗腺分泌的汗液，两者混合后形成的乳状脂膜，对皮肤角质层可起一种使其润泽柔软、防止干裂的作用，当皮脂腺与汗腺破坏后，失去上述作用，加快了皮肤皱纹的产生。

二、皮肤皱纹的分类

面部皮肤皱纹可分为动力性和重力性皱纹两大类。

（一）动力性皱纹

为面部表情肌收缩的结果。面部表情肌属于皮肌，位于面部浅筋膜内，肌纤维通过结缔组织与骨和皮肤相连，收缩时牵引皮肤，可使面部皮肤出现皱褶，以表达喜、怒、哀、乐等表情，随着年龄增长，皱褶加深，即成皱纹。皱纹的出现与面部表情肌所在的部位与收缩的方向密切相关。如额部的横行皱纹，其由于额肌起自帽状腱膜，止于眉部皮肤，收缩时使前额部皮肤上移而出现横行皱纹。眼外眦部的鱼尾纹，是由于眼轮匝肌围绕眼裂周围，收缩时使眼外眦部皮肤皱褶而出现。鼻唇沟、颊部和唇部皱纹，是由于口轮匝肌环绕口裂，并有上唇方肌、颧肌、笑肌、三角肌、下唇方肌、颊肌等口周围肌呈辐射状排列，收缩时使上述部位的皮肤皱褶而出现。

（二）重力性皱纹

多见于上睑和下睑、面颊部和颏颈部。产生的原因是由于皮肤和皮下组织、肌肉和骨骼萎缩，使皮肤和皮下组织松弛，加上重力的作用而逐渐形成。重力性皱纹多在40岁以后出现，这是由于随年龄的增长，老化日渐加重。

第四节　面部除皱术

一、面部除皱的适应证

除皱手术需要严格掌握适应证的选择。首先要让受术者了解，目前的除皱技术矫治了与老化改变有关的许多组织，如筋膜、肌肉及面颈部的其他深部组织的松垂程度，同时紧缩皮肤。对于许多人，手术效果是持久的，但任何手术都不可能阻止人体的衰老，皮肤会随着时间推移，仍会复发松弛。除皱效果维持时间，国内外普遍认为是5～10年。

（一）手术年龄的选择

除皱手术的适宜年龄为40～60岁左右。国外报道的适宜年龄为35～75岁。手术不能阻止老化的发展，但能减轻和预防老化的征象。30～40岁者要求做除皱术的人增多，但只应将其列为小范围局部手术的相对适应证。因为术后皮肤仍会因衰老而松弛，再次出现皮肤皱纹，虽可再次手术，但如果手术次数过多，反复损伤面部表情肌，不仅会使皮肤变薄、萎缩，而且还会造成面部表情肌呆板无神。

（二）病例的选择

面部出现皱纹，即呈现衰老，会给人带来心理上的压力。迫切想改善面容，增加美感，恢复青春。这就要求术者在选择病例时应了解受术者对术后效果的渴望和要求是否过高以及心态是否健康，做好病例的选择。病例选择需要根据面颈部老化状况，皮肤老化改变包括松垂和皱纹，这些改变有部位、性质、程度的不同。一般来讲，除皱手术对于明显的前额横纹、鱼尾纹、耳屏前纵纹以及颊、颌下松垂者效果确切、可靠。

（三）身体和心理状况

面部除皱术的受术者需无重要脏器，如心、脑、肝、肺、肾病变；非瘢痕体质；无皮肤病和血液系统疾病；高血压病经内科治疗已得到有效的控制。还需要了解和掌握要求美容手术者的心理状况和就医动机，术前仔细了解受术者的要求、动机，排除存在异常心理状态者，如：①期望值过高，要求脱离实际者；②为解决爱情、婚姻或事业中存在的问题者；③顺应周围人的要求等。

二、面部除皱的术前准备

（一）询问病史

大部分除皱患者需住院治疗，所以按常规询问病史。应特别注意以下几点：

1. 出血性疾病史。

2. 用药史　如曾服用阿司匹林、潘生丁、维生素E和激素类药物史者，应停用10天方可手术。

3. 吸烟史　如是吸烟者应与术前2周戒除。

4. 月经史　手术时间必须避开月经期。

（二）体格检查

按住院患者常规做物理检查和实验室检查。尤应注意下述化验项目，指标正常者方可施行除皱手术:血红蛋白量;出、凝血时间和凝血酶原时间;肝功能;血常规、尿糖、心电图、胸部X线透视等。

(三)术前准备

1. 术前照相 包括面颈部正位、侧位及45°斜位,静态、动态照片。

2. 术前用药 术前3天开始每日给予止血药。术前30分钟肌注阿托品5mg、安定10mg。

3. 术前头发准备 术前3天始每日两次1/5000苯扎溴铵液洗头。术前1天剪去切口区头发,如做上面部除皱术并做发际内切口,则在额发际后5~6cm剪去宽约2~3cm的头发,两侧斜向耳轮上脚。其余长发扎成小辫。

4. 制定手术方案,签手术同意书。

(四)术后效果的预测

术后效果的预测可让受术者面对镜子,嘱其用两手将面颈部皮肤向后上方提紧,观察皮肤皱纹舒展平整的程度,也可由术者用手在需要手术的部位将皮肤展平。此不仅可使受术者对手术情况和需要手术的部位有个精神准备,对术后效果的预测也可以有个心理准备。

三、麻醉

面部除皱术可采用全身麻醉或局部浸润麻醉。局部浸润麻醉的药物配制可为:2%利多卡因20ml或0.5%布比卡因20ml、加生理盐水150ml、加肾上腺素浓度至1∶200 000。切口采用0.5%利多卡因加1∶200 000肾上腺素。

四、面部除皱术式选择

面部除皱术式的选择主要是根据年龄、皮肤松弛程度、皱纹发生部位、受术者的要求等。常见的为额部除皱、颞部除皱、额颞部除皱、面颈部除皱、全颜面部除皱等术式。

(一)额部除皱术

施行额部除皱术能消除或改善前额、眉间、鼻根皱纹,矫治鱼尾纹,矫治眉与上睑皮肤的下垂。其手术步骤如下:

1. 切口设计 根据发际高低可采用发际冠状切口或发际冠状内切口。

2. 头皮瓣分离 按切口线切开皮瓣、切入深度根据皮瓣分离平面的不同,即骨膜下或帽状腱膜下分离而选择。平行于毛根毛囊斜行切开头皮至帽状腱膜下疏松组织。边切开边用止血钳或头皮夹迅速止血。额区沿骨膜浅层锐、钝性剥离;颞区在颞深筋膜浅层表面锐性剥离。至眶上缘2.0cm,可切开骨膜,以骨膜剥离子在骨膜下剥离,中央部应达鼻根部、两眉连线和两内眦连线之间,两侧应达眶上缘,暴露眶上神经血管神经束、皱眉肌和降眉肌。

3. 处理表情肌 在前额第一横纹相平的水平方向切断额肌纵行纤维或第一横纹上方切除三条肌肉。切除的部位为两侧滑车上神经血管束之间和两侧眶上神经血管束的外侧。对皱眉肌和降眉肌作部分切除,以消除产生皱纹的原因,使皮肤上提后能展平(图9-4-1)。

4. 拉紧头皮瓣缝合切口 向上并向后拉紧头皮瓣,先行五点固定:第一点在中央,此点张力较小;第二、第三点分别在两侧眉梢于鼻翼连线通过切口线的交点对应处,此点张力最大;第四、第五点耳上发际水平对应处。定点时注意调整眉的高度,并十分注意双侧的对称性。固定的方法:拉紧头皮瓣,在预固定点切开前缘至与后切缘吻合处,3/0号涤纶线缝合

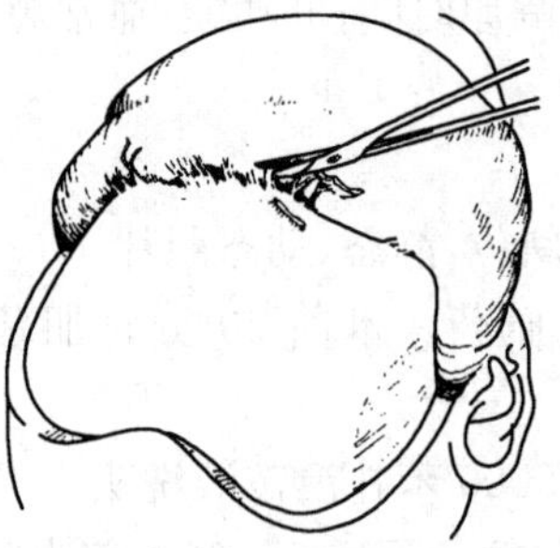

切除降眉肌和皱眉肌

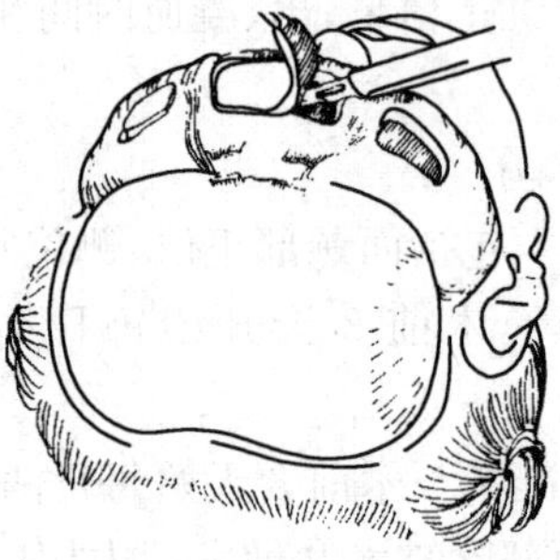

切除额肌

图 9-4-1 额部除皱术

帽状腱膜和皮下组织，再逢皮肤。固定并双侧对称后，切除多余头皮，分两层间断闭合切口，针距不可过密(5～6mm)，边距不宜超过两排毛发。

5. 术后处理

(1) 额部及切口部分置敷料加压包扎。

(2) 术后常规应用抗生素，预防感染的发生。

(3) 术后第 2 天更换敷料，加压包扎于术后 3 天拆除。

(4) 术后 7～10 天拆线。

6. 术中应注意的问题

(1) 额部肌肉部分切除时，切勿过分切除，以免造成此区缺损，致术后凹陷畸形。

(2) 切断皱眉肌时注意保护滑车上及眶上神经血管束，后者邻近皱眉肌的抵止点。然后，在眶上缘水平以上 1cm 平面，在位于一侧眉梢垂线内侧 1.5cm 至对侧相应部位横行切断帽状腱膜和额肌，注意勿损伤或避开眶上神经血管束。于额肌浅层分离 1.5～2.0cm 宽的一条皱眉肌，然后将分离的腱膜和额肌一并剪除。实践证实，额肌切除者的术后效果优于单纯切断者。但需注意切除额肌时层次准确，不损伤脂肪组织，以防术后额区凹凸不平。

(3) 额肌、皱眉肌和降眉肌处理后，止血要充分。

(4) 头皮切口缝合时要将帽状腱膜一并缝合。

(5) 切除多余皮肤应适中，过多可造成缝合后张力过大，造成皮肤坏死的可能，过少可能影响除皱效果。同时注意两侧眉弓的高度是否一致。

(6) 前额部除皱术，可单独应用，也可与颞部除皱术联合应用。

(二) 颞部除皱术

适用于两侧眼眶侧方皱纹，即鱼尾纹明显者，其手术步骤如下：

1. 安全区和危险区的确定　前已述及颞区关于面神经的安全区、危险区警戒线是面神经颞支Ⅰ的体表投影线。简化确定此线的方法是连接下述各点所成的弧线：耳屏前 1.7cm，外眦水平外 5.1cm，眉梢水平外 3.5cm，以及眉梢垂线上 2.1cm。线前为危险区，线后为安全区。另外，外眦点外 3cm 做半弧为眼轮匝肌外缘。

2. 切口设计　颞部除皱切口均需设计在发际内 4～5cm 处，切口线位于发际内两耳间冠状连接处，切口长度自耳根部沿冠状线向上走行 7～8cm，向下沿耳轮前脚前缘达耳屏上切迹。头皮切除宽度一般为 1.5～2.5cm。颞部切口亦可以采用单纯弧形切口或“S”状切口。

3. 切开与皮瓣分离 按切口线切开皮瓣，颞部切口深达颞浅筋膜浅层，耳前切口不宜太深，避免损伤耳后动脉与颞浅动脉的吻合支。皮瓣的分离应在颞部沿颞浅筋膜浅层用手指钝性分离；正确掌握分离层次：过浅损害毛囊毛根可致术后秃发；过深如进入颞浅筋膜内可致出血较多；在耳前于皮下组织浅面用止血钳钝性分离，避免损伤面神经分支。至于进入颞中筋膜内损伤面神经颞支，则属于解剖不熟悉造成的分离平面错位，宜谨慎避免。当分离至眶外侧缘时可清楚识别眼轮匝肌的眶外侧边缘。

4. 处理眼轮匝肌 对眶外侧眼轮匝肌的处理可视情况而定，对于鱼尾纹较重者这种分离很有效。止血后处理眼轮匝肌，可采用以下方法：

(1) 在眼轮匝肌外缘做 2～3 针放射状外牵引缝合，以舒展眼轮匝肌并恢复其张力，提高松垂的上睑和外眦。

(2) 在眼轮匝肌外缘 1.0cm 处，平行于肌外缘半环形切开颞浅筋膜-SMAS，至颞中筋膜表面，后者为疏松结缔组织。然后在颞浅筋膜-SMAS 下锐、钝性分离筋膜-眼轮匝肌瓣。此平面分离较容易，但近眼轮匝肌外缘和肌深面时，能见到细小的面神经分支进入肌肉，故采用钝性分离，保护这些入肌的神经分支。视鱼尾纹程度决定眼轮匝肌下分离范围为 0.5～1.5cm。分离毕，将颞浅筋膜-眼轮匝肌瓣外牵拉紧与外切缘对合缝合，切除多余部分或重叠缝合固定(图 9-4-2)。

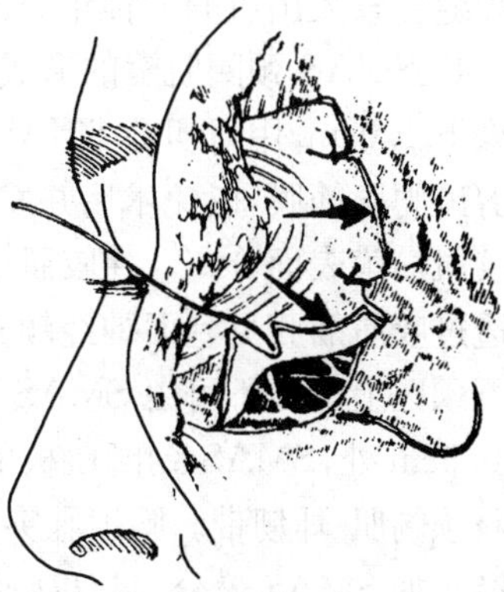
图 9-4-2 颞浅筋膜-眼轮匝肌瓣提紧缝合

(3) 拉紧皮瓣缝合切口：首先在外眦水平对应处固定一针，以确定外眦的高低(术前已和患者商定术后外眦的高低程度)。拉紧头皮皮瓣，边切边缘，边分离皮下、皮肤，闭合切口。发际外皮肤缝合用 5/0 号尼龙线。

5. 拉紧皮瓣缝合切口 充分止血后，提紧颞部和耳前皮肤，将多余的皮肤切除。颞部切口作一层缝合，耳前切口作皮下和皮肤两层缝合。

6. 术后处理 与前额部除皱术相同。

7. 术中应注意的问题

(1) 颞部皮瓣分离时，层次要清楚。

(2) 发际内切口切开时应与毛囊的方向一致，操作应轻柔，避免过多地破坏毛囊以致术后头发脱落。

(3) 颞部除皱术可单独应用，也可与前额部除皱术、中面部除皱术以及面颈部除皱术联合应用。

(三) 面颈部除皱术

面颈部除皱术治疗颧颊部、下睑和颈部的松垂与皱纹，矫治鱼尾纹和鼻唇沟，其手术步骤如下：

1. 安全区和危险区的确定 颊、颌区关于面神经的安全区与危险区警戒线，即是腮腺周缘的轮廓线。

2. 切口设计 自耳轮脚起，向下紧贴耳前皱襞达耳垂，绕过耳垂，沿耳后皱襞向上，在乳突部位转向枕部。耳前皱襞切口线也可采用转入耳屏后作耳内切口，以利于术后瘢痕更隐蔽。耳垂部切口应于耳垂处留下一小的三角皮瓣，以示术后缝合时作为正常解剖位置的标记。

3. 切开与皮瓣分离　按切口线切开皮肤达腮腺嚼肌筋膜浅层和颈浅筋膜浅层。皮瓣的分离，在耳前腮腺嚼肌区沿腮腺嚼肌筋膜浅层，采用锐性分离，达嚼肌前缘和鼻唇沟区，改用钝性分离，以免损伤咀嚼肌前缘走行的面神经分支，在颈区沿颈浅筋膜浅层采用锐、钝性结合分离。皮瓣分离的范围，上部不要超过颧骨前方，否则会损伤和破坏面部浅层表情肌的附丽，下部可达鼻唇沟区，颈部分离包括两侧颌下区，一般不超越中线，但皱纹严重时可以超越中线，下界达颈横线，后部包括整个乳突区。如鼻唇沟明显，分离范围宜超过鼻唇沟，以离断相应表情肌在沟的真皮深层的附着部。到了下颌颈区则可钝、锐性结合在颈阔肌前面分离。颈部分离范围视松垂畸形程度，最大可达颈中线附近。

面颈部皮下分离结束，直视下仔细止血。最长出血部位是颧弓韧带处（面横动脉分支）、鼻唇沟附近（上唇动脉分支）和下颌角的胸锁乳突肌浅面（颈外静脉属支）。采取电凝小出血点和缝扎较大出血的多种止血方法。

4. SMAS-颈阔肌瓣的形成和提紧、固定（图 9-4-3）　沿耳前皮肤切口前 0.5cm 和颧弓下缘下 1.0cm，用刀切开 SMAS 形成三角瓣。在腮腺筋膜表面，即安全区内锐性分离，尽量不剪破腮腺筋膜，以免术后并发腮腺瘘。过了腮腺周缘达危险区后，采取钝、锐性结合方法在咬肌筋膜表面分离。在咬肌上、下端附近常有薄层脂肪覆于咬肌筋膜表面，而咬肌中段则可透过咬肌筋膜见到面神经颊支。SMAS-颈阔肌瓣的分离范围前可至颧大肌外缘，向下至颌下颈区上部。不可由 SMAS 下分离延至颧肌下平面，以免损伤面神经颧肌支。在耳垂下面 0.5cm 处，SMAS-劲阔肌板的后下切口，用刀以 40°角切向后下达胸锁乳突肌后缘处，即切断颈阔肌-耳韧带。胸锁乳突肌区 SMAS 剥离以锐性为主，所以更应注意避免损伤耳大神经。如 SMAS 瓣分离超出咬肌前缘时，在咬肌前缘切断 SMAS-颧颊部韧带（或称咬肌皮肤韧带）注意勿损伤颊支。除胸锁乳突肌区外，其他部位的 SMAS-颈阔肌瓣剥离少有出血，宜谨慎电凝和结扎止血。

5. SMAS-颈阔肌瓣的提紧固定有以下要点：

(1) 以较大的力量将 SMAS-颈阔肌瓣提向后上，在耳屏前的颧弓根处，以大角针、3-0 号涤纶线将 SMAS 瓣的后上角固定在颧弓根表面的骨膜上。缝 2 针。此处固定作用最大，

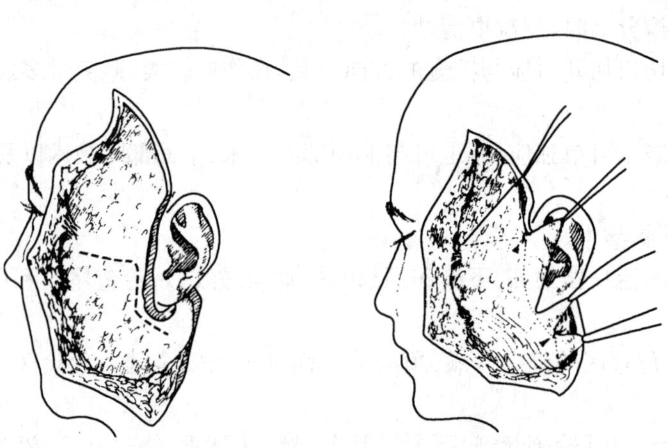

SMAS-颈阔肌瓣设计形成　　SMAS-颈阔肌瓣提紧固定

图 9-4-3　SMAS-颈阔肌瓣提紧固定

但不能超过耳屏游离缘向前 1.7cm 的范围，因 1.7cm 向前的颧弓浅面已开始有面神经颞支经过。也可将 SMAS-颈阔肌瓣向后上提紧固定在颞浅筋膜上，但这种方法固定的 SMAS 瓣时间久了有可能再松垂。也可采用双固定的方法。

(2) 重建颈阔肌-耳韧带：将耳垂下方掀起的 SMAS-颈阔肌瓣拉向后上，以 3-0 号涤纶线固定在耳垂下后方的三角形致密区；或固定在乳突区的筋膜、骨膜上。最后剪除 SMAS-颈阔肌瓣的多余部分，两切缘对合缝合。应避免重叠缝合，以防产生局部膨隆。缝合后的 SMAS-颈阔肌瓣的前端和下端，时常产生"狗耳朵"，应注意修平。

6. 缝合切口　将游离的面颈部皮瓣向后上方向牵拉提紧，此一步骤常关系到除皱的效果。皮瓣提紧的力量要两侧对称，同时注意口角的位置。面颈部皮瓣提紧后，先在耳轮脚和耳后皱襞顶端缝合数针固定，再将耳前、耳垂和乳突区多余的皮肤在无张力的情况下分段切除，作皮下和皮肤分层缝合。缝合时应注意耳垂的位置不应变形，可依耳垂下保留的一块三角皮瓣为标准，耳垂缝合后耳垂和下颌后缘及下颌角应当在同一个垂线上。还要注意枕部发际边缘应对齐，这一点对男性患者尤为重要。缝合完毕，在两侧乳突区发际内放置负压吸引管直达颌下区进行引流。

7. 术后处理

(1) 术后 12 小时左右拆除负压引流装置。

(2) 术后 5～7 天拆除耳前区缝线，耳后区缝线因有张力，可于术后 7～10 天拆除。

(3) 加压包扎及抗生素的使用同前额部除皱术。

8. 术中应注意的问题

(1) 分离皮瓣时一定要沿筋膜浅层进行，以免损伤血管和面神经分支、耳大神经。

(2) 腮腺嚼肌筋膜和多余皮肤切除均应适当，切除过少达不到除皱目的，过多会造成皮肤缝合张力过大而形成较大的瘢痕。

(3) 缝合时皮肤牵拉提紧的方向直接影响除皱的效果，一定要遵循向后上方提紧。缝合要分层缝合，术后一定要放置引流，加压包扎。

(4) 对颈部皮肤松弛，可根据张涤生教授对颈部皮肤松弛分为四级的理论，进行诊断及选择手术方法。

(四) 中面部除皱术

中面部除皱术即改良 Faivre 技术。沿下睑睫毛下 2mm 横行切开皮肤，通过眼轮匝肌达眶下缘，切开眶缘骨膜，在骨膜下分离上颌骨与部分颧骨体的表面。向下可达 4cm 处。注意勿损伤眶下神经血管束。分离后，向上提紧骨膜及软组织，将分离的骨膜提紧、重叠缝合，眼轮匝肌瓣固定缝合在外眦韧带上，皮肤提紧缝合。中面部除皱术可补充额、颞、面颈部除皱术的不足，进一步治疗鼻唇沟上部。另外，此为矫治眼袋及轻度下睑外翻的常用技术。

(五) 额颞部除皱术

额颞部除皱术也称上 1/2 除皱术，即将额部除皱术式与颞部除皱术式联合应用。方法是先行颞部的皮下层分离，后行额部的帽状腱膜下或骨膜下层分离。两个平面分离结束形成颞浅中筋膜蒂瓣，称为"颧颞额蒂"，内含颞浅血管、面神经颞支。皱眉肌、降眉肌、额肌和眼轮匝肌等的处理，与单独的额部除皱术与颞部除皱术完全相同。

(六) 全面颈部除皱术

全面颈部除皱术是将上述的额、颞、面颈部除皱术联合应用，一次完成。手术操作先始于额颞部，然后下延到面颈部，再转至耳后，从而完成全面颈部除皱术。术中操作的步骤较多，如眼轮匝肌治疗，SMAS-颈阔肌瓣的形成和提紧固定，颈阔肌-耳韧带的重建，皱眉肌、降眉肌、额肌的切断或部分切除等。分离平面各部位有别，如额部在帽状腱膜下和骨膜下平面，颞部在颞浅筋膜的浅、深面，面颈部在皮下和 SMAS-颈阔肌下等。再加上全长切口的分层细致缝合，致使手术时间长达 4 个小时左右，且手术创伤大且时间长，致患者负担加重，体质较差者尚需输血 200～400ml。因此，若选择全面颈部除皱术，要求：①较高技术水平的术者；②较好身体状况的患者。如不具备上述条件，宜分期手术完成。

五、除皱手术并发症的预防和处理

除皱手术因分离层次多而复杂，分离平面广泛，因此并发症的预防和处理非常重要。并发症发生率与术者的技术水平，受术者的身体条件，及术前准备，术后处理有直接关系。

在实践中应积极预防并发症的发生，近早并认真处理已发生的并发症。

1. 血肿　血肿是除皱术后最常见的并发症。除皱术并发血肿，往往于术后 8～12 小时出现。颞部及颌颈部多发。临床表现为肿胀、疼痛加重，患侧面颈部，眼球结膜下出血斑、口唇肿胀，颊黏膜瘀斑。如有上述表现，即为血肿的可能。一旦确诊，立即拆开数针缝线引流，或者穿刺抽吸，然后加压包扎。必要时应进手术室行探查止血。

2. 神经损伤　除皱手术可能损伤的主要神经有耳大神经、眶上神经、眶下神经(骨膜下除皱术)和面神经及其分支(如额肌支)损伤。前三种为感觉神经，因损伤后仅有相应区域的感觉异常，且最终能代偿或恢复。面神经永久性损伤致相应部位肌肉瘫痪，后果严重，故而应给予十分重视。

除皱手术中造成面神经损伤尤其是前额肌支的损伤最常见，可引起前额及眉不对称，健侧前额横纹明显高于患侧，患侧横纹消失眉降低，处理的办法是利用显微外科技术吻接切断的神经或在入肌点处切断健侧额肌支。

关于感觉神经损伤问题，除避免眶上、眶下、耳大神经的主干损伤。其神经末梢的损伤是不可避免的，但可尽量减少损伤范围。

3. 皮肤坏死　虽然除皱术并发较大面积全层皮肤坏死少见；但小面积和表浅坏死时有发生。发生的原因如血肿、感染、皮肤瓣分离过薄影响血供，缝合时张力过大等均可引起皮肤坏死。

4. 秃发　除皱术后并发明显秃发的发生率约为 1%～3%。常见原因有头皮瓣分离过薄，损伤了毛囊；或使用电刀分离时损伤了毛囊；张力过大，缝缘瘢痕形成、毛囊变性，即使无明显张力，若边距过宽、针距过密也能引起缝缘秃发带。因此头皮瓣分离时不宜用电刀；掌握正确的平面，保留一定量的皮下脂肪(内有毛囊)等均属必要。缝合帽状腱膜减张，缝头皮时边距仅涉及两排毛发，针距约 6～7mm 为宜。

5. 增生性瘢痕　除皱手术切口瘢痕增生，常位于耳垂周缘和乳突区。原因之一是张力过大造成，另有可能为特殊部位的未明原因(如扎耳眼有少数瘢痕增生者)。上述两部位是面颈部除皱术的关键固定点，是张力集中部位。缝合时可做深层褥式上提缝合减张，切口分层缝合减张，深层以深部打结的缝合方法，以减轻缝线反应引起的瘢痕增生。如有缝缘瘢痕增生的迹象时，采用确炎舒松-A 0.2～0.4mg，做瘢痕边缘注射，每周 1～2 次，连续 3～4 周，对一些病例有减轻瘢痕的作用。

6. 感觉异常　除皱术后，于耳大神经分布区，如颊部、耳垂附近、耳廓后面下部等区域的皮肤有感觉迟钝或麻木，额部冠状切口术后多有头皮感觉迟钝、麻木、瘙痒等感觉异常(亦称为异感)，是由于眶上神经分支在切口区被离断所致。个别有顽固性麻木、奇痒等症状可持续 4～6 个月时间。

第五节　内镜直视下除皱术

额、颞部皮肤松弛产生皱纹后，通过将头皮分离，由于皮瓣分离后有收缩作用，又由于将分离的皮瓣向后绷紧固定，加上枕肌的收缩力量，头皮产生新的向上后粘连，达到使皱纹减少的目的。这时只需通过小切口，切开头皮即可达到除皱目的。除一般的美容外科所用的刀、剪、镊、针线外尚需有内镜和特制手术器械。在内镜的直视下进行小切口除皱则创伤更小，效果更好。由于小切口除皱不需去除头皮，手术简单损伤小，切口隐蔽瘢痕不显，故受到求美者的欢迎。

一、适应证

适应于单纯的额部皱纹，或合并有鱼尾纹额颞部皱纹效果较好。老年性额颞部皮肤严重松弛者，此种方法慎用。

二、术前准备

同前。

三、麻醉

麻醉可采用全身麻醉或局部浸润麻醉。局部浸润麻醉的药物配制可为：2％利多卡因 20ml 或 0.5％布比卡因 20ml、加生理盐水 150ml、加肾上腺素浓度至 1∶200 000。切口采用 0.5％利多卡因加 1∶200 000 肾上腺素。

四、手术方法

1. 切口设计　在发际线内正中和两侧眉尾放射状设计三个长约 2～3cm 大小的切口，加上两侧颞部弧形切口，共五处切口。

2. 切开分离　切开头皮达骨膜下，用特制的骨膜剥离子在骨膜下剥离，中央部应达鼻根部、两眉连线和两内眦连线之间，两侧应达眶上缘。在内镜直视下细致分离，暴露眶上神经血管神经束、皱眉肌和降眉肌。

3. 处理表情肌　用特制的器械，在内镜直视下于前额第一横纹相平的水平切断额肌纵行纤维或第一横纹上方切除三条肌肉。切除的部位为两侧滑车上神经血管束之间和两侧眶上神经血管束的外侧。对皱眉肌和降眉肌作部分切除，以消除产生皱纹的原因，使皮肤上提后能展平。

4. 拉紧头皮瓣缝合切口　将头皮的三个放射状切口向后牵拉，在切口的后端颅骨上钻一小孔打上钛合金螺钉，用 4 号线或 7 号线将固定在放射状切口前端的帽状筋膜和颞浅筋膜向后牵拉，缝扎在钛合金螺钉上，使头皮紧紧地向后牵拉固定。缝合头皮。

五、注意事项

术后局部有肿胀,主要在眼部及眼周,一般3～5天后明显减轻。为了让额部皮肤向上后粘连牢固,包扎一定要稳妥。拆线前不要打开包扎。若有呕吐或胀痛可对症治疗。术后7天即可拆线。为预防感染可应用抗生素。

六、并发症及处理

1. 血肿或血清肿的消除。

2. 少数人在分离的头皮腔隙内可产生血肿或血清肿,此时可用注射器抽出并用绷带包扎,几天后即可消失。

3. 皱纹去除不理想。

4. 这是由于包扎松脱、皮肤下滑或适应证选择不当所致。除上述用钛合金螺钉固定可以使皱纹去除理想外,对不愿使用钛合金螺钉者,可在切口的后端颅骨外板斜行打两个底部相通的孔,将固定在放射状切口的前端帽状筋膜的缝线向后牵拉,缝扎在骨外板的孔上,将头皮紧紧地向后牵拉固定。

5. 眉毛活动受限。

6. 由于用小拉钩拉额部皱纹时损伤了面神经额支,故对面神经的额支走行方向、部位要加深理解。一般情况下,6～12个月内,损伤的额支可逐渐恢复功能,无需特殊治疗,眉毛便可活动。

第六节　骨膜下除皱术

骨膜下除皱术已有30年的历史(Tessier,1980),近年来又有了新的发展。由于骨膜下除皱术对患者创伤较大,操作较复杂,术后反应重,加之并发症较多且重等缺点,限制了这种除皱技术的迅速推广和普及。

一、适应证、术前准备和麻醉

均同前。

二、手术方法

1. 口内入路分离　用电刀在犬齿窝做一小的纵切口,电刀分离上颌骨前方的软组织约1cm,然后用骨膜剥离子掀起上颌骨表面骨膜,向内侧至鼻骨表面,上至眶下缘,外侧到颧骨表面和颧弓前段,避免眶下神经损伤。骨膜和表面的软组织被游离后,用锐的骨膜剥离子分离颧骨和上颌骨表面软组织与咬肌的某些附着。将骨膜剥离子推进到颧弓,然后转向下剥离,转动切割以切断肌纤维与咬肌筋膜的联系。操作是在腮腺导管和面神经颊支之深面进行,因此重要的是避免分离进入浅层。此阶段没有必要完全离断咬肌,因为在后来的冠状入路时将会完成。闭合口内黏膜切口,也可推迟此缝合,待到全部手术完成时,宜再次检视创口、置引流后再缝合。

2. 冠状入路分离　视患者前额高度采用前额发际线或发际内切口,双冠状瓣被掀起。

在颞部头皮内，切口沿向上，然后弯向下，终止于耳前，与下部的联合除皱术切口接续。如手术仅限于骨膜下提升，切口可留在耳后。切开后，在帽状腱膜下分离。分离到眉上约 2～3cm 时，切开骨膜至骨表面，外侧切开颞深筋膜浅层。通过筋膜的切开微弯向下，延伸到耳轮脚顶部与耳屏两点的中间水平，此处至少应在颧弓后段上 1～2cm。

通过颞深筋膜浅层的切口是重要的，因避开了损伤面神经颞支的危险。分离或者在颞浅脂肪垫的浅层或者在其深层，它们均会通向颧弓的深层，这是分离的关键步骤。到达颧弓后，从其上缘的骨膜深面锐性分离骨膜。全长颧弓表面骨膜被完全游离，再继续向颧骨体表面行骨膜下剥离，此部位须小心，因一方面有直接损伤面神经颞支的可能性；另一方面若有过度的牵拉也可伤及神经支。骨膜下剥离到达眶周，在眶下方与开始的口内入路分离的腔隙相通。

眶周骨膜下剥离有程度的不同。较广泛的剥离，会较高地提起外眼角。而且，可完全游离外眦韧带的附着，于提升和固定骨膜软组织瓣时，即会大幅度提升眼外角，不需重新固定，也能获得优良的远期效果。颧骨和上颌骨的骨膜下剥离结束后，换用锋利的骨膜剥离子，在表浅的咬肌纤维之下分离。

因咬肌筋膜很薄，使得分离平面不得不进入咬肌内，但是在最表浅的下面进行。面神经颊支和腮腺导管跨过咬肌表面，分离时易致损伤，因此强调精细地操作。

最后分离的部位是眉间。在鼻背表面分离骨膜，向外侧游离皱眉肌、降眉肌与鼻骨的附着区，而上唇提肌和口角提肌没有骨膜附着，但也靠这样的操作游离。

骨膜下剥离全部完成，但组织仍未彻底移动，这是由于有纤维组织仍附着在耳软骨、颞下颌关节等部位。以 Allis 钳向上牵拉组织瓣，可证明上述附着。使用锐利的骨膜剥离子，通过“后切”，游离这些后端附着部。这种后切是在瓣的深面，从颞深筋膜浅层上的切口之后端开始，向下延伸直到组织瓣被完全游离。剥离的下限由于靠近面神经主干而受到限制。后切向下不要超过耳屏水平(图 9-6-1)。

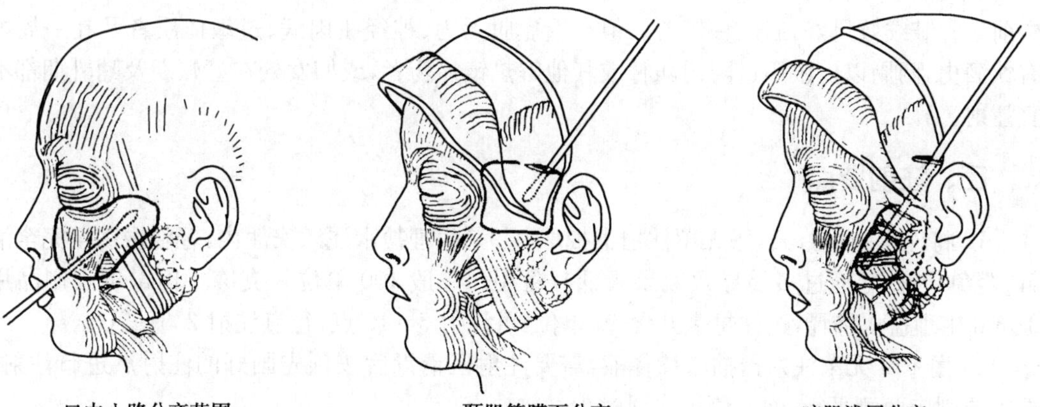

图 9-6-1 骨膜下除皱术

最后的操作步骤是处理前额肌肉，请参阅“额部除皱术”。

3. 缝合切口 将游离的组织瓣用力向上牵拉，张力主要在组织瓣的外侧部，因为手术的主要目的是提升中面部，而非前额。切除多余皮肤时，按原切口样子，即斜切口以减少毛囊损伤,分层减张缝合。

三、术后处理和并发症防治

均同前。

第七节　肉毒毒素注射除皱术

肉毒毒素(botulinum toxin,BTX)是由肉毒杆菌(clostridium botulinum)产生的,它有7种抗原型,其中A型肉毒毒素毒力最强,但作为治疗用的肉毒毒素(BTX-A),在临床应用中却十分安全。它可选择性地使肌肉无力或麻痹,并发生神经支配性萎缩。其机制研究认为,是抑制周围运动神经末梢突触前膜乙酰胆碱释放,引起暂时性肌肉松弛麻痹。如果注射在鱼尾纹、额纹与眉间纹处,注射后48～72小时可出现局部肌肉松弛,皱纹减轻,肌肉完全麻痹是在注射后1～2周,其程度与剂量成正比。作用维持时间一般在3～6个月。目前国内仅有兰州生物制品研究所生产的A型肉毒毒素注射剂(商品名"衡力")和美国Allergan公司生产的BTX-A(商品名"BOTOX")应用于临床。它由特殊工艺制作,加入适当保护剂冻干而成,为白色疏松体,生理盐水溶解后为无色透明或淡黄溶液。1946年,Schantz首先提纯结晶状的肉毒杆菌毒素。1979年底,BTX-A通过美国食品药品管理局(Food and Drug Administration,FDA)的认证,用于治疗斜视,并于1989年正式批准为新药。1989年Jean Carruthers在治疗眼睑痉挛时意外发现BTX-A有除皱作用,并与Alastair Charruthers合作,一起将BTX-A引入整形美容领域,从眉间纹扩展到鱼尾纹、额纹等的临床研究,取得满意效果。2003年FDA批准BTX-A治疗眉间纹。

一、适应证

眉间皱纹(川字纹)、额部皱纹(额纹)、眼角皱纹(鱼尾纹)、鼻唇沟纹、颈阔肌皱纹等。其中前三种皱纹效果好,后两种较差。但有重症肌无力、神经肌肉病、过敏体质者及在一周内有饮酒史,两周以内服用过阿司匹林或其他解热镇痛药者,或妇女处在妊娠期及哺乳期都不宜注射。

二、注射要点

1. 将冻干制品打开,用无菌注射器抽取0.9%生理盐水注入安瓿内,轻轻振荡至完全溶解,避免起疱(起疱过多易导致效果降低),备用。一般100单位一支冻干肉毒毒素制品用2.5ml生理盐水稀释,这样每毫升含40单位,可注射5～15点,每点注射2.5～5U。

2. 用1ml无菌注射器抽取稀释液,需要注射区消毒后按预先画好的注射点进行注射。选点原则应两侧平衡,勿一侧过多或过少。

3. 注射深度应注射到皮下的肌层,两点间隔一般为1～1.5cm,一次注射总量为:女性10～30U、男性20～40U。

4. 注射时要慢注,注射量应准确,要把针头与注射器拧紧减少渗漏。

5. 注射后1～2天内不要做局部按摩,以免药液扩散入眼内造成眼肌麻痹。不要剧烈运动,保持身体直立位,不要躺卧和弯腰以免引起眼睑下垂。

6. 氨基糖苷类抗生素如庆大霉素会加强毒素的作用，使用本品期间禁用此类药。

三、不同部位除皱点的选择

眉间皱纹注射点　根据受术者的性别先设计注射点，并进行画线，即便是女性若眉间皱纹深而明显，也可参照男性注射点。一般女性为 4 个注射点，共 10～20U；男性为 5 个注射点，共 12.5～22.5U。其具体注射区域为两侧皱眉肌眉内侧上方，眼轮匝肌部分和降眉肌中央注射等量的毒素(图 9-7-1)。

(1) 眼角皱纹(鱼尾纹)注射点：眼角皱纹应将肉毒毒素注射在眶外侧眼角皱纹区，一般为每侧 3 个注射点，每点 2.5～5U，每点间距约为 1～1.5cm。值得注意的是，眼角皱纹不仅仅是由肌肉引起的，还与光照射引起的皮肤老化有关，因此注射量不宜大，因治疗的目的只是使这一区域的眼轮匝肌功能变弱而不是麻痹，以免引起眼睑下垂(图 9-7-2)。

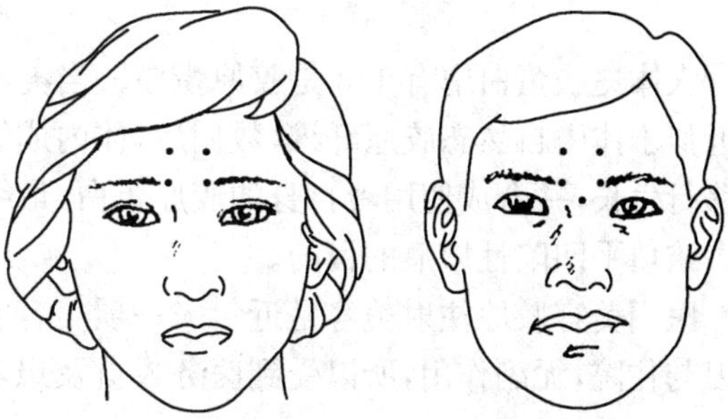

女性注射4个点　　男性注射5个点

图 9-7-1　眉间纹注射

(2) 额部皱纹注射点：根据水平额纹的多少来决定注射点的量，原则是小量多点注射，它只是减弱额肌的收缩力量，并非要完全麻痹额肌，以免由于注射点过多或过量引起眉、睑下垂和表情失落，一般为 10～12 个点，每个点 2.5～5U，总剂量在 60U 以内的肉毒毒素即可。注射点应在眉毛上 1～2cm 以上(图 9-7-3)。

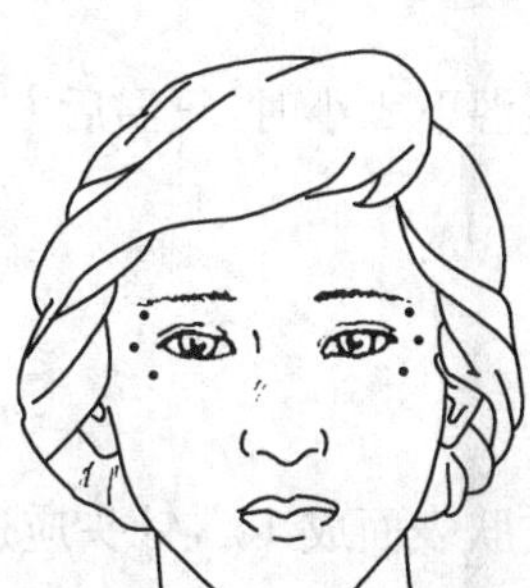

图 9-7-2　鱼尾纹注射

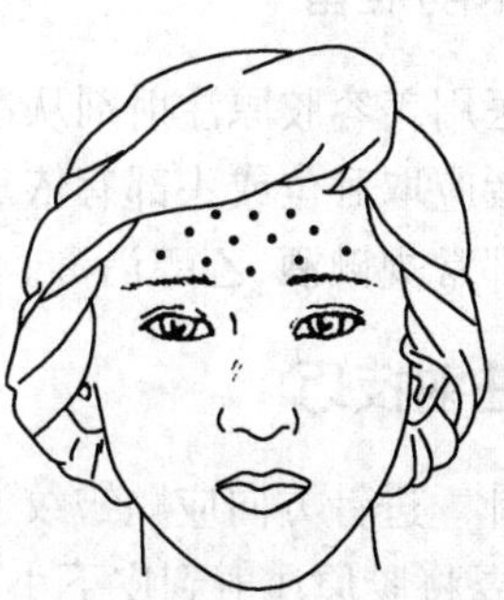

图 9-7-3　额纹注射

四、并发症

1. 上睑下垂　是因为在上睑部或眉间注射，药物顺眶缘向下渗入，弥散到提上睑肌所致。一般注射后 2～3 天出现，通常持续 4～8 周。术前应向受术者讲明，不必用药。若受术者不能接受，可做额颞除皱术矫正。

2. 眉下垂　是由于额部注射位置过低，与眉毛的间距小于 1cm，引起眉毛上抬功能完全丧失。老年人注射后会加重原有额肌附着松弛，也能造成眉下垂。

3. 头痛、麻木及眉部肿胀与瘀斑　少数人有暂时性头痛、麻木等感觉或者有眉部肿胀和瘀斑，不必特殊处理。

4. 皱纹复发　一般通过注射，皱纹消失可维持3～6个月不等。皱纹复发后可再次注射。但每次间隔在半年左右为宜。

5. 上睑闭合不全　若同时行眼袋切除术或眉上提术时有可能造成眼闭合不全，但也只是暂时性的，过几周即可恢复。因此，这两种手术不宜同时进行。

第八节　胶原蛋白注射除皱术

人体皮肤蛋白中有1/3是胶原蛋白。当美容胶原注射进入皮肤后，脱水收缩重新排列至近似于体内自然态胶原纤维，数周后，体内成纤维细胞、毛细血管、脂肪细胞向胶原移植物内移行生长，并合成使用者自身的胶原蛋白，最终形成自身正常结缔组织，填充皮肤缺损，达到去皱填平凹陷性瘢痕的目的。

医用美容胶原注射美容是近年来一项美容的新技术。由于它效果不错，方法简便，无需开刀与住院，无副作用，所以受到医务人员及患者的欢迎。尤其应用在细小皱纹的除皱上，有很好的效果。

一、适应证

美容胶原主要适用于眉间皱纹、鼻唇沟皱纹、额部皱纹、鱼尾纹、青年痤疮、水痘及天花后遗凹陷性瘢痕，疾病或外伤引起的小面积轻度皮肤萎缩也适用。皱纹过深，凹陷性瘢痕过深不宜选择，否则效果不佳。

二、术前准备

1. 将医用美容胶原注射剂从冰箱中取出，先放置在室温下1小时，复温后方可注射。

2. 患者应取卧位或头部有依靠的半卧位。

3. 局部常规碘酒、乙醇消毒。有化妆时应先清洗。

三、注射技巧

1. 进针　进针方向应顺皱纹沟方向，注射角度应与皮肤表面成15°，针头应进入真皮乳头层内，不要将胶原注射到皮下小血管内。

2. 注射　要一面注射一面缓慢退针，边退边注，注射得越均匀越好。注入胶原后以皮肤变白，隆起为宜，若皮肤颜色未变白，说明进针过深，应抽回针头，重新进针。

3. 注射量　注射量要"矫枉过正"，一般比原凹陷多出1.5～2倍体积。过量注射的体积将于24小时左右消失。一般注射一次后，间隔2～4周后再注射一次。根据皱纹及凹陷的深浅，平均注射2～3次可达到预期效果。一般情况下，根据缺陷大小，每次可注射0.2～1.0ml，个别情况下，每次可注射1～2ml。成人每年接受注射最大剂量不宜超过30ml。

4. 按摩　注射后轻轻按摩局部，使进入皮内的胶原均匀分布到皱纹及凹陷下。

四、手术注意事项

1. 患有严重疾病，自身免疫病者禁用；对利多卡因、青霉素过敏，正在使用免疫抑制剂者，及有过敏性疾病者禁用；孕妇及16周岁以下未成年人不用。

2. 注射区内有炎症时，待炎症治愈后方可注射。

3. 未用完的胶原材料，不得保存再用，应废弃。

4. 术后应向患者交代，术后一周内，洗澡、洗脸时回避注射区，不做面膜皮肤护理，不食刺激性食物。

五、并发症

医用美容胶原是人或经过抗免疫处理的哺乳动物胶原蛋白，并具有与人体相同的酸碱度和渗透压。因此不引起人体免疫反应或移植排斥反应。但是，外源性生物材料进入张力较大的皮肤内，机体需要一个相容过程，一般性的非炎症反应是正常的，这些反应包括暂时肿胀，轻度发红，略感不适，这些症状一般在 24～48 小时内基本消失。有的使用者在饮酒、日晒等情况下，注射区周围有轻度水肿或阵发瘙痒，这是由外周血管扩张所致，有自限性，随着诱因的撤除而消退，不会影响美容效果。极个别的患者若局部痒、红肿，可涂皮质激素软膏（如肤轻松、醋酸去炎松软膏等），症状减轻后即应停药。皱纹仍存在或矫正不满意者，由于胶原蛋白部分吸收的缘故，必要时可在半年后再补注射一次。

（吕金陵　黎　冻）

10 第十章 乳房美容术

第一节 概 述

乳房审美是人体审美文化的重要组成部分，受社会主体文化的价值观念和行为体系的约束、规范和影响。在人类只为生存而生活的石器时代，生产力非常低下，人类的延续必须仰赖乳房，因此，女性的繁殖与哺乳的力量受到人们的尊敬，乳房具有人类自身生产延续的重要价值，丰胸女神成了人们膜拜的对象。随着生产力的发展以及人类生产方式、生活方式及意识形态的变更，乳房哺乳的实用性价值逐渐被忽略，被不同的审美价值所代替。现代社会的发展一方面提高了人们的生存质量，另一方面也造就了较高文化素养的审美主体，乳房审美发生了巨大的变化，乳房美成为人类的母爱与幸福的象征。女性乳房是一种功能器官，人们将女性乳房喻为生命之源泉，以乳汁养育新的生命。女性乳房更是一种形体器官，是女性形体美最显著的标志。丰满而有弹性的女性乳房，是女性妩媚的象征，是女性具有青春活力、具有爱和被爱自信的象征。失去乳房的中、青年妇女，有着失去第二性征的遗憾，会产生自卑、失望、羞愧的心态，精神上受到压抑，从而失去社交、恋爱、结婚，以至生活的勇气。对女性乳房美的追求，是人的天性之一，是人的本能特征。

关于女性乳房整形的历史可追溯到4000～5000年之前，在公元前，即有人采用女性乳房切除治疗巨乳畸形，现代乳房缩小整形的方法更是层出不穷。乳房扩大整形，直到19～20世纪初才有人开始摸索进行，如应用石蜡注射、乳白色海绵充填、大块脂肪组织游离移植等，这些方法都已成了历史。1963年美国Cronin及Gerow发明硅橡胶假体充填，成为现代乳房扩大整形发展的基础。

乳房的美容整形也用于男性。男性乳房的过度发育，及乳头、乳晕的畸形，也需要进行美容和整形。

一、女性乳房的应用解剖与美学

（一）位置、层次及内部结构

女性乳房为半球形或水滴形，位于上胸部，由乳房的皮肤、乳腺、筋膜及乳头、乳晕所构成。乳房的组织层次由浅至深分别为皮肤、皮下组织脂肪层、乳腺、乳腺后疏松组织及胸大肌浅筋膜层。

乳房的功能部分是一种变化的皮下腺体，即“乳腺”。它被胸部浅筋膜的深、浅两层所分隔并包绕，从上部起至锁骨肋骨结合处，外侧达腋中线，内侧弧形至胸骨中线，下部即乳房下皱襞，位于第6肋间。老年妇女，或是增大的乳房，乳房下皱襞可降到第7肋间隙。乳房在锁骨中线上位于第3～6肋骨之间，或是第2～6肋间隙之间，内起胸骨旁，外达腋前线。两乳房之间的凹陷区称为乳沟。乳房的上 2/3 部分附着于胸大肌筋膜及前锯肌筋膜表面，下 1/3 部分附着在腹直肌及腹外斜肌筋膜的表面。

乳头直径一般为 0.8～2cm，乳头有 15～20 个乳腺导管开口。乳头的正常位置有许多不同的确定方法。多数学者认为：胸骨上切迹至乳头的距离，一般为 18～24cm，平卧位时升高 2～3cm；乳头间距平均为 18～24cm，胸骨中线至乳头距离为 9～12cm；乳房下皱襞至乳头的距离为 5～7cm，平均为 6cm。

乳晕直径为 3.5～4.5cm。乳晕皮肤有色素，一般呈棕褐色，介于乳头肌与腺体之间。乳晕区有许多小圆形凸起，为乳晕腺。

乳腺小叶是乳腺的基本功能单位，每一个小叶由 10～100 个末端导管的扩大部分——腺泡所构成。20～40 个乳腺小叶汇合形成大的导管，最终形成乳腺导管。大约 15～20 个乳腺导管在乳晕区形成乳腺窦，以输乳孔开口于乳头。

乳房的内部结构包括了乳腺管、乳腺小叶、腺泡、脂肪、纤维组织带，血管、神经、淋巴管分布其中。乳房的纤维结缔组织从乳腺小叶表面到乳房前面浅筋膜的浅层，构成乳房的悬韧带——Cooper 韧带。该层结构对乳腺起支撑作用，表面附着于皮肤，浅筋膜的深层扩展附着于胸肌筋膜。

（二）血液供应（图 10-1-1）

乳房的血液供应主要来自胸廓内动脉的肋间穿支、胸外侧动脉、胸肩峰动脉的胸肌支、肋间动脉的外侧穿支，以及肩胛下动脉的分支等，这些丰富的血管，在乳房内互相吻合形成血管网。

乳房内侧及中央部分的血液供应，主要来自胸廓内动脉的肋间穿支。该动脉的第 1～4 肋间穿支在胸骨旁穿过肋间隙，于胸骨外缘穿出胸大肌附着部，进入乳房的内侧缘，提供乳房 50%以上的血液供应。在怀孕及哺乳时，乳房增大，该血管包括动脉、静脉，较正常成倍地增粗。

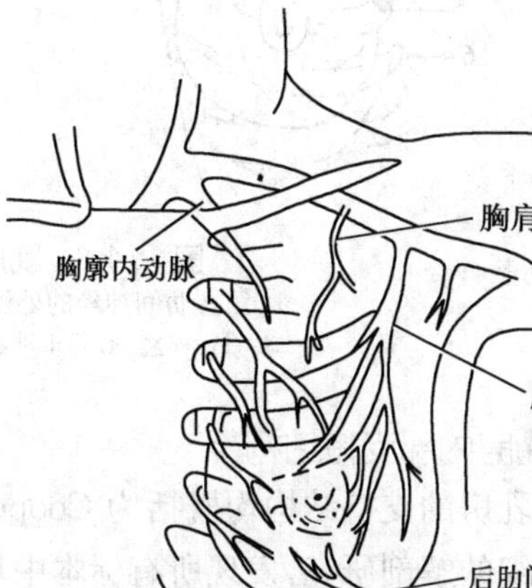

图 10-1-1　乳房的血供

胸外侧动脉是来自腋动脉的分支，在胸外侧壁下降到胸小肌及前锯肌表面。该动脉的乳房分支与肋间动脉的外侧穿支，提供乳房外侧的血液供应，这是乳房血液供应的第二个来源。

胸肩峰动脉的胸肌支，在胸大、小肌间下降，穿过胸大肌筋膜到乳腺的分支，成为乳房来自后表面的血液供应。

乳房的静脉往往与动脉伴行。当乳房肥大时，乳房的动、静脉也相应地增粗，其直径可达 5～6mm。静脉回流主要为与动脉相应的伴行静脉，分别回流至奇静脉或半奇静脉和腋静脉。

乳头及乳晕的血供分别来自胸廓内动脉及胸外侧动脉。内侧及上方，来自胸廓内动脉；外侧及下方，来自胸外侧动脉及肋间动脉外侧穿支。

乳房的上述血液供应，在乳房皮下及乳腺内交织成网。这是乳房缩小整形中，虽有多种切口设计及皮瓣乳腺组织移植，而不易造成乳房组织坏死的原因。

（三）神经支配（图 10-1-2）

乳房的支配神经来自锁骨上神经及第 2、3、4、5、6 肋间神经。乳房中部及乳头、乳晕的神经支配，来自第 4 肋间神经的前内侧支及前外侧支。保护肋间神经向乳头的分支不受损害，是保持乳头良好感觉的重要途径，至少应保持其中之一的神经支配不受损害，这一点十分重要。乳房的内侧及下方，由第 2～6 肋间神经所支配。

其交感神经与胸外侧动脉乳房支及肋间动脉乳房支相伴行进入乳腺，支配皮肤、血管、乳头、乳晕的平滑肌及腺体组织等。

第 2 肋间神经的皮下分支外侧皮支，向外侧及末端，经过腋部与正中神经的上臂皮神经及第 3 肋间神经构成神经丛，称为肋间臂神经。乳房扩大整形，即隆乳术后引起上臂疼痛，与该神经受压或损伤有关。

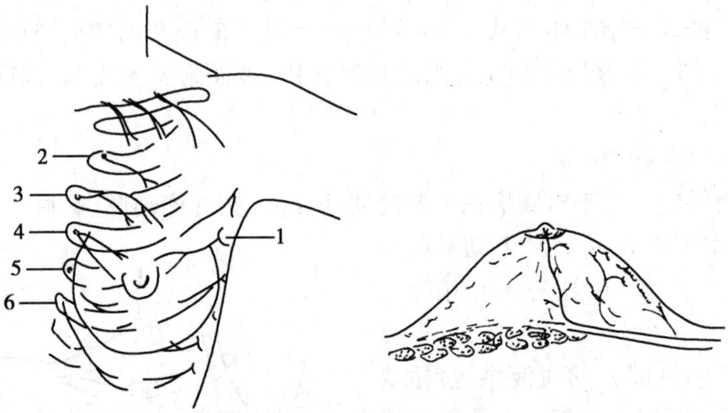

图 10-1-2　乳房的感觉神经分布

1. 第 4 肋间神经的外侧皮神经前支；2. T2 神经；3. T3 神经；4. T4 神经；5. T5 神经；6. T6 神经

（四）乳房内部支持结构

以往对乳房的支持结构均概括为 Cooper 韧带。近来 Wuringer（1998）对 28 个乳房标本作了较详细的解剖研究，发现所有标本中均见到致密的横行纤维隔，该横行纤维隔起自第 5 肋间的胸肌筋膜，从乳房内侧到外侧，并走向乳头，该纤维间隔分成腺叶的组织，向上及向下分布。该横行纤维隔在乳房内侧缘及外侧缘变厚，走向垂直的韧带，止于胸壁。

垂直方向的韧带有内侧韧带及外侧韧带。内侧韧带中，深韧带强壮，起于胸骨及第 2 肋骨；浅韧带较薄弱，由连接皮肤及深韧带的起始处开始。外侧韧带中，浅韧带较强壮，深韧带较薄弱。外侧浅韧带与深韧带有着相同的起源，均于胸小肌外侧缘起自胸肌筋膜，在腋中线止于腋部筋膜及皮肤，起着对乳房的悬吊作用。

二、乳房的美学数据库

乳房的外形，可分为 5 型：①扁平型：扁平几乎无乳高（基底至乳头的高度）；②圆盘型：乳高小于基底半径；③半球型：乳高等于或近似基底半径；④圆锥型：乳高大于基底半径；⑤下垂型：乳高过大于基底半径，乳头位于乳房中点以下，方向朝下。

乳房的大小可通过测定乳房指数评估，乳房指数＝乳房部位最大的胸围值×100/[(乳房上沿的胸围值＋乳房下沿的胸围值)×0.5]。根据测定乳房指数不同划分为7类：①极小乳房：指数100，平坦不隆起；②很小乳房：指数101，不足本人1拳；③小乳房：指数102，相当于本人1拳；④中等乳房：指数103～104，大于本人1拳；⑤较大乳房：指数105～114，相当于本人2拳；⑥大乳房：指数115～124，相当于本人3～4拳；⑦巨大乳房：指数125以上，大于本人4拳。

理想的乳房——半球型乳房：丰满挺拔、圆润匀称、富有弹性而有光泽；乳头突出，略向外翻，乳头直径1～1.5cm，乳头之距大于20cm；乳头距锁骨中线11～19cm；乳晕直径：3～4cm，孕前玫瑰色，孕后呈褐色；乳高5～6cm，基底直径10～12cm；乳房位于2～6肋间，乳头位于4～5肋间。

第二节　隆　乳　术

通过外科手术对不发育和发育不良的小乳房进行乳房扩大整形使之丰满，称为隆乳术。如何能让女性的乳房达到丰满、流畅、圆润、挺拔、优美，一直以来就是整形美容外科医师长年研究的课题。

Gesun(1899)报道将液体石蜡注入乳房来达到隆乳目的，但后来由于出现许多严重的并发症而被废弃，这些并发症如乳房石蜡瘤、肉芽肿、破溃、瘘管及皮肤橘皮样等。造成双侧乳房硬化，必须作双侧乳房全切除方能挽救。20世纪初，国外有些医生用液体硅橡胶注射隆乳，术后出现类似石蜡隆乳的并发症，包括包囊形成、结节、硅橡胶游走栓塞及肝炎等，偶有死亡，因而被禁用。20世纪末21世纪初，在中国内地有约30万女性接受聚丙烯酰胺注射隆乳术，大量临床资料证实该材料注射后会在组织中产生炎性甚至游走性包块，造成继发感染，且注射后无法彻底清除，目前在中国内地已明令禁止该材料用于注射美容。自体脂肪颗粒移植隆乳在20世纪50年代开始兴起，Berson、Bames及Manimiac应用游离真皮脂肪移植，Congacre(1954)应用上腹部旋转皮瓣作隆乳，但由于供区组织量的限制，且手术复杂、创伤较大，以及植入的脂肪被液化吸收或部分纤维化，也逐步被废弃。自体脂肪颗粒游离移植隆乳创伤较小，有一定应用范围，但也因为脂肪液化吸收或液化物无法吸收形成包块的原因限制了其在临床的广泛应用。Pangman(1954)应用乳白色海绵制成充填物作隆乳术，这是世界上第一次应用乳房假体作隆乳术。Cronin和Gerow(1963)报道了用他们发明的硅橡胶囊假体进行隆乳，一直应用至今，普遍认为是一种较好的隆乳假体。经过假体工艺、材料的不断优选和完善，目前广泛应用的乳房假体有硅凝胶充填的硅橡胶囊假体和硅橡胶囊上有一个活瓣的可充注式的乳房假体(可注入生理盐水或右旋糖酐)。采用上述假体隆乳可取得令人满意的效果。

随着乳房扩大整形技术的逐步成熟，以及人民生活水平、社会文明程度的不断提高，要求行隆乳术的人数逐渐增多。

女性小乳症的原因：多见于先天发育不良或哺乳后腺体萎缩，雌激素水平低下，肥胖者体重骤减，少数系由外伤、炎症及腺体肿瘤术后的破坏所致。

隆乳术的适应证为：①乳房先天发育不良或乳房在分娩后萎缩；②体重骤减后体形消瘦、乳房萎缩；③青春期前乳腺组织病变导致乳房发育不良；④单纯乳腺切除或行改良根治保留胸大肌的早期乳房癌术后;⑤乳房形态不良与身体整体形态不相称者;⑥两侧乳房大小不对称、轻度下垂或乳头凹陷等。

隆乳术的禁忌证为:①乳房组织有炎症或手术切口附近有皮肤炎症者;②机体其他部位有感染病灶,或心、肝、肾等重要脏器有病变者;③瘢痕体质者;④要求隆乳术者心理准备不足,或有不切合实际的要求的手术者;⑤患有精神分裂症或精神异常者;⑥患有免疫系统或造血系统疾病者;⑦乳房癌术后复发或有转移倾向者。

一、自体脂肪颗粒注射隆乳术

自体脂肪移植颗粒隆乳是以自体的脂肪细胞作为隆乳材料,通过注射移植于乳腺组织并促使其成活,以使乳房隆起并增强女性形体美感为目的的一种隆乳手术。

自体脂肪颗粒抽取的部位:一般多采用女性腰、腹、臀、腿等脂肪较丰厚部位的特性,将这些部位的脂肪颗粒移植到胸部。而以大腿外侧最佳,因为此处的脂肪细胞有较高活性的脂蛋白,移植后存活率高于别处并容易肥大。

(一) 手术方法

1. 先在脂肪移植颗粒抽取供区作膨胀麻醉(详见第十一章形体雕塑术),用 20ml 或 50ml 注射器作湿性真空吸脂,将抽取到的足够的脂肪颗粒用冷生理盐水(4～8℃)稀释、静置、过滤,如此反复多次,将脂肪颗粒纯化澄黄而不带血黄色以备用。

2. 在腋窝前皱襞或乳房下外侧或乳房下皱襞作一 0.1ml 的小切口,在乳腺后筋膜层或皮下层作放射性的局部浸润麻醉,然后将抽取纯化了的脂肪颗粒分别通过长针头注入两侧乳房的乳腺后筋膜层及皮下层。

3. 术毕两侧乳房 8 字形弹性加压包扎。抗生素应用 3～5 天。

(二) 自体脂肪隆乳手术注意事项

1. 自体脂肪移植隆乳必须是移植纯化的颗粒脂肪,不是抽脂后立即打入油脂,萃取纯化的技术与一般少量脂肪移植整形的技巧不同,需要专门的知识与经验。

2. 抽脂部位以大腿外侧最佳,因此处的脂肪细胞有较高活性的脂蛋白,移植后存活率高于别处,腹部脂肪的纤维组织较多需仔细清除。

3. 胸部的微血管无法一次供应过多脂肪细胞代谢营养,故一次总移植量和单点移植量不能太多,建议每侧限于 150ml 以内。

4. 自体脂肪移植隆乳有一定的吸收率,一般第一次吸收率可达 50%～70%。所以要想通过自体脂肪移植隆乳达到较理想的效果须有多次手术的准备。

5. 太过扁平的胸部本身的微血管循环发育就不佳,很不利于大量脂肪细胞存活,徒增脂肪坏死发炎的并发症,须知此法仅限于胸部有一定基础如小乳房(相当于本人 1 拳)的年轻女性。

6. 不可注射脂肪在乳腺腺体内,以免日后无法分辨乳腺肿瘤与钙化的脂肪颗粒,造成乳癌筛检时的困扰。

7. 自体脂肪隆乳手术必须严格要求无菌操作,任何一个环节发生细菌污染,将会导致很难收拾处理的感染溃疡现象。

8. 术后 1 个月内禁止再按摩,保持平躺睡姿,避免压迫影响到微血管长入脂肪颗粒。这是自体脂肪丰胸手术后期护理时受术者需要注意的。

二、硅橡胶假体隆乳术

（一）乳房假体的评价

硅凝胶乳房假体(silicone gelimlant)运用于临床隆乳术始于1963年。在全世界有数以百万计的妇女应用此种假体进行乳房充填。1992年，美国FDA公布硅凝胶乳房假体对人体有害，会引起免疫系统失调，导致各种自身免疫性疾病，如硬皮病、类风湿关节炎、红斑狼疮、脉管炎、甲状腺炎等，劝说人们不要用硅凝胶假体作隆乳，美国医学杂志称此为"美国病"。但美国医学界另一批整形外科专家对此进行了大量研究，到目前为止，他们认为还没有任何证据说明硅凝胶假体可以直接引起上述疾病。Mayo Clinic(1994)研究了824例妇女硅凝胶乳房假体隆乳术后，与1634例没有应用硅凝胶乳房假体种植的妇女作对比，其结缔组织疾病发病率相似。Heggers等活体动物实验的结论是，硅凝胶能诱发细胞免疫反应，但在人体无事实依据。Openheimer等报道硅凝胶周围包囊形成并发生挛缩，经研究发现有可能是产生了肉瘤现象，而Ress等报道将等量的硅凝胶注入数种动物体内未发现有癌的形成。我国用硅凝胶假体隆乳已近30多年，仅报道1例置硅凝胶假体受术者患乳房癌。近年来报道女性患乳房癌的占全身各类恶性肿瘤总数的7%～10%，这些乳房癌患者几乎均未置放硅凝胶假体。因此硅凝胶假体隆乳会致癌的说法缺乏根据。迄今为止也未见到硅凝胶引起全身中毒症状的报道。但硅凝胶假体的置入会影响X线检测乳腺肿块。美国整形外科学会教育基金会主席Brody等人认为，硅凝胶假体仍是一种隆乳假体的安全选择。Brody及德国Bohmert强调指出：

1. 有强有力的证据证明乳房硅凝胶假体不会致癌。

2. 理论上推测乳房假体种植后会影响乳腺癌的早期发现，现在已经证实只要进行乳房摄像，及时由医生或患者自已检查，这种危险性是较低的。

3. 硅凝胶假体种植会引起免疫性疾病及风湿病类疾病是没有足够证据的，近年来流行病学资料证明该假体是安全可靠的。Bohmert(1997)描述了他们的1200余名硅凝胶隆乳受术者中，结缔组织疾病的发病率与对照的未种植硅凝胶假体的妇女相比，没有增高的趋势。

4. 外科手术中将假体取出后证明，过去描述的由假体引起的身体组织的异常，大多数是不能确定的。

5. 实验证明，硅凝胶不会引起与免疫相关及毒性相关的物质的扩散。

6. 实验证明，不存在因为假体种植而引起不明原因的疾病。

7. 硅凝胶致畸或致突变是没有根据的。

8. 在母乳内没有发现硅的证据。

9. 硅凝胶假体内的硅凝胶，即使假体破裂后也不会向远处扩散。

但是，硅凝胶假体应用于隆乳术后仍有一定的并发症，如纤维囊性化病、假体破裂等。国外报道假体应用10～15年后假体破裂的发生率可高达20%以上。在我国，极少数受术者安放硅凝胶假体后有关节酸痛，取出后症状好转。

硅橡胶假体经过几十年的发展和不断改进，国内外已报道过许多种类，如单囊型、多腔型、双层囊膜型、充注式硅橡胶假体以及聚氨酯包被的硅橡胶假体等。其目的都是为了防止硅凝胶的外渗漏、减少组织反应及纤维包膜囊增厚硬化的形成、保持乳房术后有美好丰满的形态。实验证明医用硅凝胶具有半透膜的性质，蒸馏水、高渗盐水，及高、低分子右旋糖酐、葡萄糖液等均可通过硅凝胶半透膜，而硅凝胶不能透过半透膜。实验结果表明，硅凝胶充注假体能够较好地保持原有容量，保持乳房术后的良好形态。盐水充注假体植入人体后，假体内的盐水并不会因时间的推移而消失，这是由于体内液体与囊内液体等渗平衡的缘故。

为了克服硅凝胶渗漏的缺点，Ashlay 制成用薄层聚氨酯包被于硅橡胶囊之外的乳房假体，经短期随访取得了良好效果。但新型聚氨酯包被硅橡胶假体置入人体后，假体组织周围巨噬细胞保持在长期功能状态，虽有延缓和抑制成纤维细胞产生纤维化的作用，不发生挛缩，但 Hester、Okunski 和 Chowdary 研究表明，异物反应强烈，还产生金黄色葡萄球菌感染，引起炎症反应，因此对该假体的应用目前还存有争议。

盐水充注假体植入人体后是比较安全的，但假体渗漏、假体破裂、充注的盐水被手术室空气污染后有真菌感染等并发症，在临床上已发现过多例。

目前应用最为普遍的是单腔硅凝胶假体和盐水充注式硅胶假体。经历了四十多年的临床实践，虽然使用硅凝胶假体仍存在并发症，如纤维包膜形成等，但现在还没有发现更好的替代品，因此，该材料仍是隆乳术的首选假体。

（二）乳房假体的类型

乳房假体类型较多，在临床中常用的有：光面圆型硅凝胶假体、光面解剖型（水滴型）硅凝胶假体、毛面圆型硅凝胶假体、毛面解剖型（水滴型）硅凝胶假体、外阀型毛面双层假体、光面盐水充注假体及毛面盐水充注假体等。

（三）安放假体的位置及其容积选择

重塑的乳房应是位置正常、形态优美、体积适中。位置是：位于第 2～6 肋之间，卧时流向外侧，坐位及立位时呈水滴样垂于胸壁；内侧可挤向胸骨旁线，外侧位于腋前线。形态以半球形为佳，体积宜在 350ml 左右，种植的假体宜为矫枉过正，宜超过一般女性乳房的体积为优，术后呈现丰满型乳房。选择乳房假体大小应仔细与受术者商讨，并根据原有乳房的大小来设定。原有乳腺组织比较少、乳房在 100～150ml 左右者，可选择 200～260ml 之间的假体，具体根据受术者的职业、性格及要求而定。对于胸壁平坦、乳腺组织明显萎缩，如同男性者，可选择 240～280ml 假体。乳房假体尚需根据身高及胸廓宽、厚度而变更。瘦弱、薄、窄胸壁者以选用 220～240ml 左右假体为宜，而肥胖、厚、宽胸壁者可选用 240～280ml 的假体。另外还应根据胸部皮肤及肌肉紧张状况，来作为选择假体大小的参考。较松弛者，选择较大的假体种植；较紧张者，宜选择较小的假体种植。职业需要及特殊个人的需要，亦是选择假体大小的依据。假体安放在不同层次，其容积选择略有差别。安放在胸肌下的假体容积可略大于安放于乳腺下的假体容积，约大 20ml 其术后形态效果相似。

（四）隆乳术的麻醉选择

隆乳术可采用全身麻醉、高位硬膜外麻醉及局部麻醉等。

1. 全身麻醉　适用于精神心理较紧张的受术者。一般采用静脉麻醉，也可采用气管内麻醉。

2. 高位硬膜外麻醉　是一种较为安全、易于外科医师手术操作的麻醉方法。

3. 局部麻醉　是一种安全、有效且能减少术中出血的麻醉方法，这种麻醉由手术医师自己操作。局部麻醉分为肋间神经阻滞麻醉及局部浸润麻醉两种。

（1）肋间神经阻滞麻醉：采用 0.5%利多卡因加 1∶10 万肾上腺素，在腋中线第 3～7

肋间进行神经阻滞，但神经阻滞会有一定的并发症，如气胸、血肿、感染及神经痛等。

（2）局部浸润麻醉：是一种安全、有效、并发症较少的麻醉方法。采用0.5%利多卡因加1∶10万肾上腺素，做手术切口浸润麻醉及由切口进入到乳腺下或胸肌下入路的浸润；采用0.25%利多卡因80～120ml加0.375%布比卡因5ml加1∶10万肾上腺素，作胸肌筋膜下或乳腺下浸润麻醉。其穿刺点为：①在腋窝前皱襞、胸大肌外缘进针，向第2肋间胸骨旁线方向穿刺；②在乳房外侧中部由腋前线向第3肋间方向穿刺；③在乳房下部平乳房下皱襞，由腋前线刺入皮肤向第4肋间方向穿刺。在上述3个穿刺点作扇形浸润麻醉，每一穿刺点注射利多卡因20ml，注射时宜在胸廓表面，以防引起气胸。

（五）切口设计

在受术者坐位时设计手术切口及乳腺下或胸肌下分离范围，安放假体囊腔的范围，从第2肋间到乳房下皱襞，内侧达胸骨旁线，外侧达腋中线，用美蓝作出标记，假体囊腔直径为15～16cm。

隆乳术中常用的切口有腋窝横皱襞切口、腋窝前皱襞切口、乳晕下切口、经乳头乳晕切口及乳房下皱襞切口。过去尚有腋前线切口，目前已很少采用(图10-2-1)。

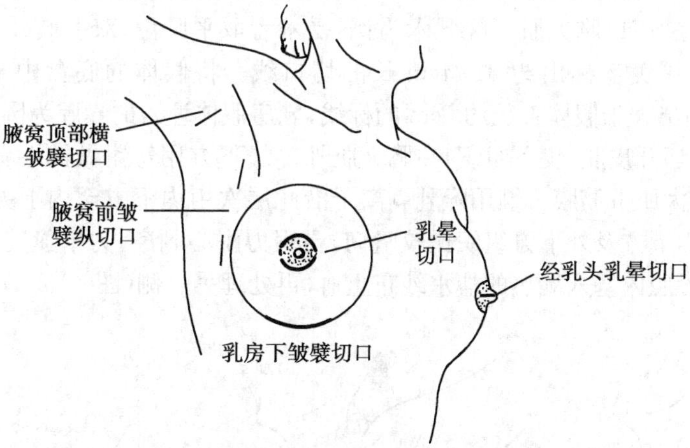

图10-2-1　隆乳切口

1. 腋窝横皱襞切口　在所有切口中，腋窝横皱襞切口最为隐蔽，且因切口与皮肤皱襞一致，术后瘢痕不明显，不损伤乳腺组织。但腋窝切口经皮下进入胸大肌下间隙距离较长，设计范围线下缘的胸大肌内下方和外下方附着点分离不足，术后可造成乳房假体上移、外形欠美观。但如果有好的隆乳术剥离子，手术医师有足够经验，则可避免发生这种形态不良的后果。

2. 腋窝前皱襞切口　切开皮肤、皮下组织后即显露胸大肌外侧缘，解剖位置浅，不易损伤重要血管、神经和乳腺组织，很容易进入胸大肌下间隙，或乳腺下间隙分离容易、出血少。但切口方向与皮肤纹理垂直，术后瘢痕明显，穿泳装或戴乳罩不能掩盖，植入假体因腋窝切口或隆乳囊腔制造不良，假体位置容易向上方移位。如切口位置低下，易损伤第4肋间神经分支，造成乳头、乳晕感觉减退。

3. 乳晕下切口　该切口小，乳晕皮肤呈褐色，有结节状乳晕皮脂腺掩饰，瘢痕不明显。以乳头为中心，切口在胸大肌下间隙可用手指分离，对胸大肌的附着处分离较充分，止血较彻底，术后假体位置自然、逼真。为防止损伤乳腺管，或防止术后会影响乳头的感觉与勃起，在乳晕切口后，沿乳腺表面分离到乳房下皱襞，然后在下皱襞区进入乳腺下或胸肌筋膜下，可防止乳腺管及乳头平滑肌神经支配的损伤。

4. 乳房下皱襞切口　该切口较隐蔽，与皮肤纹理基本一致，切口瘢痕不明显，不损伤乳腺组织及重要神经血管；切口处胸大肌肌肉组织较薄、显露好，进入胸大肌下容易，较易分离胸大肌部分附着区，止血彻底；假体植入方便，假体植入后，不易向上移位。此切口也适用于乳腺下埋植假体。但该部位是受力最大处、引流最低位、各层组织最薄处，如并发血肿、感染，可致假体外露、切口裂开等。

5. 经乳头乳晕切口　会破坏乳腺管，现已少用。

1、3、4 切口优点较多，术后乳房外形美观，但切口选择还需征求受术者的意见。

（六）剥离层次及隆乳囊腔的制备

假体可安放在乳腺下或胸肌下，甚至皮肤下，以胸大肌下为优。皮肤下或乳腺下因为组织量太薄，手感不佳。而且无胸大肌止点的支撑远期容易下垂。目前还有医生探讨将假体置于双平面（下方在乳腺后，上方在胸大肌下），以防止术后假体上移。制备一个大小适宜、形态及位置良好的假体安放囊腔，是手术后乳房形态良好的重要条件。

以腋窝横皱襞切口胸大肌下隆乳术为例：受术者取平卧位，双上肢外展 90°，在双侧腋窝自然横皱襞上用美蓝标出约 3～4cm 长的切口线。将假体的底盘中心置于乳头下约 1cm，在胸壁上画出大于假体直径约 5cm 的标线，乳房假体埋入的囊腔为圆形。沿腋窝横皱襞设计的切口线切开皮肤、皮下组织，在胸大肌外侧缘下方用弯钳做钝性剥离，改用手指探入感觉疏松的胸大肌下筋膜。继用隆乳剥离子沿此层次由内下方至内上方，内下方至外下方呈弧形剥离，内下方及外下方组织比较坚韧，要用力耐心剥离，力求囊腔为圆形。剥离完一侧后，在隆乳囊腔内塞入湿热的盐水纱布止血，再处理另一侧（图 10-2-2）。

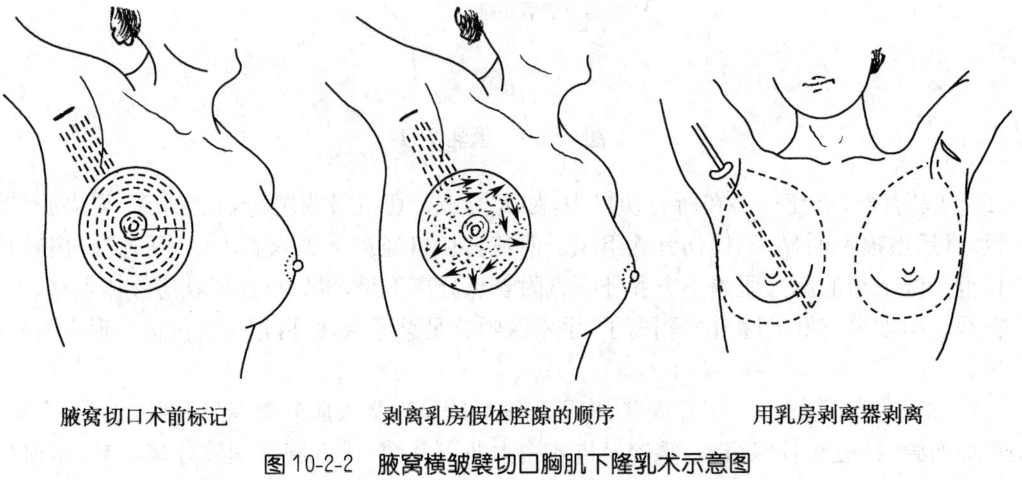

腋窝切口术前标记　　剥离乳房假体腔隙的顺序　　用乳房剥离器剥离

图 10-2-2　腋窝横皱襞切口胸肌下隆乳术示意图

（七）植入假体

接触假体前，手术医师及助手应进行手部清洁，防止异物随假体植入囊腔。取出囊腔内有带纱布，检测无明显出血后，备庆大霉素 16 万 U 或头孢拉定 1g，以及康宁克通-A40mg 注入囊腔。检查假体有无渗漏。用甲状腺拉钩（或适用于儿童的“S”形拉钩）拉开胸大肌并向上提起，充分显露埋植腔隙，将假体置入腔隙内。假体植入前，在囊腔下缘放负压引流管。

（八）分层缝合

依次将胸大肌筋膜、腺体及皮下组织、皮肤缝合，并固定引流管。

（九）隆乳术术后处理

1. 术毕，乳房四周垫敷料，使乳房固定并塑形，再适当加压包扎。

2. 负压管接负压袋或球，放置1～2天。一般引流球内每天吸出渗出液小于20ml时，即可考虑拔除引流管。

3. 经换药、拔除引流管后，佩戴定形乳罩。

4. 术后常规使用广谱抗生素3～5天，酌情使用止血药。

5. 术后6～7天拆线。嘱受术者1个月内避免上肢剧烈运动，定期作乳房按摩，防止假体纤维囊形成。

（十）隆乳术的并发症及处理

1. 出血及血肿　隆乳术中及术后出血是较为常见的并发症，应予避免。不应在月经期间手术。手术前应作血常规及出、凝血时间检测，排除有血液疾病的可能。术前2日应用维生素K_1 10mg/d。术中囊腔制备完成后，用有带热盐水纱布置入囊腔内止血。近年来，内镜被引入隆乳术中，术者可在直视下完成腔隙剥离及止血，有助于减少出血血肿并发症的发生。术毕，必要时可在囊腔内置负压引流。

2. 形态不良　隆乳术后形态不良最为多见的是乳房位置过高，这是因为隆乳囊腔制备不良，特别是假体安放在胸肌下附着点及下外侧胸肌筋膜分离不充分。此形态最多见于腋窝切口，隆乳术后形态失去水滴形，如同拳击选手发达的胸肌肥大；也可由于胸肌下腔隙狭窄，引起术后乳房形态如管状。只有在术前作好隆乳囊腔的设计，并采用隆乳剥离子有效地分离胸肌附着点，制成足够大的囊腔，才可预防这类并发症的发生。

3. 乳房下垂　这是由于隆乳囊腔过大，超过乳房下皱襞所致。此类并发症多半发生在假体置于乳腺下的病例，也可发生在乳房皮肤松弛及假体过大的受术者。

4. 纤维囊挛缩　隆乳术后纤维挛缩发生率约为5%～20%，是目前较难预防也是最常见的隆乳术后并发症。选择适宜的假体，防止手术过程中过多损伤、防止出血和血肿、防止异物进入隆乳囊腔、防止术后乳房损伤、避免隆乳腔隙剥离过小以及术后长期(半年以上)手法按摩是预防纤维囊挛缩的有效手段。一旦纤维囊形成明显挛缩，必须进行手术治疗。纤维囊形成较多发生在假体置于皮下，如改良乳房癌根治术后植入假体的患者，也容易发生在乳腺组织较少，假体植入在乳腺下的受术者。

Baker(1975)提出的隆乳术后纤维囊挛缩分级是有参考价值的，其分级如下：

1级，乳房柔软，如同没有手术的正常乳房；

2级，轻度变硬，乳房假体可扪及，但外表看不出；

3级，中度变硬，乳房假体容易扪及，并能看到；

4级，严重变硬，疼痛敏感，假体扭曲。

5. 假体外露　较为少见，较多发生在乳房下皱襞切口的受术者，一旦发生宜取出假体。

6. 假体内侧贯穿。

7. 假体肉芽肿　也是较为少见的，曾见于采用第一批国产假体的受术者，更换假体后情况可改善。

8. 假体破裂或假体渗漏　多见于国产假体及应用5～10年以上的进口假体。一旦发生，必须取出假体，更换假体，或终止隆乳。

9. 上臂疼痛　可能是由于肋间臂神经受压所致。虽然少见，但是较难处理，可采用理疗、神经封闭等方法治疗。

10. 感染　是十分少见的，但也曾发生在美容院进行的隆乳术后。严重者造成胸肌间隙广泛感染，只有通过取出假体、清创引流才能解决。

11. 隆乳切口瘢痕增生。

12. 异物反应。

13. 气胸或脓胸　十分少见的并发症。因手术在分离胸肌时进入胸腔，可造成液气胸、血气胸或脓胸等并发症。

三、节点小结

自体脂肪移植隆乳是一种微创、安全的术式。对于心理或生理假体排斥者是个很好的选择。但由于目前自体脂肪移植隆乳有明显的吸收率，因此要想通过自体脂肪移植隆乳达到理想的效果须有多次手术的心理准备。自体脂肪移植隆乳不适合胸部过于扁平及消瘦的人群。

硅橡胶假体隆乳术到目前为止已有47年历史。从大量的临床资料、流行病学、免疫学等研究表明，硅橡胶假体隆乳术与乳腺癌无因果关系，也无其他病害有关的证据。硅橡胶假体在目前还没有发现更好的替代品之前该材料仍是隆乳术的首选假体，有免疫性疾病倾向者应谨慎选择硅橡胶假体隆乳。硅橡胶假体隆乳术切口以腋窝横皱襞切口最为隐蔽，最为常用。以胸大肌下层次最优，现在也有胸大肌下及乳腺后双平面的较好尝试。假体以毛面硅凝胶假体最优，引起纤维囊挛缩的几率较少。硅橡胶假体隆乳术最常见的并发症是假体纤维囊挛缩，让假体有足够活动的空间以及不让纤维囊过度增厚是预防假体纤维囊挛缩的关键。

第三节　巨乳缩小术

乳房缩小整形(reduction mammaplasty)是以切除部分乳房皮肤、乳腺组织，使乳房形体缩小和乳房位置改善，并进行乳头、乳晕整形的一类整形技术。乳房缩小整形术是用于乳房过度发育及乳房下垂的整形术。

乳房的过度发育使乳房的体积过度增大，形成乳房肥大症俗称巨乳症。乳房肥大给女性带来精神上及肉体上的痛楚。乳房肥大常常在不同程度上伴有乳房下垂(mammary ptosis)。严重的乳房肥大及乳房下垂，其乳房下缘可超越脐孔，甚至到达耻骨水平，造成形体臃肿，行动不便，肩部、背部酸痛，平卧时有胸部受压及窘迫感。天气炎热时，两侧乳房之间以及乳房下皱襞区，常常处于浸湿状态，易生痱子、湿疹等皮炎之类的皮肤疾病。巨大的乳房或严重下垂的乳房，使女性失去匀称、苗条的曲线美的轮廓，代之以粗壮的形体，使患者羞涩，深受难以启齿的肉体及心理上的压力，失去自信及参加社会生活的勇气。

一、乳房肥大症的分类和分度

（一）分类

乳房肥大可分为3类:乳腺过度增生性乳房肥大、肥胖型乳房肥大及青春型乳房肥大。由于病理及临床症状的区别,在治疗方法上也略有差别。

1. 乳腺过度增生性乳房肥大　表现为乳腺组织过度增生,肥大的乳房坚实,乳腺小叶增生明显,常有压痛。在月经周期期间,常常有自发性疼痛,并伴有乳房下垂,较多发生于已婚育的妇女。严重的病例,由于乳房的赘生及经久的胀痛,给患者带来心理上及肉体上的折磨,她们会要求医师作乳房全切除,以解除其多年来的痛苦。

2. 肥胖型乳房肥大　表现为整个乳房匀称地肥大。在组织结构上,是以乳房中的脂肪匀称增生、脂肪细胞肥大为主;在手术中可发现乳房皮下有脂肪增生,在乳腺组织之间,也有脂肪增生及浸润。这类乳房肥大的患者常伴有全身性肥胖,肥大的乳房虽可能伴有不同程度的乳房下垂,但较乳腺过度增生性乳房肥大为轻。

3. 青春型乳房肥大　是一种在青春发育期发现的乳房渐进性增大,并过度发育,乳腺组织增生、肥大。乳房表现为匀称性肥大,乳房下垂不明显,这类患者有时有家族史。

（二）分度

根据乳房肥大及乳房下垂的程度,一般可分为3类,即轻度肥大下垂、中度肥大下垂和重度肥大下垂(表10-3-1)。

表10-3-1　乳房肥大及乳房下垂程度的分类

名称	乳头下降(ml)	估计切除的乳房组织量(每侧)(g)
轻度	1～7	＜200
中度	7.1～12	200～500
重度	＞12	501

二、巨乳缩小整形内容、原则、术前准备

（一）手术内容

1. 乳头、乳晕的向上移位及整形。

2. 切除肥大、松弛的乳房皮肤、皮下组织。

3. 切除过度增生的乳腺组织,矫正下垂的乳房形体,制成半球形的乳房实体。

（二）手术原则

乳房缩小整形手术的原则是使肥大及下垂的乳房经过手术以后,达到外形及功能良好的目的。

1. 术后乳房大小合适、位置良好。

2. 术后乳房为半球形,形态良好,两侧对称。

3. 乳头、乳晕感觉良好。

4. 皮肤切口隐蔽、瘢痕少,没有猫耳畸形,没有局限性、凹陷性畸形或乳房扭曲畸形。

5. 尽可能保持乳房的泌乳功能。

6. 术后乳房质感良好，具有正常乳房组织的弹性。

（三）术前准备

1. 全身状况良好，没有心、肝、肾、肺等器官的器质性疾病。

2. 对于没有控制的高血压病、胰岛素依赖性糖尿病、垂体功能障碍、甲状腺功能障碍，以及严重的贫血患者等，不宜进行这种手术。

3. 了解患者的心理状况，有心理障碍，以及家属对患者进行乳房整形手术的心理准备不足者，不宜手术。

4. 对于重度乳房肥大的患者，应作好输血准备，也可在术前抽取一定的血液，供术中或术后自身输血之用。

5. 进行局部检查。患者应取坐位检查，重度乳房肥大者需要立位检查。记录乳头位置、乳头与胸骨切迹中点的距离、乳头与锁骨中点的距离；测量乳房下垂的程度，即乳头下降离乳房下皱襞中点的距离，测量乳房中点的胸围和乳头中点的胸围，测量乳头及乳晕的直径。

6. 于患者坐或立位时进行手术切口设计

（1）新乳头、乳晕定位：乳房肥大或乳房下垂者，其乳头、乳晕的位置低于正常。设计一个恰当位置的乳头、乳晕，是手术成功与否的一个重要因素。移植后新乳头中心点可采用如下方法：①连线法：锁骨中线与上臂肱骨中点水平线之交点，距胸骨切迹 18～23cm；②圆心法：以胸骨切迹为圆心，19～24cm 为半径画弧，以剑突为圆心，12.5～17cm 为半径画弧，两弧线之交点；③投影法：四指插入乳房下皱襞，拇指与之相对应的皮肤表面投影。测量原乳头到新建乳头距离，可评定乳房肥大及下垂的程度，决定乳头、乳晕带蒂移植的方法。

（2）乳房皮肤切口设计：巨乳缩小术前皮肤切口设计根据具体选择方法的不同有所差别，详见后述方法介绍。

7. 设计完成后术前照相记录，包括正位、左右侧位及左右斜位。

三、常用巨乳缩小术方法

乳房缩小整形手术是不容易达到尽善尽美的效果的。女性乳房是一具有半流动性的实质组织，随着体位改变而有不同的美的效果。要重塑形态理想的乳房，又不让手术瘢痕过多地暴露在乳房上，这就成了整形医生们不断探讨的目的，探讨的结果就形成了五花八门几十种的巨乳缩小整形的手术方法。在此只介绍三种常用的巨乳缩小术方法：

（一）横行双蒂巨乳缩小整形

横行双蒂巨乳缩小整形是由 Strombeck(1960) 报道的。其手术内容是：乳头、乳晕两侧的乳腺组织为蒂移植，其蒂设计在水平左、右方；肥大乳房下部及新定位乳头乳晕部皮肤皮下及乳腺切除，然后作剩余乳腺在胸肌筋膜下部分游离，向上悬吊剩余腺体及乳头乳晕移位。

1. 切口的设计　目前广泛采用的切口是倒 T 形切口，Wise 模板的应用使术前画线设计简单化，使术后形成的倒 T 形切口更加和谐统一(图 10-3-1)。

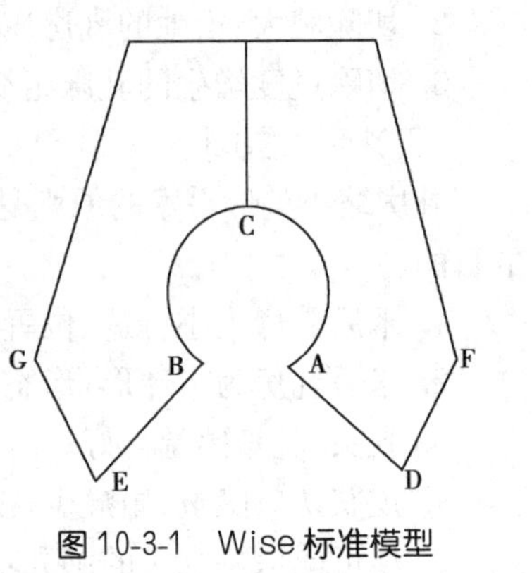

图 10-3-1　Wise 标准模型

（1）用透明胶片制作 Wise 标准模型，模板正中线与锁乳线重合。以新乳头X为圆心，依照模型的圆孔，画出新乳晕圆周ABC，模型AD、BE、ED之间距及角度，应根据皮肤松弛程度而定，一般ECD角度为60°～135°，必要时可予以调整，以两缘能无张力地靠拢为宜。如过宽，乳房中央部的皮肤将被切除过多，皮瓣缝合时张力过大，瘢痕明显，甚至难以愈合；同时由于张力大，乳腺组织被过度推向上部，基底部呈现平坦、凹陷，不符合美学要求。如ED距离过窄，则水平方向的皮肤将有多余，乳腺呈横向过多(图10-3-2)。

(2) 乳晕孔直径为4～5cm。

(3) 模板两臂长度为5.5～6.0cm，为新乳晕下缘到新乳房下皱襞的距离，该线太长，将显乳头、乳晕位置太高；该线太短，则显乳头、乳晕位置过低。

(4) 画出乳房下皱襞FG，G点位于乳房下皱襞与腋前线交点，F点位于乳房下皱襞与胸骨外侧缘交点，连接EG与DF，此两连线均为向下突出的弧线或S形曲线。

(5) 翻转胶片模型，同法设计对侧切口。

2. 手术适应证及评价

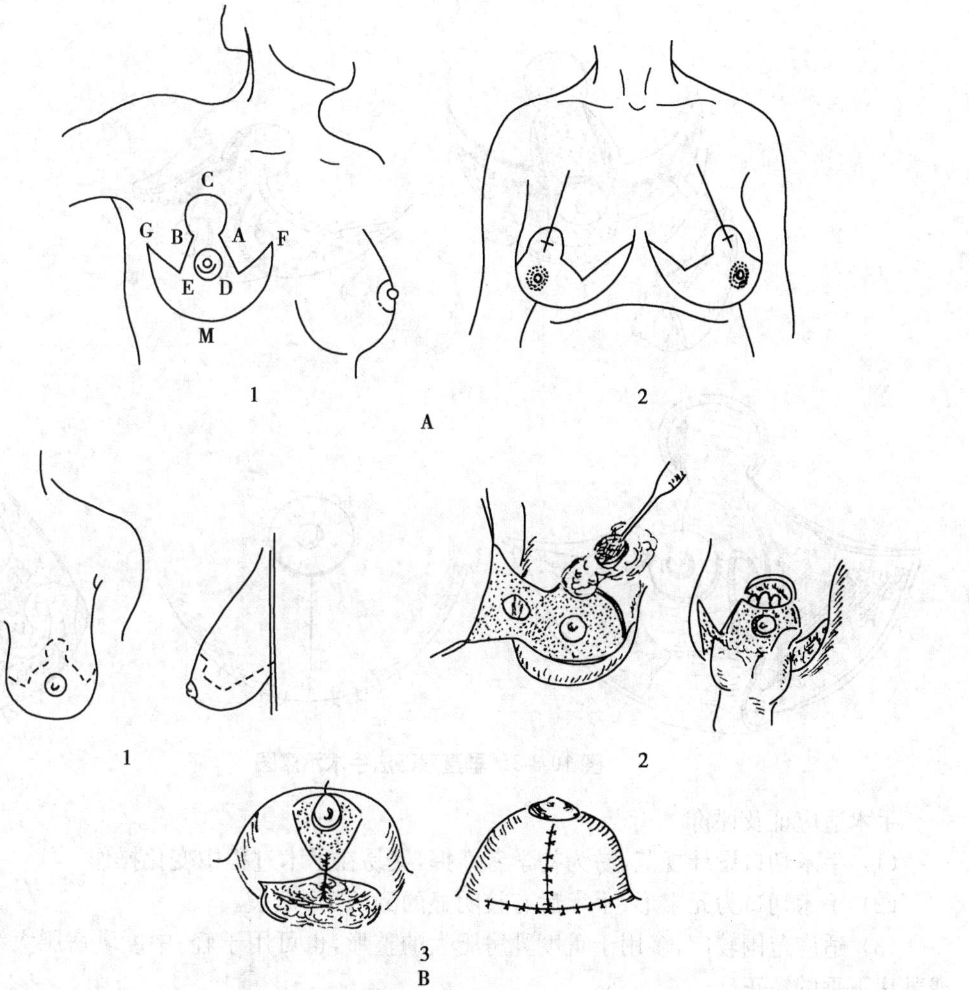

图10-3-2
A. 横行双蒂法手术设计图；B. 横行双蒂法手术示意图

(1) 手术切口设计规范,易为初学者掌握。

(2) 手术切口为元宝形,手术后也有较明显的倒"T"形瘢痕。

(3) 主要适用于中度乳房肥大的整形。

(4) 乳腺塑形切除后,所余乳腺组织形成由胸廓内动脉、胸外侧动脉供血的双蒂乳腺组织瓣,乳头、乳晕位于蒂的中央,乳头附着和血供不受干扰。

(5) 腺体蒂去表皮但保留真皮,术后乳头感觉保留较好。

(6) 乳房下皱襞的水平瘢痕较长,且延伸至中线。

(二) 垂直双蒂巨乳缩小整形

垂直双蒂乳房缩小整形(Mckissock 法)是由 Mckissock(1972)报道的。其手术内容是:乳头、乳晕皮下蒂移植,其蒂设计在垂直上、下方;乳房肥大的中下部皮肤切除,应用乳房外侧皮瓣及内侧皮瓣转移,修复缺损;乳腺部分作中下部楔形切除,然后作乳腺在胸肌筋膜下部分游离,旋转作对合,使乳腺成锥体形组织块。目前多采用改良术式,其乳头和乳晕垂直上、下蒂的术式被多种乳房缩小整形术所采用(图 10-3-3)。

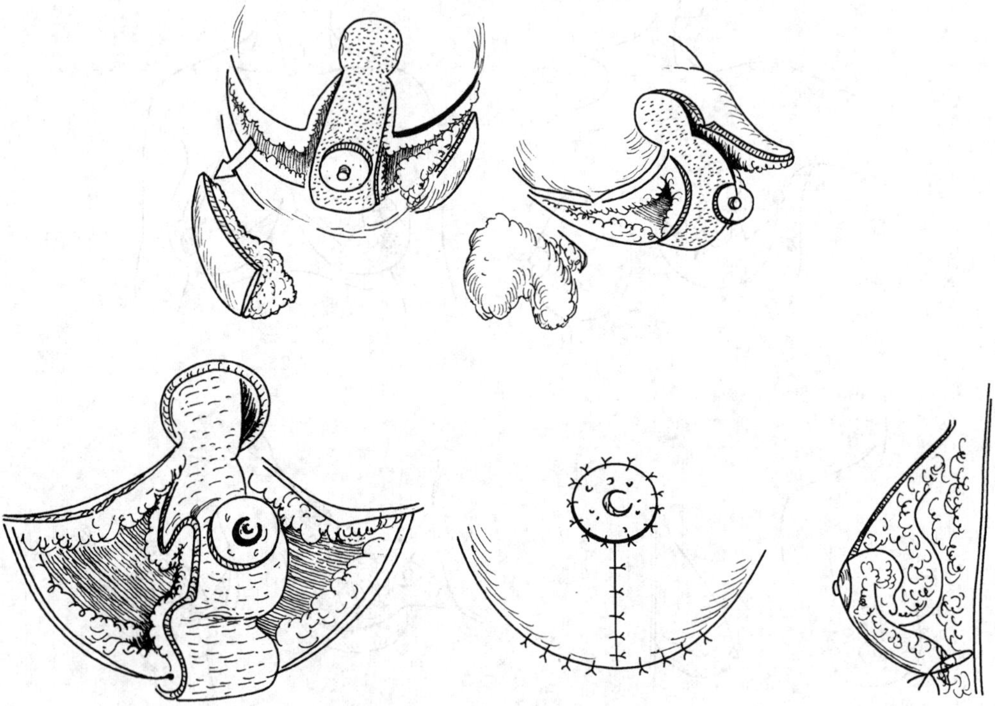

图 10-3-3 垂直双蒂法手术示意图

手术适应证及评价

(1) 手术切口设计规范,易为初学者掌握,又易在手术过程中变化操作。

(2) 手术切口为元宝形,手术后有较明显的倒"T"形瘢痕。

(3) 适应范围较广,多用于重度乳房肥大的整形,也可用于轻、中度乳房肥大缩小整形或乳房下垂的矫正。

(4) 乳头、乳晕以垂直的上、下方蒂移植,乳头、乳晕皮瓣血供较好,除特别严重的乳房肥大移植外,较少发生乳头、乳晕坏死。

（5）切口宽大，从乳房下方进路进行乳腺下部部分肥大乳腺切除，便于乳腺部分切除后，塑造半球形乳房实体。

（6）手术过程中如果乳腺导管被切断，术后会失去泌乳功能。

（三）双环法巨乳成形术(图 10-3-4)

双环法巨乳成形术最早由我国医学科学院整形外科医院乔群提出，现多采用改良术式，是一种仅留乳晕切口瘢痕的巨、垂乳整形术，其手术内容为：根据巨乳和垂乳其下垂的不同程度，采用了不同的双环乳晕切口入路，楔形或"S"形切除外象限的乳腺组织，剩余下瓣乳腺组织向上旋转缝合塑形，乳头、乳晕随乳腺向上悬吊而上移。

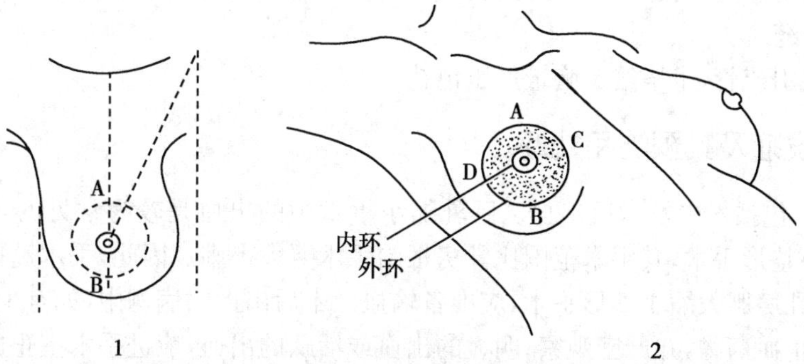

图 10-3-4　双环法巨乳成形术手术设计图

1. 手术适应证及评价

（1）手术切口设计简单，易为初学者掌握。

（2）手术切口为双环同心圆或偏心圆乳晕切口，术后仅留乳晕切口瘢痕，实现切口瘢痕的最小化。

（3）适用范围广，可用于轻、中及重度乳房肥大的整形。

（4）乳腺塑形时切除了乳腺癌及乳腺增生团块的好发部位——外上象限乳腺组织，可减少乳腺肿瘤及乳腺异常增生的发生。

（5）此法术后早期遗留下乳晕缘放射状皱纹，而且中、重度乳房肥大者乳房的塑形早期亦欠挺拔，但发射状皱纹多可于术后 6～10 个月消失，乳房外形亦可自行不同程度改善。

2. 手术方法及步骤(图 10-3-5)

（1）新乳头、乳晕定位：同前述垂直双蒂法。

（2）乳房皮肤切口设计：根据巨、垂乳的轻重程度，分别给予不同的切口设计。轻度者，

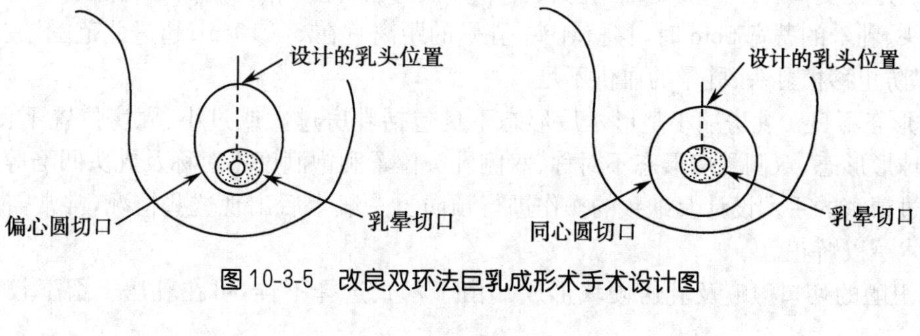

图 10-3-5　改良双环法巨乳成形术手术设计图

采用偏心圆乳晕双环切口入路；中、重度者采用同心圆乳晕双环切口入路。以原乳头为中心，以1.5～2cm为半径在乳晕上画圆，此为新乳晕，即双环之内环。同心圆双环之外环，以乳头为中心，以新乳头上约2cm为半径画圆，且使其至乳房下皱襞的距离不短于5～6cm。

(3) 偏心圆者双环间半月形皮肤表皮去除，保留真皮下血管网；同心圆者双环间皮肤内1/3切除表皮，保留真皮下血管网，外2/3切除全层皮肤。

(4) 自外侧乳晕切口缘在皮下浅筋膜层乳腺组织表面向外侧潜行分离至乳腺边缘，根据乳腺组织的肥大程度，作“S”形或楔形切除外侧象限的部分乳腺组织至胸大肌表面。将存留的下瓣乳腺组织向上旋转缝合塑形。

(5) 外侧切缘先在真皮下作一荷包收紧缝合，收紧至约乳晕大小后再与内侧乳晕皮肤切缘分层对合缝合。

(6) 放置引流管，术毕给予胸带加压包扎。

四、并发症及其预防和处理

1. 出血　包括术中及术后出血。巨乳缩小手术中的出血是较为常见的。双侧性重度乳房肥大缩小整形手术，其手术范围比乳房根治手术要大得多。因此，手术过程中要严格止血，对于重度乳房肥大缩小整形手术，应准备输血。术后出血的病例中，如有少量渗血，可加压包扎，应用止血药物，并严密观察；明显的出血或活跃的出血，应进手术室止血。

2. 血肿　由于术中止血不彻底，或术后引流不畅，造成血肿，可集于皮下，也可集于乳腺组织内。轻的血肿，可用针筒抽吸；重者必须切开引流。

3. 脂肪液化坏死　当对乳房的血液供给破坏太大，或者缝合过紧都有可能导致脂肪液化坏死。脂肪液化处理只有进行引流，但此类引流伤口往往很长时间才能完全愈合。

4. 感染　乳房缩小整形术后感染较为少见。由于哺乳期手术，乳房或全身存在潜伏性感染因素，手术后感染可发展；术前及术中的一些因素也可能造成感染。感染有急性感染及慢性感染两类。前者宜予以积极的抗炎处理，必要时应作切开引流。慢性感染常因急性感染处理不当，或局部存有异物或坏死组织，造成创口长期不愈合，宜彻底清创，消灭死腔，改善局部组织血供，以控制感染。

5. 创口裂开，皮瓣坏死　肥大乳腺组织切除较少、乳房皮肤切除过多、术后局部皮肤缝合张力太大，可造成创口裂开和血肿。感染也可能造成创口裂开。皮瓣转移后血供不良，可造成皮瓣坏死。术前进行精确的手术设计，术中细致操作，术后防止血肿、感染及皮肤缝合张力过大等，是防止创口裂开及皮瓣坏死的关键。

6. 乳头、乳晕坏死　是这类手术比较严重的并发症。其原因是乳头、乳晕的蒂太长或蒂部血供途径受损害。一般而言，乳头、乳晕移植，其蒂宽与移植距离之比宜在1∶2～1∶1，即乳头、乳晕的蒂宽5cm时，移植乳头、乳晕的距离宜在5～10cm；超过此范围，宜作双蒂移植，以防止移植乳头、乳晕的血供不足。

7. 形态不良　乳房缩小整形术后形态不良包括乳房过大或过小、乳房位置不良、乳房失去半球形形态、双侧乳房形态不对称、双侧乳头位置和饱满度不对称及乳头凹陷等。这些都可通过精密的手术设计及细致的操作进行预防。一般术后出现这些情况，常常需要经过再次手术予以矫正。

8. 丑陋的切口瘢痕及乳房硬块形成　由于术式选择不佳，可在乳房上留下较多的瘢痕；由于手术创伤大，可造成明显的增生瘢痕；乳腺及皮下组织坏死，可造成局部硬块。

9. 乳头感觉丧失。

10. 泌乳功能丧失 对于轻度乳房肥大及下垂的病例，手术过程中应尽可能只切除乳房下部，防止乳腺导管的损伤，以保护其泌乳功能。特别是对于未婚青年，则更应如此。

11. 表皮样囊肿形成 部分巨乳缩小术，需去除表皮，并将真皮迭入乳房内，如去表皮技术不当，表皮未去尽，术后易发生表皮样囊肿，一旦发生，唯有手术切除。

12. 巨乳复发 少数患者经过乳房缩小整形后，乳房可再度发育增大，需要再次手术整形。

五、节点小结

一个完美的乳房，除了形态挺拔，还应该是洁净无瑕。这两点正是巨乳整形的难点所在。之所以会出现几十种方法的巨乳整形术，是因为众多的术式都做不到还原了乳房的挺拔，又不在漂亮的乳房上留下痕迹。横双蒂巨乳缩小整形（Strombeck 法）和垂直双蒂乳房缩小整形（Mckissock 法）是巨乳整形的最早经典，适合各种类型的巨乳整形，术后乳房下垂能得到很好的矫正，形态挺拔，很多巨乳整形术的改良术式多是在其基础上演变出来的。但是这两类术式在挺拔的乳房上留下了非常明显的倒"T"形的瘢痕，东方人更是明显。因此后面不断改良的术式都是企图在矫正下垂乳房的同时又尽可能在乳房上留下最少的痕迹，双环法巨乳成形术就是一个比较好的改良术式，仅在乳晕上留下一圈切痕。但由于缝合张力的问题，乳房早期形态过于扁平，乳晕周缘形成放射状皱纹，好在这两个问题在 3 个月或半年后能逐渐好转。

第四节 下垂乳房上提术

乳房下垂（mastoptosis）是一种生理现象，常见于历经多次妊娠并授乳之后的中老年妇女，或减肥后的中青年妇女。系由乳房内的腺体和（或）脂肪结缔组织增生使乳房增大，其后又发生萎缩，随乳房屡次增大而被牵伸扩展的皮肤和悬吊支撑结构等弹性降低，终不再回缩复原；或因衰老所致皮肤、支持组织、脂肪和腺体都明显退化、萎缩，这些因素使乳房松弛而向下垂坠，形似袋状；因两侧乳房失去在胸壁向前凸出耸立的正常外形，影响胸部体态，并因乳房向下方牵坠，还会造成生活和工作的诸多不便。

一、乳房下垂的分类和分度

（一）分类

1. 纺锤状乳房下垂 此类是以乳房基底部的横纵径缩短为特征的乳房下垂。乳房基底部圆形冠状面小于乳房远端冠状面，酷似纺锤。此种乳房下垂系乳房组织疝坠至乳晕区域皮下所致，常合并大乳晕综合征，多见于哺乳后中青年女性。

2. 三角巾状乳房下垂 整个乳房扁平状，像挂在胸壁的三角巾，故得名，乳房基底部冠状面呈长椭圆形，乳房纵径大于横径，没有明显的乳房组织疝坠至乳晕区域皮下。多见于中老年妇女，特别是绝经后妇女。

3. 圆柱状（筒状、牛角状）乳房下垂 乳房基底部冠状面及远端冠状面基本相等，或远端冠状面略小。乳房纵径较长，乳头位于乳房下线，外观如圆柱或牛角。乳房内主要是纤维及脂肪组织相对增多，乳腺组织较少，乳房手感致密，皮肤弹性较好，此类乳房下垂多见于青年女性。

（二）分度

根据乳房下垂的程度不同，可分为 3 度

1 度：乳头与乳房下皮肤反折线平行。

2 度：乳头位置低于乳房下方皮肤反折线，但高于乳房最低位置。

3 度：乳头位于乳房最低位置，但有些乳房下垂，特别是乳房远端肥大者，虽下垂严重，乳头位置仍不在最低处，此类也应视为 3 度下垂。

二、下垂乳房整形手术原则、术前准备与并发症

通常巨乳都有下垂的情况，所以第二节所列各种乳房缩小成形术实际上都包含了乳房下垂的整形术，本章节主要论述的乳房下垂整形术，是针对皮肤过多或松弛，没有腺体或脂肪增生或仅有少量增生的妇女乳房下垂矫正。因此，除去乳腺塑形内容，乳房下垂整形手术原则基本与巨乳缩小原则相同。乳房下垂手术一般无需输血，其他术前准备同巨乳缩小术。乳房下垂整形术的并发症基本与巨乳缩小术并发症相同，扩大乳房体积矫正乳房下垂者，除一般并发症发生可能外，还有可能发生隆乳术的并发症。

三、常用下垂乳房上提术

前述巨乳缩小常用手术方法，除去乳腺塑形内容，均可用于下垂乳房上提整形，其中笔者推荐双环法适用于轻、中、重度下垂乳房整形。如患者要求矫正乳房下垂的同时，希望有一对丰满的乳房，可以通过隆乳术来矫正乳房下垂，此类隆乳术通过双环法切口进入乳腺后间隙或胸大肌后间隙，剥离假体放置腔隙，植入假体，余步骤同双环法。如纺锤状乳房下垂采用同心圆双环法与假体隆乳结合效果明显，在此不做详述。

第五节　乳头凹陷整形术

乳头凹陷(nipple inversion)是指乳头凹陷于乳晕之中，轻者乳头失去凸起，部分乳头凹陷于乳晕之中；重者乳头外观缺失，完全陷于乳晕平面之下，呈火山口样畸形。

一、临床表现

（一）乳头内陷病因及发生率

乳头内陷多半是先天性畸形，也可能因外伤、炎症、肿瘤，及手术造成乳头内陷。如巨乳缩小整形术后易有乳头内陷并发症，反复乳腺炎症也可能造成乳头内陷。先天性乳头内陷并不十分少见，只有较严重者才要求诊治。曾有学者随机抽取上海地区成年健康妇女乳腺病普查记录 200 份，乳头内陷发病率为 2%，与 Schwager(1974)统计的乳头内陷成人发病率 1.76%相似。乳头深陷于乳晕之中，凹陷乳头内可积存污垢或油脂，造成奇痒、湿疹或炎症。严重乳头内陷则难以让婴儿吮吸乳汁，给患者带来心理上的压抑或生活上的不便。

（二）乳头内陷分类

乳头内陷，常为双侧性，两侧凹陷程度不一，也可以是单侧性的。乳头内陷可分为3类：

1型：轻度乳头内陷，乳头部分内陷，乳头颈存在，能轻易用手使内陷乳头挤出，挤出后乳头大小与常人相似。

2型：中度乳头内陷，乳头全部凹陷在乳晕之中，但可用手挤出乳头，乳头较正常为小，多半没有乳头颈部。

3型：重度乳头内陷，乳头完全埋在乳晕下方，无法使内陷乳头挤出。

前来就诊的乳头内陷患者中，既有青春少女，也有已婚或已育妇女，在不少1型乳头内陷的已育妇女中，内陷乳头还可喂育儿女，婴儿仍可吮吸乳汁。

（三）乳头内陷的病理

乳头内陷的病理表现为乳腺管短缩，乳头内肌肉发育不良，乳头下较少有纤维肌肉组织，乳头下组织空虚，缺少支撑组织，并在乳腺管间充塞有短缩的纤维束。

二、治疗原则

乳头内陷以手术治疗为主，一般患者都有物理治疗的历史，因无效而请整形外科医师相助。而物理治疗的确是有效的方法，持续低压负压吸引有助于使轻度内陷的乳头得到矫正，而且对乳头内陷矫正术后复发治疗也是一个很好的辅助方法，物理治疗最好在婚前或妊娠早期进行。

乳头内陷的整形手术方法有二十余种，并且不断有新的方法报道。单纯施行乳头部分的乳头内陷整形手术，术后易较复发，尤其是重度乳头内陷。去表皮乳晕三角皮瓣支撑法、Broadbent及Woolf手术、新月型乳晕瓣手术，及改良的Pitanguy手术都是较易操作且复发率较低的手术方法。

为使手术成功减少复发，应注意下列原则：

1. 松解引起乳头内陷的纤维束，必要时切断部分或大部分短缩的乳腺导管。

2. 组织移植充填空虚的乳头。

3. 在乳头颈部制造一狭窄环，防止被充填到空虚乳头内的组织疝出，可采用荷包口缝合，或作乳头颈部部分皮肤切除，以缩窄乳头颈。

4. 必要时作皮瓣移植，加大乳头或制造乳头颈。

5. 术后作一定时间的乳头牵引或持续低压负压吸引，防止乳头内陷的复发。

三、常用乳头内陷方法介绍

（一）去表皮乳晕三角皮瓣支撑法

该法由Lee等（1988）首先报道，我国邢新等人采用此法治疗乳头内陷，效果满意，可用于轻、中、重度乳头凹陷整复。

1. 方法优点：

（1）手术简便，易于掌握。

（2）乳头血运及感觉保护较好。

（3）去表皮三角瓣填充乳头下，增加乳头体积的同时又可加强乳头下支撑力。

（4）V-Y缝合创面使三角瓣蒂部向乳头中央靠拢，乳头更为突出。

（5）切口瘢痕少而不明显。

（6）乳头形态满意。

2. 手术方法及步骤（图 10-5-1）：

（1）于乳头凹陷裂隙两端乳晕上设计两对应等腰三角形，底边位于乳头基底圆形轮廓线上，呈弧形，两腰长度不超过乳晕范围。

（2）切开三角瓣各边达真皮浅层，去除其表皮，然后将三角瓣两腰皮肤全层切开达皮下浅层，并行皮下剥离，形成蒂在乳头基底的乳晕真皮瓣。

（3）眼科剪经乳晕真皮瓣蒂部下方分离松解乳头下短缩的纤维结缔组织，必要时可松解切断短缩的乳腺导管，直至与对侧切口贯通，形成乳头下隧道。

（4）将两侧乳晕三角真皮瓣填充于乳头下隧道，可在瓣尖穿牵引线，经乳头传出，在乳头顶打凡士林油辅助固定填充的三角真皮瓣。

（5）以 V-Y 方式缝合乳晕创面。

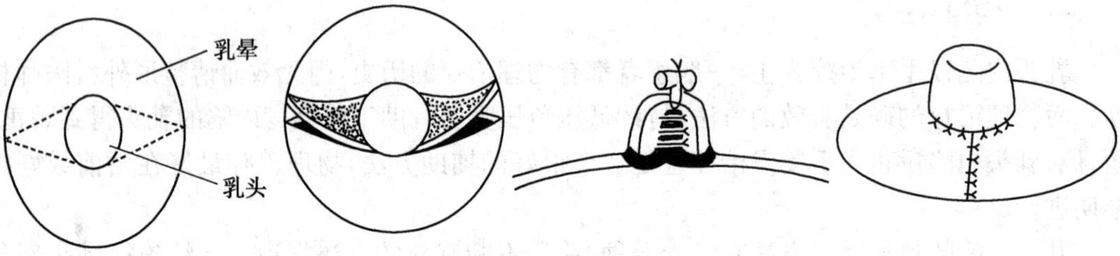

图 10-5-1　去表皮乳晕三角皮瓣法手术示意图

（二）“井”字形埋线法

轻、中度乳头内陷单独采用该法，效果即比较显著；重度乳头内陷需采用该法结合乳晕部皮瓣成形。

1. 该法优点如下：

（1）手术方法简便易学。

（2）切口瘢痕最小化，轻度乳头凹陷者采用该法术后几乎不留痕迹。

（3）乳腺导管几无损伤，对保留哺乳功能要求较高的乳头内陷患者特别适用。

2. 手术方法及步骤（图 10-5-2）：

（1）乳头缝线牵引上提乳头。

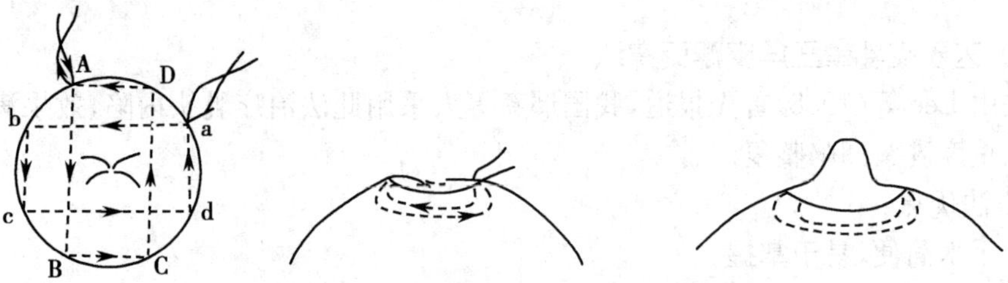

图 10-5-2　“井”字形埋线法手术示意图

1. 埋线缝合路径；2. 埋线在乳晕下行走路径；3. 术后

(2) 于乳晕区横、纵两个方向贯穿乳头基底走“井”字形用 3 号尼龙线作“U”缝合，远离乳头基底部缝线走行于皮下，打结线结埋于皮下。

四、并发症

除感染、血肿、切口裂开等一般手术并发症外，乳头凹陷手术还有如下并发症：

1. 乳头坏死　常见原因为松解纤维束时破坏乳头深部的血供，乳头颈部狭窄环过紧也可能导致乳头坏死。

2. 乳头感觉麻木　在切开、剥离、松解过程支配乳头感觉神经受损所致。

3. 泌乳障碍　重度乳头凹陷者，常常合并乳腺导管短缩，为达到松解彻底效果，需切断乳腺导管，轻、中度者虽不一定需离断乳腺导管，但在松解乳头下方纤维束时可能会损伤乳腺导管，造成哺乳障碍。

4. 乳头外形欠佳　重度乳头凹陷者往往合并乳头体积不足，在矫正内陷的同时没有注意对抬升后乳头的组织填充，则会使矫正内陷的乳头形态欠佳。

5. 乳头内陷复发　牵扯乳头的纤维束及导管松解不彻底、感染或血肿机化后组织挛缩、长时间穿着过紧的内衣，术后乳头牵拉锻炼不足等都是导致乳头内陷复发的原因，乳头凹陷程度越重，术后复发可能性越大。

五、节点小结

乳头凹陷整形术也有 20 多种的术式，可见要能很好地矫正凹陷的乳头，又尽可能留下最少的痕迹，还不容易复发而且又不损伤乳腺管影响哺乳功能，这是多么不容易的事。去表皮乳晕三角皮瓣支撑法比早期的多瓣法有明显的改进，能切实有效地矫正凹陷的乳头，切痕也不太多。但遭遇重度乳头凹陷要想不致复发，很难保证不损伤乳腺管影响哺乳功能。“井”字形埋线法是微创矫正乳头凹陷的较好的尝试，对轻、中度的乳头凹陷都有极好的效果，而且几乎不留任何痕迹，也不损伤乳腺管影响哺乳功能，但对于重度乳头凹陷的矫正尚须进一步改良探讨。

第六节　乳头乳晕缩小整形术

乳头、乳晕肥大多见于女性妊娠哺乳，且多伴乳房过大或乳房下垂。男性乳晕肥大多见于男性乳房发育症，男性乳头过大或过长则称为男性的女性化乳头症，与男性乳房发育症不一定同时发生，可为单侧或双侧，原因不明，可能与激素异常有关。乳头乳晕肥大是一个小的但又特别引人注意的畸形外观，常使患者承受较大的心理压力，尤其对男性而言，因为男性乳头乳晕有更多的机会暴露于大庭广众之下。

一、乳头肥大

乳头肥大的整复方法很多，但都涉及切除乳头部分组织，因此会不同程度损伤乳腺导管，对于日后有哺乳需要的女性，最好不要施行。

(一) 手术方法

在此介绍一种对乳腺导管损伤较小的方法——武藤靖雄法(图 10-6-1)：保留乳头顶部

及上端，于乳头中部及基部行圆周状脱套切除皮肤及皮下组织，如乳头仍显肥大，则楔形切除一块乳头上端组织并缝合，余乳头上端切口与基部切口缝合，关闭创面。

（二）并发症

主要为乳头坏死，常见于乳头组织切除过多，缝合张力过大的情况。

二、乳晕肥大

巨乳及垂乳或男性乳房发育症合并的乳晕肥大，可在行巨乳缩小、垂乳上提或男性乳房发育症时同时把乳晕缩小，如仅为单纯乳晕肥大可参考双环法巨乳缩小术中皮肤及皮下组织的处理方法解决。乳晕肥大合并乳头肥大时，两类手术不可同期进行，以免影响乳头的血供。

第七节　乳房再造术

一、概述

乳房形态不良可造成女性心理上的压抑和缺陷，而乳房的缺失，则更易导致女性形体、精神上的创伤。这类精神上的创伤，通过乳房再造（breast reconstruction）可以不同程度地弥补。

乳房再造及乳房缺失的原因，最多见的是乳房良性或恶性肿瘤切除后乳房缺失；也可能因为外伤及烧伤，造成乳房缺失；亦有先天性发育不良造成一侧乳房缺失或两侧乳房缺失需进行乳房再造；异性癖的患者，由男性变为女性，也需进行女性乳房再造。

（一）乳房再造时机选择

乳房再造时机的选择因乳房缺失的原因不同而有区别。

1. 外伤性乳房缺失、先天性乳房发育不良性乳房缺失，宜等待女孩至发育年龄时进行再造。

2. 变性术后乳房再造时机的选择，随受术者身体及心理准备的情况而定。

3. 乳腺癌乳房切除后的乳房再造可即刻施行，也可在第一次手术后 3 ～ 6 个月后进行二期乳房再造，即在完成化疗后进行。如果是乳腺癌手术后需进行放射治疗的患者，则宜在停止放疗后 6～12 个月后进行，待放疗后皮肤及皮下瘢痕软化后，或“趋于软化”时进行。

所有乳房再造的患者，特别是乳腺癌术后的患者，必须是身体健康、情绪稳定，没有精神及心理障碍，没有癌症复发的危险，而且对侧乳房是健康的，没有恶性肿瘤。

（二）乳房再造术的内容

1. 乳房皮肤缺失的修复，皮肤缺失的修复方法可应用组织扩张器，使皮肤扩张，增加皮肤的面积；采用局部皮瓣转移修复，包括上腹部逆行或旋转皮瓣移植；采用腹部皮瓣或皮管转移、背阔肌肌皮瓣移植、腹直肌肌皮瓣移植，以及显微外科游离皮瓣（如臀大肌肌皮瓣）移植等。

2. 在乳房皮肤修复的同时，或修复之后的一定时期要进行乳房半球形形态的塑造，包括应用肌皮瓣移植、假体移植等。

3. 乳腺癌根治术后常伴有腋窝前壁缺失及锁骨下空虚区域，需进行畸形的整形，常可用肌皮瓣移植进行修复。

4. 乳头及乳晕的再造。

5. 修正双侧乳房的不对称性。

（三）乳房再造所需组织量的估测及形态设计

乳腺癌根治术后，各个患者的乳房再造所需的组织量是不一样的，手术医师在术前应对其进行测量，并设计出再造乳房三维结构所需的组织量。为达到这个目的，可通过测量健侧乳房的多项指标，以作为重建乳房的参考。测量时应让患者取立位或坐位。测量内容如下：①锁骨中点到乳头的距离；②乳头到乳房下皱襞中点的距离；③胸骨中线到乳头的距离；④乳头到腋前线的距离。测量患侧：①锁骨中点到乳房下皱襞中点的距离；②测量相当于乳头水平胸骨中线到腋前线之间的距离。将健侧乳房测量结果减去患侧测量结果，可作为设计移植皮瓣长宽及埋植扩张器或乳房假体容积的参考。如果健侧乳房下垂，再造的乳房需有更大的皮瓣移植。

在设计再造乳房的组织量时，应使再造乳房的下皱襞低于健侧 1～2mm，以避免种植假体后纤维囊收缩，造成再造乳房位置过高。同样，再造乳房内侧及外侧的范围，也应较健侧乳房的内、外侧超出 1～2mm。

患侧乳房锁骨下及腋部前皱襞空虚者，在设计移植肌皮瓣时，除考虑皮肤缺损的修复以外，还应考虑用肌瓣再造腋窝前皱襞。

乳房再造不仅是为了填补皮肤缺损、增加胸部的隆起，而且要使隆起的形态具有正常乳房形态的水滴形曲线，并保持两侧对称。

健康的年轻女性乳房为水滴形，年长妇女的乳房皮肤松弛，并下垂。乳房上部，即乳头上方与胸壁呈斜坡形，大约呈 45°角，而乳头下方的乳房与胸壁成钝角。

二、即刻乳房再造

在乳腺癌进行乳房切除后同时进行乳房再造，称为即刻乳房再造（immediate breast reconstruction）。即刻乳房再造是乳腺癌治疗的重要环节，包括了形体缺陷治疗、心理治疗及社会医学治疗的内容。近十多年来，这项治疗已为欧美乳腺癌术后妇女及整形外科医师所接受，并对其设计了多种治疗方法；但在我国，还只是在很少的病例中进行即刻乳房再造。由于该项治疗方法的重要性及必要性，可以预测在不远的将来，随着社会经济和文化的发展，此医疗手段会得到进一步的推广。

即刻乳房再造适应证：乳房肿块小，没有扪及肿大的淋巴结，作乳房癌乳房切除改良性根治手术，保留胸大肌，或切除胸大肌手术后，可立即作乳房再造。研究证明，乳房癌手术后行即刻乳房再造的病例，无论从局部肿瘤复发率还是从生存率进行比较，都不比对照组危险。这是本手术能广泛开展的原因。

即刻乳房再造，在乳腺肿瘤切除后，立即将组织扩张器置于皮下，先注入 50～150ml 盐水，术后即有乳房隆起形态；乳头、乳晕再造及乳房形态的再塑造，可安排在以后。这种安放组织扩张器的手术一般在半小时左右完成。即使进行局部皮瓣转移，或背阔肌肌皮瓣转移，其手术在 2 小时左右也能完成，因此，该术式的推广是完全有可能的。即刻乳房再造术宜选择创伤较小、手术时间较短、成功率较高的乳房再造术。常选用的方法有：局部组织Ⅰ期扩张器种植，Ⅱ期安放硅凝胶假体；背阔肌肌皮瓣移植加硅凝胶假体埋植等。

三、常用乳房再造手术方法介绍

（一）背阔肌肌皮瓣移植乳房再造

背阔肌肌皮瓣移植进行乳房再造，提供了一个良好的组织供区，是一较常用的手术方法。该皮瓣移植不但可用于乳房皮肤缺损的修复，还可采用其丰富的皮下组织来塑造乳房形体。由于背阔肌扁平、宽大，利用肌瓣在乳房再造的同时，可修复乳房癌根治术后锁骨下区空虚及进行腋窝前壁空虚区域的充填和再造。乳房癌根治术后造成胸大肌不全或缺失，背阔肌肌瓣早期可作为组织扩张器的覆盖组织，二期手术可作为硅凝胶假体的覆盖物，以免假体直接植入皮下，引起严重纤维囊挛缩。

1. 适应证与禁忌证

（1）适应证：①改良乳房癌根治术后即刻乳房再造；② 乳房癌根治术后二期乳房再造；③先天性乳房不发育乳房再造；④乳房误切除后乳房缺损的再造；⑤外伤性乳房缺损的再造；⑥乳房癌根治术后，应用腹直肌乳房再造术后，行腋窝前皱襞缺失及锁骨下区空虚的修复。

（2）禁忌证：①胸腔手术后背阔肌已被切断；② 乳房癌根治术后，胸背动静脉已被结扎；③乳房癌放射治疗后，胸背动静脉已被损毁。

2. 背阔肌应用解剖　背阔肌是背部大块扁平三角形肌肉，起自下 6 个胸椎、腰椎、骶椎棘突及后髂嵴，部分起自下 3～4 肋骨及肩胛骨下角，是一块巨大的肌皮瓣、肌瓣供区。背阔肌由胸背动静脉所供养，胸背动静脉是腋动静脉的分支，肩胛下动静脉的终末支。成年人胸背动脉直径在 1.5mm 以上，静脉直径有 2.5mm。背阔肌由胸背神经所支配。

3. 背阔肌肌皮瓣乳房再造方法

（1）背阔肌肌皮瓣设计：背阔肌肌皮瓣必须位于胸背动脉所供养的范围内，因此，只有了解背阔肌及其胸背动静脉体表投影，才能使梭形肌皮瓣或枫叶形肌皮瓣位于血液供应较良好的区域。设计方法在此不做详述。

（2）背阔肌肌皮瓣的切取：患者取斜卧 45°位，供区侧肩外展 90°，前屈 30°～60°。按设计切开皮肤、皮下、剥离、掀起形成背阔肌肌皮瓣（将胸背动静脉完好保留于其中），根据不同需要，切取适当量的肌瓣或肌皮瓣供移植。移植后的供区可拉拢缝合修复，必要时进行皮瓣转移或游离植皮修复。

（3）乳房再造：在胸壁原乳房癌根治切口处或在乳房下皱襞的外下方切开皮肤，于乳房皮肤下作广泛分离，植入形成的背阔肌肌皮瓣，再于其下安放乳房假体。一般根据对侧乳房大小来决定安放假体的容积。对于少女青春期乳房，乳房假体约 100～160ml；而对于乳房较大的女性，可安放 200～240ml 的乳房假体，或更大的假体。遇有胸壁皮肤缺损较多，背阔肌肌皮瓣移植后，胸部皮肤及背阔肌瓣下方难以安放足够容积的假体时，应安排组织扩张器，待组织扩张后，二期再安放乳房假体。手术完毕，在肌瓣下留置负压引流（图 10-7-1）。

4. 术后处理　用松软的敷料覆盖创口，并对安放假体的周围用定型的松软敷料作衬垫，胸部加压包扎。由于背阔肌肌皮瓣的血供来自胸背动脉，血管直径较粗，血供丰富，只要避免蒂部受压，该皮瓣移植后，不会有移植坏死的并发症发生。负压引流维持 3～5 天，待每日引流少于 20ml 时拔除。术后 8～10 天拆线。

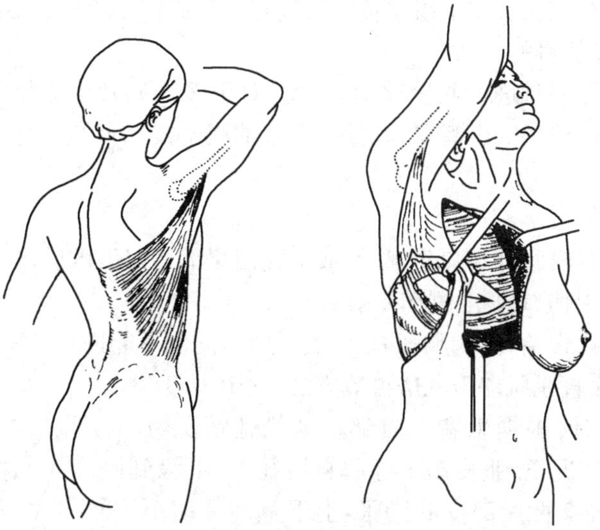

图 10-7-1　背阔肌肌皮瓣乳房再造手术示意图

（二）横形腹直肌肌皮瓣移植乳房再造

横形腹直肌肌皮瓣(transverse rectus abdominis myocutaneous flap)，简称 TRAM 瓣，是一供区组织量丰富、手术操作方便、手术过程中不用改变手术体位的一种皮瓣，而且该皮瓣切取后，供区可拉拢缝合，同时达到腹壁整形的效果，较易为患者所接受。

横形腹直肌肌皮瓣的应用解剖：TRAM 皮瓣的血供来自腹壁上动脉及腹壁下动脉的吻合支。腹壁上动脉是胸廓内动脉的延续，腹壁下动脉来自髂外动脉，腹壁上、下动脉有两条伴行静脉，动脉及静脉外径为 2mm 以上，在腹直肌下两血管形成不同的吻合形式。因此借助于腹壁上、下动脉吻合，以腹壁上动脉为蒂，可制成整个下腹部横形腹直肌肌皮瓣供移植(图 10-7-2)。

1. 单蒂横形腹直肌肌皮瓣乳房再造

(1) 安全性：用对侧腹直肌肌皮瓣，携带脐以下的下腹部皮瓣，以对侧的腹壁上动、静脉为血供来源。为防止血管蒂受损，需将对侧腹直肌与腹壁上、下血管共同构成移植皮瓣的蒂。单蒂 TRAM 皮瓣移植作乳房再造，由于腹壁上、下动脉吻合不良，可能造成移植皮瓣的坏死，这种血管吻合的变化发生率在 10%左右。因此，在准备 TRAM 肌皮瓣移植时，应尽可能保留一段较长的腹壁下动、静脉，以便在必要时作血管吻合。只有这样，其手术成功率才能与背阔肌肌皮瓣移植乳房再造相似。

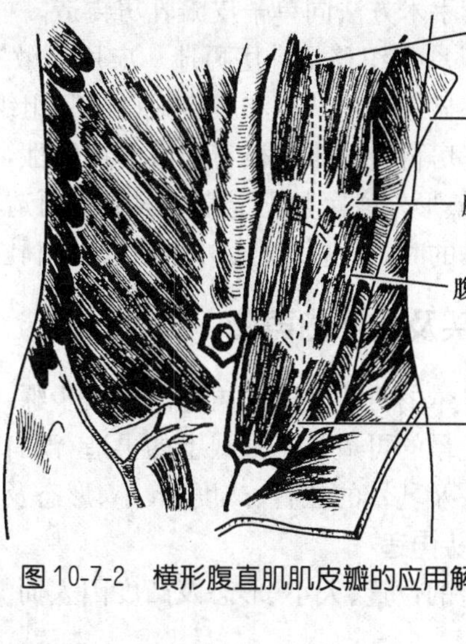

图 10-7-2　横形腹直肌肌皮瓣的应用解剖示意图

(2) 适应证

1) 类同于背阔肌肌皮瓣移植乳房

再造，但本术式更具有皮肤及皮下组织量大的优点，有时作乳房再造无需安放乳房假体，也能达到乳房形体再造的目的。

2）由于本术式可同时进行腹壁整形，因此，对于多产妇及中年妇女，腹壁肥胖并且松弛，要求同时进行腹壁整形的患者更为适用，多余的腹部皮肤及皮下组织，正可用于乳房再造，可谓一举两得之功。

（3）禁忌证

1）季肋区已进行横腹部切口手术后，或下腹横腹部切口手术后。

2）下腹部旁正中切口或正中切口术后。

3）已进行乳房癌根治，同侧胸廓内动脉已结扎，同侧不能进行 TRAM 皮瓣移植者。

（4）单蒂横形腹直肌肌皮瓣乳房再造方法（图 10-7-3）

1）肌皮瓣的设计：根据患者下腹部皮肤松弛情况，设计 TRAM 皮瓣。一般情况下，肌皮瓣上缘起自脐孔下，下缘到耻骨上皱襞。如果年轻女性腹部皮肤紧张，上下范围可缩小，两翼可达髂前上棘。预先作下腹部对捏，检测下腹部皮肤的张力及可切取范围。

2）肌皮瓣的切取：按设计切开皮肤、皮下组织，剥离、形成单蒂横形腹直肌肌皮瓣（连同一侧腹直肌一并包括在皮瓣内，保护肌皮血管穿支），保护好上部的肌肉蒂，以供移植。

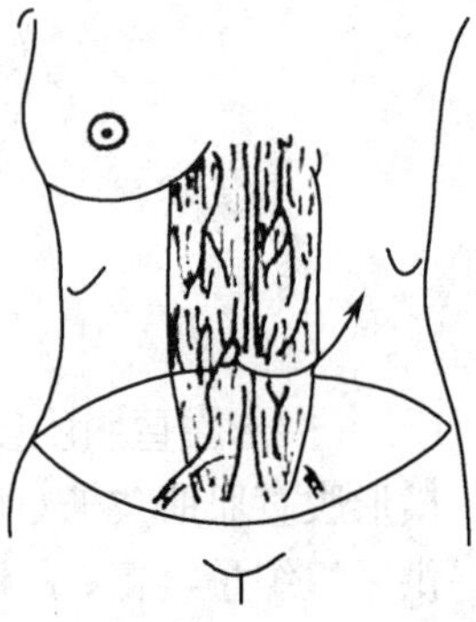

图 10-7-3　单蒂横形腹直肌肌皮瓣乳房再造手术示意图

3）乳房再造：根据受区需要，修整肌皮瓣的大小及形态，部分区域去上皮，作乳房形体塑形。在上腹部作隧道，与胸部切口相通，容 TRAM 皮瓣能顺利进入胸部切口内。

4）腹壁整形：将上腹壁皮肤、皮下组织广泛游离到季肋处，使其向下拉向耻骨上皱襞区切口缘，作腹壁腹直肌前鞘修补，作脐孔再造，完成腹壁整形。

5）术后处理：在胸部、下腹部切口内置负压引流。

2. 双蒂横形腹直肌肌皮瓣乳房再造　该法是采用双侧腹直肌及其下方的腹壁上动、静脉为蒂的肌皮瓣移植，为一安全的术式。由于有双侧的腹壁上动、静脉为蒂，其手术成功率得到提高。其手术方法同单蒂皮瓣乳房再造。

3. 显微外科组织移植乳房再造　应用显微外科组织移植是乳房再造的新途径，手术必须由具有熟练显微外科技巧和具有显微外科组织移植临床经验的小组来完成。由于显微外科组织移植乳房再造的难度极有失败的可能性，在乳房再造手术中，这类手术作为第一选择是不必要的，整形外科医师把显微外科乳房再造称为“最后选择”，即其他手术方法不能达到乳房再造的目的时，可选用显微外科组织移植乳房再造。在此不做详述。

四、乳头及乳晕的再造

乳头及乳晕的再造是乳房再造的最后步骤。

乳头及乳晕的再造只是形式上的再造，没有功能，没有感觉，只需外形逼真、美观，因此要求再造乳头及乳晕的位置、凸度、大小、形态及色质与健康侧相对称。

（一）乳头再造

乳头再造的位置、大小、形态及凸度因人而异。乳头再造可选用局部皮瓣移植，或是游离复合组织瓣移植。后者可取自对侧乳头，或取自小阴唇，目的是使移植物成活后有乳头的凸出形态。

1. 游离复合组织瓣移植乳头再造

(1) 对侧乳头移植乳头再造：当对侧乳头有 7mm 以上的高度时，取其顶部 3～4mm 供游离移植，在与对侧相对称的位置，制造乳头再造受区创面，密切缝合，并打包加压缝合。

(2) 小阴唇组织瓣游离移植乳头再造：在对侧乳头短小，不能提供组织移植时，可选用小阴唇组织瓣移植乳头再造。

(3) 耳垂复合组织瓣游离移植乳头再造：对侧乳头色浅或呈粉红色的患者，可选用耳垂组织移植。

2. 局部皮瓣移植乳头、乳晕再造　局部皮瓣移植乳头、乳晕再造是一种成功率高且简单易行的手术。在再造乳房适合处设计乳头及乳晕的位置，绘制直径为 4～5cm 大小的圆圈切口线，其内为“丌”切口线。按切口线切开表皮及真皮浅层，掀起圆圈两翼的断层皮片，在圆圈下中部制成一蒂在中央的组织瓣，使其竖起成凸出的乳头，用两翼的断层皮片覆盖组织瓣腹侧的创面，上 1/3 区域去上皮；取阴部外侧皮片游离移植，制造乳晕，打包加压包扎。一般 10～12 天拆线(图 10-7-4)。

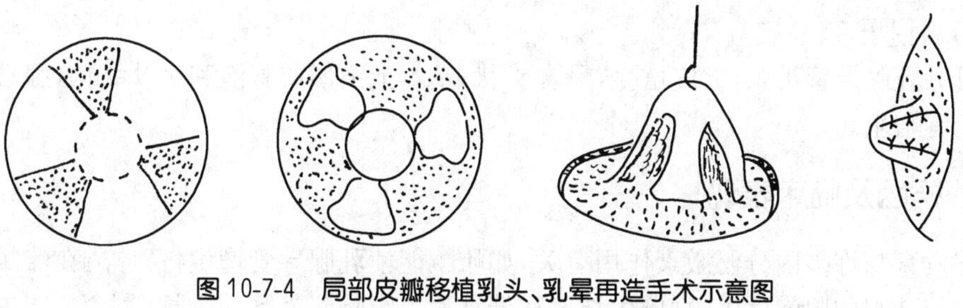

图 10-7-4　局部皮瓣移植乳头、乳晕再造手术示意图

(二) 乳晕再造

采用游离植皮作乳晕再造，皮肤可取自腹股沟或阴部外侧。有人取自上臂内侧，但术后留下的瘢痕在易暴露的区域，应尽可能避免选用。

再造的乳头或乳晕颜色与对侧不协调时，可采用文身方法矫正。

五、节点小结

乳房缺失是女性一生之中最沉重的打击。尽快再造出外观美丽或其曾经熟悉的乳房，对于恢复、重建女性的自信尤为重要。没有精神及心理障碍，没有癌症复发的危险，而且对侧乳房健康，没有恶性肿瘤，即可行乳房再造术。即刻乳房再造无论从局部肿瘤复发率还是从生存率进行比较，都不比对照组危险。保留有胸大肌者，可在胸大肌下植入假体；皮肤过紧者可先埋置软组织扩张器，Ⅱ期植入假体。包括胸大肌切除的扩大根治术者，可选择背阔肌肌皮瓣、横形腹直肌肌皮瓣进行乳房再造术。利用背阔肌肌皮瓣移植，在乳房再造的同时，可修复乳房癌根治术后锁骨下区空虚及进行腋窝前壁空虚区域的充填和再造，容量不足者可在其下方植入假体。横形腹直肌肌皮瓣移植在乳房再造的同时，又可进行腹壁整形，是一举两得的手术。应用显微外科组织移植行乳房再造，因为其存在有难度及有失败的可能性，一般将其列为“最后选择”。利用健侧乳头及阴股沟或阴部外侧移植再造乳头和乳晕，是简单和良好的选择。

第八节　男性乳房女性化整形术

男性乳房女性化又称男性乳房肥大(gynecomastia)，表现为一侧或双侧乳房呈女性样发育、肥大，有时有乳汁样分泌物，多起始于男性青春期(12 ～17 岁)或老年期(50～70 岁)。目前普遍认为其病因是由于体内性激素比例失调，以致雌激素浓度相对增高，从而引起乳腺组织增生发育。该症在正常人群中发生率较高。Vatall(1975)报道在 306 名预备役军人中，有 36%的人不同程度地患有该症(并有随年龄增加的趋势)，检查了 100 名退伍军人，发现有 32%的人患有此症。其他如两性畸形、某些全身性疾病及某些药物，也会引起男性乳房肥大。但由于该症的症状与体征均不甚明显，故临床上并不多见。

一、病理

(一) 肉眼观察

大体标本见乳腺肿块扁平，呈盘状，质韧，无完整包膜，切面呈灰白色，并可见孔状导管断面。

(二) 组织形态

常可见乳腺导管扩张，上皮增生，呈乳头状，基本上不形成腺泡和小叶结构，腺管间的纤维组织也有增生。

二、病因及临床表现

乳腺发育与许多内分泌激素作用有关，如雌酮能使乳腺导管增生，黄体酮在雌酮的协同作用下会使乳腺的腺泡增生，垂体生长素和催乳素也影响着乳腺的生长、发育。国内外学者研究结果表明，男性乳腺增生与这些激素失调有密切关系。如血液中雌激素增高或相对增高(即雄激素不足)，或雄激素受体缺陷(在睾丸女性化中可见)，亦或乳腺组织雌激素受体对雌激素敏感度增高等，均可导致各种类型的男性乳房肥大症的发生。

(一) 原发性男性乳房肥大症

1. 特发性男性乳房肥大　特发性乳房肥大只是乳腺体积增大，状如青春期少女乳房，其乳头、乳晕发育良好，生殖器官及其他器官不伴有发育异常及相关的病变。患者多为儿童期 6～8 岁男孩，肥大的乳房内除有乳腺导管增生，尚有许多腺泡，常为单侧、弥漫性，往往可自行消退。

2. 青春期男性乳房增大　发病者多为青春期男性(12～17 岁)，约 3/4 的病例为双侧受累。常在乳晕下形成 2～3cm 的盘状肿块，并随时间推移而逐渐增生，可达到女性乳房大小程度。本病多无明显的自觉症状，但少数患者可出现乳腺胀痛或压痛，常在 1～2 年内自然消退，偶有持续存在者。研究表明，在青春期男性乳房发育的病例中，血浆雌二醇含量较睾酮含量高，并随机体发育成熟而逐渐达到正常成年男性的水平。

3. 老年性男性乳房肥大　老年男性有时会发生不同程度的睾丸萎缩或功能衰竭，致使血液内总睾酮浓度和游离血清睾酮浓度降低，导致雌二醇含量相对增高，从而引起老年男性乳房肥大。患者年龄多在 50～70 岁，初起时为一侧乳房增大，继而对侧亦增大。临床上常可在乳晕下扪及一个 3～4cm 的肿块，边界清楚，与周围组织不发生粘连，推之移动，质地较硬，并有轻度压痛，常在 1 年内自然消失。少数病例在乳房肥大消退后，乳腺内还留有小硬结，此硬结偶可发展为乳腺癌。

（二）继发性男性乳房肥大症

1. 性腺功能减退引起男性乳房肥大　一般常见于原发性睾丸功能衰竭或减退的男子，亦见于继发性（垂体及下丘脑病变）性腺功能减退的患者。其原因在于血液中睾酮与雌二醇的比例下降。本病可见于大多数 Klinefelter 综合征患者。

2. 全身性疾病引起的男性乳房肥大

（1）迁延性疾病的恢复期：有些疾病使体重严重降低之后，在恢复期体重增加时，促性腺激素的分泌和性腺功能恢复正常，产生了一种类似第二青春期的现象，临床上称之为进食增加性乳房肥大，可在数月至 1～2 年内消退。

（2）血液透析治疗后：肾衰竭患者血液透析后数周或数月后，由于饮食增加可引起乳房肥大。此外，尿毒症患者常出现激素水平异常，如血清睾酮浓度降低、血清雌激素及催乳素浓度升高等，亦可导致乳房肥大。

（3）肝功能受损：男性乳房肥大也见于肝功能受损时。肝功能受损时，肝脏降解雌激素的过程发生障碍，但雄激素的降解过程未受影响，致使雌激素、雄激素比例失调，雌激素浓度相对增高，从而引起乳房肥大。

（4）甲状腺功能亢进引起男性乳房肥大：在甲亢的男性病例中，约有 10%～40%的患者并发此症，这是由于血液循环中甾体类蛋白增多，游离睾酮含量正常，而游离的雌二醇增多，从而刺激乳腺组织增生。

此外，男性乳房肥大常伴发于隐睾症、睾丸萎缩、睾丸炎、Reifenstesin 综合征、肾上腺功能障碍、截瘫、糖尿病、麻风、结核、高血压、风湿性关节炎及溃疡性结肠炎等疾病。

3. 肿瘤性男性乳房肥大

（1）女性化肾上腺肿瘤，肾上腺皮质增生及良、恶性肾上腺肿瘤，可直接分泌雌激素或产生过量的雌激素前体，后者在组织中转化为有效的雌激素。此类肿瘤多为恶性，在诊察时常可发现腹部肿块。

（2）睾丸间质细胞的肿瘤较为罕见，大多数为良性肿瘤。睾丸间质细胞能产生过量的雌二醇。过量的雌激素抑制了垂体的黄体分泌素，导致正常睾丸间质细胞的雄激素产量不足，从而促使男性乳房肥大。

此外，起源于睾丸生殖成分的恶性肿瘤，如睾丸良性或恶性畸胎瘤等，常可产生人体绒毛膜促性腺激素（hCG），hCG 刺激睾丸间质细胞，从而产生大量的雌二醇，刺激乳腺增生。

4. 药物性男性乳房肥大　临床上某些疾病（如前列腺肥大等）需长期服用雌激素（如己烯雌酚等），此类药物可直接刺激乳腺增生、肥大。另外，如螺内酯、甲腈咪胺与双氢睾酮竞争细胞表面受体，亦可引起乳腺增生、肥大。

5. 假性男性乳房肥大（脂肪性乳腺）　因脂肪组织过多，可形成假性男性乳房肥大，一般见于全身性肥胖症。在乳腺软组织摄影片上，不能看到乳腺管增生或乳腺密度增高区，所见仅为增多的脂肪组织。

三、诊断及辅助检查

青春期及老年男性无明显原因出现乳房肥大，或有上述全身性疾病、上述药物长期服用史而出现乳房肥大，或单纯出现乳晕下块状物，伴轻压痛，质地柔软，一般即可诊断。诊断男性乳房肥大需注意与男性乳腺癌相鉴别。

B超辅助检查可帮助区别诊断假性男性乳房发育症（脂肪肥大为主）或真性男性乳房发育症（腺体肥大为主）。

X线辅助诊断较为简便易行，且也可用以区别诊断假性男性乳房发育症。

四、治疗

特发性乳房肥大多系暂时性，一般多逐渐自行消退。对于继发性男性乳房肥大、症状明显者，以及青春期乳房肥大经久不退者，为改善外观，可采用以下治疗方法。

（一）病因治疗

对睾丸肿瘤、甲状腺功能亢进及肝病等，应针对病因予以治疗。因外源性雌激素或药物引起的男性乳房肥大者，应停用相关药物。

（二）药物治疗

应用他莫昔芬（三苯氧胺）、甲睾酮等，一般可使部分患者的疼痛缓解、肿块消退。

（三）手术治疗

对于肿块疼痛明显，药物治疗无效，或乳房肥大明显影响外观者，可采用手术治疗。

在B超或X线辅助检查后，先区别出是假性男性乳房肥大或是真性男性乳房肥大。

对于假性男性乳房肥大，可采用腋窝前皱襞小切口吸脂治疗（详见形体雕塑术章节）。

对于真性男性乳房肥大，在手术方法上有3种术式可供选择：

1. 乳晕下半圆形弧形切口　切开皮肤，深入到乳腺周筋膜，摘除肥大的乳腺组织块，置负压引流，缝合皮肤。

2. 横乳晕、乳头切口　切开皮肤，深入到乳腺周筋膜，摘除肥大的乳腺组织块，置负压引流，缝合皮肤。

3. 在乳晕及乳房外侧作“L”形乳房缩小整形及切除肥大的乳腺组织块，置引流，缝合皮肤，术毕胸廓加压包扎，2～3天拔除负压引流。

五、节点小结

男性乳房女性化或男性乳房肥大尤其是继发性男性乳房肥大症首先要检查排除性腺功能减退、全身性疾病及药物性的因素，并针对其病因进行治疗；原发性男性乳房肥大症尤其是特发性男性乳房肥大大多系暂时性，一般多逐渐自行消退。对于继发性男性乳房肥大，可先在B超或X线辅助检查后先区别出是假性男性乳房发育症或是真性男性乳房发育症。假性男性乳房肥大，可采用腋窝前皱襞小切口吸脂治疗；真性男性乳房肥大可选择乳晕下半圆形、弧形切口摘除肥大的乳腺组织块。

（黎　冻）

11 第十一章 形体雕塑术

体形是人魅力的象征,构成体形的三大基础为:骨骼的发育、肌肉的形态和脂肪积累的程度。随着年龄的增长,人的体形在不断变化,如某些区域堆积过多,而在其他区域则缺乏,主要表现在丰满的前胸和膨胀的腹部。体形塑形的基础是身体脂肪分布的变化,因此体形塑形应该是重新调整脂肪分布的过程。

早在 1890 年,法国的 Demars 和 Marx 在修复一例巨大脐疝时,成功地切除了腹壁的皮肤和脂肪,此手术被人称为皮肤脂肪切除术。在之后的整个 20 世纪,腹壁皮肤脂肪切除术得到了延续和发展,并出现了众多改良型切口。1978 年,Kesselring 将刮除技术与负压吸引结合起来,产生了一种新的去脂减肥方法——负压吸脂。1987 年,Klein 首先提出了应用大量含有肾上腺素和利多卡因的液体注入到抽吸部位,即肿胀局麻技术。该技术有失血少、组织损伤轻、麻醉作用时间长、止痛效果好的优点,也因此被更多的整形美容外科医师所接受。到了 20 世纪 90 年代,在负压吸脂术的基础上又产生了超声去脂肪塑形技术与电子去脂术,本世纪初,共振吸脂、聚能吸脂乃至激光融脂等更多更新的技术已让形体雕塑术更为丰富而完美。

进入微创技术较为成熟的当代,内镜技术已是小范围的腹壁整形手术的重要手段。

第一节 脂肪抽吸术

一、肥胖及脂肪组织生理

(一) 肥胖

人体内脂肪贮藏量显著超过正常人的一般平均量的称为肥胖。在当代社会,肥胖已成为世界关注的公共卫生问题之一,而伴随着肥胖而来的是多种代谢异常疾病,如糖尿病、高血压、心血管疾病等的高发生率。肥胖症的原因,目前尚不清楚,但可以肯定的是由于体内脂肪代谢异常造成,与内分泌代谢与年龄因素有关。根据病因,肥胖可以分为以下两类:①症状性肥胖,又称继发性肥胖,多因某些原发性疾病或药物引起,不是单一疾病,而是疾病的一种临床表现;②单纯性肥胖,由遗传因素、生活饮食习惯或文化背景因素引起,通常无疾病或药物因素。

确定一个人是否肥胖有多种方法,主要根据身高、体重和性别等决定。

标准体重(kg)=身高(cm)-100(男);标准体重(kg)=身高(cm)-105(女)。一般认为体重超过标准体重的 11%~19%为轻度肥胖,超过 20%~29%为中度肥胖,超过 30%以上为重度肥胖。近年来认为衡量肥胖以腰围和臀围为标准,更能反映肥胖的程度。对于男性,即体重在 67~72kg 者,腰围不能超过 88cm;体重在 81~86kg 者,腰围不能超过 91cm;体重在 90kg 者，腰围不能超过 96cm；体重在 103kg 者，腰围不能超过 100cm。女性以指捏皮肤法测定，即用拇指和示指捏起皮肤及皮下组织，厚度超过 2cm 者为肥胖。

（二）脂肪组织

脂肪组织是机体结缔组织的一部分。结缔组织广泛分布于皮下浅筋膜、组织间隙、腹腔脏器、纵隔、心包内等。皮下脂肪组织可分为两层：晕层（也称作网状层）和板层（也称作板状层）（图 11-1-1）。晕层位于真皮下，广泛分布于全身各部位，它是由小的脂肪球组成，紧密地嵌在表浅的筋膜纤维隔内，相对致密。板层位于晕层的深面，它是由大的脂肪球疏松地嵌在相对疏松的筋膜纤维隔内。板状层仅出现在某些区域，如腹部（特别在腹直肌中下区）、髂腰部、大转子区、大腿上部 1/3 的内侧面、上臀部等。肥胖的人脂肪增多主要表现在板层，特别是在女性。肥胖时，板状层比晕层增厚明显，一般增厚可达正常的 8～10 倍，而晕层如果增厚也仅为正常的 2 倍左右。

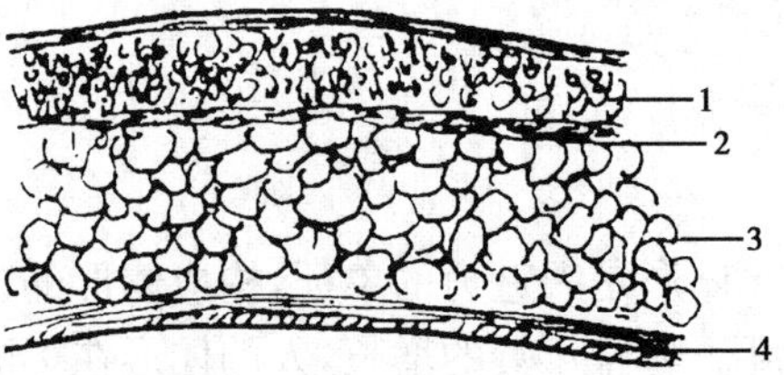

图 11-1-1　脂肪组织分层

1. 晕层；2. 筋膜；3. 板层；4. 肌肉

脂肪在体内的分布可因性别而有差异，因此肥胖体型可分为男性肥胖体型和女性肥胖体型。男性脂肪主要堆积腹部和腰部，腹部板层脂肪相对较少，脂肪主要堆积在腹腔内。女性脂肪易堆积于腹部、臀部和大腿等部位，堆积的脂肪大多分布在皮下（图 11-1-2）。

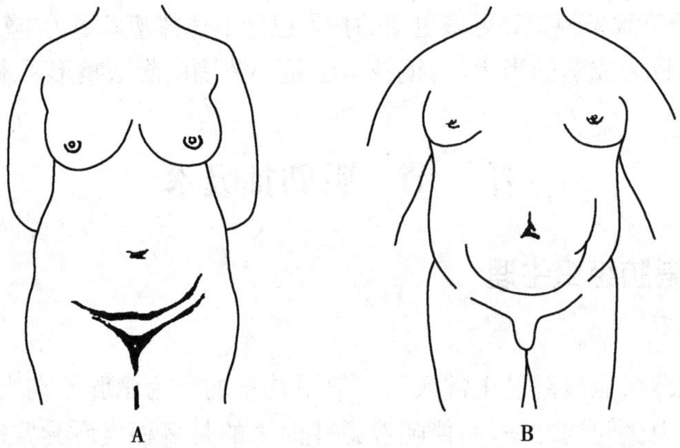

图 11-1-2　肥胖体型

A. 女性肥胖体型；B. 男性肥胖体型

二、负压吸脂术

抽吸去脂术是在需要去脂部位，如腹部、臀部、股两侧、上臂内侧等处隐蔽部位做一皮肤小切口，用一根特殊的管状刮吸管插入皮下脂肪组织，来回抽动吸引，刮吸脂肪，从而达到去除过多脂肪，改变身体曲线的目的。

（一）手术器械和设备

一般常用手术器械由三部分组成，即吸头、连接导管和电动负压吸引器。

1. 吸头　现常用的有 Kesselring 设计的吸头，侧孔处附有刀刃。Illouz 的吸头，侧孔处无刀刃。

2. 连接导管　吸头须有连接导管，导管应是一种白色透明的硅胶管或塑料管，其内径为10mm，长度为1.5～2m。硬度应在66.5～95.7kPa(500～700mmHg)，负压下不瘪陷为宜。

3. 电动吸引器　要求抽气速率在93.1kPa以上压强下不小于30L/min。大部分国产负压吸引器都能达到这一要求。根据Poiscuille定律，吸头半径增加1倍，吸力则增加4倍，连接导管的长度与负压成反比。结合临床实践经验，吸头的半径为5～8mm，连接导管长度为2m为恰当。

4. 肿胀麻醉注液泵　通过一个蠕动泵连接硅胶导管及注液针，启动注液泵可将肿胀麻醉液以每分钟200～500ml的速度注入吸脂部位速度快痛苦小。

（二）适应证与禁忌证

1. 适应证

(1) 皮下脂肪积存过多，皮肤弹性好，无明显皮肤松垂的人。

(2) 局部皮下脂肪积存过多，臃肿，而又非大血管及神经分布的部位，如腹部、臀部等。

(3) 单纯性肥胖症，特别是通过节食及锻炼仍不能减轻体重的人。

(4) 某些部位的脂肪瘤，可以用吸脂的方法去除。

(5) 皮瓣的修薄，可以用此方法解决。

脂肪抽吸手术不是身体任何部位都可以做，应根据部位的解剖结构、曲线的不同以及手术器械本身的限制来决定。

2. 负压吸脂部位　根据临床经验，身体以下几个部位可以考虑作脂肪抽吸术：

(1) 腹部：腹部是脂肪最易堆积的部位，手术操作方便。但血管分布丰富，术后易形成血肿。

(2) 臀部：脂肪抽吸术与脂肪切除术联合施行，较能获得满意效果。

(3) 股内侧部：比较适宜作抽吸术。

(4) 上臂内侧部：肥胖局部表现，术后皮肤易松垂。

(5) 乳房区：乳房外下部脂肪积存过多。

(6) 颌下区：脂肪切除较好，抽吸去脂为辅。

(7) 腋前区：是吸刮较好的适应区。同时可刮除腋窝大汗腺。但应注意避免损伤血管。

3. 禁忌证

(1) 70岁以上年龄偏大、有心脑血管疾病、肺功能不全、糖尿病、血液系统异常等情况应慎重对待。

(2) 正在成长发育期的青少年，未生育的青年女性原则应避免腹部抽脂。

(3) 对利多卡因有过敏史者。对肾上腺素高度敏感者。

(4) 局部或全身有炎症者。

(5) 双下肢、骶部静脉曲张者。

（三）手术方法

1. 术前准备

(1) 常规准备：常规询问病史并做全身体检，排除手术禁忌证。术前1星期（原则上2周）停服各种扩血管和抗凝药物，如阿司匹林、人参、丹参等这类的药物和激素类药物。做血常规，出、凝血时间，肝、肾功能化验检查，心电图等。对于重度肥胖者，要特别注意鉴别是否为病态性肥胖，是否伴有内分泌疾病。

(2) 摄影测量：术前需测量体重和手术部位的周径，以便与术后对比。在测量周径前先定点，术前术后均在此点进行测量。例如，腹围可分上、中、下三点测量，即上腹围经剑突与脐中点，中腹围经脐，下腹围经脐与耻骨联合中点测量。同时对抽吸部位进行多方位的摄影，以便术前、术后比较。

(3) 标记：用不易褪色的记号笔或甲紫，画出需抽吸部位的范围，在脂肪堆积面较大的腹部，常有一个明显的膨隆中心，需特别标出，作为术中重点抽吸区。切口应选择在隐蔽部位，顺皮纹，解剖标志线。

2. 术式种类

(1) 湿性技术：Illouz(1983)提出，低渗盐水足以溶解脂肪细胞，若再加入透明脂酸酶，则可增加其穿透力，脂肪组织更易被吸除。此法尚存争议，大量注射有碍抽吸量的准确判断，对透明脂酸的作用也不能确认等。

(2) 干性技术：即不注射任何药物，直接进行抽吸。但如抽吸速度过快，有时引起低血压或休克，此方法目前临床已较少应用。

(3) 超量灌注技术：即肿胀麻醉，其原理是在抽吸部位注入大量含有肾上腺素的生理盐水，使脂肪组织的间隙中含有大量的水分，而使脂肪组织变得疏松，减少脂肪抽吸时的阻力，并使毛细血管收缩，减少血液的渗出，减少组织的损伤。在皮下脂肪层超量灌注吸脂技术，对组织创伤小，脂肪吸除彻底，安全有效。

配制麻醉肿胀液(1987 年 Klein 配方)：

生理盐水 1000ml

2%利多卡因 20～50ml

0.1%肾上腺素 0.3～1ml

5%碳酸氢钠 5～20ml。

利多卡因用量一般是 11.0～52.1mg/kg，平均为 33.3mg/kg。35mg/kg(浓度必须在 0.05%～0.1%)以内无毒性反应，超过这个浓度要慎重，每次注入肿胀麻醉液在 3000～5000ml 之内较安全。

利多卡因的用量显然超过了药典所规定的极量(7mg/kg)，但肿胀麻醉仍可以安全地应用，其原因是：①麻醉复合液是注射在局部吸收相对缓慢的脂肪组织间。②由于肿胀压迫，血管外压力增大，吸收相对减少。③较多的肾上腺素减缓了利多卡因等的吸收速度。④50%～70%的麻醉复合液随脂肪同时被吸出。⑤残留的麻醉复合液在局部包扎压力下缓慢吸收，并发挥较长的镇痛作用。局部浸润一般可由浅入深，再由深部铺开，回浸浅层。局部浸润注射的速度为 200～500ml/min。肿胀麻醉利多卡因在血中的高峰浓度于术后 6～12 小时逐渐达到高峰。镇痛效果可以维持 24～40 小时。⑥组织创伤后的水肿胀反应及局部早期(6～8 小时)渗出大于吸收，术后 8～12 小时，渗出与吸收大致维持在平衡状态，12 小时后吸收大于渗出，吸收期可长达 48～72 小时。

3. 身体各部位吸脂设计及手术(图 11-1-3)

(1) 腹部脂肪抽吸术：腹部吸脂最常见。腹部近似菱形。上界是肋弓下缘和剑突，下界是腹股沟韧带和耻骨联合上缘，外界是肋弓下缘最低点与髂嵴最高点的连线。正常情况下，平仰卧位苗条的人腹部呈舟状，健壮的人呈略突状，肥胖的人呈明显的凸起向下和两侧堆

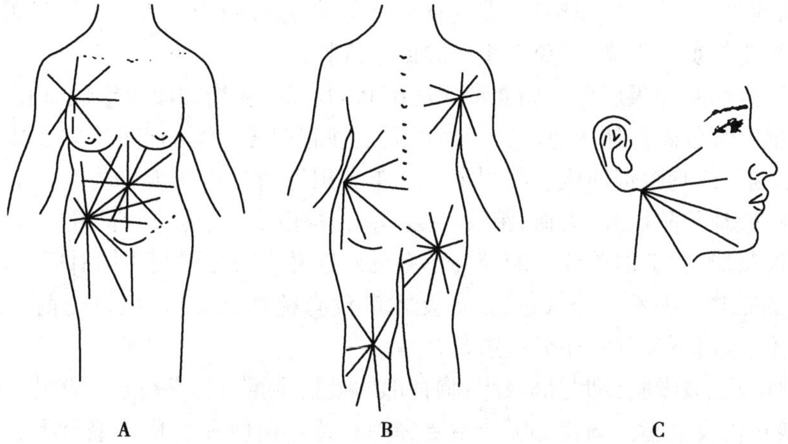

图 11-1-3　身体各部位吸脂

叠，呈蛙式腹。

1）切口与抽吸深度：切口的选择以操作方便为首要条件，抽吸范围次之，并要隐蔽。切口位置可灵活选择，但应选在可被衣服遮盖部位。采用髂前上棘或脐两侧切口。抽吸深度在皮下 1cm 的脂肪层内，深筋膜浅层。切口长 1～1.5cm，切开皮肤后，用血管钳略加分离，达 1cm 深度后，即可插入吸头进行抽吸。

2）操作方法：右手持吸头把柄，经切口将吸头戳入抽吸部位然后开启电动负压吸引器，使负压达到 66.5～93.1kPa(500～700mmHg)，即可按标记范围进行拉锯式刮吸。抽吸以深层脂肪为主，同时保留浅层的血管网不受破坏。操作时吸头侧孔背向皮面(少数部位除外)。左手抚摸抽吸部位表面或连同皮下脂肪一并捏起，以助掌握操作深度和抽吸量(图 11-1-4)。这时可以通过透明连接导管看到浅黄色的脂肪碎块源源流向收集瓶。吸脂量的多少根据脂肪堆积的情况决定，一般吸脂吸到吸脂头距真皮下 1cm 左右厚度时则不可再吸，每次脂肪抽吸的量不超过 2500ml 为宜。

3）冲洗：有人主张在全部抽吸完毕后，用生理盐水冲洗皮下抽吸创面，目的在于清除散落的脂肪颗粒，以加速愈合，并可通过冲洗使隧道膨胀，以显示抽吸不充分的区域。多数人主张不用生理盐水冲洗，因其愈合质量难以保证，而且抽吸均匀程度较难掌握。

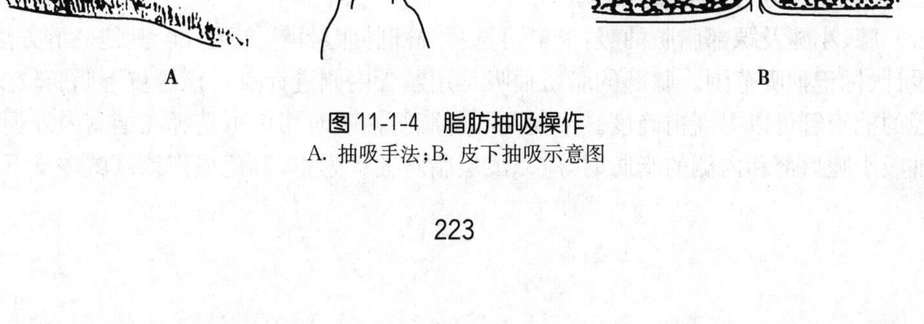

图 11-1-4　脂肪抽吸操作

A. 抽吸手法；B. 皮下抽吸示意图

4）置引流管：手术操作完毕后，即刻置引流管，根据抽吸面积大小由切口置入一根或数根硅胶管或橡皮管负压引流，避免发生血肿或血清肿。

5）包扎：因脂肪抽吸后皮下脂肪形成海绵状的空隙，易增加渗出形成血肿与血清肿，因此手术后在抽吸部位需行加压包扎。切口以无菌纱布覆盖，无菌棉垫均匀置放在整个抽吸部位表面，用绷带或胸腹带加压包扎固定。外罩专用弹力加压服或弹力套。适当的加压包扎不仅可以有效地预防血肿、失血、渗液、感染等并发症而且还能收到良好的术后效果。

（2）腰部吸脂：腰部的单纯性肥胖并不多见。通常表现在腰腹臀同时肥胖，有时还伴有大腿或胸背的肥胖。手术应分次进行，如受术者没有特殊的要求，应按先前、后外、最后背侧，先中、后上、最后下部的顺序分次进行。

（3）胸部及上肢吸脂：胸背部吸脂：胸背部的吸脂要相对容易得多。胸背的正中线主要是晕层，一般不需要吸脂。胸背部吸脂主要集中在背部两侧和乳房下皱襞下。一般背部上止于肩岬下，前到腋中线，下与腰部相连。胸部主要是乳房下皱襞下和侧胸。前胸和后背的吸脂可同时进行或单独进行。吸头入口均选在腋前后线上为宜。

上肢常见的吸脂部位是上臂内侧，其次为前臂和手背。上臂常见的肥胖是上臂的内和后侧伴有皮肤松垂。要求受术者平卧位，双上肢外展。吸头进入的部位应在腋前皱襞内或外。如须补充第二个进入点，首选肘背。手术操作时应注意避免损伤肱二头肌和三头肌之间肌间沟内的血管和神经，操作要在深筋膜浅层进行。前臂和手背的吸脂则根据部位选取隐蔽的部位作为吸头的进入点，术毕带弹性上肢套 2 个月。

（4）乳房脂肪抽吸术：对于单纯脂肪型的巨大乳房及假性男性乳房女性化可采用脂肪抽吸。通常切口入路选择在乳晕缘。操作多用直径小于 3mm 的抽吸管。乳房脂肪较密致，需高压抽吸。抽吸层次应位于皮下脂肪层。

（5）面、颏和颈部吸脂：对于面、颏和颈部的脂肪堆积，而无皮肤松弛者，单纯脂肪抽吸术可获得较好的美容效果。面、颏、颈的常用抽脂切口分别位于颞区发际内、耳垂沟后、鼻前庭和颏下。颈后的脂肪垫的吸出，吸头的进入点常选择第七颈椎两侧为好。吸脂头应选最细直径，一般为 3～4mm。

面部的脂肪位于表浅筋肌肉腱膜（SMAS）的浅层，抽吸时掌握平面在 SMAS 筋膜浅面，注意保护位于面部 SMAS 深层的面神经各分支。颏、颈部抽吸应注意颈部重要组织结构。如果在颈阔肌深层抽吸，注意勿伤及颈深部结构和颈部大血管、神经、气管和食管等。在浅层抽吸时，在内侧注意勿损伤颈前静脉，在外侧注意勿损伤颈外静脉。术后加压包扎，根据出血量给予置入闭式引流。

（6）臀部吸脂：臀部的肥胖常合并腰部、下腹部和大腿的脂肪堆积。臀部的脂肪抽吸往往要同时对腰部、大腿等部位的抽吸才可能获得美容塑形的效果。臀部吸脂吸头入口可以选择在臀沟中间、内侧或外侧。大腿吸脂的吸头进入点一般可选在髂嵴内下方、臀沟内、外和中等处，依情况选择。此区域内脂肪垫较厚，皮下脂肪分晕层和板状层，脂肪较易抽出，须行全层脂肪抽吸，方可获得较好的塑形。

（7）膝、小腿及踝部脂肪抽吸：麻醉可选择局部肿胀麻醉，亦可联合其他麻醉方法麻醉。术前设计、标记抽吸范围。膝部的脂肪抽吸常用髌骨内侧进针点。该区皮下脂肪较少，使用小直径的抽吸管可以提高精确度。小腿及踝部脂肪抽吸时切口可选择在腘窝内外侧和内外踝。抽吸小腿后部和内侧的脂肪时，应以浅层脂肪抽吸为主，避免损伤该区域内皮下深层的重要静脉、淋巴结构及神经。

（四）术后处理

1. 负压引流　引流管术后 24～48 小时拔除，拔除后随即按压抽吸部位，以使排出残留积液，重新加压包扎。观察引流物色泽，记录引流物量。引流物状似全血，不凝集，经检验血红量含量约为 30～50g/L（3%～5%），应视为全血。

2. 记录抽吸量和计算失血量　抽吸物为血脂混合物，以毫升为单位记录抽吸量。术后将收集瓶内抽出物静置 10 小时以上，脂肪便自然上浮，血液下沉，两者分离。依照收集瓶的刻度评估记录脂肪量和血量，即可算出血脂比，一般腹部为 1∶5 左右。

3. 药物和补液　术后应适当用止血药物，抗生素静脉点滴 3～5 天，视术中失血量给予静脉补液，必要时输血。

4. 早期活动　术后第二天即可下床活动，抽吸量少者，当天即可恢复活动。

5. 拆线　一般术后 7 天拆线，活动部位可 10 天拆线。

6. 测量术后周径　拆线后即可测量手术部位周径，如腹围、胸围、臀围等，以与手术前对比。在术后 3 个月乃至半年以上重测，以评价手术效果。

7. 弹力加压服　术后应继续穿着弹力加压服 3 个月至半年，下肢更应延长，以 1 年左右为宜。

（五）并发症及其防治

1. 外形不规整　术后出现外形不规整主要表现为波浪样凹凸不平。只要术中保持抽吸层次一致，每一抽吸隧道的抽吸量不可贪多，均匀交叉抽吸，注意左右两侧的抽吸量及层次均衡，此弊病多能克服。手术临近结束时，用较细的吸头重复抽吸一遍，以便舒平。如半年后不能得到明显改善，对高出部位可再次抽吸，对于凹陷明显部位可采用脂肪颗粒移植。远期随访结果表明，初期稍显不够平整，但 3～6 个月后常可自然恢复。

2. 血肿　由于抽刮创面范围广，腔隙大，偶可发生血肿，常在术后 5～7 天后被发现，其发生主要是与负压引流不彻底或加压包扎不均匀有关。小的血肿常可自行吸收，无需特殊处理。大的血肿应及早发现，经穿刺抽除，重新妥善加压包扎后多能治愈。

3. 血清肿　血清肿较常见。抽脂术后，皮下留下大量的腔隙易积聚血清，局部肿胀，但皮肤表面色泽改变不明显。包扎不切实、包扎不匀和不包扎都易造成局部血清肿。小的血清肿可不处置，自行吸收，大的血清肿处理同血肿。

4. 皮肤皱褶　皮下脂肪保留太薄，加压包扎不当是其主要因素。皮肤弹性降低亦易出现。应注意保留皮下脂肪层 1cm 以上，皮肤弹性差而又松垂者可考虑行皮肤脂肪切除术。

5. 瘀斑　抽脂时吸头过浅，真皮血管网受损，术后常出现大小不等、散在的皮下瘀斑，一般 1 个月后多能自然消退。但较大面积的瘀斑应警惕有出血或血肿的发生。

6. 感觉减退　由术后皮肤感觉神经末梢受损伤所致，术后 3～6 个月可自行恢复。

7. 皮肤坏死　切口部位由于吸头的往来摩擦，进出切口时关闭吸引器不当，可导致切口边缘皮肤损伤和坏死。必要时可切除创缘后施行缝合术。只要掌握好隧道式抽吸操作，避免造成较大腔隙，皮下保留一定厚度的脂肪组织，就能避免造成大面积皮肤坏死。

8. 感染　一般不致出现严重的感染，但局部（切口）小范围的感染则时有发生。有时局部的感染可沿抽吸扩散道蔓延。要避免感染的发生应严格无菌操作，术中术后适量应用抗炎药物预防。

9. 血管神经损伤　抽吸皮下脂肪组织，受损伤的多是细小的血管皮支、毛细血管和神经末梢，粗大的血管、神经干等对负压耐受较高，一般不会受到损伤。静脉血管壁的损伤可致深静脉炎，缩血管药物的应用也可加重这一病变。

10. 失血与休克　一定量的失血在所难免，而大量失血和休克则属严重并发症，尤见于干性吸脂。失血量除个体差异外，不同部位抽吸，失血量也不同，一般以腹部失血量多，背和臀部次之。为减少失血和预防休克发生，应做到以下几点：

1）严格按照相对禁区理论改进操作，正确估计失血量，作好预防。

2）排除有出血性倾向或出血性疾病的病例。

3）足量补液，必要时输血。

4）抽吸量宁少勿多，适可而止，一般掌握在2000～3000ml左右。

5）术中和术后适当应用止血药物。

6）术后加压包扎，按时观察。

11. 脂肪栓塞、肺栓塞　这是严重的并发症，欧美国家的发生率较高，约占所有大手术后致死病例的5%。虽然我国发生率较低，但这两种并发症的威胁不容忽视。既往有栓塞病史者忌做吸脂术。术后早期下床活动，均匀加压包扎，彻底引流，必要时应用肝素类药物等，均有预防意义。

12. 坏死性筋膜炎　是一少见的但死亡率极高的并发症，是侵及肌肉和皮肤软组织的感染，通常包括皮肤、皮下组织和浅筋膜，必须及时治疗。处理不及时可导致严重不良后果甚至危及生命。治疗上应及时手术清创，多处切开引流抗生素局部滴注冲洗。切除坏死的筋膜，全身应用大量抗生素、支持疗法、定期翻身等。

13. 腹壁及脏器穿孔　腹壁和脏器穿孔与操作者水平有关。腹部吸脂时，抽吸动作要轻柔，不能粗暴，吸头插入后吸孔向上可以减少这一并发症的发生。

14. 缝线反应，伤口裂开　缝线反应由两方面的原因造成。一是缝线本身的问题，常见为消毒灭菌不合格。二是创口由于吸管的反复抽拉，造成局部轻度的捻挫，皮及皮下受损，影响愈合。对于后者，可有两种处理办法，一是缝合时将受损的创缘切除一条，二是在抽吸时，创口加上保护环，以减少组织的直接摩擦受损。缝线反应的后果往往是伤口裂开，不能Ⅰ期愈合。

15. 切口瘢痕　切口瘢痕有时可出现明显的增生。除和体质有关外，切口的慢性炎症、感染和轻度损伤都可造成切口瘢痕增生。针对原因预防是主要的。

16. 色素改变　色素改变有两种情况，一是色素加深，二是色素脱失。发生在吸脂后的色素改变两种情况都有。主要原因为血肿、皮肤（瓣）坏死、感染等愈后所形成。一般都是暂时性的，短的3个月，常在6个月均可自愈。

17. 头痛　这是一种少见的并发症。初步认为是由于肿胀麻醉大量晶体的输入，造成的轻度脑水肿。早期由于麻醉药物的作用没有疼痛反应，24小时后，疼痛才明显。一般可持续2～3天。

（六）针管吸脂术

针管吸脂也是一种负压吸脂。所用的器械是通常应用的普通注射器和各种规格的吸脂针头。方法是首先在去脂的部位注射肿胀麻药液；在隐蔽部位切小口进针；针头达到预定术区后将针芯拉到最大负压并支撑固定在这一压力下进行抽吸。操作时一手按住术区一手作拉锯式来回抽动，待抽出一定量的脂肪及压力减低后再重复上述过程。针管吸脂术抽吸速度慢，抽吸量少，劳动强度大。主要适用于小范围区域的去脂塑形及进行脂肪移植的脂肪准备，对于大量的去脂仍以用负压吸引的电动器械为好。

三、超声脂肪抽吸术

超声波在一定的高频率下有很强的皮肤穿透性，可以在体外起到乳化脂肪的作用。超声去脂具有更大的组织选择性，在有效去除脂肪组织的同时，完好地保留了神经、血管等其他结构组织。超声吸脂分为体内超声和体外超声，体内超声吸脂已逐渐被体外超声吸脂取代。其工作原理是通过超声探头将超声能量外加于经耦合剂浸润的治疗区域，选择性的将脂肪细胞破坏、乳化成悬浮状态，再通过负压吸脂系统将乳化的脂肪组织吸出。随着体外超声技术和设备的提高和完善，体外超声和结合负压吸脂术以创伤小，出血量少，脂肪吸出量高，恢复快，同时促进皮肤和皮下组织的收缩，临床应用逐渐增多。

四、电子吸脂术

电子吸脂是在脂肪组织堆积部位插入 2 根针式电极，靠两电极间产生的高频电场在人体组织内产生热效应，从而使脂肪组织加热，选择性地使脂肪细胞破解，以利于吸出。其优点和超声吸脂一样，但因一些问题尚需进一步研究，所以该技术未得到广泛的认同。

第二节　腹壁整形术

腹壁可因脂肪组织过度增厚，或因皮肤、肌肉过度松弛而发生腹部臃肿、下垂变形。失去人体正常的曲线美，并给其生活带来不便。通过腹壁去脂整形术能够有效矫正上腹部皮肤松垂、下腹部松垂、瘢痕、妊娠纹等皮肤损伤、脂肪堆积以及肌筋膜软弱引起的腹壁膨隆等畸形。

常用的腹壁整形术有腹壁脂肪切除术与腹壁单纯吸脂术。可根据受术者腹部肥胖的类型选择不同的手术方法，亦可以两者联合运用。Psillakis 根据腹壁的脂肪、皮肤和肌肉松弛的情况提出的分类方法(表 11-2-1)对选择适合的手术方式很有帮助。因此术前了解受术者情况，灵活的选择治疗方案，才能收到良好的手术效果。

腹壁吸脂术已在第一节叙述，本节不再重复。

表 11-2-1　腹部肥胖分型和治疗

类型	临床表现			治疗方案
	皮下脂肪量	筋膜层松弛度	皮肤过多	
Ⅰ	过多	正常	无	抽吸去脂整形
Ⅱ	正常或过多	正常	轻度	椭圆形皮肤切除、吸脂
Ⅲ	正常或过多	脐下松弛	轻度	椭圆形皮肤切除，自脐下至阴部腹直肌鞘紧缩，吸脂
Ⅳ	正常或过多	全腹松弛	轻度	椭圆形皮肤切除，自剑突下至阴部腹直肌鞘紧缩，吸脂
Ⅴ	正常或过多	全腹松弛	重度	传统腹部成形，切除脐至阴部皮肤，自剑突至阴部腹直肌鞘紧缩，必要时辅以吸脂

一、腹壁的美学观与应用解剖

（一）美学观

平滑、匀称、富有弹性的腹部和纤细的腰是大多数人所追求的理想躯干美。在女性，腹部皮下储存一定厚度的脂肪，使得腹部质感平滑细腻而富有弹性。女性腰部纤细，在乳房和丰满的臀部映衬下形成优美的弧线。男性腹部及腰部肌肉发达，皮下脂肪较少，外观上腰围更宽、线条刚硬，更显矫健有力。理想的腹部形态为扁平型，腹部微后收，下腹微隆，正中凹陷，在男性腹直肌轮廓可见，脐周区亦略凹陷。

体形雕塑要求术者具备一定的医学审美观，掌握人体美学基础。塑造一个完美的体形不应单只追求静态、外观视觉上的美感，更要从动态美、健康美等方面着手，使之与周围环境融洽结合。

（二）腹部的解剖结构

1. 腹壁结构　腹壁由浅至深共有七层结构，即皮肤、皮下组织、浅筋膜、肌肉、腹横筋膜、腹膜下筋膜及腹膜壁层。

（1）皮肤层：腹壁的皮肤薄而富有弹性，男性较厚，女性较薄，平均厚度约 1mm 左右。女性腹壁皮肤较男性易出现松弛，产后易出现妊娠纹。下腹部两侧皮肤移动性大，有着较厚的皮下脂肪，面积较宽。这种解剖特点为腹部膨隆的基础条件，便于手术后直接拉拢缝合伤口，同时提供较多的皮肤与皮瓣。

（2）浅筋膜：浅筋膜层主要由疏松结缔组织和脂肪构成。脐部以下浅筋膜可分为两层，即 Campen 筋膜与 Scarpa 筋膜层，前者会有脂肪组织，其薄厚因人而异，向下与腹部的浅筋膜相连续。后者为富有弹性的纤维膜组织，其中线附着在腹白线，向下与阔筋膜相连续。在浅筋膜中包含有腹壁浅层的血管、淋巴管和神经。

（3）肌肉层：肌肉层主要由腹直肌、腹外斜肌、腹内斜肌和腹横肌组成。

腹直肌位于腹白线两侧，其表面和深面有腹直肌鞘包裹，下起耻骨联合至耻骨嵴间，上止于胸骨的剑突及第 5、6、7 肋间。成人腹直肌平均长度为 30cm，最宽处约为 6.5cm，厚度为 0.5～0.6cm，腹直肌上有 3～4 个腱划，与腹直肌前鞘紧密粘着。

腹外斜肌起于第 5～12 肋外侧，肌纤维从斜上方斜向内下方向走行，在髂前上棘与腹白线附近移行为腱膜，参与组成腹直肌前鞘，腱膜下缘增厚形成腹股沟韧带。

腹内斜肌位于腹外斜肌的深面，起于腹股沟韧带外侧、髂嵴和腰背筋膜，其肌纤维向上呈放射状，上腹纤维止于下 3 个肋软骨及肋骨下缘，大部分肌纤维移行为腱膜，参与组成腹直肌鞘的前后面，最后止于腹白线。

腹横肌位于腹内斜肌深面，起于下第 6 肋骨的后侧，腰背筋膜、髂嵴和腹股沟韧带外侧，肌纤维呈横向走行，在腹直肌外缘处移行为鞘膜，参与腹直肌后鞘的组成，终止于腹白线。

腹直肌鞘由腹外斜肌、腹内斜肌与腹横肌组成，分前后两层。前鞘由腹外斜肌腱膜和腹内斜肌腱膜的前层组成；后鞘由腹内斜肌腱膜的后层和腹横肌腱膜组成。在脐与耻骨联合的中点处，三层腱膜均移行于前鞘，后鞘缺如，形成弓状线，因此弓状线以下的腹部极易产生肌筋膜松弛。

2. 血管和神经

（1）血管：腹壁血管分为浅、深血管两组。浅组血管包括腹壁浅动脉、旋髂浅动脉和胸腹壁动静脉。浅层血管主要位于浅筋膜的浅、深层之间。其中腹壁浅动脉起自股动脉，经腹股沟韧带的中、内 1/3 处，走向脐部。旋髂深动脉亦起于股动脉，在腹壁浅动脉外侧走向髂嵴。同名静脉与动脉伴行，并注入股静脉。深组血管包括腹壁上、下血管，旋髂深血管，下五对肋间后血管和四对腰动脉。腹壁上动脉由胸廓内动脉在第 6 肋间处分出，经胸肋三角入腹直肌鞘，在腹直肌与腹直肌后鞘之间下行，在脐旁与腹壁下动脉吻合，有两条伴行静脉。腹壁下动脉起自髂外动脉的前壁，斜向内上进入腹直肌，也有两条略粗于动脉的伴行静脉。

（2）神经：腹前壁的神经主要是胸 7～12 肋间神经前支的腹前外侧皮支，胸神经在腹白线附近的前皮支和第 1 腰神经的前支。这些神经均属于混合神经，既司感觉又含有运动支，并呈节段性分布。神经走行于腹内斜肌与腹横肌之间，至腹直肌外缘进入腹直肌鞘，沿途有分支，分布到肌肉与皮肤。

二、腹壁皮肤脂肪切除术

腹壁皮肤脂肪切除术，主要是解决腹壁脂肪堆积臃肿和腹壁皮肤松垂问题。虽然通过体育锻炼可以增强肌肉的张力，但已松垂的皮肤却只能通过手术方能得到矫正，故行腹壁脂肪切除术。

（一）手术适应证

1. 局限性腹部脂肪过多症。

2. 腹壁松弛、下垂。

3. 腹部脂肪堆积伴腹壁妊娠纹。

4. 腹壁术后瘢痕。

5. 全身肥胖症，经多种方法治疗无效者。

（二）术前准备

为使手术安全，受术者术前必须进行各种必要的检查。如有其他疾病，应先进行治疗，待病情好转后再行此手术。

1. 术前常规检查　体格检查，化验检查：血常规、出血时间、凝血时间、血小板计数、尿常规。生化检查：肝功能、乙肝与丙肝的有关检查、肾功能等。必要的仪器检查：心电图、B 超、CT 或 MRI 等。

2. 术前 3 天洗澡，每天一次。

3. 肥胖者常有心血管系统疾病，如肾脏、肝胆、内分泌及呼吸系统等疾病，术前应给以充分认识并进行相应的检查和治疗。

4. 术前 1 个月忌用阿司匹林类药物，避孕药和其他激素类药物。

5. 术前应了解受术者腹壁松弛及脂肪堆积的程度　分别于站立位和平卧位检查受术者的腹部情况，并根据估计的脂肪切除量做标记。站立位通过抓捏试验了解腹部皮肤松垂的程度。让受术者仰卧，上举大腿，使腹直肌处于收缩状态，然后将手掌置于两腹直肌之间以确定肌鞘分离的程度，并判断肌张力的大小。掌压试验有助于了解腹部肌肉的情况，帮助判断是否需要进行腹直肌鞘膜折叠术。患者背靠墙或门站立，用手掌尺侧放在下腹部正中，轻轻向腹腔内加压，模拟腹直肌鞘膜折叠术，观察上腹部是否有隆起，如果上腹部无膨出迹象，提示只需行下腹部腹直肌鞘膜折叠术；如果上腹部膨出，则需要行上、下腹全腹部鞘膜折叠术。

(三) 麻醉

腹壁皮肤脂肪切除术的手术范围局限在腹部,其基本操作方法是腹肌鞘上部广泛切除包括皮肤在内的皮下脂肪组织。故其麻醉范围应在腹部。一般常选用的麻醉方式为连续硬膜外麻醉较好。亦可对精神紧张者选用静脉全身性麻醉或气管内全身麻醉。如单纯作下腹部去脂也可椎管内阻滞麻醉。

(四) 腹壁皮肤脂肪切除术的术式

术前术者应根据受术者腹壁脂肪堆积程度和腹壁松垂的状态,估计出切除皮肤及皮下脂肪的数量,确定切口位置、长度及宽度,并做出标记。根据其皮肤切口线方向和切除脂肪量大约可分四种:横切法、纵切法、混合切法和局部切法。

1. 横切法　现临床上常用的横切口有:低位水平切口、低位弧形切口、低位曲线切口,低位“W”形切口(图 11-2-1)。各种低位横切口优点是瘢痕最为隐蔽,可以切除脐以下的大块腹壁松弛的皮肤和皮下组织,缺点是对腰部曲线和骨盆外形改善不理想,但可以通过肌腹膜提紧加以弥补。

2. 纵切法　是在腹部做垂直方向的梭形切除。纵切法主要是用来改善生育后的腹壁松弛及皮肤上的妊娠线。此种方法可在较大范围内切除皮肤和脂肪,因此至今仍广泛应用(图 11-2-2)。

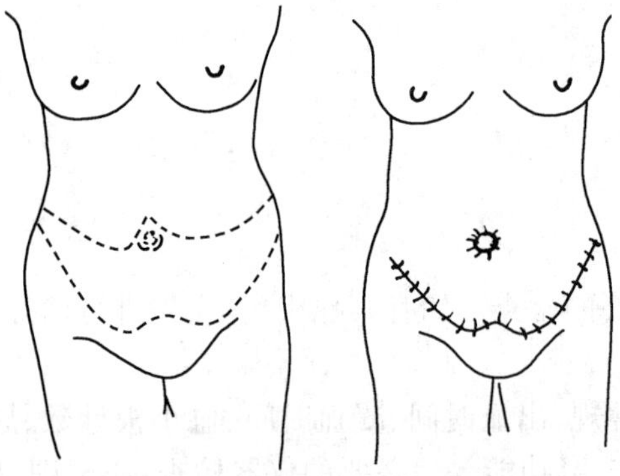

图 11-2-1　横切法“W”形切口

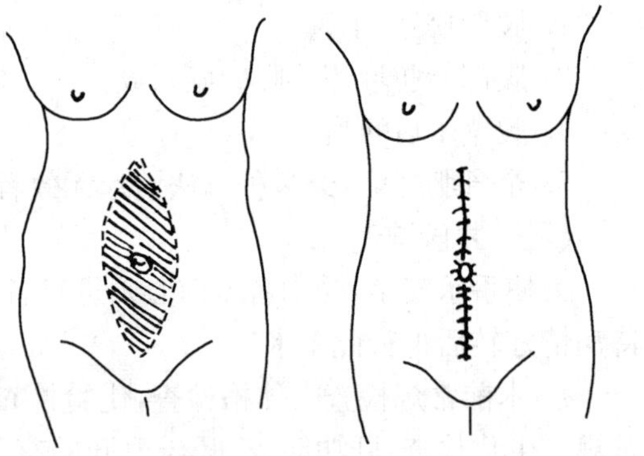

图 11-2-2　纵切法

有关纵切法适应证上面已提到,其优点是可使腰部曲线变美,其低位切开范围较小,术后出现皮瓣坏死的机会也少,还可以切除脐上的妊娠线。缺点是术后留有瘢痕。

3. 混合切除法　即横切法和纵切法混合,这种方法可以横向、纵向及任何方向切除脂肪,是一种比较理想的手术方法。适用于腹壁有大量垂直和横行方向的皮肤过剩或是有大量皮下脂肪组织。但缺点是术后易形成瘢痕,易使皮瓣尖端坏死等(图 11-2-3,图 11-2-4)。

4. 局部切除法　此法通常用于切除腹部局部脂肪组织,其优点是术后瘢痕小。

(五) 腹壁皮肤脂肪切除术方法

1. 切开剥离　目前使用较多的是各种低位横切口,术前先用亚甲蓝标出切口,分离范围。沿标记线切开,切口深达腹肌筋膜前,切开时注意防止损伤腹股沟部较大血管。再以腹直肌鞘为基底,脐韧带为蒂,呈环形切开肚脐周围的皮肤及皮下组织,使之与周围分离。然后从下腹部切口在腹直肌前鞘表面向上分离围裙样皮瓣,直至两侧肋弓和剑突。要注意的

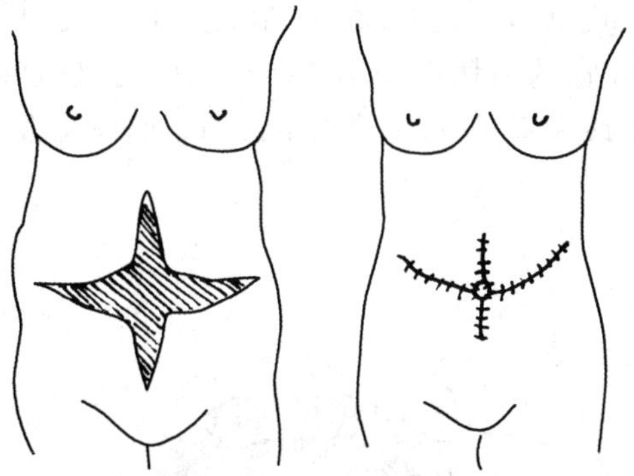

图 11-2-3　“十”字形切开术

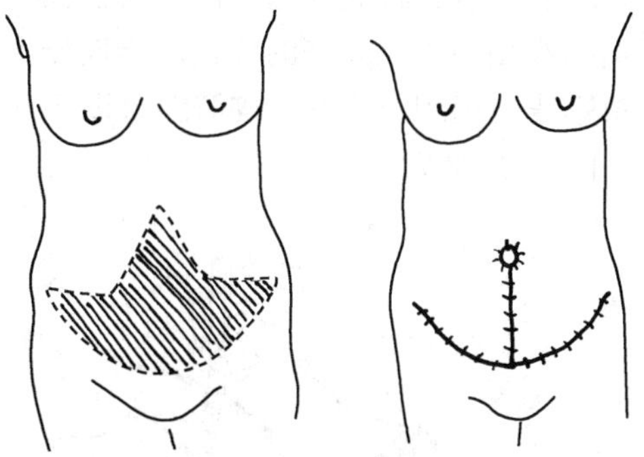

图 11-2-4　倒“T”形切开术

是剥离至脐周和腹直肌前鞘时，注意结扎脐旁动脉及腹直肌穿出的皮动脉，防止出血（图 11-2-5）。

2. 加强腹壁　观察患者是否有腹壁的松弛。如有腹直肌分离者，可将腹直肌前鞘做间断缝合或水平褥式缝合，缝合缩紧宽度为 5～7cm 左右，以加强腹壁正中部加强腹壁的功能，改善腹部的形态，使其平坦而有张力（图 11-2-6）。缝合时，注意脐部不可缝合过紧，以防脐坏死。对于无腹直肌分离者，可在腹部两侧对称处，沿腹外斜肌腱膜方向做缩紧缝合数针。如发生脐带过短的情况，可将脐下软组织与周围的筋膜组织进行固定缝合。

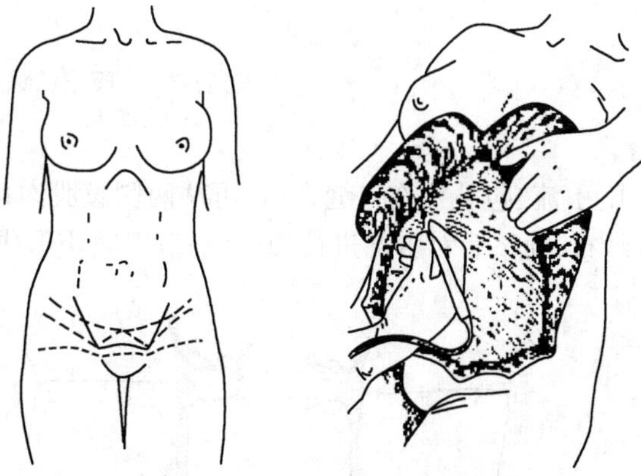

A　　B

图 11-2-5

A. 低位横行切口；B. 分离皮瓣

3. 皮瓣的切除　皮瓣的切除可分为三个步骤：向下牵引皮瓣；沿正中线切开皮瓣至适合位置，并在下端缝合固定；分别向外

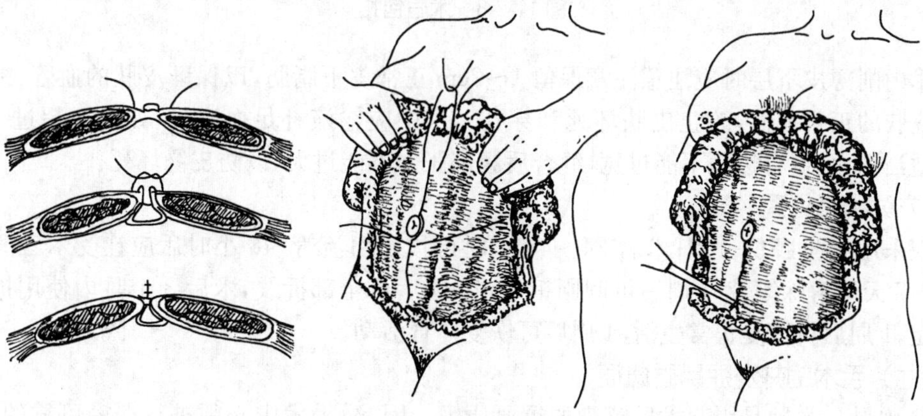

图 11-2-6　腹直肌前鞘缝合

下牵引两侧皮瓣，将其切除。按深筋膜、皮下组织、皮肤分层进行缝合。在缝合前应先进行脐移位，在相当于原肚脐的位置。于皮瓣上做 2cm 宽的横切口并用拉钩拉出肚脐，分别缝合筋膜，皮下组织及皮肤。皮肤缝合以 5/0 的涤纶线为宜，形成一个新的肚脐。脐应位腹正中线上(图 11-2-7)。

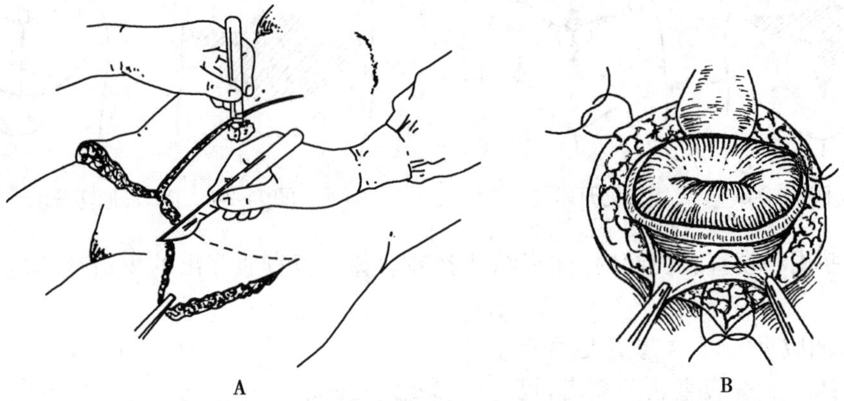

图 11-2-7　皮瓣切除及脐重建

A. 皮瓣切除；B. 脐重建

4. 引流、包扎　伤口缝合后，可从两侧腹股沟切小口，插入橡皮引流管。在腹部放置较厚的纱布、棉垫后对腹部进行加压包扎，以防止形成血肿，减少感染(图 11-2-8)。

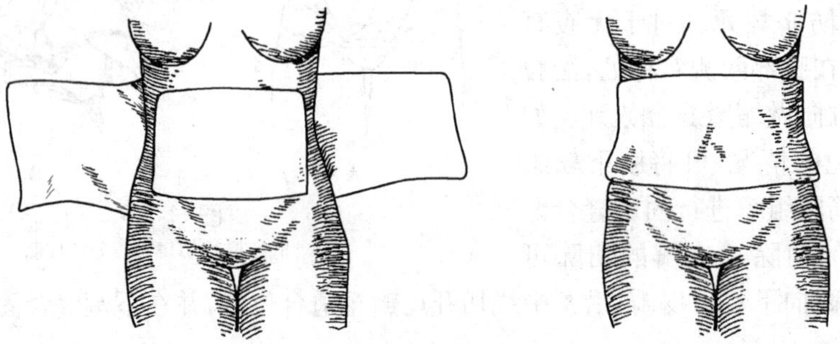

图 11-2-8　术后包扎

术中削薄皮下层时应注意注意保留 1～2cm 正常皮下脂肪，以保证皮肤的血管、神经支配和皮肤的正常弹性，防止皮肤坏死和穿孔。术中应输液补足血容量，如出血超过 500ml 时应适当输血，缝合边距不能过宽，缝合后腹部张力不能过大，以防皮缘坏死。

（六）术后处理

应采用半坐卧位一周；术后 24～48 小时可拔出引流管；48 小时后应让受术者离床活动；5～7 天可解除绷带；1 周后可间断拆线，10 天后可全部拆线，术后 3 个月内使用护腰加以固定；1 周后可恢复正常生活，4 周后可恢复体育活动。

（七）手术的并发症与后遗症

1. 血肿　血肿是引起术后感染的重要原因。因此，手术中必须进行严密可靠的止血，较大的血管应结扎止血。术后应加压包扎。

2. 感染 脂肪组织在术后易发生液化感染，预防措施是严格的消毒措施，无损伤操作，术后使用抗生素。如发生感染，应及时查找原因，进行细菌培养和药敏试验，使用有效足量的抗生素控制。必要时腹部感染处戳孔引流。

3. 皮瓣坏死 这种情况易出现在腹部留有术后瘢痕的受术者，如发生皮瓣坏死，往往需行切除坏死皮瓣并植皮。

4. 血栓性静脉炎及肺栓塞 在腹壁去脂术中最严重的并发症是血栓性静脉炎及肺栓塞。凡有四肢血管系统疾病的患者应避免做这种手术。如妇女受术者，在术前术后均应禁用避孕药。

5. 瘢痕 术后腹部遗留一条较长的瘢痕是腹壁皮肤脂肪切除术另一大问题。因此所有切开部位尽量选择隐蔽的部位。术后常规预防瘢痕增生。

6. 腹壁两侧不对称 由于脐定位偏离中线，或两侧组织切除不一致，或腹壁折叠缝合不一致，导致术后腹壁两侧不对称。

7. 脐坏死 由于脐茎部绞窄，脐部缝合张力过大，或脐部分离时解剖过分，循环不足而导致脐坏死。术中加以注意，一般可以预防。

三、改良型腹壁整形术

传统腹壁皮肤脂肪切除术存在切口范围较大、术后遗留瘢痕较明显等缺陷。现代腹壁整形术在原有的传统腹壁皮肤脂肪切除术的基础上不断改进，已取得一定的认可。

1. 腹外侧缩紧腹壁整形术 腹外侧缩紧腹壁整形术在传统的术式基础上减少了腹中线附近皮肤的切除，增加了下腹部外侧皮肤的切除，辅以或不辅以上腹脂肪抽吸。此术式避免了传统术式对下腹部的外形影响，而且还能改善腹外侧与腰部的形态。

2. 迷你腹壁整形术 此概念最早在20世纪80年代后期提出。该术式切口位置选择在腹股沟部位延伸到髂前上棘内2cm，以“W”形、“U-M”形切口常用。手术分离范围局限在下腹部，分离范围较小，适用于下腹部多余的脂肪和皮肤以及脐下腹直肌的松弛。

3. 肌肉筋膜收紧的简化腹壁整形术 对于轻度或没有皮肤松弛，但有腹壁肌肉松弛及皮下脂肪过多的患者。如果仅在脐以下腹壁肌肉筋膜松弛，切口可选择在阴毛线以下的横行切口，通过此切口行下腹部脂肪抽吸或肌肉筋膜缩紧术。如腹壁肌肉筋膜松弛已达脐上，可在脐周增加切口。此术式切口小，但切除的皮肤及组织较少，有一定的局限性。

4. 内镜技术在腹壁整形中的应用 随着微创技术的发展与推广，内镜技术在整形外科领域的应用越来越广泛。通过腹股沟或脐周的小切口即可显露手术区域，完成腹部吸脂术和腹壁肌肉筋膜的收紧术。内镜腹部去脂术有切口小，瘢痕少等优点，但其切除皮肤较少，仅适用于腹壁肌筋膜松弛而皮肤无松弛的患者。

第三节 美 臀 术

臀部作为腰部、腹部和大腿的过度部分，对维持躯体曲线美起着重要的作用。尤其对于女性来说，纤细的腰部及圆润丰满的臀部赋予了女性优美、婀娜的身姿。正常臀部应是发育良好，皮下脂肪较厚，臀大肌发达，圆滑膨隆，臀围在正常范围内。在双腿伸直、脚跟并拢站立时，从腰部至臀部定点的距离（即臀位）在18cm之内。皮下脂肪厚度、肌肉的发育及骨盆的结构影响着臀部的外观形态。

临床常用臀部整形的术式有脂肪抽吸术、皮下脂肪切除术及颗粒脂肪注射隆臀术等。

一、臀部脂肪抽吸术

臀部单纯脂肪抽吸术有瘢痕不明显、术式较简单等优势为大多数人所接受。局部皮下脂肪堆积而皮肤紧张者是该术的良好适应证。

(一) 术前准备

术前行常规检查，可用捏起试验判断皮下脂肪厚度，标记切口及脂肪抽吸范围。对于臀沟、鞍囊和臀下区的脂肪抽吸可选择在转子区做切口；臀部皱襞的切口适合大腿后内侧臀下“香蕉样皱褶”和大腿后下方的脂肪抽吸(图 11-3-1)。

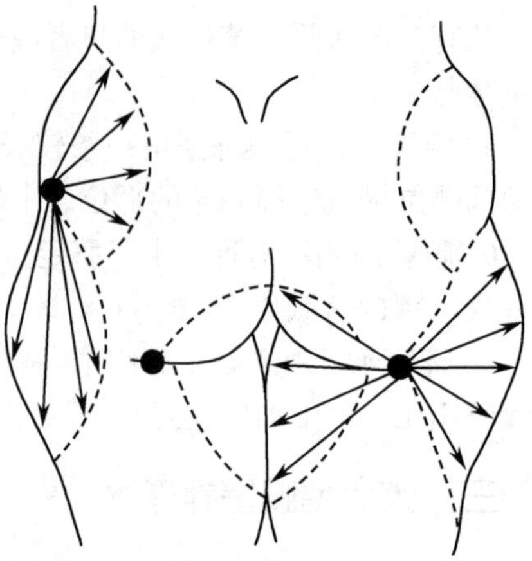

图 11-3-1 臀部脂肪抽吸切口及范围

(二) 手术方式

手术在肿胀麻醉或肿胀液配合硬膜外麻醉下进行。患者取俯卧位。按照预先设定的手术入路进行脂肪抽吸。抽吸时，需对深层脂肪和抽吸浅层脂肪均进行抽吸。术中仔细观察评判皮下脂肪厚度避免过度抽吸，并对两侧进行比较，使两侧对称。达到满意的效果后，终止抽吸，挤出肿胀液，双侧放置引流，加压包扎。

(三) 术后处理及并发症

同肿胀负压吸脂术。

二、臀部脂肪切除术

臀部过度肥胖的患者通常伴有皮肤的松弛，单纯的脂肪抽吸术往往达不到美容效果。脂肪抽吸术联合脂肪切除术不但可以去除脂肪、切除多余的皮肤，而且还能提升臀部，塑造臀部外形。

(一) 适应证

皮肤下脂肪堆积伴有皮肤松弛，通过单纯吸脂术达不到美容目的者。

(二) 术前准备

1. 术前检查　询问病史，全身体格检查与化验检查，排除手术禁忌证。

2. 手术设计　手术切口设计部位应被内衣覆盖的范围内。做手术切口标记时嘱受术者站立位，双脚稍分开，在臀部后方沿臀皱襞绘出上切口线，向外上侧延伸至髂前上棘前方，向内下方延伸至股内侧臀纹的延续处，用手捏起上切口线下的皮肤，使皮肤上提，模拟皮肤切除后的效果，以无过度张力为度，满意后绘出下切口线。

(三) 手术操作

硬膜外麻醉或局部麻醉，患者俯卧位头偏向一侧，放置导尿管。

沿上切口线切开皮肤，切口深度达皮下浅筋膜的深层。在皮下浅筋膜深层分别向上向下分离皮瓣。剥离臀下部上方和上股部到转子区的皮肤可获得额外的皮肤移动度，但随着剥离范围的增大，术后血清肿的发生率也将随着提高。向头侧牵拉皮瓣以确定切除皮瓣的大小，并将皮瓣纵向分成几部分。切除多余皮瓣，边切边用巾钳固定上下切口。以同样方法切除对侧皮肤(图 11-3-2)。

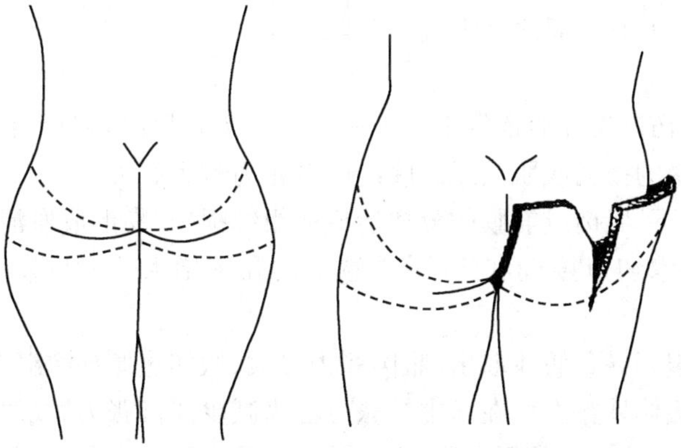

图 11-3-2　臀部脂肪切除术

分层间断缝合切口，缝合时注意对比两侧，张力不可过大，并以相同张力缝合两侧切口以便达到双侧对称。左右各置引流条，加压包扎。

（四）术后处理

术中术后应适当应用抗生素，预防感染。导尿管 1～2 天内拔除。引流条应在术后 2 天内拔出。术后卧床 1 周，保持股轻微外展位，减少臀部皮肤张力。2 周后恢复坐位工作。2 个月内禁止激烈运动。

（五）并发症及防治

1. 瘢痕增生　术后切口感染、切口裂开等可影响切口愈合，导致瘢痕增生。术中切口分层缝合，减少切口张力是防治这一问题的有效措施。另有双侧瘢痕不对称或瘢痕暴露于内衣外的问题。术后瘢痕形态可能受骨盆形状的影响，术前精确测量与术中等量切除双侧组织可避免。

2. 血肿和血清肿　皮瓣的分离对皮下组织造成一定的损伤，有形成血肿或血清肿可能。术中避免过多的皮下分离与术后加压包扎、引流等措施可减少此类并发症的发生。

3. 感染　术中严格无菌操作，术中术后应用抗生素常可避免。如发生较严重的感染，应及时查明原因，根据细菌培养和药敏试验结果选择合适的抗生素，必要时切开引流。

三、隆臀术

隆臀术是指应用医用的充填材料植入臀部相应部位，使臀部饱满圆润，达到改善臀部形态的一种手术方法。此术适用于臀部凹陷及平直型臀，并要求隆臀术的患者。现在隆臀术常用的填充材料有医用假体与自体脂肪。

（一）假体隆臀术

1. 手术操作　目前软质固体硅胶的弹性假体和囊性硅胶的凝胶假体较常用。假体植入层次有皮下置入、肌下植入、肌肉内置入和筋膜下置入：①皮下置入，只需简单的皮下分离就可置入假体，但因假体易移位、外露、手模易触及等问题现已普遍弃用；②肌下植入时将假体在臀大肌和臀中肌的肌肉下放置，此处腔隙的下缘有坐骨神经穿出，且腔隙较小，易伤及神经；③肌肉内置入，是经骶旁两侧的皮肤切口，到达肌筋膜层的表面。在筋膜上做5cm长的切口，向臀大肌肌肉分离3cm深度，在此肌肉层面用专用器具和手指做钝性分离，将假体植入分离的臀大肌间隙，此术有出血较多的缺点，术中应注意止血；④筋膜下置入，假体放置在臀深筋膜与臀大肌及臀中肌之间形成的腔隙。

2. 术后并发症

(1) 伤口裂开：伤口裂开通常发生在术后6～12天，其原因可能与局部的血供不良、术中牵拉皮肤造成皮缘的损伤或肌层或筋膜的闭合张力过大有关。

(2) 血清肿：皮下、肌肉或筋膜的分离造成的组织损伤，易形成血清肿。

(3) 感染：因手术切口接近肛门，手术感染的几率增大。一旦发生，大多会导致手术失败。

(4) 肌肉伤口裂开导致假体取出：肌肉张力过大、假体过厚导致缝合肌肉时张力过大而导致肌肉切口裂开假体外露。可在术中扩张方法来减少肌肉张力，或改用小号的假体。

(5) 假体移位、异位和臀部不对称：常见的原因是在肌肉内分离间隙时向外方和外上方分离时穿通表面肌层进入皮下。

(6) 假体破裂：凝胶假体从肌肉间隙内部分疝出，使假体在挤压和剪力作用下易于发生破裂，因而闭合好肌肉裂口至关重要。

(7) 包膜挛缩：如果出现可更换假体和进行包膜切除，但有再次发生挛缩的可能。

(8) 坐骨神经感觉异常：与假体或组织肿胀压迫有关。可以通过伸展锻炼，服用维生素B_6、维生素B_{12}、泼尼松及加巴喷丁等得到改善。

(二) 自体颗粒脂肪注射隆臀术

自体颗粒脂肪注射隆臀术是用负压脂肪抽吸法或注射器脂肪抽吸法将腰背部、腹部、大腿内侧等部位多余的脂肪抽出，将经过提纯后的颗粒脂肪注入到受区的一种手术方式。

切口选择在臀外侧或臀沟等隐蔽部位，切口长约0.5cm。用吸脂专用针头连接注射针管吸入脂肪，将脂肪颗粒分别注射到需要填充的部位。注射脂肪颗粒时，每个隧道注入的脂肪量应在10～15ml左右，多隧道注射，每侧注入脂肪量在100～150ml。术后俯卧位或侧卧位一周。脂肪抽吸部位加压包扎。

颗粒脂肪注射的并发症主要有供区及受区血肿、感染、皮肤凹凸不平，受区脂肪液化及脂肪移位等。目前通过实验和临床研究观察，注射脂肪颗粒的吸收率为50%～70%，平均为60%，因此，脂肪注射应过度矫正量可加大至35%。另目前较多实验证明，植入肌肉内的脂肪颗粒远期存活率可明显提高。

(三) 隆臀术评价

相对于假体置入的方法来说，颗粒脂肪注射隆臀术具有下列优势：①组织来源为自体，无排斥反应；② 注入的颗粒脂肪触感较真实，弹性佳；③来源容易，手术费用较低；④丰臀的同时，可以对其他部位的塑形。但移植颗粒脂肪的吸收和远期存活率等问题有待于进一步研究。

第四节　小腿美容术

现代女性着装小腿常常是显露部位，小腿的外形也受到越来越多的关注。影响小腿外形的因素包括：皮下脂肪、肌肉及骨骼形态。现代用于小腿塑形的手术主要有4种：①小腿脂肪抽吸术;②小腿部分神经切除术;③小腿肌肉部分切除术;④小腿肌肉肉毒毒素注射术。近年来有国外报道应用射频手术机器治疗小腿腓肠肌肥大,为一种新的微创的小腿腓肠肌肥大缩小术,术后亦获得较满意的效果。

一、小腿美学及相关解剖

正常小腿的形态从整体上看,上部略细于中部,中部下部又逐渐变细,在近踝关节处变为最细小。小腿长度为身高的1/4,两个头长。小腿最大周径为小腿长度的3/4,最大周径位于上1/4水平附近。正面观,小腿内外侧各形成一弧线,内侧弧线较外侧弧线平直,外侧弧线最外凸出部分较内侧靠上。当双膝并拢站立位时,从正面可观察到膝关节到小腿肚、小腿肚到内踝处各形成一楔形间隙。

解剖学上小腿上界为平胫骨粗隆的环形线,下界为内、外踝基部的环形连线。小腿由浅至深可分为皮肤、皮下组织、深筋膜、肌肉及骨骼。

浅层结构:皮肤较厚而紧,移动性小,血供较差,皮下脂肪少。皮肤静脉主要有大隐静脉和小隐静脉。皮神经主要有三条,隐神经、腓浅神经和腓浅神经,司皮肤感觉。做小腿脂肪抽吸术时应避免损伤上述神经血管。

深层结构:小腿由胫骨、腓骨支撑。小腿后骨筋膜鞘分浅深两部分别容纳小腿后区肌群:浅部容纳由腓肠肌内、外侧头与比目鱼肌构成的小腿三头肌;深部容纳小腿后群深层肌及腘肌。其血供主要由胫前动、静脉与胫后动、静脉供应。深层神经主要有腓深神经及胫神经,司运动及感觉。

二、小腿脂肪抽吸术

术前对患者皮下脂肪进行评测,一般认为指捏试验可捏起的厚度≥2cm,可有足够的脂肪吸出达到改善外形的目的。因脂肪堆积而造影响小腿外观者适用于此术。如果畸形是肌肉或骨骼等原因造成的,则单纯吸脂的效果甚微。

麻醉可选择局部肿胀麻醉,亦可联合其他麻醉方法麻醉。术前设计、标记抽吸范围。切口可选择在内外踝、腘窝内外侧。脂肪抽吸多在小腿内后、后和外侧,前侧皮下脂肪较薄。抽吸量不可过多,并注意维持小腿自然曲线美感。抽吸小腿后部和内侧的脂肪时,应以浅层脂肪抽吸为主,避免损伤该区域内皮下深层的重要静脉、淋巴结构及神经。术后引流、弹力网加压包扎(图11-4-1)。

因小腿的表浅解剖结构的特殊,单纯的小腿脂肪抽吸往往达不到缩容塑形的目的,且较易造成皮肤外观的凹凸不平。术中也易损伤皮下的静脉、神经及淋巴结构,造成水肿、皮肤感觉减退等症状。对于术者而言,充足的术前准备,术中对重要皮下表浅结构的足够认识和保护是减少上述情况发生的关键。虽然小腿单纯吸脂术的适应证和塑形效果具有一定的限制性,但仍是现今较为安全、可靠的小腿塑形手术方法。

三、选择性神经支切断小腿减肥术

选择性神经切断小腿减肥术是在20世纪90年代后发展起来的一种新型小腿塑形术。其原理是选择性切断腓肠肌内、外侧头肌支,使腓肠肌失神经性萎缩,达到小腿减肥目的。

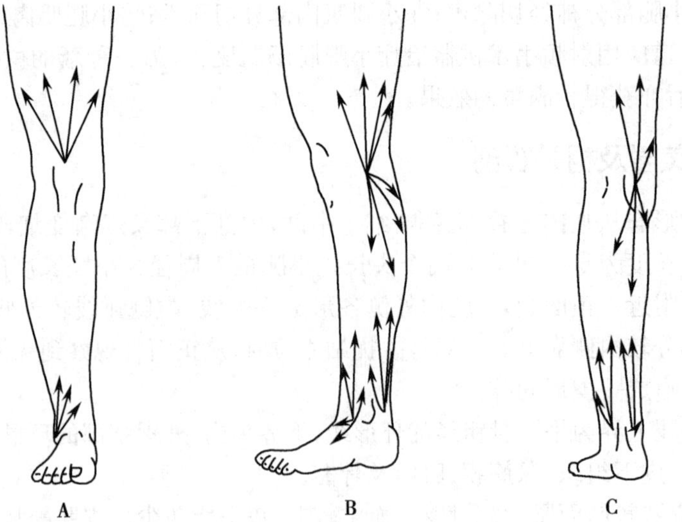

图 11-4-1　小腿脂肪抽吸术

（一）相关应用解剖

1. 小腿三头肌　小腿三头肌由腓肠肌内、外侧头及比目鱼肌组成。腓肠肌内、外侧头分别起于股骨内、外上髁。比目鱼肌位于腓肠肌深面，起点位于腓骨上部后面、胫骨比目鱼肌线及比目鱼肌腱弓。三者向下汇合共同形成跟腱止于跟骨节结。日常活动中屈踝关节、维持小腿与足之间的稳定主要由比目鱼肌完成，腓肠肌在跑、跳等动作时起到辅助作用。

2. 腓肠肌内、外侧头肌支　胫神经在腘窝处主要分支有 4 条：腓肠内侧皮神经、腓肠肌内侧头肌支、腓肠肌外侧头肌支、比目鱼肌肌支。腓肠内侧皮神经发出位置通常高于其他三支，往下是腓肠肌内、外侧头肌支。此处各支发出部位有以下几种变异：①腓肠肌内、外侧头肌支共干；②腓肠内侧皮神经与腓肠肌内侧头肌支共干；③腓肠内侧皮神经与腓肠肌外侧头肌支、比目鱼肌共干；④腓肠肌外侧头肌支与比目鱼肌肌支共干；⑤腓肠肌内侧头肌支与腓肠内侧皮神经共干并且腓肠肌外侧头肌支与比目鱼肌肌支共干；⑥腓肠肌内、外侧头肌支与比目鱼肌肌支共干。手术分离上述神经支时应加以注意。

（二）适应证与禁忌证

适应证：皮下脂肪较少而腓肠肌肥大，单纯吸脂术不能达到小腿减肥效果的患者。

禁忌证：运动职业、舞蹈演员、小腿有疾病者。

（三）手术操作

术前作小腿 B 超或 CT 检查，了解肥大小腿腓肠肌厚度。患者采取俯卧位，局部麻醉或硬膜外麻醉。在腘窝中点做一与皮横纹皱褶平行的切口，长 2.0cm。寻神经走向向下分离皮下组织，找寻胫神经各主要分支。通常腓肠肌内侧头肌支由胫神经内侧发出，而腓肠肌外侧头肌支发出部常位于胫神经外侧低或不低于内侧头肌支水平。沿神经走向继续分离至腓肠肌内、外侧头肌门，确认腓肠肌内、外侧头肌支，亦可通过观察各神经电刺激后肌肉收缩状态来加以确认。目标神经确定后，在入肌门处切断神经及其分支。术中注意勿伤及或误切其他神经，而造成感觉或运动功能性障碍。术毕缝合、包扎。

（四）手术评价

此术式有创伤小，术后恢复快，无明显肿胀等优势，术后当天患者即可下地行走。部分受术者术后可出现小腿酸胀，行走易疲劳，双侧小腿肌肉缩小不均一等症状，因选择性神经支切断小腿减肥术临床应用时间较短，其操作技术及远期效果仍有待进一步研究。

四、小腿肌肉部分切除术

小腿肥大常由腓肠肌引起，明显粗大者也可伴有比目鱼肌的肥大。因小腿肌肉肥大而影响小腿美观者可考虑做部分或全部腓肠肌切除，以达到重塑小腿外形。

术前可借CT或MRI了解小腿肌肉肥大情况，设计手术切除范围并标记。在腘窝皮肤皱褶处做一个长2cm的切口，深达皮下深筋膜。在深筋膜的深面广泛剥离腓肠肌，将肌肉切取器从切口旋转钻进肌肉，使其恰在腓肠肌肌肉中行进。在器械抽出时进一步切割肌肉，从而在切取器中形成一肌肉条。如此反复进行，便可将腓肠肌部分切除。术中注意止血。术后置引流管、加压包扎防止血肿的发生。

如手术在内镜配合下进行，能使手术视野暴露更清晰，损伤更小，使手术更精确和简便。

术后可有血肿，表面不平整，行走易疲劳等并发症。小腿肌肉部分切除术对组织损伤较大，恢复慢，且易造成神经损伤。手术要求的难度较大，但仍是现在较有效的小腿塑形方法。

五、小腿肌肉肉毒毒素注射术

肉毒毒素是由厌氧的肉毒杆菌产生的一种细菌外毒素，可根据毒素抗原的不同分为A、B、C、D、E、F和G型。世界上对肉毒毒素的研究，以A型为早、为多、也了解得最清楚。A型肉毒毒素是一种神经毒素，作用于神经肌肉接头，抑制突触前神经介质——乙酰胆碱的释放，产生化学去神经作用，导致肌肉松弛麻痹。

肉毒毒素在临床上最早用于眼科。随着肉毒毒素研究的深入和人们对其神经肌肉接头的基本作用的认识不断加深，其临床应用范围已涉及神经科、康复科、泌尿科、耳鼻喉科、皮肤科、整形外科、疼痛的治疗等多个领域。

随着A型肉毒毒素在整形外科应用的推广，近年来产生了小腿肌肉肉毒毒素注射的小腿塑形术。此技术是将肉毒毒素分3～6点注射于腓肠肌的内侧头，剂量为32、48、72单位三个水平，使腓肠肌内侧头萎缩，并消除局部肌肉的隆起，以达到减少小腿周径，使小腿的轮廓变得更加圆滑的目的。

A型肉毒毒素对骨骼肌的松弛时间一般为3个月，然后作用渐趋消失。可根据个人情况适时地进行重复注射。部分患者注射后出现为一过性的局部酸胀、疼痛、注射部位麻木或头痛等不适症状，多在1周内能自行恢复。小腿肌肉肉毒毒素注射术具有损伤小、康复快等优点。但是在肉毒毒素的基础研究、临床注射用量和术后长期效果等方面都尚无统一说法，还有待进一步研究。

（殷国前）

12 第十二章 会阴部的美容手术

会阴部分定义分为广义会阴和狭义会阴。广义会阴是指盆膈以下封闭骨盆下口的全部软组织;狭义会阴是指外生殖器和肛管之间狭窄区域的软组织。会阴部美容手术主要是针对外生殖器,近年来也涉及肛门部位。会阴部的美容手术和一般的美容整形手术不同,主要是审美标准不同。人们对于面容和形体等暴露部位的审美多从视觉开始,重在外观。而会阴在人体的隐蔽部位,审美的侧重点首先在其象征意义和功能,比如阴茎大小粗细,多象征阳刚的强弱;阴茎延长术,会使男人更阳刚、更自信;处女膜是否完整,多象征女性是否纯洁,处女膜修补术,不仅使少女身体更完整,也会使她的心灵感觉更纯洁;阴道的紧张度多象征阴柔之美,进行会阴道紧缩术不仅改善生育后的阴道松弛,也会使夫妻生活更和谐。因此,会阴的美容整形手术不仅在外形,而且在功能,人们可从性快感的恢复和产生来确定其美学价值。

第一节　男性外生殖器美容术

一、包茎、包皮过长整复术

(一) 适应证

阴茎包皮过长及包茎的手术治疗,主要用于治疗包皮过长不能显露龟头、反复发作的包皮感染以及因包茎影响排尿或曾经发生过嵌顿者。属治疗性手术,目前也列入美容整形手术的研究范围。

(二) 手术方法

1. 包皮环切术

(1) 麻醉一般采用阴茎根部局部浸润麻醉。

(2) 用止血钳扩张包皮口,使包皮向上退缩。如果有包皮龟头粘连,应沿着龟头面小心分离至阴茎冠状沟。

(3) 分别用止血钳夹住包皮背侧正中两侧,以手术剪纵向剪开包皮,直至距冠状沟约0.5cm处。

(4) 用止血钳夹住包皮腹侧正中两侧,同样以手术剪纵向剪开包皮,直至距包皮系带约0.8cm处。

(5) 沿着距冠状沟0.5cm处环形切除多余的包皮。

(6) 结扎(或缝扎)阴茎背浅静脉,电凝器对其他出血点一一止血。

(7) 在阴茎之背侧、腹侧和左右两侧各留置一针固定用缝线,间隔处视情况做间断缝合。将一油纱条环绕于创口，并用预置的固定缝线固定后包扎创口。可于阴阜部放置一帘状纱布块，遮住龟头，以防伤口与内裤直接接触，增加感染因素（图 12-1-1）。

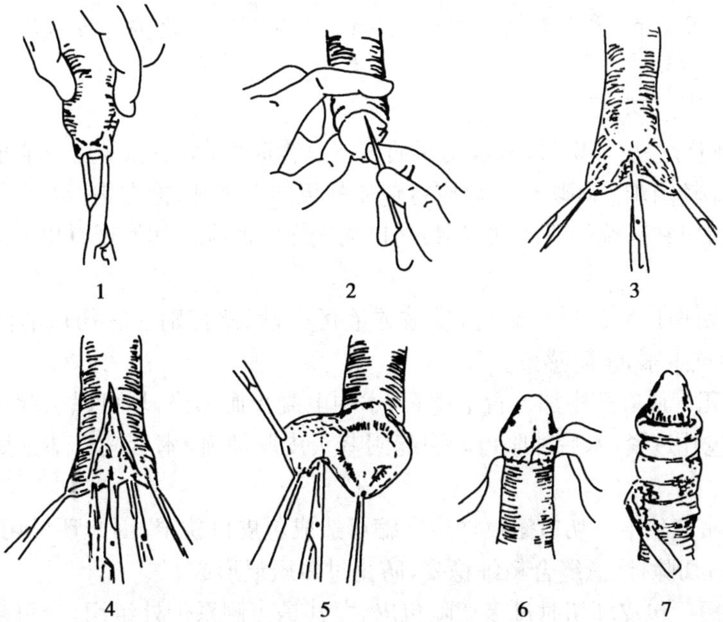

图 12-1-1　包皮环切术

1. 扩张包皮口；2. 分离包皮与龟头的粘连；3. 剪开阴茎背侧包皮；4. 剪开阴茎腹侧包皮；5. 切除多余包皮；6. 预置固定缝合线，其间间断缝合；7. 包扎固定

2. 阴茎根部皮肤环切术

（1）麻醉一般采用阴茎根部局部浸润麻醉。

（2）将包皮向上推移至龟头完全显露，确认无发生嵌顿的可能性后，用甲紫在阴茎根部标出环形切除皮肤的范围。

（3）沿标记线环形切除一条阴茎根部的皮肤。

（4）止血后将两侧皮缘拉拢缝合，包扎伤口（图 12-1-2）。

（三）注意事项

（1）包皮环切术既适用于单纯性包皮过长，又适用于有包茎者，而阴茎根部皮肤环切术

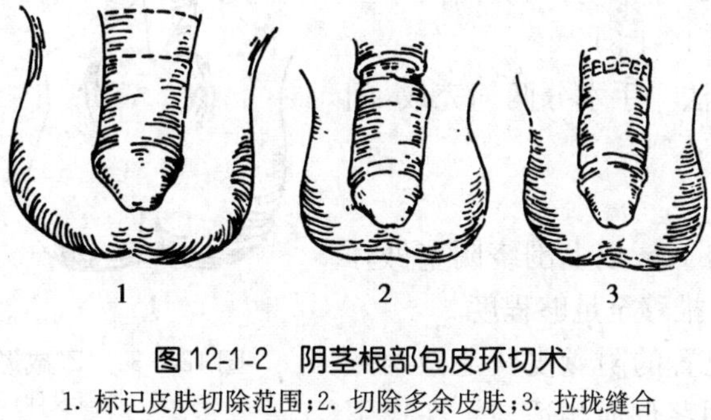

图 12-1-2　阴茎根部包皮环切术

1. 标记皮肤切除范围；2. 切除多余皮肤；3. 拉拢缝合

则仅适用于单纯性包皮过长而无包茎者。但后者的优点是感染机会少，也不会因对包皮系带处理不好或剩余过短而影响日后阴茎的勃起及引起性交时的疼痛。

（2）实施包皮环切术时，为避免发生性交痛或影响阴茎勃起，剩余的包皮不可太短（冠状沟周围应大于0.5cm，系带周围应大于0.8cm）。在实施阴茎根部皮肤环切术时，应注意不要侵入阴囊部皮肤。

（四）并发症及其处理

1. 出血　施行包皮环切时，若被切断的皮下血管退缩，术中和术后可能形成血肿，在血肿里寻找血管比较困难。环切包皮后应将包皮外板向上推开，检查是否有血管断端，彻底止血。手术结束后应在医院停留片刻，观察伤口无出血才回家。如发现有出血迹象，应立即到医院处理。

2. 感染　因伤口在尿道口附近，易被尿液污染，因此特别注意伤口清洁，早期暴露伤口，应用预防性抗生素，预防感染。

3. 皮肤坏死　局麻药中加入肾上腺素、术中电凝止血不当，均可以引起皮肤坏死，应引起重视。敷料包扎过紧，术后肿胀可能引起阴茎头皮肤缺血，术后应告知家属，注意观察局部血运。

4. 包皮口瘢痕狭窄　切口瘢痕增生挛缩可造成包皮口狭窄，因此环形切除包皮时应采用腹长背短斜行切除，注意缝合精细稳妥，防止过多瘢痕形成。

5. 包皮过短　包皮环切时过多切除包皮，尤其是腹侧系带处组织，会引起包皮过短，使阴茎勃起受限，影响正常的功能和性生活。因此在环切时剩余的包皮不可太短，冠状沟周围应大于0.5cm，系带周围应大于0.8cm。

二、包皮过短整复术

（一）适应证

先天性的或后天因素造成的阴茎包皮过短，伴有勃起疼痛或性交疼痛以及勃起后阴茎变形弯曲者。

（二）麻醉

一般采用局部浸润麻醉。

（三）手术方法

1.“Z”成形法　在阴茎勃起后出现变形或弯曲的部位，沿长轴做长度为3cm、两臂为2cm、夹角60°左右的“Z”字形切口，分离两个三角皮瓣后换位缝合（图12-1-3）。

2. 阴囊双蒂皮瓣法　手术分两期完成，间隔时间为3周。

（1）一期手术

1）在阴茎冠状沟1cm以上围绕阴茎做环状切口，并将皮肤向上推移至足够程度。

2）在创面相对位置的阴囊皮肤上做两条水平切口，其宽度与阴茎创面相适应。在皮下

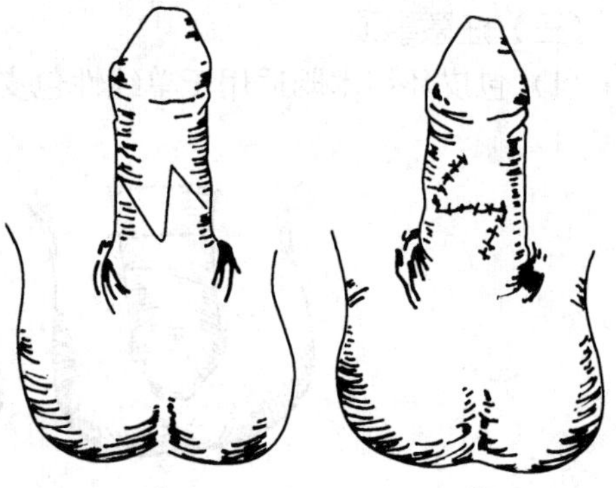

图12-1-3　“Z”成形包皮过短整复术
1. 切口设计；2. 换位缝合

分离成双蒂皮瓣后将阴茎从其下穿过，将两条创口分别间断缝合。

（2）二期手术

1）以阴囊双蒂皮瓣的根部为界将蒂离断，并在阴茎的腹侧将两端呈“Z”字形缝合。

2）阴囊的创面拉拢缝合（图 12-1-4）。

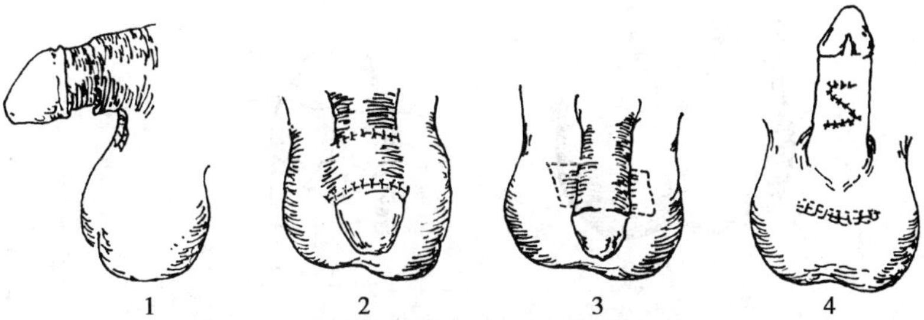

图 12-1-4 阴囊皮瓣包皮过短整复术

1. 环形切开阴茎包皮皮肤；2. 双蒂皮瓣包埋阴茎创面；3. 离断时切口设计；4. 离断后创面缝合

（四）注意事项

1.“Z”成形法适用于程度较轻的包皮过短者，而阴囊双蒂皮瓣法适用于程度较重包皮过短者。

2. 实施阴囊双蒂皮瓣法手术后，因排尿方式的改变要特别注意防止伤口的污染，并应使用雌激素防止术后阴茎勃起。

三、包皮系带延长术

（一）适应证

包皮系带过短，在多数情况下是因包皮环切过度而引起的后遗症。少数也可见于外伤后或先天畸形。因此，凡包皮系带过短导致阴茎弯曲变形以及勃起和性交疼痛者，均应手术矫治。

（二）麻醉

一般采用局部浸润麻醉。

（三）手术方法

1. 于冠状沟水平横断包皮系带，皮下潜行分离后，将创口纵向缝合。

2. 阴茎包皮过短之“Z”成形术，也可用于矫正包皮系带过短。

（四）注意事项

同包皮环切术（图 12-1-5）。

四、尿道下裂整复术

尿道下裂是常见的先天畸形，常发生于男婴，主要表现为尿道口移位、阴茎腹侧弯曲，影响正常排尿和性生活。发病原因常因胚胎期尿道沟融合发生障碍所致。

（一）尿道下裂分型

按其尿道口位置之不同而分为阴茎头型、阴茎型、阴囊型和会阴型四种。凭借临床表现即可确定诊断，但应注意与性别畸形鉴别。

1. 阴茎头型 尿道口位于冠状沟腹侧或下方，呈裂隙状，阴茎头较扁平，包皮在腹侧裂

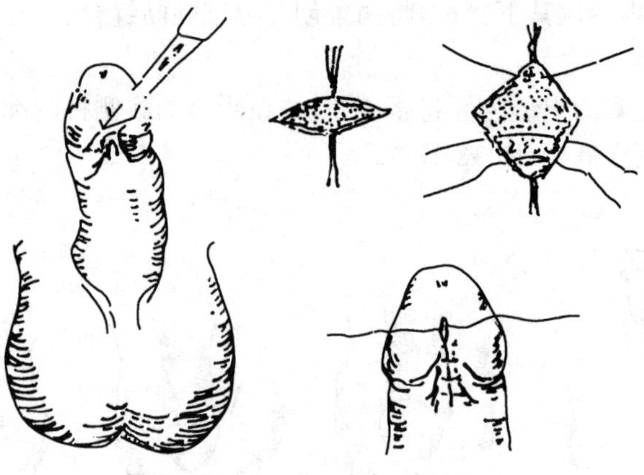

图 12-1-5 包皮系带延长术
1. 横向切断系带；2. 纵向缝合切口

口，似透镜样折叠于阴茎背侧，阴茎不伴有下弯或仅轻度下弯，成年后不影响性生活和站立姿势排尿，此型不手术。

2. 阴茎体型 尿道口位于阴茎腹侧任何部位，异常的尿道口位置越上，阴茎下弯程度越明显，影响性生活和正常排尿。

3. 阴茎阴囊型 尿道口位于阴茎根部阴囊，阴茎下弯畸形的程度非常明显，成年后常显示阴茎短小。

4. 阴囊会阴型 尿道口位于阴囊下方，阴囊常显示从正中分裂为二，阴茎短小，严重时伴有睾丸下降不全，有时显现女性外阴。

（二）尿道下裂修复术

手术需要将尿道口移植正常位置，矫正弯曲的阴茎，从而恢复其正常排尿及性功能。手术方法很多，有 200 余种，主要分为分期修复法和一期修复法两类。这里重点介绍后者。

1. 适应证 诊断明确，无手术禁忌。如采用分期修复法，则第一期阴茎伸直术宜于 2 岁左右进行，第二期尿道成形术宜于 6 岁左右进行；成人两期手术之间宜间隔 6 个月。

2. 术前准备 首先要鉴别性别，其次应常规于术前 3 天用 1∶1000 苯扎溴铵溶液清洗会阴部，每晚 1 次，每次 10 分钟。术前 1 天术区剃毛。有泌尿系统感染者应先控制感染。

3. 手术方法 骶管阻滞麻醉或腰麻。小儿一般采用全身麻醉。

（1）阴茎背侧皮管尿道成形术：①采用平仰卧位，双腿略分开或截石位。②于阴茎腹侧围绕尿道口做两条平行斜切口，间距约为阴茎周径的 1/3，两切口斜向阴茎背侧直达冠状沟，可略超过背侧中线。然后连接在一起，此为形成皮管的皮瓣 C。③阴茎伸直、尿道成形，首先沿冠状沟做一附加切口，形成皮瓣 A。将 A 瓣掀起，显露阴茎腹侧中央的纤维束带，予以彻底切除，充分伸直阴茎。然后自尿道口置入尿管，将 C 瓣周缘稍行分离后包绕尿道管，形成创面朝外的管状，用 5/0 尼龙线或丝线间断缝合，线结打在管道内面，令其术后自行脱落。于阴茎头做一隧道，将已制成的管道远端埋入隧道内，管道外口与阴茎头创缘缝合固定。如此形成的尿道虽略有弯曲，但不影响尿道通畅。④封闭创面，分离 A、B 瓣，并于冠状沟做附加横切口，将皮瓣向腹侧中央拉拢对合后做两排缝合（同皮条埋藏尿道形成术）。术终，拔出尿道管，于新形成的尿道口置入胶片引流条，用牵引线或细丝线固定阴茎于腹壁上。

（2）前尿道延伸阴茎伸直位固定法：①平仰卧位，双腿稍分开或截石位。②先自尿道口置入导尿管至膀胱，缝线固定，并做标志。然后沿尿道外口周围 3cm 环形切开，并沿尿道走行纵行延长切开至阴囊部，切开阴囊中缝 1～2cm。③阴茎伸直、延伸前尿道，充分松解、甚至阴茎（同阴茎伸直术），锐性分离尿道海绵体，直达球部，甚至球后。于阴茎头部做隧道，将尿道管和海绵体一并自隧道引出，尿道口周缘皮肤与阴茎头创缘间断缝合固定。于尿道海绵体与两阴茎海绵体间行间断缝合数针固定。④封闭创面按“Z”成形原则调整阴茎和阴囊部皮肤，缝合皮肤成锯齿状。阴囊切口底端胶皮片引流条。助手轻轻前提导尿管使阴茎呈伸直位，术者用碘仿凡士林纱布缠绕阴茎后，后层敷料加压包扎。

（3）阴囊中线超长皮瓣尿道成形术：

①平仰卧位，双腿稍分开或截石位。②先于尿道口内留置导尿管以支撑。然后切取以尿道口周缘 5mm 为蒂的沿阴囊中线向根部延伸的舌形皮瓣，宽 2cm，长度要比尿道口至阴茎头顶端的距离长出 1～2cm，厚度包括肉膜层。③伸直阴茎、尿道成形，充分松解、伸直阴茎（同阴茎伸直术）后，掀起皮瓣，包绕导尿管，形成创面朝外的管道，用 5/0 尼龙线或丝线间断缝合成再造的尿道。将再造尿道外口固定于阴茎头顶端，并缝合固定导尿管。将再造尿道与两阴茎海绵体间缝合数针固定。④封闭创面，将阴茎皮肤按“Z”成形原则调整皮缘后，间断缝合成锯齿状。阴囊部皮缘拉拢缝合后，置放胶皮片引流条。用碘仿凡士林纱布覆盖切口后，厚层敷料加压包扎（图 12-1-6）。

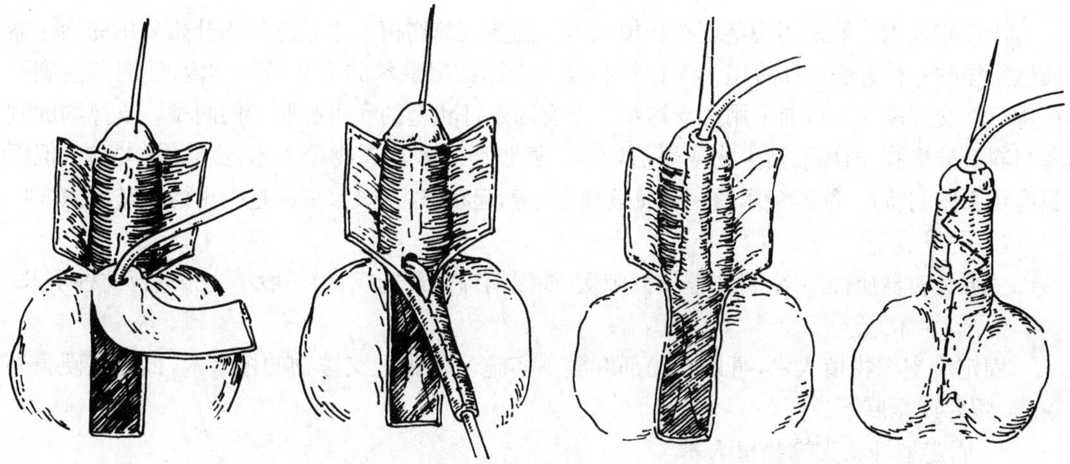

图 12-1-6　阴囊皮瓣尿道成形术

1. 伸直阴茎并掀起皮瓣；2. 形成皮管；3. 缝合固定形成尿道；4. 封闭创面

（4）注意事项：①分离尿道海绵体时要仔细、准确，并不断用手指触知尿道内的导尿管，以免误伤尿道；②尿道海绵体分离后，其背侧和腹侧一定要标识好，切勿扭转；③掀起的皮瓣上的脂肪组织切忌过度修剪，以免影响再造尿道的血供；④手术结束后，将整个阴茎阴囊部行弹性加压包扎，包扎一定要牢靠，此系防止术后水肿的重要措施。

（5）术后处理：①平仰卧位 1 周；②常规应用止血剂 2 天，抗生素 1 周，雌激素 1 周；③48 小时后拔胶皮片引流条，1 周后撤除留置导尿管，7 天后拆除减张缝合，10～14 天分次拆线。

五、阴茎延长术

（一）适应证

1. 先天性小阴茎或阴茎过短。

2. 两性畸形阴蒂肥大要求转归为男性者。

3. 损伤后引起的阴茎短小畸形者。

（二）麻醉

采用局部麻醉或全身麻醉。

（三）手术方法

1. 在阴茎的适当方位(以背侧或腹侧为常用)做“V”形切口，其“V”字的尖端指向龟头方向。

2. 游离“V”形皮瓣，其深度应达到阴茎海绵体层。

3. 游离阴茎海绵体脚，并牵引阴茎使两侧海绵体靠拢，以使阴茎深部组织延长，并间断缝合 3～4 针。

4. 使皮肤之“V”形皮瓣向阴茎根部方向推移，创缘对拢缝合成“Y”形，适当加压包扎。

（四）注意事项

手术中应避免过多的组织损伤，避免破坏血管，止血应可靠。术后应对阴茎采取限动措施，必要时可用雌激素限制阴茎勃起。

六、阳痿整复术

阳痿整复术一般采用阴茎支撑物植入术。阴茎支撑物植入术是近年来开始采用的治疗器质性阳痿的一种方法。即将用人工材料制成的支撑物用手术的方法植入体内，使阴茎达到可能进行性交的硬度。目前采用的支撑物主要有固定杆状型的和可膨胀型的两类。支撑物的制备材料有硅橡胶、丙烯酸衍生物或聚乙烯等。膨胀型阴茎支撑物植入术，虽然操作复杂，但因具有可膨胀的特点，能避免术后阴茎持续属于半勃起状态，其效果更接近生理情况，较受欢迎。

（一）适应证

主要针对器质性阳痿。对非器质性阳痿(如因精神因素造成者)一般不主张进行此种手术。

（二）手术方法

固定型支撑物植入术，可以在局部麻醉下实施。膨胀型支撑物的植入术，最好在硬膜外麻醉、腰麻或全麻下进行。

1. 固定型杆状支撑物植入术

(1) 在阴茎背侧正中做一纵行切口，其长度约为 3cm，并向深部切开至阴茎白膜。

(2) 分别在两侧阴茎海绵体白膜表面向阴茎根部分离至阴茎脚(分离时勿损伤血管)。

(3) 将杆状支撑物植入阴茎筋膜与白膜之间，并分别向阴茎脚及龟头方向插入。

(4) 分层缝合组织，适当加压包扎。

2. 膨胀型支撑物植入术

(1) 在阴囊前壁上方做正中切口，在海绵体肌表面分离并沿中线切开球海绵体肌，再沿此肌深面向两侧分离。切开阴茎筋膜后牵拉球部尿道海绵体，并显露一侧阴茎海绵体。

(2) 沿阴茎海绵体白膜表面分离，近端分离至海绵体脚，远端分离至龟头。切开白膜并利用推进器在海绵体白膜下向龟头方向将圆柱体插入；用同样方法完成对侧手术操作。

（3）分别切开两侧腹股沟管皮下环处之皮肤，用手指做钝性分离。分别在两侧用止血钳向腹股沟管做潜行分离，直至耻骨上膀胱前间隙，并在此间隙形成一放置贮液囊的洞穴。

（4）由一侧腹股沟管将贮液囊送入膀胱前间隙，同时将连接圆柱体的导管插入并从对侧腹股沟管引出，最后将泵及连接的导管植入阴囊。

（三）注意事项

1. 术中注意避免损伤血管、减少组织损伤，以减少术后发生出血、淋巴水肿等并发症。术后应适当加压包扎伤口。

2. 术前及术后常规使用抗生素，以预防感染。

3. 术后对阴茎采取限动措施。留置导尿管持续5～7天。

4. 术后1个月内避免性交，日后性生活也应避免暴力。

5. 少数人对植入物有排异反应，应立即取出。

七、睾丸畸形整复术

（一）睾丸固定术

1. 适应证　隐睾在临床上较常见。小儿已达7～10岁时睾丸仍未降入阴囊，经内分泌治疗无效者，以及成年隐睾者，均应采用手术治疗。临床以睾丸固定术较为常用。

2. 手术方法　因年龄多较小，麻醉可选用分离麻醉或硬膜外麻醉。

（1）在腹股沟管皮下环处切开皮肤，暴露腹股沟管并将其切开，游离精索及睾丸并切断睾丸系带，切除多余的鞘膜，彻底松解精索直至能将睾丸牵拉至阴囊的程度；如鞘膜与腹腔相通，应在内环处缝扎关闭。

（2）用手指在阴囊内分离做穴，用1/0号丝线将睾丸牵拉至阴囊底部，再用3/0号丝线将睾丸系带与阴囊底部的肉膜固定一针，并用1/0号丝线缝至大腿内侧。

（3）经检查无张力后，分层缝合。

3. 注意事项

（1）术中应避免损伤精索的血管与输精管。

（2）外环处缝合不宜过紧，以可容纳一小指尖为宜。

（3）如阴囊较小，手术可分期完成。

（4）固定线在3周后拆除。

（二）睾丸再造术

1. 适应证　因肿瘤、外伤或其他原因造成的睾丸缺失，可在肿瘤切除或炎症得到控制半年后做人工睾丸植入术，其意义主要是恢复外观。

2. 手术方法　采用局部麻醉。于患侧阴囊侧壁做水平切口至阴囊腔，将人工睾丸植入后缝合各层组织。

3. 注意事项　如患者年龄在15岁以下，植入的睾丸应略大于健侧的睾丸，如有排异反应，应将人造睾丸取出（图12-1-7）。

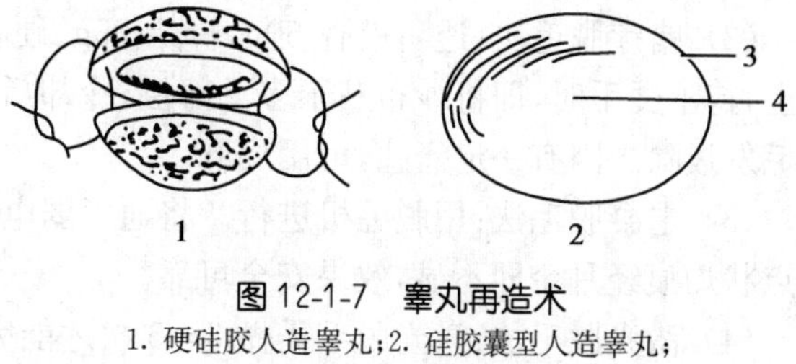

图12-1-7　睾丸再造术

1. 硬硅胶人造睾丸；2. 硅胶囊型人造睾丸；3. 硅凝胶；4. 囊壁

第二节　女性外生殖器美容术

一、女性外生殖器手术注意事项

1. 预防感染　对较大的外生殖器部手术除应手术后常规应用抗生素(一般持续至术后1周)外,尚应注意防止伤口污染。

(1) 全程避开月经期。月经期除术中出血多外,术后早期尚易污染伤口,最好于月经过后1周再手术,这样直到拆线仍不遇月经。

(2) 留置导尿管,但最好不超过3天。

(3) 推迟排便,可给固涩药至3～7天。

(4) 推迟房事,一般于术后1个月内禁房事。

(5) 保持外阴部清洁,术后可用1‰苯扎溴铵溶液清洗,每日一次。

2. 处理毛发　从美学角度,身体各部位体毛皆有美感,阴毛亦不例外,且剃毛后再生之毛发粗硬,令人不悦。因此,除非妨碍手术操作,一般不宜剔除阴毛,可行"洗毛",于术前3天用0.5‰苯扎溴铵液洗阴毛,每日1次,每次10分钟。同时清洗外阴皮肤。

3. 应用止血剂　会阴部血运丰富,又不易压迫包扎,因此必须注意减少术中出血。除术中严密止血(包括电凝止血)外,尚应常规应用止血剂,一般可于术前日和术中各静滴氨基己酸4g(加5%葡萄糖溶液250ml成人量),术后肌注止血剂2天。

4. 心理治疗　求美者多有不同程度的心理障碍,对于外生殖器部美容求术者这一问题尤为突出。因此,必须于手术治疗的同时辅以心理治疗,主要是言语治疗。

5. 严守医密　因该部位属隐秘部位,求术者多有不同程度的心理负担,多不愿为他人所知,随意泄露会带来严重的社会问题甚至危及生命。因此不论术前或术后,均须绝对为之保密。

二、阴阜毛发畸形整复术

阴阜毛发畸形,指阴毛密度和范围超过常人。其发病原因一是内分泌系统疾病所致,二是全身多毛症之局部表现。临床表现阴毛一般较常人浓密,且毛发覆盖区超出游泳短裤遮盖的范围之外。

(一) 阴阜多毛整复术

1. 非手术治疗

(1) 治疗内分泌系统疾病。

(2) 蜡疗脱毛法:透明松香50g、蜂蜡25g、硬石蜡15g、石蜡油10g加热溶解后浇在纱布上,待不烫手时,即将纱布贴于多毛部位,冷却后,掀起纱布一角慢慢撕去纱布,可将大部分毛发拔除。因有一定痛感,可用局麻。

(3) 电凝脱毛法:用脱毛机进行。将通了弱电流的脱毛机细针刺入毛根,电凝脱毛。小的点状灼痕经月余即不显,效果安全可靠。

(4) 激光脱毛法:激光脱毛需做3～5次才能完全奏效。因为激光的"选择性光热效应"原理决定了激光对较粗、较黑(黑色素多)的毛囊作用强,脱毛效果好。毛发的生长要经过生长期、退行期和休止期三个阶段。生长期毛囊内有黑色素存在，激光能对该期的毛囊起破坏作用；退行期毛囊中黑色素少，激光对毛囊的破坏作用较弱；休止期毛囊内无黑色素，激光对它没有作用，只有等休止期毛囊转变成生长期毛囊时，激光才会对它起作用。激光脱毛是永久性脱毛的方法。

2. 手术治疗

(1) 设计：根据阴毛肥大范围设计切除线。

(2) 沿标定线切除切口内之全厚层皮肤，顶角两个边于发际缘，故切除了该部毛发区，两侧皮缘潜行分离后拉拢缝合可呈一直线。下面两角均于发际内，创缘对拢缝合后，切口隐蔽于发际内，且毛发区缩至正常范围。

(3) 一般于术后 10～14 天分次拆线。术后宜加用腹带，拆线后穿紧身短裤 3～6 个月，以防刀口瘢痕增宽。

(二) 阴毛男性分布整复术

女性阴毛覆盖区域呈现男性的正三角形者，谓之。多因内分泌失调所致，部分为遗传因素。临床表现为成年女性，阴毛覆盖区域呈男性型的正三角形。

治疗同上。

(三) 阴阜无毛症

发育成熟(18 岁)后，阴部一直无毛发生长者，谓之。原发者多因内分泌失调(主要为肾上腺皮质雄性激素分泌过少)所致。后天者可因外伤特别是烧伤所致。临床表现为发育成熟(18 岁)后的成年人阴部无毛发生长。

1. 非手术疗法　可于局部涂抹雄性激素数周，可望生毛。仅适用于原发者。

2. 手术疗法　于身体他处毛发区(一般多于头部)取毛株移植。通常于术后 7 天移植毛株有脱毛现象，1 个月后再生毛发，则不脱落。由于激素对局部的作用，再生毛发具有阴毛的性质。近年，日本率先开展了毛发单株移植，用一特制的植毛针将带有毛株的毛根植入无毛区，成活率可达 80%以上。目前已成为阴毛移植的主要方法。

(1) 适应证：非手术疗法无效或不适宜者。

(2) 手术方法：采用局部麻醉。

1) 设计：供区于剃毛后用甲紫标定拟移植的毛株部位，并用 2%碘酊固定以防擦脱。注意勿在同一区域取毛过密，免致该区出现毛疏现象。受区亦标定好植毛区及毛株移植部位。力求毛株移植疏密得当，首次间距以 0.3～0.5cm 为宜。过疏效果太差，过密影响成活。

2) 切取毛株：于供区用特制打孔器于标定部位逐一切取毛株皮块。也可用角膜环钻旋切，用镊子提起毛株皮块后减除皮下组织。将毛株皮块置生理盐水纱布上备用。各创口逐一拉拢缝合。

3) 移植毛株：于受区用打孔器在标定部位打孔成穴，压迫止血后，将毛株逐一置放穴中，注意毛发方向。整个植毛区覆以凡士林或涂以抗生素眼药膏，厚层敷料加压包扎。

4) 术后 3 天内宜卧床，局部加沙袋。供区缝线于术后 7～10 天拆除。

三、大阴唇萎缩充填术

大阴唇部皮下脂肪甚少或消失者，谓之。病因有三：①内分泌失调；②全身消瘦；

③肌体老化。临床表现为大阴唇部皮下脂肪甚少或消失，外形瘪塌，局部皮肤松弛、起皱。

（一）非手术疗法

1. 加强营养。

2. 治疗内分泌疾病。

3. 局部涂抹护肤霜或雌激素1～2个月。

（二）手术疗法

1. 真皮脂肪块充填术

（1）设计：供区多切取臀下皱褶处，标定所需要面积，多位梭形切口。受区切口宜取大小阴唇间沟纵切口。

（2）真皮脂肪块制备：用滚轴刀切除标定范围内的表层皮后，沿标定线全层切开皮肤，深达深筋膜，取下真皮脂肪块后，用生理盐水纱布包裹备用。创面止血后，拉拢缝合。

也可用鼓式取皮机切开标定范围内的刃厚皮片，翻向一侧，于其下方切取真皮脂肪块，止血后，将刃厚皮缝回原处。取下的真皮脂肪块稍事修整后备用。

（3）真皮脂肪块植入：受区沿标定线切开皮肤，于大阴唇皮下锐性分离足够大间隙，严密止血后，置入真皮脂肪块，其梭形中轴与大阴唇纵向一致，真皮面朝上。于大阴唇皮面贯穿褥式缝合真皮脂肪块数针，裹以凡士林纱布卷以固定。间断缝合切口。

（4）术终：留置导尿管，厚敷料加压包扎。7天拆线后穿弹力短裤继续加压大阴唇部月余。

2. 自体脂肪颗粒移植

（1）在脂肪抽取供区膨胀麻醉，用20ml或50ml注射器作真空抽吸，将足够的脂肪颗粒用冷生理盐水冲洗、离心、挑选备用。

（2）在阴阜皱褶部位做1mm的小切口，在皮下层作放射性的局部浸润麻醉，然后将抽取纯化了的脂肪颗粒分别通过长针头注入两侧大阴唇皮下层。

（3）手术后需穿着弹力加压短裤。

（4）注意事项

1）自体脂肪移植必须是移植纯化的颗粒脂肪，需要采用必要的萃取纯化的技术。

2）自体脂肪移植有一定的吸收率，一般第一次吸收率可达约50%～70%。因此希望通过自体脂肪移植来达到较理想的效果须有多次手术的准备。

3）自体脂肪移植手术必须严格要求无菌操作，任何一个环节的污染，都可能导致很难处理的感染现象。

四、小阴唇肥大整复术

一般情况，成年女性小阴唇的中央高度约1.0～1.5cm。立位时，两侧小阴唇贴拢于两侧大阴唇之间，或微露或不露。小阴唇肥厚或过大者多外露甚显，影响尿流及尿流方向，甚至影响性生活者，谓之。多与遗传因素有关。诊断要点是成年人立位，小阴唇外露甚显，中央高度超过2cm，或极为肥厚。

1. 适应证　诊断明确无手术禁忌，本人坚决要求。

2. 手术方法　局麻下进行，截石位。

（1）设计：以两侧大阴唇并拢两缘接近的高度为基线，于小阴唇上标定或平或高出 0.5～1.0cm 的平行切口线，内侧切口线高于外侧切口线 0.5～1.0cm，致使切口线位于小阴唇外侧或大小阴唇间。

（2）剪除过多部分：沿标定线剪除过多部分后，止血，间断缝合断缘。留长线头捆扎含碘仿的凡士林纱卷。

（3）术终：与阴阜处悬挂一帘状消毒纱布块，以防污染。7 天拆线（图 12-2-1）。

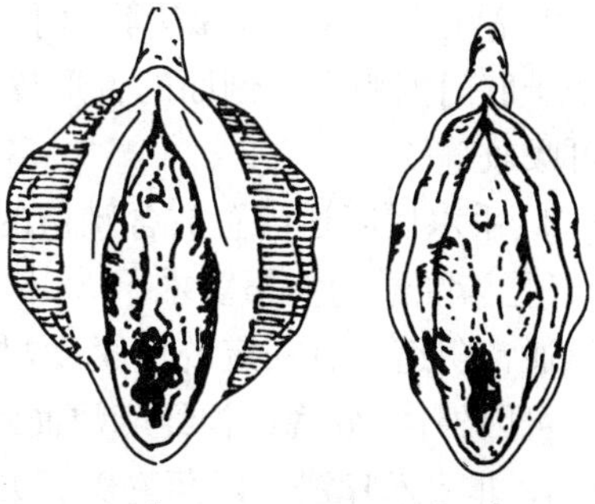

图 12-2-1　小阴唇肥大整复术
1. 设计切口线；2. 术后小阴唇

五、阴蒂肥大整复术

一般情况，阴蒂头长度不超过 1cm 者，超过者为阴蒂肥大。病因与遗传因素有关，即胚胎期在遗传基因控制下生殖结节发育异常所致，后天形成者与内分泌异常有关。

1. 适应证　诊断明确无手术禁忌，本人坚决要求。

2. 手术方法　截石位，局麻下进行，阴蒂背侧皮肤“工”字形切开形成两个瓣，掀开后，游离背侧神经血管素至阴蒂头部，将阴蒂的干部切除，保留腹侧皮瓣使之成为带蒂阴蒂头，将肥大的头部于 3 点、9 点分别做楔形切除以缩小，然后缝固于阴蒂脚部。皮瓣两侧各自对折缝合成阴唇（图 12-2-2）。

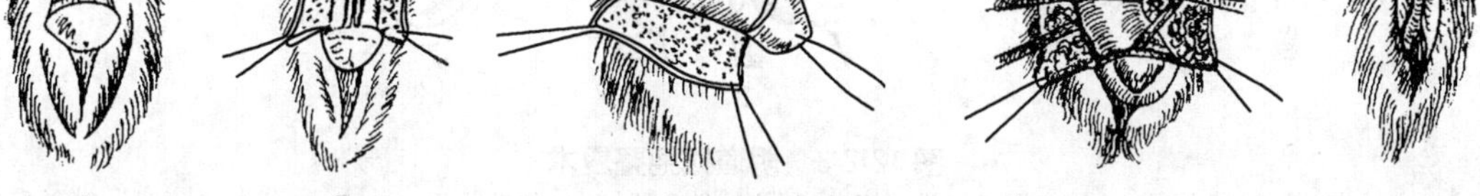

图 12-2-2　阴蒂肥大整复术
A. 阴蒂背侧呈“工”字形切开；B. 暴露血管神经束；C. 游离背侧血管神经束；D. 切除大部分阴蒂并缩小阴蒂头部；E. 缝合阴蒂头部于海绵体残端

六、阴道畸形整复术

阴道是性交、生产和排出经血的通道，求术者主要为狭窄、松弛和缺如而就诊。

（一）阴道狭窄整复术

先天性阴道狭窄者系于胚胎发育期两侧副中肾管会合后的尾端仅部分贯通所致。后天阴道狭窄可因外伤、烧伤、化学药物、老化及内分泌障碍所致。

1. 设计　于阴道一侧的侧中线自阴道外口向内做纵行切口标记线，达阴道中外 1/3 交界水平即可。

2. 沿标定线切开，深达筋膜下，切开肌层，钝性分离、松解，止血。于同侧大阴唇内侧切取蒂于肛门侧稍大于创面的舌形皮瓣，旋转覆于松解后的阴道创面上，间断缝合，可用肠线或可吸收缝线。

3. 手术后阴道内置放含碘仿的凡士林纱布卷，留置导尿管，均于3天后去除。

（二）阴道松弛整复术

通常阴道口有一定的松紧度，如果阴道口可顺利通过三指者，可以被认为有阴道口松弛。可因外伤、分娩或神经麻痹而致。

1. 非手术疗法　以药物美容方法可获改善，神经麻痹者应治疗原发病。

2. 手术方法

（1）适应证：诊断明确无手术禁忌，本人坚决要求。

（2）手术方法：局麻下进行，截石位。

1）设计：于阴道口后壁皮肤和黏膜交界部位设计一横行切口。

2）切开黏膜层，在黏膜括约肌层之间分离，4号丝线褥式对折缝合肌层，使周径缩短，可吸收缝线连续或间断缝合，无须拆线(图12-2-3)。

3）术毕：留置导尿管，并于阴道内置放含碘仿的凡士林纱布卷，3天去除。

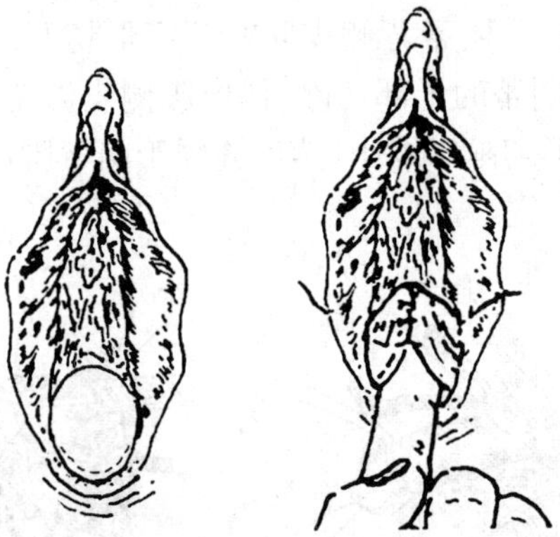

图12-2-3　阴道松弛整复术

1. 阴道口横行切口；2. 褥式缝合肌层；3. 缝合切口

（三）阴道再造术

阴道再造方法很多，这里以阴股沟皮瓣阴道再造术为例。

沿腹股沟向下方延续，在会阴与大腿间形成的皱襞，定名为“腹股沟”。大阴唇外侧至股内侧的无毛区，为多源性血供，主要有阴部外动脉、闭孔动脉皮支及阴唇动脉分支，并相互吻合成丰富的血管网。可以闭孔动脉皮支为轴心血管，形成岛状阴股沟皮瓣。瓣区因有股后皮神经会阴支、会阴神经阴唇支支配，因而用于阴道再造时可具有部分感觉功能。切取皮瓣后供区直接缝合。皮瓣设计长12cm、宽5cm，两侧皮瓣经阴唇下隧道转移至会阴前庭造穴处，皮面朝内相互缝合共同形成“阴道”。术后不需扩张。

阴股沟皮瓣有感觉，皮肤薄韧，血运丰富，供区术后无功能障碍，瘢痕不明显且极为隐蔽，为阴道再造术中皮瓣法的良好供区。

七、处女膜畸形整复术

处女膜可因外伤、运动和婚前性行为而于婚前破裂，因民间一直以完整的处女膜为处女标志，所以拟求术者不乏其人。此外，尚有因处女膜肥厚或闭锁而求术者。

手术方法：局麻下进行，截石位。

（一）处女膜破裂修复术

1. 应急处女膜修复术　以 5/0 尼龙线于破损处女膜残片基底横向贯穿一周，稍收拢使成形之处女膜口仅容一指尖，打结，剪去线头，并令线结缩入。此术可于婚前进行，由于线可因过分扩张而断裂，如是洞房之夜男方可获处女型处女膜之紧韧感，且因线的切割，成形之处女膜可少量出血，此亦可满足初婚者之心理（图 12-2-4）。

2. 处女膜成形术　婚后破损之处女膜形成处女膜痕，为阴道口内侧多个不整的黏膜突起，该处可影响性生活之快感，故而有求术者（图 12-2-5）。

（1）在处女膜内侧阴道壁上于每相邻两个破裂的处女膜残片边缘切开，使处女膜残片边缘分为两片。

（2）将两个相邻处女膜残片的切开后的底部相对用 1/0 丝线拉拢缝合，将两个分离后的相邻处女膜残片用可吸收缝线缝合，因此每个相邻处女膜残片均分三层牢固缝合，使破损的处女膜形成完整的处女膜。

（3）术后须每天用洁尔阴液坐浴，以防止感染，避免房事 1 个月。

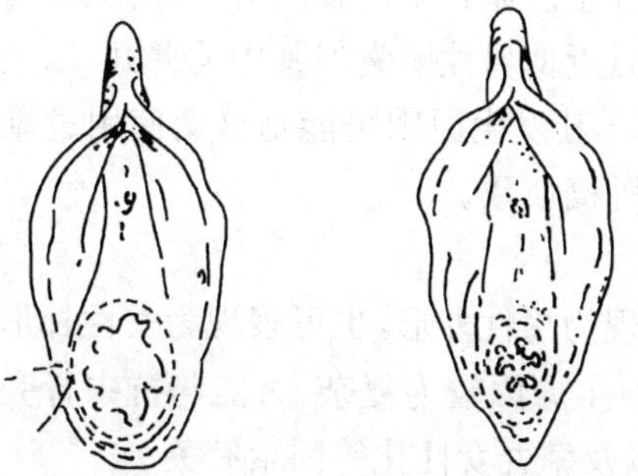

1　　2

图 12-2-4　应急处女膜修复术

1. 5/0 丝线于破损处女膜基底环形贯穿缝合一周；2. 拉紧缝线，环缩破损处女膜

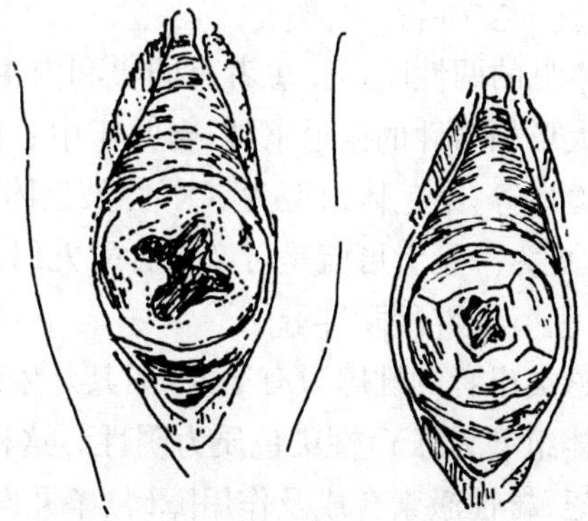

1　　2

图 12-2-5　处女膜成形术

1. 处女膜残片边缘切开；2. 处女膜残片三层缝合

（二）处女膜肥厚整复术

多因影响性生活而求术。做一两处纵行切开。无须缝合。

（三）处女膜闭锁整复术

多于成年后无经血而有周期性腹痛来就医。民间俗称“石女”者，多为此病所致。检查可见处女膜呈封闭状，无孔，局部穿刺多可得积存的经血。可行中央十字形切开即可。

第三节　性别畸形的治疗

性别畸形是一种常见的生殖器官畸形，兼有第二性征的异常。治疗性别畸形特别是性器官的美容成形手术兼具社会学、心理学和医学意义，因此，既是传统的临床医学研究的范围，也是美容医学中手术美容学的重要研究课题。

一、性别畸形临床表现

性别畸形由先天性因素所致。目前临床上分为四类，主要以遗传、类固醇合成、性腺发育、染色体检查、必要的手术探查以及病理检查为依据来划分。

（一）真两性畸形

较少见。患者兼有睾丸和卵巢两种组织，并兼具两性的外生殖器和第二性征。根据睾丸和卵巢是共同存在还是分别存在，又将两性畸形分为两侧性的、单侧性的、分侧性的及不定型的四种。根据染色体，又可分为XX和XY、XX/XYXO/XY和XX/XXY等四种情况，还有Y染色体易位至X或某常染色体者。在这类患者中大约有60%～75%表现为男性，有些甚至呈现正常的男性生殖器外观，但其中约3/4以上的病例又呈现男性尿道裂、隐睾和腹股沟斜疝等畸形。在呈现女性外观的生殖器中，多有增大的阴蒂，并存有子宫。还有大约1.9%的患者可能合并性腺的恶性肿瘤。

（二）女性假两性畸形

常见的两性畸形。患者有卵巢和内生殖器，但外生殖器有不同程度的男性化表现，如阴蒂肥大形如男性的尿道下裂，合并于中心位置的阴唇近似男性阴囊但其中无睾丸，以及较小的阴道口等；染色体组型为XX，性染色体质为阴性。其发生原因可能是这期使用过雄性激素等，更为少见者可能是母亲患含睾丸组织的卵巢肿瘤所致。

（三）男性假两性畸形

这类患者的性腺只有睾丸，但其外生殖器可表现为男性外形，也可表现为女性外形。其染色体组型为XY，性染色质为阴性。这种畸形的发生原因较为复杂，可能与抗中肾旁管激素缺乏、雄性激素合成及作用障碍、睾丸发育不全以及睾丸女性化等因素有关。

（四）性腺发育不全

这类患者主要是指Klinifelter综合征、Tuner综合征及无性腺症。Klinifelter综合征在男性生殖腺发育不良和无生育者中高达30%，这是一种染色体数目异常所致的疾病，其染色体数较正常人多一个，并以XXY型为多见。这类患者的外生殖器具备男性特点，但睾丸较小、性功能低下，并有不同程度的乳房增大、阴毛稀少、窄肩宽臀等女性特征，部分患者还可有智力发育障碍。

Turner综合征也是一种常见的染色体数目异常所致的疾病，其染色体数目较正常人少一个，性染色体组以XO为多见，患者的身体表现为女性，但性腺及第二性征均不发育，外生殖器亦呈幼稚型，如经手术探查可发现幼儿型的子宫和输卵管。

无性腺症者十分罕见，其外生殖器官呈现女性型，性染色体组型为46XY。此症可能为常染色体隐性遗传所致，与基因突变有一定关系。

二、性别畸形的诊断

性别畸形是一种较复杂、类型繁多的先天性畸形，其诊断应依据细致的体格检查、染色体检查、性染色质检查、生化检查、免疫学检查以及必要的手术探查后慎重决断。

（一）体格检查

除一般体检项目外，应重点检查内分泌系统、泌尿生殖器及第二性征发育情况。必要时可依靠X线、B超及生殖道窥镜检查。

（二）性染色体检查

即利用外周血白细胞培养或骨髓细胞进行染色体的计数，以及对性染色体和异常染色体的分析。

（三）性染色质检查

这是利用正常女性细胞核性染色质来确定性别的方法，若能在口腔黏膜、阴道黏膜、皮肤组织中查到性染色质则为女性。

（四）生化检查

主要是检测患者尿中的17-酮类醇和孕三醇的含量。如果患者17-酮类醇和孕三醇水平正常，染色质阳性，性染色体为46XX，则患者可能为真两性畸形；若染色质为阴性，性染色体为46XY，则男性假两性畸形的可能性较大。

（五）血清免疫学检查

这是确定有无Y染色体或含男性决定基因Y的碎片的一种敏感试验，正常男性性染色体和生殖细胞均有H-Y抗原，而在女性则不存在。

（六）手术探查及病理检查

细致的手术探查和病理检查是直接确认性腺的存在、发育程度和组织学鉴定的必要方法。病理学检查一般要依赖冰冻切片，切取病例标本时亦要注意尽量取全。

三、性别畸形的治疗

治疗性别畸形，涉及性别选择、生殖器及第二性征的改建等两方面，是一个涉及社会、家庭及个人多重因素的问题。

（一）确定性别畸形治疗原则的几个问题

1. 充分考虑社会、家庭及个体因素。要充分考虑患者的年龄、社会性别、外生殖器的形态、家长与患者的意见，并要认真做好与家长及患者的谈话记录。

2. 要尽量考虑已经存在的生殖器外观来选择性别的归宿。对于多数患者来说，成为女性比较容易，但也不能违背患者自己的意愿。

3. 性别改建手术在很大程度上是一种“美容手术”。对于多数选择男性归宿者来说，用手术方法再造一套有性功能的外生殖器是比较困难的，而选择女性归宿者其术后的性功能的出现也并非易事，因此对已经选择性归宿者，除了保存单一性别的性腺外，还应从“美容”的角度为其做阴茎、阴蒂、乳房、尿道、外阴及阴道成形手术。

4. 性别畸形的改建手术　性别畸形的改建手术，主要是根据患者的性别选择而实施的系列手术。近年有通过手术对正常人进行性别改造的报道，其治疗方法与对性别畸形的改造手术十分相似。具体的手术方式可以从以下两方面进行选择。

（二）性别畸形归宿确定后的手术选择

1. 选择男性归宿的手术包括

（1）乳房缩小及乳腺组织的切除术。

（2）卵巢、子宫及其附件切除术。

（3）外阴成形术（阴道封闭、阴茎增大等）。

（4）阴茎再造术。

（5）其他修整手术。

2. 选择女性归宿的手术包括

（1）乳房增大术。

（2）睾丸切除术。

（3）外阴成形术（阴唇成形、阴蒂缩小等）。

（4）阴道再造术。

（5）其他修整手术。

第四节　易性癖与变性术

易性癖是一种心理疾病，发病率为 1/5000，男女基本相等。对于真正的易性病患者施行变性手术是可靠的治疗方法，但变性术的手术指征十分严格，要按 Harry Benjamin 协会的标准进行。

一、Harry Benjamin 协会标准

1. 患者有施变性手术的愿望至少 2 年。
2. 由专门从事易性癖研究的临床行为学家对其做出性不安的诊断。
3. 术前以异性的性别生活、工作 1 年以上。
4. 术前心理治疗半年。
5. 术前用性激素变性半年以上。
6. 由美容、整形、妇科、泌尿、内分泌、神经、心理专家共同做出全面评估。

二、变性术的内容

1. 男变形术包括阴道再造术、隆胸、阴茎切除术、睾丸切除术。
2. 女变形术包括阴茎再造术、子宫切除术、卵巢切除术、乳房切除术。
3. 另外，变性手术还包括喉成形、鼻成形、耳成形等。术后给予性激素治疗和心理治疗。

（吕金陵）

13 第十三章 毛发移植整形术

第一节 毛发概述

一、毛发的结构

毛发结构有毛干、毛根、毛囊。

1. 毛干　外露体表，圆扁柱状。

2. 毛根　埋于皮下。

3. 毛囊　真皮包着毛根的部分叫毛囊，成人恒定。毛囊上部又分为内毛根鞘和外毛根鞘。下部为下部毛发生长区（或毛基层），其末端膨大成毛球（毛母细胞或生发基质），也是毛发的生发源，毛球底部为毛乳头有供其生长的神经、血管和结缔组织。

二、毛发的种类

毛发一般可分为长毛（或终毛）、短毛、毳毛（或毫毛、柔毛）及胎毛。

1. 长毛　分布于头、上唇、下颏、阴部、腋下，可长约 50mm 以上。

2. 短毛　分布于眉、睫、鼻前庭及外耳，长约 15～50mm。

3. 毳毛　分布于全身，无色素细胞，长约 14mm。

4. 胎毛　出生后被长毛、毳毛代替。

三、毛发的分布

1. 毛发几乎遍及人体全身，除手掌、足底、唇红、乳头、龟头、包皮内侧、小阴唇、大阴唇内侧等处无毛外，周身均有毛发分布。

2. 人体各部位毛发的分布密度不同，且因种族、性别、年龄而有差别。

3. 一般以头部最密，头顶部约为 300 根/cm^2，后顶部约为 200 根/cm^2，手背部只有15～20 根/cm^2。

四、毛发的形状

1. 毛发一般生长角度为倾斜，很少为直角地生长在皮肤上。毛发的形状可分为直毛与缩毛（卷毛）。

2. 直毛毛发即呈线状，其横断面一般是圆形；卷曲毛发其横断面是卵圆形。

3. 不同的种族毛发形状常有差异，如头发，中国人、日本人常为直毛，而欧美人多为缩毛，黑人缩毛更多。

4. 人体的腋毛、阴毛均为缩毛。

五、毛发的颜色和长短粗细

毛发有黑色、金黄色、棕色和褐色四种颜色,这一般与种族有关。

1. 毛发的粗细直径一般为 40～105μm,这与性别、部位、颜色等有关。

2. 头发平均长度为 60～75cm,偶有长达 2m 或更长者。

3. 通常男性毛发粗而较疏,女性细而较密。

4. 以头顶部毛发最长、最粗。

5. 红色头发最粗,直径可达 100μm,黑色头发平均直径为 75μm,浅黄色头发最细,直径约为 50μm。

六、毛发的生长周期

毛发的生长周期为生长期、退化期(或休止期)、静止期(或脱落期)。

1. 生长期　毛球膨胀向真皮深处扩展毛基质细胞分裂加速,毛发自毛球生发基质长出并沿毛囊长出皮面。

2. 退化期　细胞分裂及毛发形成停止,毛根向上缩短,毛乳头保留于原处。

3. 静止期　毛根继续缩短至立毛肌附着处,毛根鞘消失,毛发脱落。

毛发的生长期和静止期是相互交替的:在任何时候,大约有 90%的成熟头发处于生长期,并且持续生长约 1000 天。大约有 10%处于静止期,此期通常持续 3～4 个月,这期间周期循环是动态平衡的。即 10 根处于生长期的头发总是紧挨着 1 根处于静止期的头发。

七、毛囊的周期性

1. 头发的生长期长(3～4 年),眉、睫毛短(2 个月)。

2. 生长期的毛发长得快,每日约为 0.35mm,慢的约为 0.16mm。

3. 女性的头发生长速度大于男性。

4. 眉毛生长速度男女平等,其余体毛生长速度男大于女。

5. 3～7 岁的儿童期生长最快,24 小时生长 0.4～0.5mm,而到 59～70 岁时,24 小时生长仅 0.3mm。

6. 季节也可影响毛发的生长速度,一般夏季比冬季长得快。

八、影响毛发生的因素

1. 内分泌因素　垂体、肾上腺皮质、性腺及甲状腺。

2. 神经精神因素　局部毛细血管持续收缩,血供障碍,毛发进入休止期,脱落。

3. 营养因素　蛋白质、蛋氨酸、核黄素、维生素 A、维生素 E、维生素 B_6 及铁铜锌缺乏。

4. 物理因素　摩擦、紫外线照射、药物影响使皮肤长期充血毛干变粗。

九、毛发的功能

1. 机械性保护。

2. 防止摩擦。

3. 美容。
4. 用于鉴定血型、微量元素及 DNA。

十、毛发的缺如

种种原因，可导致我们的毛发局部突然脱失、逐渐脱失或整个丢失，这些原因大致如下：
1. 神经性脱发(鬼剃头)。
2. 脂溢性脱发(雄性或男性脱发、秃顶)。
3. 外伤瘢痕性脱发。
4. 疾病性脱发，放射治疗。

十一、毛发的缺如修复方法

根据毛发缺如的不同情况、原因、面积大小，修复的方式也各异，大致有如下几种：
1. 头皮缩减术。
2. 游离复合组织移植术。
3. 皮瓣转移术(包括皮肤扩张术)。
4. Punch'way 植毛术。
5. 显微单株毛囊移植术。

第二节　头皮整形术

由于外伤导致的头皮缺损，一般可以采用头皮缩减术、游离复合组织移植术及皮瓣转移术(包括皮肤扩张术)来修复，因此可弥补毛发的缺失。

一、头皮撕脱伤的修复

头皮撕脱伤实为头皮缺损中的一类，因其处理较为特殊，故单独列出。头皮撕脱伤多发生于长发女性，头发被绞缠撕拉所致，常见于操作电动机械的女工；也可发生于交通事故或猛兽撕咬伤。撕裂范围视暴力的大小与速度而异。可为部分头皮撕脱，也可为全头皮撕脱。

一般多自帽状腱膜下撕脱，但也有五层软组织完全被撕脱者。头皮撕脱的边界可为帽状腱膜附着处，即前可至眼睑及鼻根，后可至上项线及发际，两侧达颞部甚至累及耳廓上部。严重者额肌、枕肌或耳上肌可一并被撕脱，甚至累及一侧或两侧部分或全部外耳、眉毛或上、下眼睑。由于头皮血液丰富，伤后大量失血，易引起休克；或伴有颅脑损伤，接诊时应仔细检查。头皮撕脱后如未得到妥善处理，可造成严重感染，以至败血症，后果严重；或造成慢性溃疡。治疗头皮撕脱伤根据时期的不同，处理也不一样。

1. 早期处理　接诊时患者常因疼痛及大量失血而发生休克，故首先应测定其血压、脉搏、呼吸，并同时检查颅骨有无骨折与脑损伤的症状与体征，如神志、瞳孔对光反射等。急救对应给予镇痛剂，立即止血，预防及治疗休克。注射破伤风抗血清，给予抗菌药。严重者一般宜在全麻下清创，术时给予输血，静滴抗菌药。

2. 清创原则　与面部伤和头皮裂伤相同。一般应争取在 12 小时以内进行，超过 12 小时者，如已得到适当治疗，创面较清洁者，仍可按初期清创原则进行。手术宜在全身麻醉下进行。先彻底清创，剃净或剪短头发，有油污的头皮也应用汽油或肥皂洗净。

3. 撕脱的皮瓣，有时因过大的暴力致使组织和血供受到严重损害，此与手术形成的皮瓣有所不同，必须根据皮瓣远端的血供进行适当的修剪，直至色泽良好，毛细血管反应迅速，边缘渗血鲜红，才可将其缝回原处，剩余创面行中厚皮片覆盖。

4. 头皮全部完整地被撕脱者，理想的方法是用显微外科技术，分离撕脱头皮的动、静脉与颞浅血管吻合行头皮再植术。如此可保住修复以后头皮上一同被撕脱的眉、耳、上睑等器官一并存活，而且毛发也能保全。吻合血管最好能 1∶2，即一条动脉和两条静脉。有条件者最好两侧的颞浅动静脉均予吻合，如此能保证头皮的血供。挫伤或拉伤的颞浅血管不能勉强用于吻合，应解剖至正常的无创伤血管，短缺部分宁愿做血管移植补偿。

5. 如不去除帽状腱膜和皮下组织，仅剃去头发，彻底清洗，缝回原处者，一般均不能成活。头皮整块坏死后，反使创面发生严重感染，增加患者痛苦，无条件做血管吻合修复者，可按以下方式处理：

（1）于伤后 12 小时内到达医院，撕下的头皮尚清洁且有骨膜层保留者，将撕脱的头皮去除皮下层及帽状腱膜使成全厚或中厚皮片，然后行游离移植，并在皮片上做数小切口，以利引流，然后加压包扎。

（2）骨膜层保留，而撕脱的头皮挫伤和污染严重，或伤后已超过 24 小时且未作适当处理者，一般不能将其作为皮片使用，以切取自身其他处的大块中厚皮片覆盖创面为宜；此种皮片成活机会较头皮全厚皮片为大，伤口可早期愈合。一般不用邮票状或点状皮片，以防术后在皮片间的瘢痕处出现溃疡。

（3）如骨膜亦被撕脱，光滑的颅骨外露，不宜行游离植皮，可用局部皮瓣覆盖，切勿任其暴露，否则颅骨将呈蚕食样坏死，致使死骨片逐渐脱落，而延长疗程。如无适当皮瓣覆盖，可在颅骨外板上每隔 0.5cm 钻孔直达板障，直至出血。创面覆以生理盐水纱布或凡士林纱布。术后每日或隔日换药，待板障长出的肉芽组织互相连片后，再用大块中厚皮片覆盖。也可在外板上钻数孔后用咬骨钳或骨凿将整层外板凿除，再行植皮。

如果全头皮撕脱而无法吻合血管再植，修复后毛发已无从生长保留，以后可佩戴假发美容；局部遗留下来的瘢痕，可通过头皮瘢痕的整形手术来改善。

二、头皮瘢痕的整形手术

头皮瘢痕是由于创伤、感染，以及放射治疗、头皮内手术切口等造成的。瘢痕上不长毛发或毛发稀疏，故头皮上较大的瘢痕常会影响外观，甚至造成患者的心理压力。浅表的瘢痕只影响到头发的密度；有些瘢痕面积大且深，甚至与颅骨紧贴成贴骨瘢痕，易形成反复发作的瘢痕溃疡，时间久了甚至会恶变为瘢痕癌。故这种不稳定瘢痕应早做治疗。

1. 头皮缩减术　头皮瘢痕的治疗以手术为主，可将其视为一种良性肿物而做切除治疗。在瘢痕宽度不超过 2cm，且其周围头皮弹性良好时，可直接切除瘢痕。切除瘢痕后在切缘两侧的帽状腱膜下潜行剥离，必要时可在帽状腱膜上做减张切开，以扩大头皮的延展性，缝合务必在无张力状态下，否则切口又出现新的瘢痕，致使手术失败或效果减低。

2. 游离复合组织移植术　外伤导致一些特殊有毛部位的瘢痕，可选择利用头皮条状移植及头皮岛状皮瓣移植，如眉、睫、胡须等修复。

3. 鼻毛复合组织移植术　鼻毛移植适用于修复睫毛缺损，尤其是上睑睫毛缺损，因其功能较重要，而且容易被看到。可采用浸有局麻药液的棉片或棉签填塞鼻腔麻醉。具体方法是将浸有2%丁卡因并含有肾上腺素溶液的棉片置于鼻前庭拟取鼻毛处，15分钟后取出即可进行手术。鼻前庭区可取15mm长、2～3mm宽的带鼻毛的皮肤（图13-2-1）。上睑睫毛约2～5行，下睑睫毛约2～3行可按受区需要切取，切取后的创面用碘仿纱条填塞即可，亦可缝合数针。修复上睑睫毛缺损时，在睫毛缺失处的睑缘上方1～2mm作与睑缘平行的切口，略向两侧分离后嵌入含鼻毛皮片，用5/0细丝线从一侧创缘皮肤穿入，经移植片底部从对侧创缘皮肤穿出，打结固定皮片。注意线结不可过紧，术后需加压包扎，术后一周即可拆线。

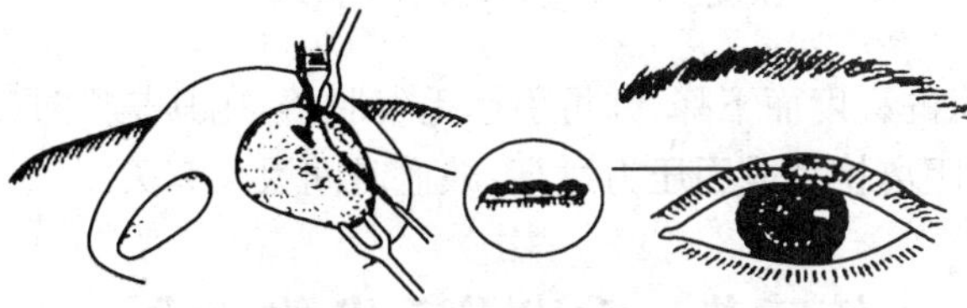

图13-2-1　鼻毛复合组织移植术

4. 眉毛复合组织移植术　用于睫毛再造。局部浸润麻醉下，顺眉毛生长方向在同侧眉毛中央区域，切取含2～3排眉毛的条状皮肤，在放大镜下修去皮片多余的脂肪，用盐水纱布保持皮片湿润备用。在睫毛缺损区睑缘上方1～2mm处作平行切口，按鼻毛移植法移植（图13-2-2）。

5. 皮瓣转移术　瘢痕较宽，超过2cm，估计不能直接拉拢缝合者，可根据瘢痕的形状和大小在其附近设计局部旋转或推进皮瓣。设计和手术操作时应首先保证皮瓣的成活，宁可瘢痕没有完全切干净。也可以把一个瘢痕分次切除，半年后再予Ⅱ期手术，用时间换取空间，保证无张力修复（图13-2-3）。

图13-2-2　眉毛复合组织移植术

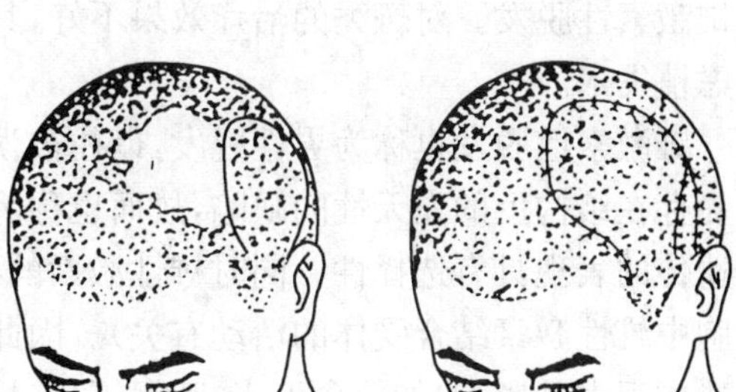

图13-2-3　头皮皮辨转移术

6. 头皮皮肤扩张术　如遇瘢痕面积较大，局部皮瓣不可能完全覆盖时，可考虑应用扩张器。在瘢痕周边埋置适当大小和形状的扩张器，必要时可埋置多个，注水获得足够的头皮面积后以扩张头皮瓣替代瘢痕区（图13-2-4）。

7. 用皮肤扩张器扩张头皮形成头皮瓣修复秃发区的方法，也属毛发带蒂移植。临床发

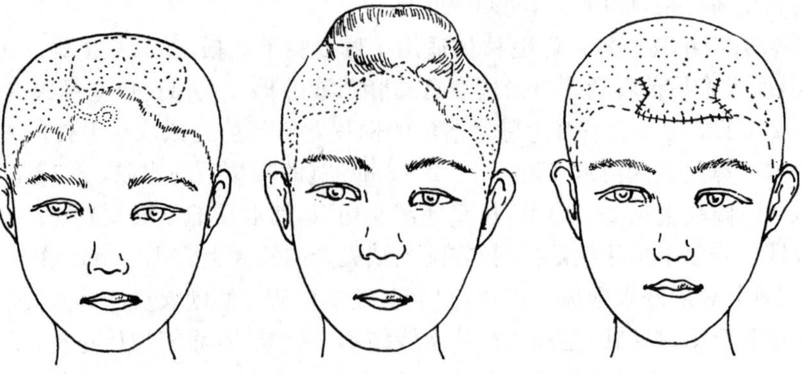

图13-2-4　头皮皮肤扩张术

现头发密度随着被扩张的程度而下降，并可引起毛发脱落，尤其是经过二次扩张的头皮毛发密度更小，可能与毛发距离拉大或因压力过高、缺血时间太长有关。

第三节　秃发及毛发移植术

毛发移植是指含毛发的皮片、皮瓣或毛株的移植，主要用于眉毛、睫毛缺损和秃发的治疗。毛发缺损或丢失多由烧伤、感染、各种类型的创伤和秃发症引起，麻风病也可造成毛发缺损。毛发移植片的供区多选自头皮，对于范围不大的眉毛缺损或睫毛缺损，也可取健侧眉毛或鼻毛来修复。

一、毛发移植的适应证及原理

秃发的原因很多，除上述瘢痕性秃发外，常见的还有雄激素性脱发、斑秃、化疗、严重精神创伤、营养不良等。秃发影响人的外观，对心理的影响也很大。植发术适用于瘢痕性秃发和雄激素性脱发。对斑秃的治疗效果不好，其余原因造成的秃发以纠正病因为主，不应首先考虑植发术。

雄激素性脱发也称为男性脱发，以往被误为脂溢性脱发。秃发的根本原因是头顶上的毛囊存在结构上的先天性的缺陷，故而也称为秃顶。而引起脱发的主要原因是遗传因素，这种遗传的表现具有选择性。同时雄性激素的水平也影响毛囊的退化和萎缩(即与毛囊特殊细胞中雄性激素结合受体的活动有关)。因此，能够影响雄性激素水平的外界因素均会对脱发造成很大的影响，如饮食不当、睡眠不足、精神压力大、情绪低落、工作负荷重等，直接影响到内分泌，引起雌雄激素分泌失衡，均可加速脱发。

雄激素性脱发的特点是：随着年龄增长而越来越秃；它是大江东去，不再回头；它的范围主要限于前额和后顶，而头两侧及枕部的头发依然繁密。

秃顶多见于男性，尤其是中老年男性。很少见到小孩及女性也秃顶，而且秃顶者其枕部的毛发总是不脱落的，经常见有人将枕部的毛发梳理到前面支援中央。由此也从另一角度证明了秃顶是与头顶上的毛囊存在雄性激素结合受体而被变化的雄性激素的攻击导致头顶上的毛囊逐渐萎缩有关。这就构成了毛发移植的理论基础，即毛发移植的毛囊是取自枕部的，而枕部的毛囊一经移植成活后因其没有雄性激素结合受体而不会遭受变化的雄性激素的攻击，因此能长期成活不会脱落。

二、毛发移植的方法

1. 环刀打孔毛发移植(Punch)法　游离毛发移植修复头皮缺发区，一般用直径 3.5～4.5mm 的锐利环钻，从枕部或颞部有发区顺毛发方向钻取圆形的带毛囊皮片。取皮时注意环钻起落的方向要与头发生长方向一致，并不可做过多的旋转，以免损伤发根。供区创面可以自然收缩闭台，不需特殊处理。这样所取得的每个皮片上有 8～16 个毛囊。用小剪刀剪去皮片底面过多的脂肪，然后仍用环钻在秃发的额前发际区钻出受区创面，深及骨膜，孔间距离为 3～5mm，受区所用环钻最好小于供区环钻。最前面的一排位于发际线处，而后将从供区取得的小皮片依次植入受区创口之内。植皮完毕后植皮区用油纱布覆盖，加压包扎 12～24 小时。用环钻进行手术，供区和受区创面都能很快愈合，仅遗留很小的、平坦的白色短痕，可被长出的头发遮盖。如第一次手术后受区生长头发太稀，可于 3 周之后行第 2 次手术，补植一些皮片。同一供皮区也可以在 3 周之后重新取皮，皮片的成活率一般均达 90%(图 13-3-1)。

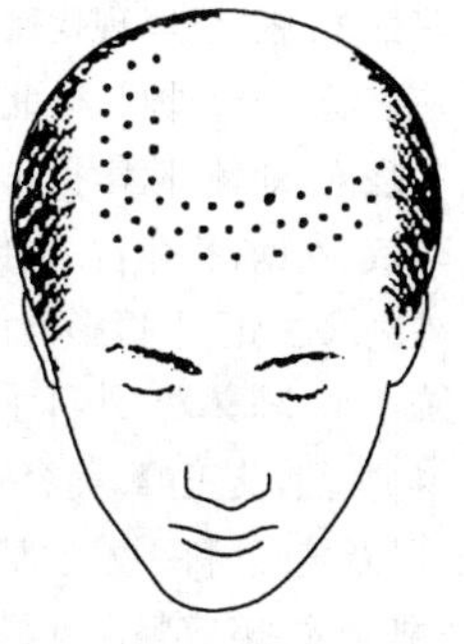
图 13-3-1　环刀打孔毛发移植法

缺点：枕部留下蜂窝样的瘢痕，前面秃顶部位长出灌木丛样的头发——成簇，既无发际线又不自然，很难看，并没有达到美的目的，难以接受。

2. 巨量单株毛囊移植　在枕后头发浓密处切取条状头皮，宽度在 1.5cm 以内均可拉拢缝合。取下的头皮片在保湿条件下用利刃小心地分离其中的毛囊。有的毛囊 2、3 根聚在一起，然后用专用打孔机在头皮上打出能容下毛囊相应数量的孔，再将分离出来的毛囊一个一个地插种移植到秃发部位。约 4 个月后，这些毛囊即可在秃发部位长出新发。一次手术可移植 1000～3000 个毛囊到秃发部位。以往，一次只能移植数百束而已。然后以凡士林油纱覆盖供区，加压包扎。外包扎可在 3 天后拆除，内层油纱任其自行脱落，切勿强行揭去，以免拔脱毛发。

特点：因一次移植量较大，所以可减少移植次数，毛囊移植后的存活率高，可高达 95% 长出的新发十分自然、美观。

三、章节小结

毛发，特别是头发，在有人失去它以后就更显得它对于年轻的重要。对于全头皮的外伤撕脱唯一还能让头发再生长出来的希望是吻合颞浅动静脉的头皮再植术。局部头皮的瘢痕可选择头皮缩减术、游离复合组织移植术及局部皮瓣转移术(包括皮肤软组织扩张术)等进行修复。而雄激素性脱发可通过环刀打孔毛发移植(Punch)法和巨量单株毛囊移植重获毛发的真性回归。后者因为其具有的再植毛发自然、微创、毛囊成活率高等特点是目前公认较好的方法之一。

(黎　冻　吕金陵)

参考文献

1. 李世荣.整形外科学.北京:人民卫生出版社,2009
2. 张涤生.整复外科学.上海:上海科学技术出版社,2002.1
3. 王炜 .整形外科学.杭州:浙江科学技术出版社,1999.9
4. 蔡景龙.张宗学.现代瘢痕治疗学.北京:人民卫生出版社,1998.11
5. 陈言汤.美容外科学.北京:人民卫生出版社,2002.7
6. 王晓艳,刘颖.医学摄影中数码相机的使用技巧.医学信息,2006,10(19):1718-1719
7. 陈敏,刘琚,孔令占.论数码相机成像品质及其对医学摄影的影响.信息记录材料,2007,2(8):62-64
8. 陈刚.数码医学摄影与传统医学摄影的区别.信息记录材料,2006,3(7):61-64
9. 陈孝平,陈义发.外科手术基本操作.北京:人民卫生出版社,2002
10. 柳大烈,艾玉峰.美容外科学.北京:科学出版社,2003
11. 马跃美.外科手术学基础.北京:人民卫生出版社,2002
12. 魏奉才.美容整形外科.北京:人民卫生出版社,2002
13. 高景恒.美容外科学.北京:科学出版社,2003
14. 侯在恩.手术美容学.北京:科学出版社,2002
15. 张其亮.医学美容学.上海:上海科学技术出版社,1996
16. 武警医学院.手术无菌技术(视听教材).北京:人民卫生出版社,1999
17. 艾玉峰,柳大烈.美容外科学.北京:科学出版社.1999
18. 何伦.幻想丑陋:体像与体像障碍的探索.北京:北京出版社.2001
19. Gregory R. D. Evans.整形外科手术.北京:人民卫生出版社,2001
20. Grabb and Simth's.整形外科学.第5版,北京:世界图书出版社,2002
21. 柳大烈.现代美容外科学.第2版.北京:人民军医出版社,2007
22. 亓发芝.美容外科学.北京:中国医药科技出版社,2006
23. 魏奉才.美容整形外科.北京:人民卫生出版社,2002
24. 王晓红.医院临床整形美容外科技术操作规范.合肥:安徽音像出版社,2005
25. 孙增勤.医学整形美容麻醉.北京:科学技术文献出版社,2009.6
26. 王世泉.临床麻醉学精要.北京:人民卫生出版社,2007.9
27. 薛富善主译.周围神经阻滞彩色图谱.郑州:郑州大学出版社,2003.3
28. 岳云等主译.摩根临床麻醉学.北京:人民卫生出版社,2007.4